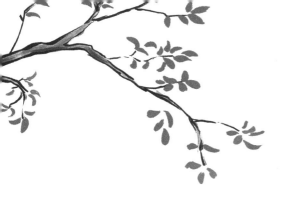

易 辉 肖清华 王爱辉 主编 ◀

仁和弘道

——湖南中医药大学第一附属医院党建行政管理

学苑出版社

图书在版编目（ＣＩＰ）数据

仁和弘道：湖南中医药大学第一附属医院党建行政
管理／易辉，肖清华，王爱辉主编. -- 北京：学苑出
版社，2021.10

ISBN 978-7-5077-6274-7

Ⅰ．①仁… Ⅱ．①易… ②肖… ③王… Ⅲ．①中国共
产党－医院－党的建设－行政管理－研究－湖南 Ⅳ.
①D267.6

中国版本图书馆 CIP 数据核字(2021)第 196130 号

责任编辑： 黄小龙
出版发行： 学苑出版社
社　　址： 北京市丰台区南方庄 2 号院 1 号楼
邮政编码： 100079
网　　址： www.book001.com
电子邮箱： xueyuanpress@163.com
销售电话： 010-67601101（销售部）67603091（总编室）
印 刷 厂： 英格拉姆印刷(固安)有限公司
开本尺寸： 710mm×1000mm　1/16
印　　张： 54.75
字　　数： 749 千字
版　　次： 2021 年 10 月第 1 版
印　　次： 2021 年 10 月第 1 次印刷
定　　价： 128.00 元

总主审

刘绍贵

总主编

刘平安　　陈新宇

主　审

胡铁骊　　陈传泉　　曹元强　　戴　冰

主　编

易　辉　　肖清华　　王爱辉

副主编

赵　鸿　　张　燕　　黄娟娟　　陈　青　　罗向荣

编　委

（以姓氏笔画为序）

丁　健	王　华	王珊苹	王略霖	尹忠嫦
汤　仙	阳　涛	李玉玲	李晓红	李詠兰
肖红玉	陈　双	陈　勇	陈芊妤	陈治国
奉延旗	罗郭映	封建国	胡智勇	郭　纯
黄益桃	彭瑞香	粟湘沅	赖于专	雍苏南

前　言

2018 年，为了贯彻落实国务院办公厅《关于建立现代医院管理制度的指导意见》《关于印发深化医药卫生体制改革 2018 年下半年重点工作任务的通知》等文件要求，国家卫健委决定开展建立健全现代医院管理制度试点。在各地推荐的基础上，国家卫健委、国家中医药管理局会同有关部门遴选确定了湖南中医药大学第一附属医院等 148 家医院作为建立健全现代医院管理制度的试点医院。湖南中医药大学第一附属医院作为湖南省中医系统唯一的入选单位，有幸名列其中。

光阴荏苒，经过近三年的改革和试点，湖南中医药大学第一附属医院在完善医院管理制度、健全医院治理体系，加强医院党组织的建设，加快构建责权清晰、管理科学、治理完善、运行高效、监督有力的现代医院管理制度等方面，取得了较为突出的成绩，也收获了不少的心得与体会，有鉴于此，我们拟出版"湖南中医药大学第一附属医院管理制度丛书"，包括三本：《仁和弘道——湖南中医药大学第一附属医院党建行政管理》《杏林问矩——湖南中医药大学第一附属医院临床管理》《岐黄司职——湖南中医药大学第一附属医院岗位管理》。

我们认为，此套丛书的出版，具有以下意义：首先，它是对湖南中医药大学第一附属医院近年来医院管理制度改革工作的及时总结。三年来的改革试点工作，是对医院制度建设的一次"换血"，它既是对医院管理思维的挑战，也是对医院管理能力的考验。在这一过程中，有成功的经验，也有值得反思的教训，对这些宝贵的经验和教训进行总结，尤其是对试点过程中出现的一些新情况、新问题进行系统的梳理和反思，对明晰医院下一步改革任务与目标、推动医院管理改革的纵深发展，有着重要的意义。其次，此套丛书的出版，也希望能为其他兄弟医院的综合改革与实践创新提供借鉴。如上所述，此次国家卫健委的试点工作，仅仅遴选了 148 家医院，但是，推动现代医院管理制度的改革，是我国每个医院势在必行的职责和目标所在。湖南中医药大学第一附属医院作为先行者，其取得的成绩能够为其他医院提供表率与示范。特别是对于中医院的医院管理改革来说，丛书所涉的党建行政管理、临床管理、岗位管理等内容，都与我们的改革实践息息相关。先行者在改革实践中碰到的问题、解决的办法都能够使后来者少走弯路，其发展的步伐也就能够走得更快、走得更稳。最后，这套丛书能够以文字的形式加以出版和推广，将成为国家卫健委开展现代医院管理制度试点的成果之一，是对这一工作要求的积极响应。它的问世，能够让更多的医院管理者、医务人员加深对这一试点工作的了解，在这样的基础上，我们将进一步提高对建立健全现代医院管理制度的认识，调动工作积极性，从而使得试点工作能够如星星之火，终成燎原之势。

综上所述，我们认为，"湖南中医药大学第一附属医院管理制度丛书"的出版有着重要的意义。制度的建立健全亦是一个止于至善的过程，随着改革实践的不断推进，湖南中医药大学第一附属医院将紧跟时代要求，对制度内容不断进行修改和完善。因此，本书仅作为此次改革的阶段性成果予以呈现。书稿经过了反复核对、精审精校，但囿于学力和时间，书稿仍难免纰漏，祈正于方家。

编者

2021 年春

目　录

仁和弘道

——湖南中医药大学第一附属医院党建行政管理

序　言

　　湖南中医药大学第一附属医院创建于1963年，是"七五"期间全国七所重点项目建设的中医医院之一，湖南省首家三级甲等中医医院。2008年入选国家中医临床研究基地，2017年入选国家"中医药传承创新工程"项目建设单位。经过历代中医附一人的不懈努力，医院事业不断发展，现已成为一所中医特色突出、综合功能完善、名老中医荟萃，重点专科云集、研究创新能力强、管理规范的现代化、综合性、研究型中医医院，成为湖南省中医及中西医结合医、教、研中心和龙头，医院的中医特色和综合能力建设已跻身全国中医医院先进水平。

　　医院使命与奋斗目标：进入新时代，医院坚持以习近平新时代中国特色社会主义思想为指导，深入贯彻落实健康中国战略，坚持新时期卫生与健康工作方针，坚持以人民健康为中心，坚持公立医院公益性，坚持以中医药为主的办院方向，加强党的领导，持续深化改革创新，努力形成维护公益性、调动积极性、保障可持续的运行新机制，建立医院决策、执行、监督相互协调、相互制衡、相互促进的治理机制，健全权责清晰、管理科学、治理完善、运行高效、监督有力的现代医院管理制度。践行社会主义核心价值观，加强基层党组织、精神文明、医德医风和医院文化建设。弘扬"敬佑生命、救死扶伤、甘于奉献、大爱无疆"的医疗卫生职业精神，激发员工爱院、敬业、奉献的工作热情，不断增强员工凝聚力，努力把医院建设成为"中医特色鲜明、文化底蕴深厚、名医名科荟萃、综合实力领先"的现代化、综合性、研究型中医医院。

为建立体现中医药特点的现代医院管理制度，根据中共中央国务院《关于促进中医药传承创新发展的意见》、中共中央办公厅《关于加强公立医院党的建设工作的意见》《中华人民共和国中医药法》《医疗机构管理条例》、国务院办公厅《关于建立现代医院管理制度的指导意见》《公立医院领导人员管理暂行办法》、国家卫生健康委员会党组《关于印发加强公立医院党的建设工作的意见实施办法的通知》《关于开展制定医院章程试点工作的指导意见》和《关于切实做好制定中医医院章程试点工作的通知》等国家有关法律法规、规章和规范性文件，结合医院实际，制定本章程。

第一章 总 则

第一条 举办主体：湖南中医药大学。

第二条 医院名称：湖南中医药大学第一附属医院，简称"湖南中医附一"；英文名称为：The First Hospital of Hunan University of Chinese Medicine。

第三条 医院地址：湖南省长沙市雨花区韶山中路95号；医院网址：http：//www.hnzyfy.com/。

第四条 医院性质：公立非营利性综合中医医疗机构，具有独立法人资格，依法履行相应的权利和义务，享有经营管理自主权，独立承担法律责任，接受政府、举办单位和社会的管理与监督。

第五条 领导体制：实行党委领导下的院长负责制，院长是医院的法定代表人。

第六条 功能定位：医院是三级甲等中医医院，以利用中医药技术方法和现代科学技术，提供急危重症、疑难复杂疾病的中医诊疗服务和中医优势病种的中医门诊诊疗服务等中医药服务为主。承担医学教育、医学科研、预防保健等任务，承担国家法定和政府指定的公共卫生服务、突发事件紧急医疗救援、国防卫生动员、支农、支边、帮扶基层和援藏、援疆、援外等任务。

医院是湖南中医药大学直属附属医院、教学医院，国家中医临床研究基地，国家中医药传承创新工程建设单位，国家中医住院医师规范化培训基地，国家中医类别全科医生临床培养基地，国家中医药优势特色教育（中药）培训基地，国家中药炮制特色技术传承基地，国家中药临床药师培训基地，湖南省特色中医制剂创新服务平台，"湘中医"医疗联盟牵头单位。医院妇科、眼科、针灸科是国家区域中医（专科）诊疗中心，治未病中心、耳鼻咽喉口腔头颈外科、心血管病科、儿科是湖南省区域中医（专科）诊疗中心。

第七条　医院宗旨：贯彻落实新时代我国卫生与健康工作方针，坚持以人民健康为中心，强化以中医药服务为主的办院模式和服务功能，注重在疾病治疗、预防和康复中发挥中医药特色优势，以救死扶伤、防病治病、提高人民健康水平和促进中医药传承创新发展为宗旨。

第八条　医院核心理念：传承国医精粹，服务大众健康。

第九条　发展目标：中医特色鲜明、文化底蕴深厚、名医名科荟萃、综合实力领先的现代化、综合性、研究型中医医院。

第二章　医院外部治理体系

第一节　举办主体的权利与义务

第十条　医院的举办主体是湖南中医药大学，湖南中医药大学按照党和政府赋予的职责和法律法规规定，依法履行领导责任、保障责任、管理责任、监督责任，维持医院的公益性。

第十一条　湖南中医药大学享有以下职权：

（一）审定医院章程。

（二）审定医院增加或者减少注册资本、清算等方案。

（三）审定医院中长期战略发展规划。

（四）审定医院年度财务预算和财务决算。

（五）审定规定额度以上的投资事项。

（六）任免（聘任）医院领导人员，决定医院领导班子成员的薪酬和绩效考核方案，开展年度和任期目标考核，考核结果与薪酬、任免、奖惩等挂钩。

（七）对医院重大决策的实施进行跟踪监督，了解医院经营状况和财务状况，对医院财务收支和国有资产运营等情况进行监管，监督医院实现公益性目标。

（八）为医院建立科学补偿机制提供条件，理顺中、西医医疗服务价格，落实政府对中医医院投入责任和投入倾斜政策，保障医院可持续发展。

（九）审定医院其他"三重一大"事项。

第二节　医院的权利与义务

第十二条　医院的权利：

（一）医院在登记的业务范围内从事活动，一切活动遵守国家有关法律、法规和部门规章，不受任何机关、团体、个人侵犯或非法干涉。

（二）医院依法依规行使内部人事管理、机构设置、资源配置、中层干部聘任、人员招聘和人才引进、内部绩效考核与薪酬分配、年度预算执行等运营管理自主权。

第十三条　医院的主要职责和义务：

（一）贯彻落实新时代我国卫生与健康工作方针，坚持公益性，强化以中医药服务为主的办院模式和服务功能，注重在疾病治疗、预防和康复中发挥中医药特色优势，保障人民群众健康，推动医院各方面工作健康发展。

（二）为人民群众提供以中医药服务为主的医疗保健、疾病预防、健康教育、健康科普等综合医疗和一定的公共卫生服务。

（三）遵循中医药人才成长规律，承担院校教育、毕业后教育和继续教育，积极开展中医药师承教育，实施高年资中医医师带徒制度，促进医学人才能力和水平的提升，增强医务人员的职业荣誉感。

（四）开展医学科学研究，推动医学科技成果转化。

（五）开展对外交流和合作。

（六）承担上级部门指令性医疗服务、突发公共事件的医疗卫生救助、公共卫生以及重大活动医疗保障等任务。

（七）按照上级党委和政府有关部门要求支援边远、贫困地区和基层医疗卫生机构，完成援外医疗任务。

（八）接受上级党委和政府有关部门的业务指导和监督管理，接受审计、财政、价格、医保、卫生健康、中医药等政府部门及举办主体的监督，保证医院日常执业行为及财务收支状况的健康运行。

（九）主动接受社会监督和舆论监督。建立健全第三方满意度评价机制，建立完善的监督评价体系；依法实行院务公开，真实、完整、及时地公布服务信息，主动接受社会评价和监督。

（十）坚持依法治院，建立医疗机构依法决策、依法管理、依法执业机制，健全医院法治工作制度、合规性审查制度和法律顾问制度，推动医院内部治理现代化。

（十一）充分保障员工良好的工作环境，主动维护员工合法权益，严格按照国家法律法规和医院规定，保护本院员工的人格尊严、人身安全不受侵犯。

（十二）承担上级党委和政府交办的其他事项。

第三章　医院内部治理体系

第一节　党委

第十四条　医院设立中国共产党湖南中医药大学第一附属医院委员会（以下简称医院党委）。医院党委是医院的领导核心，发挥把方向、管大局、作决策、促改革、保落实的领导作用。主要职责如下：

（一）贯彻落实党的基本理论、基本路线、基本方略，贯彻落实党的卫生与健康工作方针，贯彻落实习近平总书记关于中医药工作的重要论述，贯彻落实深化医药卫生体制改革政策措施，坚持公立医院公益性，强化以中医药服务为主的办院模式和服务功能，确保医院改革发展正确方向。

（二）依照有关规定讨论和决定医院改革发展、财务预决算、预算绩效、"三重一大"、内部组织机构设置，以及涉及医务人员权益保障等的重大问题。

（三）坚持党管干部原则，按照干部管理权限领导医院干部的选拔任用工作，认真做好离退休干部工作。

（四）坚持党管人才原则，讨论决定医院人才工作的政策措施，创新用人机制，优化人才成长环境。

（五）做好思想政治、意识形态和宣传工作，开展社会主义核心价值观教育，弘扬崇高精神，加强医德医风、精神文明和医院文化建设。

（六）完善医院党组织设置和工作机制，提升组织力，增强政治功能，严格党的组织生活，扩大党内基层民主，抓好发展党员和党员教育管理监督服务工作。严格执行"三会一课"、民主生活会和组织生活会、主题党日等制度。

（七）履行全面从严治党主体责任，支持纪检机构履行监督责任，加强医院党风廉政建设和反腐败工作。

（八）全面落实党的统一战线方针政策，做好统战工作。

（九）领导和支持工会、共青团等群团组织和职工代表大会开展工作。

第十五条　医院党委实行集体领导和个人分工负责相结合的制度。设党委书记1名，主持党委全面工作，是医院党建工作的第一责任人，负责组织党委重要活动，协调党委领导班子成员工作，督促检查党委决议贯彻落实，支持院长开展工作。医院党政领导班子其他党员成员严格落实"一岗双责"。医院党委委员数量、党委副书记职数以上级党委批复为准。党委书记、副书记、党委委员按照干部管理权限和基层党组织选举有关规定产生。任期按党内有关规定执行。

第十六条 医院内设机构党组织是党在医院全部工作和战斗力的基础，要充分发挥战斗堡垒作用，着力提升组织力、突出政治功能，认真履行直接教育党员、管理党员、监督党员和组织群众、宣传群众、凝聚群众、服务群众的职责。参与内设机构重大问题的决策，保证内设机构行政负责人充分行使职权。

第十七条 医院为党组织活动提供必要条件，设立党委办公室、组织、宣传、统战、纪检等党务工作机构，保障活动场所和活动经费，党建工作经费列入医院年度经费预算。

第二节　纪委

第十八条 医院设立党的纪律检查委员会（以下简称医院纪委）。医院纪委在医院党委和上级纪委的领导下，全面落实监督执纪问责职责。主要职责如下：

（一）检查医院贯彻落实党的路线方针政策和医院重大决策部署的情况。

（二）监督党员干部特别是关键岗位、重要人员履职和用权情况。

（三）开展党规党纪教育，推进廉政文化建设，筑牢党员干部拒腐防变的思想道德和法纪防线。

（四）开展作风督查，促进医院严格落实中央八项规定精神。

（五）完善反腐倡廉制度规范，构建系统化防治腐败工作制度体系。

（六）依纪依法查办案件，坚决惩治腐败行为。

第十九条 医院纪委书记是履行医院党风廉政建设监督责任的第一责任人。医院纪委副书记职数和纪委委员数量以上级纪委批复为准。医院纪委书记、副书记、纪委委员按照有关规定和程序选举产生。医院纪委任期与医院党委任期相同。

第三节　医院领导班子

第二十条　医院设院长1名，院长为医院的法定代表人，是医院运营管理的第一责任人，在医院党委领导下开展工作，全面负责医院医疗、教学、科研、行政管理工作，并承担主要行政责任和相应法律责任。设副院长若干人、总会计师1人，协助院长分管医疗、护理、医技、药剂、科研、教学、行政、后勤和财经管理等各项工作。制定院长、副院长和总会计师工作职责，明确医院党委和行政管理的关系，把加强党的领导和完善医院管理统一起来，明晰权责边界，做到无缝衔接，形成各司其职、各负其责、协调有力、运转顺畅的医院治理机制。

第二十一条　由湖南中医药大学党委根据《事业单位领导人员管理暂行规定》《公立医院领导人员管理暂行办法》，按照干部管理权限和选人用人标准，选优配强医院党政领导班子成员。党委书记和院长要具有胜任岗位职责所必需的专业知识和职业素养，熟悉医疗卫生行业发展情况和相关政策法规，有先进的医院管理理念和实践经验，符合深化医药卫生体制改革和健全现代医院管理制度需要，业界声誉好。党委书记和院长分开设立，院长是中共党员的同时担任党委副书记。院长和分管医疗、科研教学的副院长，从医疗卫生领域具有医学专业背景和正高职称的专业人员中选拔。医院领导人员要把主要精力和时间用于医院管理。医院领导班子成员严格落实"一岗双责"，定期述职，接受湖南中医药大学党委考核和医院职工评议。

第二十二条　院长的主要职责：

（一）负责医院的日常运行管理，召集和主持院长办公会会议，组织开展医疗、教学和科研等业务工作，落实政府办医目标，不断提高医院为人民群众服务的水平。

（二）在医院党委领导下，参与制定并负责组织实施医院中长期发展规划、年度工作计划，加强学科建设和人才培养，促进医院科学发展。

（三）按照相关程序建立健全医院内部管理制度，符合中医药学术特点，突出中医药特色优势发挥，促使医院高效运营；合理配置和有效利用医院资产，维护资产的安全完整。

（四）每年向医院党委会、职工代表大会报告工作，组织处理有关行政工作提案；尊重和维护各专业委员会、群团组织的合法权益，支持其履行职权。

（五）法律、法规、规章规定的其他职责。

第二十三条　医院领导班子实行任期目标责任制。任期目标按照上级对公立医院改革发展的要求，依照相关规定和医院实际确定。

第二十四条　医院领导班子及其成员实行年度考核和任期考核。考核评价以任期目标为依据，以日常管理为基础，以公益性为导向，突出发挥中医药特色优势，注重工作实绩和社会效益；坚持党建工作与业务工作同步考核。

第二十五条　因年龄、健康等原因，或被认定为不适宜担任现职的，按照有关规定予以组织调整或者组织处理。

第二十六条　医院贯彻全面从严治党要求，完善院领导班子监督约束机制，构建严密有效的监督体系，发挥党内监督、民主监督、法律监督、审计监督和舆论监督等作用，督促领导班子认真履职尽责，依法依规办事，保持清正廉洁。

第四节　内设机构

第二十七条　医院依据相关法律法规和国家规定，结合医院宗旨、发展目标、业务范围和实际需要，本着精简、高效、统一的原则，设立职能部门和临床医技科室。根据中医药诊疗规律和特点合理设置临床科室。

职能部门主要职责：执行医院管理决定；执行、细化医院在医疗、教学、科研、护理、药剂等方面的管理制度；为医院资源配置、业务发展、学科建设和考核评价等提供决策依据与管理支持。

临床医技科室主要职责：依法组织开展学科范围内的相关医疗执业活动，

为患者提供诊疗、检查、护理、康复和健康咨询等服务；负责提高本科室质量管理和病人服务水平；开展学科建设、医学教育、人才培养和科研教学工作；承担医院交办的其他工作。

第二十八条　内设机构负责人包括党总支书记、党支部书记、正（副）科主任、正（副）部（科）长、护士长等在内的核心管理团队，各部门科室制定内部管理细则，完善民主决策制度和会议制度。

第二十九条　根据《党政领导干部选拔任用工作条例》和相关法律法规的要求，结合医院实际工作需要，选拔任用内设机构负责人。坚持"民主、公开、竞争、择优"的原则，将"信念坚定、为民服务、勤政务实、敢于担当、清正廉洁"的好干部选拔到内设机构负责人岗位。加强聘后管理，激励内设机构负责人牢记使命，认真履职。

第三十条　医院实行院、科两级管理责任制，科主任是科室的行政负责人。医院本着责、权、利相统一的原则，在人、财、物等方面明确科室相应的管理权限，指导和监督科主任在授权范围内自主管理。

第三十一条　建立健全科室负责人聘任管理、任期目标责任管理、绩效考核评价管理、职业发展和激励保障、监督约束、退出等制度机制，任期一般为4年，期满换届，竞争上岗。

第三十二条　推行科室民主管理。各科室建立科室民主管理小组，对涉及科室内部的重要管理制度、重要设施设备优化配置与采购、药品遴选、人才引进、评优评先、晋升晋职、科研课题申报、员工绩效考核与绩效工资分配等重大事项，进行民主科学决策。科室民主管理小组召开会议，应有三分之二及以上的小组成员参加，采取口头、举手、无记名投票或者记名投票等方式，表决重大事项。科室民主管理小组会议讨论重大事项，应形成会议纪要并报医院党委会，在科室内部公开。

第五节　群团组织

第三十三条　医院根据《中华人民共和国工会法》等有关法律法规，成立工会委员会（以下简称"工会"），依法保护职工和会员的合法权益。

第三十四条　医院工会设立工会主席1名，由医院班子成员兼任，经职工代表大会民主选举产生，设常务副主席1名，经费审查委员会主任1名，女职工委员会主任1名。

第三十五条　医院工会在医院党委和上级工会的领导下，依照《工会法》和《中国工会章程》独立开展工作。执行职工代表大会决议和上级工会决定，代表并组织职工参与医院的民主管理和民主监督，定期召开职代会。围绕医院中心工作，为医院的发展献计献策，参与协调劳动关系和调解劳动争议，做好职工的信访、调解工作，协商解决涉及职工切身利益的问题，维护职工的合法权益，最大限度地提高职工福利待遇。组织开展有益于职工身心健康的文体活动，丰富职工的业余文化生活。收好、用好、管好工会经费及其固定资产。

第三十六条　医院成立中国共产主义青年团委员会（以下简称团委），设立委员7名，其中设团委书记1名，组织委员、纪律委员、宣传委员、文娱委员、体育委员、生活委员各1名。

第三十七条　团委在医院党委和上级团委领导下，围绕医院中心工作，强化思想引领，夯实基层管理，以"凝聚青年、服务大局、当好桥梁"为宗旨，负责全院团员青年的思想教育、引领，关心团员、青年成长成才，负责向党组织推荐优秀团员作为考察对象及发展对象；加强团组织建设和抓好团干部队伍建设；积极开展形式多样、富有教益、健康向上的文体活动；团结带领全院团员、青年为医院发展建设作出积极贡献。

第三十八条　各民主党派基层组织依照法律和各自章程开展活动。

第六节　职工代表大会

第三十九条　医院建立职工代表大会制度，作为医院民主管理的基本形式。职工代表大会（以下简称职代会）是职工行使民主管理权力的机构。职代会的工作机构是医院工会委员会。

第四十条　医院职代会每年举行1～2次，每次会议必须有三分之二以上职工代表出席，职代会作出决议、决定必须有应到会职工代表过半数同意才有效。医院职代会的主要职权包括：

（一）听取并审议医院章程及各项规章制度的制定和修订情况报告，提出意见和建议。

（二）听取并审议院长工作报告、总体发展规划、年度工作计划、重大改革方案、财务工作及其他专项工作报告等重大问题，提出意见和建议。

（三）审议并监督落实涉及职工切身利益的福利待遇、薪酬分配等有关的重大事项，维护职工合法权益。

（四）审议上一届（次）医院职代会提案的办理情况报告，检查监督职代会决议、代表提案的落实，听取和反映职工的意见和要求。

（五）按照有关规定对医院领导班子进行民主监督和评议。

（六）讨论其他需要经医院职代会审议、通过或决定的事项。

（七）医院职代会闭会期间，遇重大事项需要征求职代会代表意见时，可临时召集职代会代表对所议事项征求意见并进行符合职代会规定的有效表决。

第七节　专家委员会

第四十一条　医院根据实际工作需要，设立学术委员会、医疗质量与安全管理委员会、安全生产管理委员会、医院感染管理委员会、药事管理与药物治疗学委员会、医疗器械临床使用安全管理委员会、医学装备管理委员会、伦理委员会、预算管理委员会、物价管理委员会、成本费用控制委员会和医院后勤管理委员会等专家委员会，各专家委员会依照相关章程开展工作。在设置专家委员会时，各专业委员会中的中医药专家人数应占一定比例，充分考虑发挥中医药专家的作用。重要行政、业务和专业性、技术性较强的事项，决策前需经专家委员会咨询或论证。与职工利益密切相关的事项，决策前应当通过职工代表大会等形式听取意见和建议。

第四十二条　各专家委员会负责人及成员由科室推荐、主管职能科室审核、党委审定产生，院长任命。

第四十三条　专家委员会定期召开会议，会议议题由主任委员、副主任委员、秘书长等讨论确定，并在会前由秘书处抽选参会委员。同时，根据会议议题，邀请相关职能科室负责人参加会议。专家委员会会议按委员会章程的规定进行表决，并遵循保密及回避原则。

第四十四条　专家委员会聘期一般为 4 年，期满换届。

第四章　医院员工

第四十五条　本章程所指医院员工包括所有在医院从业的编制内员工、编制外合同制人员及离退休人员等。

第四十六条　医院坚持德才兼备、以德为先的用人标准，贯彻民主、公开、竞争、择优的原则，实行公开招聘制度，确保配优配强配齐中医药专业人员。推行岗位管理制度，按需设岗、按岗聘用、合同管理。

第四十七条　医院员工享有下列权利：

（一）按工作职责和有关规定申请及合理使用公共资源，享有安全的执业环境。

（二）有权依据法律、法规、规章、医院相关规定和合同约定获得薪酬及其他福利待遇。

（三）在同等条件下公平享有职业发展机会，公平获得各种奖励和荣誉称号，在品德、能力和业绩等方面获得公正评价。

（四）就职务聘用、福利待遇、评优奖励、纪律处分及其他关系自身利益等事项享有表达异议和提出申诉的权利，医院应明确员工表达异议和申诉的程序及归口管理部门。

（五）有权监督医院管理工作，医院员工有权就医院运行管理过程中的违法违纪行为向医院相关部门举报，并有权对医院管理工作提出批评和建议。医院应建立有效机制保障员工实现监督权。

（六）有权参加医院民主管理和业务活动，有权对医院工作和领导干部提出意见和建议，对医院各项工作中不涉及保密要求的内容享有知情权。

（七）依法享受劳动保护、劳动保险、休息、休假的权利。

（八）女职工有依照国家规定享受特殊劳动保护和劳动保险的权利。

第四十八条　医院员工应当履行下列义务：

（一）发扬救死扶伤精神，贯彻国家卫生工作方针，遵纪守法、服从指挥，爱岗敬业，尽职尽责、勤奋工作，主动提高自身业务能力，不断提升服务质量。

（二）员工是医院的形象代言人和权益维护者，有义务自觉遵守职业道德，践行医院宗旨和文化理念，树立良好服务形象，维护医院声誉和权益。

（三）有义务严格按照法律法规和医院规定，保护患者生命健康权、人格权、知情权、隐私权以及民族习惯和宗教信仰。

（四）廉洁行政行医，不得收受"红包"和"回扣"，禁止出现有违医德、有损患者权益的现象。

（五）医院离退休人员、外包服务人员等按宪法、法律、法规、国家相关政策和医院规定享有相应权利，履行相应义务。

（六）法律、法规、规章和聘用合同约定的其他义务。

第五章　运行管理

第一节　基本原则

第四十九条　医院运行管理坚持民主公开、公平公正、有效激励的原则，科学整合院内外各方资源，保持正确办院方向，提高医院运行效率，形成维护公益性、调动积极性、保障可持续的运行机制，努力实现社会效益与运行效率的有机统一。

第二节　决策机制

第五十条　医院坚持重大决策、重要干部任免、重大项目安排和大额度资金使用（简称"三重一大"）等重大问题必须经医院领导班子集体决策的原则。坚持科学决策、民主决策、依法决策，坚决防止个人或少数人说了算。实行集体领导和个人分工负责相结合的制度。医院领导班子集体决策的形式有党委会和院长办公会。医院党委发挥把方向、管大局、作决策、促改革、保落实的领导作用。医院重大问题按照集体领导、民主集中、个别酝酿、会议决定的原则，由党委集体讨论，作出决定，并按照分工抓好组织实施，党委支持院长依法依规独立负责地行使职权。院长办公会是医院行政、业务议事决策机构，行使医院经营管理的自主权。

医院党政领导班子成员必须坚决执行集体作出的决定。如有不同意见，可以保留或向上级反映，但在上级没有作出新的决策前，除执行决定会立即引起严重后果等紧急情况外，必须无条件执行已做出的决定。

第五十一条　党委会和院长办公会议事规则：

（一）党委会议由党委书记召集并主持，不是党委委员的院长、副院长可列席会议。党委办公室、纪委监察科常规列席会议，涉及重大项目安排和大额资金使用等应安排财务、审计等部门负责人列席，临时列席人员由议题申报部门提议，经党委办公室审核后，报会议召集人确定。党委会议决定重要事项，应当逐项进行讨论和表决，以赞成人数超过应参会人数的半数为通过。

（二）院长办公会议由院长召集并主持，医院行政班子领导人员和纪委书记参加会议，党委其他班子成员可视议题情况列席。医院办公室、纪委监察科、发展改革部、审计科、财务科、工会负责人常规列席会议。临时列席人员由议题申报部门提议，经医院办公室审核后，报会议召集人确定。院长办公会议讨论研究事项，与会人员应当明确表示同意、不同意或缓议的意见，院长应当在广泛听取与会人员意见基础上，对讨论研究的事项作出决定。

（三）重要行政、业务工作应当先由院长办公会议讨论通过，再由党委会议研究决定。院长办公会议的重要议题，应当在会前听取书记意见。重大事项提交集体决策前，书记、院长和有关领导班子成员应当个别酝酿、充分沟通，书记、院长意见不一致的议题应暂缓上会。

（四）党委会、院长办公会须有半数以上成员到会方能召开，讨论决策重要事项时须有三分之二以上成员到会方能召开，实行主要领导末位发言制，遵循保密要求和近亲属及利益关联回避原则。

（五）党委会、院长办公会议记录完整存档，对会议所议事项的决定形成会议纪要，按照规定进行公开，加强党务、院务公开，强化民主管理和民主监督。

第五十二条　医院党委会议的决策范围：

（一）重大决策事项：医院贯彻执行党和国家的路线方针政策、法律法规和上级决定的重大部署；党的建设，意识形态、思想政治建设，党风廉政建设等重要工作；医院重要改革、发展建设和学科建设等规划以及年度工作计划；医院人才工作规划、人才引进方案与政策措施；医院重要规章制度；内部组织机构（包括职能部门、业务科室、党组织和其他医院党委明确的实体机构，下同）、人员岗位的设置和重要调整；评优评先及奖励、职工薪酬分配及福利待遇和关系职工权益的重要事项；医院年度财务预算方案、决算情况的审定和预算执行与决算审计；医院重要资产处置、重要资源配置及其他重大决策事项。

（二）重要人事任免事项：医院管理的干部、内部组织机构负责人以及享受相应待遇的非领导职务人员的任免，给予党纪政纪处分，推荐后备干部、党代会代表、人大代表、政协委员等人选，以及其他重要干部人事任免事项。

（三）重大项目安排事项：各级各类重点建设项目，国内国（境）外交流与合作重要项目，大型医疗设备、大宗医院耗材、器械物资采购和购买服务，基本建设和大额度基建修缮项目，以及其他重大项目安排事项。

（四）大额度资金使用事项：大额度资金的具体额度，超过额度的资金，预算外的资金，超过预算一定限额以上但医院领导人员有权调动使用的资金。

（五）审定医院章程、党委年度工作计划和总结、上报上级党委的重要请示和报告、党委重要会议的报告和讲话、党委拟颁发的重要文件及其他需要党委会研究的事项。

（六）审定其他"三重一大"事项。

第五十三条　院长办公会议的决策范围：

（一）讨论决定贯彻落实上级部门的有关文件、规定、指示和党委会决议的有关措施。

（二）讨论通过拟由党委会研究决定的重大决策、重大项目安排和大额度资金使用事项的方案。

（三）讨论研究重要人事管理事项：职称评聘、常规晋升晋级及日常人员招用、解聘、调动等医院人事工作；对招生培训、一线岗位人才引进等医院人才培养工作事项提出建议，提交党委会研究。

（四）讨论决定医院医疗、教学、科研和行政管理中其他需要集体决策的事项。

（五）审议、审定以医院行政名义发布的涉及医院行政工作全局的政策性制度文件，以及以医院行政名义上报主管部门的重要文件。

（六）审定其他"三重一大"事项。

第三节　激励机制

第五十四条　医院实行目标责任制，各层级、各部门管理人员结合实际工作制定统一协调、切实可行、有据可考的发展目标、工作规划和年度计划。

医院发展规划由医院专题会议讨论、医院党委会议研究并交职工代表大会讨论审议后报举办主体审批；科室（部门）工作计划由本科室（部门）管理团队讨论制定，经主管院领导审核，报院长办公会批准通过并备案。

发展规划和工作计划要有落实保障机制，坚持责任到人、任务到岗，明确时间和质量要求。

第五十五条　医院坚持精神奖励与物质奖励相结合，奖励与惩罚相结合，建立激励约束机制。对爱岗敬业、表现突出、作出重大贡献或在突发事件中表现突出的集体和人员给予奖励；对违法违纪、失职渎职的人员予以相应处分。

第五十六条　聘用晋升：医院实行岗位管理制度，逐步实行评聘分开，签订聘用合同，定期考核，能上能下；基于人员结构比例和学科发展，公平、公正、公开考评，专家评审委员会严格把关，纪检监察部门全程监督，并经全院公示通过后晋升。

第五十七条　绩效考核：医院建立院科（部门）两级考核制度，健全以服务质量、数量和社会满意度为核心的内部考核机制。强化绩效考核结果运用，将考核结果作为岗位聘用、职称评定、职务晋升、评优评先、薪酬分配、问责追责的重要依据。

对科室（部门）考核，主要围绕医疗质量、中医药特色优势发挥、运营效率、持续发展和满意度评价等方面建立科学合理、有针对性、可操作的考核方案并定期修订，不设定创收等经济指标。

对个人考核，建立以聘用合同和岗位职责为依据、以工作绩效为重点、以服务对象满意度为基础的考核办法。

第五十八条　薪酬分配：落实"两个允许"的要求，合理确定医院薪酬水平；建立与岗位职责、工作业绩、实际贡献紧密联系的分配机制，向关键和紧缺岗位，高风险和高强度岗位，高层次人才、业务骨干和做出突出成绩的医务人员倾斜，鼓励使用中医药技术方法。医务人员个人薪酬不与药品、卫生材料、检查、化验等业务收入挂钩。

统筹考虑编制内外人员薪酬待遇，逐步实现同岗同酬同待遇。

第五十九条　职业发展：医院建立以岗位职责任务为基础，遵循中医药人才成长规律的人才培养培训制度，健全终身教育学习体系，为员工成长成才提供良好的条件。落实中医住院医师规范化培训、中医药继续教育、师承教育、西学中等制度，提高各类人员履行岗位职责的能力水平。

第四节　监督机制

第六十条　党纪监督：建立健全党委的领导核心和监督保障作用，切实履行党委主体责任，保障党的政策方针在医院贯彻实行。全面从严治党，加强医院党风廉政建设和反腐败工作。

医院纪委是医院党内监督机构，在医院党委和上级纪委的领导下，依据党章和党内法规履行监督责任。

设立党风行风监督员、特邀监察员和社会监督员，建立健全党风行风监督体系。

建立健全廉政风险防控制度，定期开展纪律教育、廉政教育和医德医风教育活动。

第六十一条　内部监督：充分发挥医院职工代表大会的作用，依法保障职工参与民主管理和监督，维护职工合法权益，鼓励和支持职工对医院的工作提出意见或建议。

加强内部审计监督，坚持全面审计、突出重点的审计工作方针，以大型设备、药品、耗材、物资采购、基建、修缮工程审计为重点，每年对医院各类资金的使用和医院财务收支状况进行全面审计，保证医院资金的正确合理使用和医院财务经济健康有序运转。

推行全面绩效考核，建立和完善科室绩效考核制度，对科室运行情况进行日常监督和年度绩效考核。

建立医务人员诚信档案与医德考评制度。医务人员诚信记录与医德考核结果与其职称聘任、岗位聘用、薪酬待遇等挂钩。

实行院务公开制度，对"三重一大"事项以多种形式向全院通报，接受全院职工监督，保障医院决策和管理制度的高效落实。

第六十二条　政府监督：医院应保持公立医院的公益性，接受卫生健康行政部门、中医药主管部门的统一规划、统一准入、统一监管，接受审计、财政、价格、医保等政府部门及湖南中医药大学的监督和年度绩效考核，配合相关巡查，保证医院日常执业行为及财务收支行为健康运行。

第六十三条　社会监督：建立健全第三方满意度评价机制，落实结果反馈，建立完善的监督评价体系；真实、完整、及时地公布服务信息，主动接受社会评价和监督。

第五节　医疗质量安全管理

第六十四条　建立健全医疗质量安全管理制度和医疗质量持续改进制度。医疗质量与安全是医院管理的核心，院长是医院依法执业和医疗质量安全的第一责任人，临床医技科室主要负责人是本科室医疗质量管理的第一责任人，各临床医技科室在院党委领导和医疗质量与安全管理委员会指导下，全面开展医疗质量与安全管理。

第六十五条　建立并落实医疗质量安全院、科两级责任制。建立全员参与、覆盖临床诊疗服务全过程的医疗质量管理与控制工作制度，严格落实首诊负责、三级查房、分级护理、手术分级管理、抗菌药物分级管理、临床用血安全等医疗质量安全核心制度。加强重点科室、重点区域、重点环节、重点技术的质量安全管理，推进合理检查、合理用药和治疗。建立不良事件预警机制，推进医疗质量（安全）不良事件信息采集、记录和报告制度以及医疗质量内部公示制度等。

第六十六条 贯彻执行《医院感染管理办法》《中华人民共和国传染病防治法》《中华人民共和国传染病防治法实施细则》及《消毒管理办法》等有关规定。建立健全医院感染监控组织，配备专（兼）职人员并认真履行职责。加强对特殊区域（如手术室、消毒供应室、治疗室、换药室）的清洁、消毒、无菌管理，定期检查。制定感染监控方案、对策、措施效果评价和登记报告制度，定期或不定期进行宣传教育及考核与评价。

第六十七条 医院实施严格的医疗服务准入管理。对拟新增或调整的诊疗科目、拟开展的新技术和新项目、拟使用的临床新药，必须依照国家法律法规和院内管理流程，经由相关专业委员会审查、完善风险评估后，报院长办公会审批，并按要求报上级主管部门批准。

第六十八条 重视人才梯队建设，从经费和制度上优先保障中青年业务和管理骨干人员的职业化培养，制定有效措施不断提高全员能力素质。根据医院实际情况制定保障中医药服务质量和安全的医疗管理制度。各科室定期对医务人员进行"基础理论、基本知识、基本技能"的训练与考核，强化中医经典和辨证论治在临床的应用，把"严格要求、严密组织、严谨态度"落实到各项工作中。

第六十九条 通过宣传倡导，营造尊医重卫社会环境，引导患者及家属遵守医疗服务秩序，配合医院和医务人员进行检查治疗。完善防范、处理医疗纠纷的预案，预防、减少医疗纠纷的发生，保障患者医疗安全。医院发生重大医疗事故和医疗纠纷案件，按规定及时向上级党委和政府有关部门报告。

第六节 教学与科研管理

第七十条 根据上级主管部门规定和要求，结合医院实际，制定并不断完善中医临床教学、住院医师规范化培训制度，建立健全教育组织架构，配齐配强教育管理人员和师资队伍，完成好教育培训任务，并将教育培训质量评价纳入医院绩效评价体系中。

第七十一条　医院要高度重视科学研究，特别是临床研究，发挥学术引领作用。建立健全科研项目管理、质量管理、科研奖励、知识产权保护、成果转化推广等制度，鼓励各类人员开展临床医学及中医药研究、诊疗技术创新突破和应用，积极参与科技成果转化活动，依法保护其合法权益，对作出突出贡献的人员予以表彰和奖励。制定鼓励和支持中医药传承创新的制度，加强中医药临床研究，大力开展中医适宜技术推广应用，提高中医诊疗技术水平。

将科研、教学纳入职工绩效分配考核体系。加大临床医学研究投入，加大对杰出青年研究人员、优秀医生等医学人才的资助力度，完善科技创新投入机制，把科技投入纳入医院年度预算。

第七节　药事管理

第七十二条　加强药品质量安全监管，确保临床用药安全。建立药品安全监测管理制度和药品不良反应事件报告制度。

第七十三条　加强合理用药和处方监管，定期开展处方点评工作，规范处方（用药医嘱）开具、审核、调配、核发、用药指导等行为，强化抗生素类药物、激素类药物、抗肿瘤药物、辅助用药的临床合理使用与监督。建立合理使用抗菌药物的管理办法，保证用药安全。对患者开展中药及中药合理用药知识宣传与教育。

第七十四条　建立健全药品采购、验收、保管、出入库、调配调拨、盘点核对和退药管理制度。

第七十五条　制定药品安全突发事件应急处置制度和特殊药品管理制度。

第七十六条　加强医院制剂生产、质量与安全管理，建立健全相应管理制度。

第七十七条　积极开展个体化特色中药服务，挖掘整理特色中药疗法和传统中药加工方法，并推广使用。

第八节　财务与资产管理

第七十八条　医院经费来源为财政拨款收入、上级补助收入、医疗收入、科研教学项目收入和其他收入等。医院资产为国家所有，医院对占有、使用的国有资产依法依规实施管理。任何个人不得侵占、挪用医院资产。

第七十九条　财务收支、预算决算、会计核算、成本管理、价格管理、资产管理等必须纳入医院财务部门统一管理。建立健全全面预算管理、成本管理、财务报告、第三方审计和信息公开机制，确保经济活动合法合规，提高资金资产使用效益。

第八十条　依照相关财经法律法规和制度，结合医院宗旨，制定本院财务会计管理制度、财务会计内部控制制度、国有资产管理制度和对外投资合作制度等；依法按章进行会计核算，实行财务监督，加强经济管理，提高经济效益，实现国有资产保值增值。

第八十一条　按规定设置总会计师，配备财务机构负责人和财务人员，按规定向财政和卫生行政主管部门报送年度财务预决算报表。由总会计师全面负责医院财经管理和会计核算工作，强化医院财务风险管理，不断提高财务管理水平。

第八十二条　执行国家统一的医院会计制度，依法进行会计核算，建立健全内部会计控制与监督制度，依法接受税务、会计、审计等部门监督，保证会计资料合法、真实、准确、完整。医院除法定的会计账簿外，不得另立会计账簿、账外账和"小金库"。

第八十三条　接受捐赠须严格遵守国家法律法规，坚持自愿无偿、非营利性、公益性和公开性原则。捐赠的使用须按照医院宗旨、捐赠协议约定和相关规定开展公益非营利活动；建立机制，保障捐赠管理公开透明，并接受有关部门监督。

第八十四条 医院国有资产的管理工作实行分级负责模式。医院领导、各行政职能部门及使用部门全员参与，对固定资产从购建到处置进行全过程管理，自觉接受主管部门和财政部门的监督、检查和指导。

第八十五条 医院因法定情形应当终止时，在举办主体和其他有关机关的指导下，成立清算组织，完成清算工作。医院终止后的剩余资产，在举办主体和有关机关的监督下，按照有关法律法规进行处置。

第九节 后勤管理

第八十六条 医院后勤管理秉承"服务病人、服务临床一线"的原则，依据规范化、标准化、专业化、信息化的发展要求，提供安全可靠、高效经济的后勤保障服务。

第八十七条 坚持规划引领，强化医院发展建设规划编制和项目前期论证，明确医院发展定位、总体布局、床位规模、功能分区、资源配置，严格按规划分步实施建设。

第八十八条 建立基建目标和责任全过程管理制度，落实基本建设项目法人责任制、招标投标制、合同管理制、工程监理制、质量终身制等，按照基建投资计划和财务规定严格执行基本建设程序。

第八十九条 合理配置适宜医学装备，大型医用设备配置符合规定要求，建立信息化环境下的医院设备、物资耗材、物流精细化管理制度和采购、使用、维护、保养、处置全生命周期管理制度。逐步实行后勤服务社会化。

第九十条 完善医院及周边治安防控体系建设，加大对"职业医闹""号贩子""医托""黑救护车"等损害患者和医院利益行为的打击力度，净化医院及周边环境。建立健全安全生产、治安、消防、监控、巡防、应急处置与救助等管理制度，与辖区公安部门建立警医联动机制，健全人防、物防、技防相结合的安全防范体系，制定完善医院各种突发事件应急处置预案，并按要求有效开展演练，切实维护医疗服务秩序，保障患者、职工的人身安全和合法权益及医院的财产安全。

第十节 信息化建设

第九十一条 医院应高度重视医院信息化建设，做好顶层设计与规划，从人、财两个方面给予积极支持，根据医院实际情况和发展目标，加大信息化建设的经费投入，引进优秀专业人才，立足现在，着眼未来，统筹谋划、布局与实施，努力构建数字化医院、智慧医院。

第九十二条 健全信息管理应用制度，合理引进医院需要的应用系统，提升医院现代化管理水平。强化医院信息系统标准化和规范化建设，与医保管理、医疗服务质量管理、财务成本管理、药品耗材监管、绩效考核、内部审计、廉洁风险防控等系统有效对接，实施医院信息互联互通。

第九十三条 建立健全信息化预约诊疗制度，积极推进区域统一预约挂号平台建设，逐步推进全预约模式，分时段、精准预约，促进预约诊疗工作的进一步完善。

第九十四条 建立健全医院网络和信息安全制度，加强信息安全系统建设和医疗数据安全管理，完善和实施患者个人隐私保护和医院信息系统安全等级保护制度，推行网络信息安全责任制。

第九十五条 建立健全远程医疗制度，建设方便患者的网络医院与支付平台，推进智慧医疗、"互联网＋医疗服务"、远程医疗等信息惠民工程。

第十一节 便民惠民服务

第九十六条 医院设立病人投诉与服务部门，开设医患纠纷处理窗口，对外公布医患纠纷处理制度、服务流程和投诉电话。

第九十七条 全面开展便民惠民服务。按照国家卫健委和国家中医药管理局制定的《改善医疗服务行动计划》进一步优化就医流程，合理布局诊区设施，科学实施预约诊疗，推行日间手术、远程医疗、多学科联合门诊。加强急诊急救力量，畅通院前院内绿色通道。为军人、老年人、残疾人、孕妇等群体提供挂号、就医等便利服务的绿色通道。

第九十八条 进一步深化移动互联网医院的应用，将"云医院"延伸到基层医联体，开展就医引导、陪诊检查、诊间结算、异地就医结算等信息化便民服务。

第九十九条 开展优质护理服务，加强社工、志愿者服务。

第一百条 推进院内调解、人民调解、司法调解、医疗风险分担机制有机结合的"三调解一保险"机制建设，妥善化解医疗纠纷，构建和谐医患关系。

第十二节 文化建设

第一百零一条 医院始终将文化建设与社会主义核心价值观教育放在医院发展的战略高度，坚定中医药文化自信，引导医务人员弘扬和践行敬佑生命、救死扶伤、甘于奉献、大爱无疆的崇高职业精神，塑造医术精湛、医德高尚、医风严谨的行业风范，积极挖掘、传承和发扬中医药传统文化，在医院宗旨和发展战略、规章制度建设、医疗服务的各个环节和员工的行为规范中体现中医药文化核心价值观，形成"信中医、用中医、爱中医"的氛围，以共同的文化认同和价值观提高医院的向心力和凝聚力。

第一百零二条 树立正确的舆论导向，塑造医院及医务人员的良好形象，弘扬医界正能量。

第一百零三条 不断创新文化建设激励机制和文化载体，传承优良传统，弘扬先进文化，为员工思想教育提供阵地。

第一百零四条 结合时代要求，不断总结提炼医院特色文化，丰富医院文化内涵，形成包括医院宗旨、精神、院训、院歌、院徽、办院方针、理念、愿景、行为规范、安全文化、廉政文化等内容的完善的文化体系。

医院宗旨：传承国医精粹，服务大众健康

医院精神：天地人和，止于至善

医院院训：继承创新，术精德仁

办院方针：中医为本，人道为宗，特色惟上，中西相融

医院愿景：中医特色鲜明，文化底蕴深厚，名医名科荟萃，综合实力领先

医院院徽：见下图

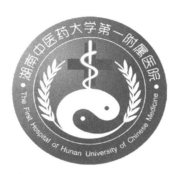

湖南中医药大学第一附属医院院徽

医院院歌：《你的安康是我最大的愿望》

办院理念：以人为本

服务理念：精诚仁爱，济世奉献

人才理念：尊重知识，人尽其才

员工集体理念：爱院敬业，团结友善

医院对员工理念：尊重体贴，至亲关爱

员工行为规范：勤学善思，踏实肯干，遵纪守法，廉洁奉公，术技求精，言行文明，谦恭合群，携手奋进

医院院庆日：7月1日

第六章　附　则

第一百零五条　医院应当保持章程相对稳定，但有下列情形之一的，应当按照相关规定修改章程：

（一）章程规定的事项与法律、法规、规章和国家有关政策相冲突的。

（二）法律、法规、规章和国家有关政策发生变化，需要对章程进行相应调整的。

（三）医院发生分立、合并，或者医院名称、类别、等级、办医宗旨、办院方向、管理体制、所有制、发展目标等发生变化，与实际情况不符的。

（四）章程内容与患者利益或员工整体利益不符或有明显冲突的。

（五）有权提议修改章程的机构认为应当修改章程的其他情形。

第一百零六条　医院按照如下程序修订章程：

（一）成立章程修订工作小组，在广泛调研和征求意见的基础上，形成章程修订意见。

（二）将章程修改意见逐级提交院长办公会、党委会审议，形成章程修订草案。

（三）将章程修订草案提交职工代表大会听取意见，由职工代表大会审议通过。

（四）报请举办单位和行政主管部门审查批准。

（五）以医院名义发布，并报送登记管理机关备案。涉及事业单位法人登记事项的，须向登记管理机关申请变更登记。

第一百零七条　医院依据本章程制订完善相关规章制度和规范性文件，按照本章程实施管理和履行职能。医院制度文件凡与本章程不一致的，以本章程为准。本章程未尽事宜，依照国家法律、行政法规及国家政策办理。

第一百零八条　本章程经湖南中医药大学和湖南省中医药管理局审定通过后以医院名义发布。

第一百零九条　本章程解释权属湖南中医药大学第一附属医院。

第一百一十条　医院终止，本章程自动废止。

第一章　党的建设制度

仁和弘道

——湖南中医药大学第一附属医院党建行政管理

党委领导班子成员党风廉政建设职责

党委书记

对医院党风廉政建设和反腐败工作负总责，是党风廉政建设的第一责任人。对党委班子及其成员党风廉政建设负主要领导责任。

1. 按照上级的有关规定和要求，主持抓好医院领导班子党风廉政建设责任的落实，积极推进各部门、各科室党风廉政建设工作，及时传达上级有关党风廉政建设和反腐败工作各项要求，把主体责任落实情况向上级党委和纪委"双报告"。

2. 将党风廉政建设和反腐败工作纳入医院发展总体布局，列入领导班子、领导干部目标管理，统一研究部署、实施、考核。

3. 定期分析党风廉政建设形式，研究制定党风廉政建设工作计划、目标要求和具体措施。

4. 严格教育、管理和监督各部门、科室负责人廉洁从政，防止腐败问题发生。

5. 严格按照《党政领导干部选拔任用工作暂行条例》，主持抓好干部选拔任用工作，防止和纠正用人上的不正之风。

6. 落实"三重一大"决策报批报备制度，严格执行校（院）党委《关于直属附属医院落实"三重一大"决策制度的若干规定》。

7. 重视纪检监察队伍建设，加强纪检干部培养使用。领导和协调医院反腐败斗争中大案要案的查处工作，以零容忍的态度支持纪委依纪依法惩治腐败。

8.带头遵守党纪国法和廉洁从政规定，管好亲属和身边工作人员，自觉接受监督。

党委副书记

1.协助党委书记抓好医院党风廉政建设和反腐败各项责任的落实，协助抓好医院领导班子和各部门负责人廉洁从政、反腐倡廉工作。

2.认真贯彻上级和医院党委有关党风廉政建设的决策和部署，负责抓好分管、联系部门的党风廉政建设工作。

3.积极参与医院领导班子的党风廉政建设，发现班子成员有不廉洁问题，及时报告校（院）纪委或党委书记。

4.严格教育、管理、监督分管部门负责人廉洁从政，防止发生腐败问题。发现有不廉洁问题的，及时予以批评教育，促其纠正。

5.协助党委书记严格按照《党政领导干部选拔任用工作条例》做好选拔任用干部的日常工作，防止和纠正用人上的不正之风。

6.落实"三重一大"决策报批报备制度，严格执行校（院）党委《关于直属附属医院落实"三重一大"决策制度的若干规定》。

7.支持纪检监察部门查处违纪违法问题。

8.带头遵守党纪国法和廉洁从政规定，管好亲属和身边工作人员，自觉接受监督。

纪委书记

1.协助党委书记抓好党风廉政建设和反腐败工作。对医院党风廉政建设负监督责任，是第一责任人。

2. 认真贯彻上级和医院党委有关党风廉政建设的决策和部署，主持抓好分管、联系部门的党风廉政建设工作。

3. 积极参与医院领导班子的党风廉政建设，协助党委制定医院党风廉政建设方案及各项监督措施，组织协调综合指导，抓好落实；发现班子成员有不廉洁问题，及时报告校（院）纪委或党委书记、院长。

4. 主持抓好医院党风廉政建设和反腐败日常工作，开展好监督执纪问责、反腐倡廉宣传教育、队伍自身建设等任务的组织协调工作。

5. 严格按照《党政领导干部选拔任用工作条例》的要求，防止和纠正选人用人上的不正之风。

6. 严格教育、管理、监督分管、联系部门负责人廉洁从政，防止发生腐败问题。发现有不廉洁问题的，及时予以批评教育，促其纠正。

7. 落实"三重一大"决策报批报备制度，严格执行校（院）党委《关于直属附属医院落实"三重一大"决策制度的若干规定》。

8. 落实纪律检查体制改革各项要求，做到亲自部署、组织协调和检查督办反腐败各项工作。

9. 带头遵守党纪国法和廉洁从政规定，管好亲属和身边工作人员，自觉接受监督。

党委委员

1. 认真贯彻上级和医院党委有关党风廉政建设的决策和部署，主持抓好分管、联系部门的党风廉政建设工作。

2. 积极参与医院领导班子的党风廉政建设，发现班子成员有不廉洁问题，及时报告校（院）纪委或党委书记、院长。

3. 严格教育、管理、监督分管、联系部门负责人廉洁从政，防止发生腐败问题。发现有不廉洁问题的，及时予以批评教育，促其纠正。

4. 落实"三重一大"决策报批报备制度，严格执行校（院）党委《关于直属附属医院落实"三重一大"决策制度的若干规定》。

5. 支持纪检监察部门查处违纪违法问题。

6. 带头遵守党纪国法和廉洁从政规定，管好亲属和身边工作人员，自觉接受监督。

党委班子成员与党支部指导联系制度

为进一步加强和创新医院党建工作，充分发挥党组织的战斗堡垒作用和共产党员的先锋模范作用，推动医院各项工作再上新台阶。经医院党委研究，决定建立医院党委班子成员联系党支部工作制度。

一、参加联系的领导

全体院领导。

二、联系对象

每位党委班子成员联系 1～2 个党总支。

三、联系内容

掌握所联系党总支的基本情况，开展调研活动，听取党总支及党员的意见，做好上情下达工作；深入各联系总支，指导所联系党总支开展工作，帮助解决工作中的困难和问题；检查、督促所联系党总支完成上级党组织布置的各项任务，提出工作建议，保证党总支工作的正常进行；指导所联系党总支开展党风廉政建设工作。

四、工作要求

1. 党委班子成员每年至少要深入联系分管党总支不少于 5 次，每年参加分管联系党总支党风廉政建设会议不少于 2 次，每年参加、指导分管联系党总支组织生活会不少于 1 次。

2. 每位联系党总支的党委班子成员要与党员开展谈心谈话活动，及时了解情况，听取他们对医院党建工作及医院建设发展等方面的意见及建议，帮助联系对象解决工作、学习、生活中的实际困难。

3. 要求真务实，深入调研，每个党委班子成员听取分管联系党总支党风廉政建设情况汇报不少于 2 次，向党委汇报分管联系党总支党风廉政建设工作情况不少于 2 次。

党委理论学习中心组学习制度

第一章 总 则

第一条 为进一步贯彻落实中共中央办公厅《关于印发〈中国共产党党委（党组）理论学习中心组学习规则〉的通知》（中办发〔2017〕9号）和《湖南中医药大学党委理论学习中心组学习制度》文件精神，强化理论学习，推进党委理论学习中心组学习的规范化、制度化，结合医院实际，特制定本制度。

第二条 党委理论学习中心组学习要高举中国特色社会主义伟大旗帜，以马克思列宁主义、毛泽东思想、邓小平理论、"三个代表"重要思想、科学发展观、习近平总书记系列重要讲话精神和治国理政新理念、新思想、新战略为指导，深刻领会党中央关于全面推进党建工作等方面的工作要求，深入学习党的重要文献和习近平总书记系列重要讲话精神，了解掌握政治、经济、文化、法律、科技、管理等方面新知识，树立坚定正确的理想信念，提高马克思主义理论素养和思想道德素质、党性修养和管理水平，提高驾驭全局的工作能力和领导水平，为建设双一流研究型大学附属医院提供坚强的思想保证。

第三条 党委理论学习中心组学习的总体目标是提高领导班子政治理论素质和政策水平，坚定共产主义理想信念，增强党性观念，提高运用马克思主义立场、观点、方法分析和解决实际问题的能力，增强工作的原则性、系统性、预见性和创造性，促进医院领导班子思想作风建设，推进医院创新与发展，深入研究新形势下公立医院改革、医院内涵特色建设等问题，继续解放思想、改革创新，切实提高医院党政领导干部的政治理论水平、科学决策的水平、引领发展能力，全面建设学习型、创新型、务实型的领导班子。

第二章　组织与职责

第四条　党委理论学习中心组成员主要由全体党委领导班子成员组成。根据学习内容和工作需要，视情况可召开党委理论学习中心组学习扩大会议，吸收有关干部、业务骨干参加学习讨论。

第五条　党委理论学习中心组学习活动由党委书记主持，并负责提出学习要求，审定学习计划，确定学习主题和研讨专题。党委书记因特殊情况不能参加时，可由指定的副书记主持。

第六条　党委理论学习中心组学习安排由宣传部具体负责落实，宣传部负责人担任院党委理论学习中心组学习秘书。宣传部根据大学党委理论学习中心组学习计划和医院实际，负责起草党委理论学习中心组学习计划，协调安排党委理论学习中心组学习的时间、地点，并负责考勤等工作。宣传部负责做好学习材料的准备工作。

第三章　学习内容和形式

第七条　党委理论学习中心组学习内容包括：

（一）深入学习贯彻中国特色社会主义理论体系。在学习上坚持以马列主义、毛泽东思想的原著为基础，以中国特色社会主义理论体系为重点，做到常学常新，在真学、真懂、真信、真用上下功夫，努力精通马克思主义的基本原理，不断深化对中国特色社会主义理论体系的认识，全面提高领导班子成员的思想理论素养。

（二）大力加强党性党风党纪和勤政廉政学习教育。深入学习党的历代领导人在不同的历史背景及具体条件下关于加强党性党风建设的重要论述，重点学习贯彻习近平总书记系列重要讲话精神，警钟长鸣，筑牢拒腐防变的思想道德防线，廉洁自律，从而在实践中以完善惩治和预防腐败体系为重点，加强反腐倡廉建设。

（三）认真学习习近平总书记重要讲话精神和涵括法律、科技、管理、文史等各项专业知识，提高发展经济、服务经济，以人为本、关注民生，依法行政、执政为民等能力，不断加强决策力和执行力建设，努力服务医院建设和社会的和谐稳定。

（四）深入开展社会主义核心价值体系和法治理念教育活动。要通过学习习近平总书记系列重要论述，加强党内文化建设、道德建设，引领医院的精神文明建设，用社会主义核心价值和法治理念指导、更新工作理念，不断创新工作方式和工作方法，推动各项工作的全面发展，努力开创医院管理新局面。

（五）学习贯彻中央、省、校有关重要会议精神。及时落实医药卫生体制改革等重要会议精神，把学习理论和指导实践、推动工作相结合，将会议精神贯彻落实到医院各项事业发展中，不断提高医院的核心竞争力，提升医院的综合实力。

（六）学习研究医药卫生领域重要文件。深入学习贯彻国家卫健委公立医院改革等卫生领域重要文件精神，探索医院体制机制改革、新思路、新途径，推进医院内部管理体制的改革，推动医院事业科学发展。

（七）学习医院管理知识。加强经济、法律、科技、文化、管理和信息化等方面知识的学习和积累，不断掌握与本职工作相关的新理论、新知识、新技能，不断提高领导干部的履职能力和管理水平。

第八条　党委理论学习中心组原则上每月集中学习一次，如有重要的内容需及时学习传达，可另行作专题安排。

第九条　学习形式以集中学习研讨与个人自主学习相结合、专题宣讲与学习讨论相结合、理论学习与实践学习相结合。集中学习采用辅导报告、主题发言、观看录像、讨论交流、社会考察等形式。在采用主题发言形式学习时，宣传部应提前 3～5 天落实本次学习活动的主题发言人 1～2 名，以便早作准备。情况若无变化，学习专题以党委理论学习中心组学习计划内容为准；若有调整，宣传部将提前1周通知中心组成员。个人自学由个人按照学习计划自行安排学习时间和相关学习内容。

第四章　学习管理和要求

第十条　领导干部要增强学习意识。大力弘扬理论联系实际的学风，结合工作实际，开展调研活动，坚持用先进理论武装头脑、指导实践、推进工作。

第十一条　党委理论学习中心组实行严格考勤。中心组成员必须按时参加学习，不得缺席，因故不能参加学习的，须向宣传部请假。医院党委定期通报学习考勤情况。

第十二条　医院领导班子成员在全年学习过程中，做好1份学习笔记、撰写2篇理论联系实际的学习心得、完成1份结合分管工作的调研报告、年终撰写1份学习总结。每年年底前，医院党委对党委理论学习中心组成员在个人总结、自查的基础上，做好全面考核工作。

第五章　附　则

第十三条　本制度从颁布之日起施行，此前有关规定与本制度不一致的，以本制度为准。

干部选拔任用工作管理办法

一、指导思想

以习近平新时代中国特色社会主义思想为指导，把干部培养选拔工作摆在干部战略工程的突出位置。全面落实新时代党的建设总要求，以党的政治建设为统领，突出政治标准，注重专业能力和专业精神，进一步做好医院干部的培育、选拔、管理和使用工作，进一步夯实干部梯队基础，推动形成医院干部人才辈出的良好局面。

二、工作原则

1. 党管干部。

2. 德才兼备、以德为先，五湖四海、任人唯贤。

3. 事业为上、人岗相适、人事相宜。

4. 公道正派、注重实绩、群众公认。

5. 民主集中制。

6. 依法依规办事。

三、管理机构及职能

全院科级干部、护士长、党支部书记的选拔、培养、考核和监督工作在医院党委统一领导下进行。

组织与人力资源部是党委管理和培养干部的职能部门，负责全院中层干部的选拔、交流、考察等工作的组织实施。

四、干部选拔

（一）干部选拔条件

1. 政治立场坚定，政策理论水平高，清正廉洁，公道正派，团结协作，群众公认，有全局观念，有强烈的事业心和工作责任感，敢于担当。

2. 熟悉医院管理工作，工作成绩突出，具有与所任职务相适应的组织管理能力和专业知识。

3. 科级干部的选拔年龄至少应在完成一个任期内。党政管理干部须本科以上学历；临床业务科室主任和相关业务管理科室负责人须硕士研究生以上学历、副高以上职称。护士长的选拔年龄一般在 40 周岁以下，须具备大专以上学历、中级及以上职称。初任副科级干部，必须在本院工作 3 年及以上，有工作经历调入者，须在本院工作 2 年以上。由副科级提为正科级，应当在副科级岗位上工作 2 年以上。特别优秀者，可以在学历、职称方面破格提拔，但不得连续破格。

4. 身体健康。

5. 担任党务干部应符合《中国共产党章程》的有关规定。担任其他群团组织领导职务的，应符合有关法律和章程的规定。

（二）干部选拔任用形式

干部选拔任用实行党委委任制、竞岗聘任制和选任制等形式相结合。

（三）干部选拔任用程序

1. 民主推荐：包括会议投票推荐和个别谈话推荐，民主推荐的结果在 1 年内有效。会议推荐人员由院领导、中层干部、专家教授及民主党派、无党派人士代表组成。谈话推荐人员由所在部门人员和相关科室负责人参加。民主推荐结果作为选拔任用的重要参考。

2. 组织考察：①新提拔干部必须进行组织考察，由组织与人力资源部制定考察方案，会同纪检等部门对拟任人员进行德能勤绩廉的综合考察，并形成考察材料；②考察对象在提交党委讨论之前要征求纪委意见。

3. 党委决定：党委讨论决定干部任免事项，必须有三分之二以上的成员到会，由组织与人力资源部汇报考察情况，与会人员对任免事项应当发表同意、不同意或者缓议等明确意见。在充分讨论的基础上采取口头表决、举手表决或者无记名投票等方式进行表决。对意见分歧较大或者有重大问题不清楚的，应当暂缓表决。表决结果以党委应到会成员超过半数同意形成决定。需要复议的，应当经党委超过半数成员同意后方可进行。需报上级组织部门审批和备案的，按有关规定报送材料。

4. 任前公示：新提拔干部任职行文前，根据党委授权，组织与人力资源部对拟任干部按有关规定的要求进行任前公示（公示期为五个工作日），并受理群众反映，组织调查核实。

5. 组织谈话：正科级干部一般由党委书记、院长、分管院领导集体谈话，组织与人力资源部参与，副科级干部亦可由党委书记指定分管院领导谈话，组织与人力资源部参与。

6. 党委任命：公示结果不影响任职的，下发任职文件，办理任职手续。

五、实行干部试用期制度

新提拔担任非选举制产生的科级干部实行试用期制，试用期1年。试用期间，履行相应职务的职责，授予相应职务的权利，享受相应职务的待遇。试用期满后经考核合格正式任职，因不称职而免去试用职务者按《医院中层干部年度绩效测评办法》文件执行。

六、干部动议

（一）由医院党委或组织与人力资源部按照干部管理权限，根据工作需要，提出启动干部选拔任用工作意见。组织与人力资源部综合有关建议，就选拔任用的职位、条件、范围、方式、程序向党委主要领导成员报告后，在一定范围内进行酝酿，向党委会汇报，充分讨论，形成工作方案。

（二）有下列情形之一者，不得列为提拔考察对象：

1. 群众公认度不高。

2. 近三年年度考核结果中有被确定为基本称职以下等次。

3. 有跑官、拉票行为。

4. 配偶已移居国（境）外或者没有配偶但子女均已移居国（境）外者。

5. 受到组织处理或党纪国法处分影响使用者。

6. 其他原因不宜提拔者。

七、干部职级

1. 党总支书记、直属党支部书记岗位设为正科级；职工党支部书记是中层干部的，本着"双向进入、交叉任职"原则，岗位级别依据其行政岗位级别确定；非中层干部的职工党支部书记和研究生党支部书记，享受副科级待遇，绩效系数按一定比例上浮并享受相应岗位待遇。

2. 机关、后勤、门诊部、教研室、杏源公司等部门正职负责人岗位设为正科级，副职负责人岗位设为副科级。

3. 一级、二级学科（临床诊疗科目）的临床医技科室（含独立经济核算且有明确专业分化方向的病区）正职负责人岗位设为正科级，副职负责人岗位设为副科级。

4. 科护士长岗位设为副科级，护士长享受副科级待遇。

八、任届与任期

1. 中层干部实行任期制。

2. 中层干部每届任期为 4 年，原则上每 4 年组织集体换届调整。

3. 党政管理干部在同一岗位连续任职一般不超过两届；工作特殊需要的，经批准后可适当延长任职年限。

4. 干部人事、财务绩效、物资设备、药剂、招投标、信息、后勤基建等部门负责人在同一职位任职满 4 年的（含主持工作年限），必须进行岗位交流；工作特殊需要的，经批准后可适当延长任职年限，延长期限最长不超过 1 年。

九、干部考核

实行干部能上能下聘任管理制度，《医院中层干部年度绩效考核测评办法》作为考核重要依据之一，考核凡有下列情形之一者应按干部管理权限和规定的程序予以调整。

1.考核结果为"基本称职"者，由院领导会同相关职能科室负责人进行约谈，约谈的干部实行半年试用期考察制，试用期满考核仍达不到要求的，降职使用或调整岗位。

2.考核结果为"不称职"的，降职或免职。

3.受到党内严重警告，行政记大过以上处分，不宜再担任现职者，予以免职。

4.个人不服从组织安排，在干部交流中，在规定期限内拒不到岗者，予以免职。

5.因身体原因不能坚持正常工作（产假除外），予以免职。

6.脱产学习或出国进修（工作）时限超过1年以上者，予以免职或调整职务。

7.获准辞职者，予以免职。

8.出现其他问题不再适合担任现职者，予以免职或调整职务。

十、干部培训

新提拔的干部，应参加由干部管理部门和纪检监察部门组织的相应的培训，以适应新岗位工作的需要。医院党委定期组织干部培训或外派干部开展学习培训。

十一、干部工作纪律

（一）严格按照《党政领导干部选拔任用工作条例》的要求选拔任用干部，坚持任人唯贤、五湖四海原则，坚持德才兼备、以德为先原则，不拿原则做交易，不封官许愿，不凭个人好恶、恩怨取人，坚持以理想信念坚定、敢于担当、勤政廉洁作为选人用人标准，反对干部选拔任用工作中的不正之风。

（二）认真执行干部回避制度

1.干部任职须回避的亲属关系为：夫妻关系、直系血亲关系及近姻亲关系。有上述亲属关系的不得在同一部门担任直接隶属于同一主管领导的职务，也不得在其中一方担任领导的部门从事财务、经管、审计、物资设备管理及招投标工作。

2.党委及有关部门讨论干部选拔任用，涉及与会成员本人及其子女、亲属时，本人应当回避。

（三）认真遵守保密纪律。党委研究决定干部的情况，参加会议的人员在党委未授权的情况下，不得跑风漏气，其他人员不得打听情况、传播消息。

（四）认真执行干部交流制度。根据《医院中层干部绩效考核测评办法》和实际工作需要，经党委研究对有关部门的干部进行交流任用时，调出调入部门和单位必须自觉服从，不得以任何借口拒不执行。

（五）干部个人须服从组织安排，在选拔和干部交流工作中如有不同意见可向组织反映，经党委讨论形成决定后，必须坚决服从，在规定时间内拒不服从者，作免职处理。

十二、退出管理岗位相关规定

（一）退出管理岗位年龄

1.符合国家法定退休年龄60周岁退休的科级干部，年满58周岁。

2.符合国家法定退休年龄55周岁退休的科级干部，年满53周岁。

3.护士长年满52周岁。

（二）退出管理岗位后待遇

1.因年龄原因不再担任中层管理职务、尚未达到国家法定退休年龄的：

（1）党政管理系列正副职负责人、临床医技科室正副职负责人、护士长：保留相关待遇2年。

（2）党政管理系列退出管理岗位的中层干部可自行选择岗位类别，回到医疗、教学、科研岗位的，不再保留相关待遇，由所在科室根据职称、岗位、工作量情况发放绩效。

2.因聘期内达到本规定的退出管理岗位年龄而届中调整的，依据上述条款规定执行。

3. 因换届落选、主动放弃、自愿辞职、健康状况、不服从岗位调配以及违纪等原因退出管理岗位的，不再保留相关待遇。

4. 退出管理岗位的中层干部，达到相应学术层次和水平的，可优先选聘学术或学科带头人。

（三）退出管理岗位后至退休期间考核与评价

1. 中层干部退出管理岗位情形：（1）因年龄原因退出中层管理岗位；（2）因换届落选、主动放弃、自愿辞职、健康状况、不服从岗位调配等原因退出中层管理岗位；（3）由于违纪、问责被责令辞职、免职、降职、撤职等退出中层管理岗位。

2. 中层干部退出管理岗位后，原则上根据工作需要和个人专长，充分考虑个人意愿，由工作科室（部门）拟定安排意见，并确定工作职责和具体工作任务后报组织与人力资源部。

3. 组织与人力资源部负责退出中层管理岗位干部的管理，所在党支部、科室（部门）按照医院有关规定进行日常管理和年度考核，杜绝干部退出管理岗位后出现离岗、离职现象。

4. 各支部、各科室要健全工作机制，完善配套制度，为退出中层管理岗位的干部提供必要的工作条件和环境，充分发挥退出管理岗位干部的积极性和主动性。

5. 退出中层管理岗位的干部应正确对待组织安排，自觉遵守医院各项规章制度，积极完成岗位工作任务。医院对作用发挥好、工作表现突出、实绩明显、群众公认度高的退出管理岗位干部给予表彰奖励，在年度考核中定向分配优秀指标名额。

6. 对本规定下发之前已退出中层管理岗位而未达到退休年龄的干部按原规定落实有关待遇。

十三、其他

本办法由组织与人力资源部负责解释。

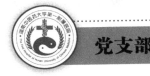

党支部工作制度

党支部是党的基础组织，是党组织开展工作的基本单元，是党在社会基层组织中的战斗堡垒，是党的全部工作和战斗力的基础，担负直接教育党员、管理党员、监督党员和组织群众、宣传群众、凝聚群众、服务群众的职责。

党支部工作原则

1.坚持以马克思列宁主义、毛泽东思想、邓小平理论、"三个代表"重要思想、科学发展观、习近平新时代中国特色社会主义思想为指导，遵守党章，加强思想理论武装，坚定理想信念，不忘初心、牢记使命，始终保持先进性和纯洁性。

2.坚持把党的政治建设摆在首位，牢固树立"四个意识"，坚定"四个自信"，做到"四个服从"，旗帜鲜明讲政治，坚决维护习近平总书记党中央的核心、全党的核心地位，坚决维护党中央权威和集中统一领导。

3.坚持践行党的宗旨和群众路线，组织引领党员、群众听党话、跟党走，成为党员、群众的主心骨。

4.坚持民主集中制，发扬党内民主，尊重党员主体地位，严肃党的纪律，提高解决自身问题的能力，增强生机活力。

5.坚持围绕中心、服务大局，充分发挥积极性、主动性、创造性，确保党的路线方针政策和决策部署贯彻落实。

党支部基本任务

1.宣传和贯彻落实党的理论和路线方针政策，宣传和执行党中央、上级党组织及本党支部的决议。讨论决定或者参与决定重要事项，充分发挥党员先锋模范作用，团结组织群众，努力完成本地区、本部门、本单位所担负的任务。

2. 组织党员认真学习马克思列宁主义、毛泽东思想、邓小平理论、"三个代表"重要思想、科学发展观、习近平新时代中国特色社会主义思想，推进"两学一做"学习教育常态化制度化，学习党的路线方针政策和决议，学习党的基本知识，学习科学、文化、法律和业务知识。做好思想政治工作和意识形态工作。

3. 对党员进行教育、管理、监督和服务，突出政治教育，提高党员素质，坚定理想信念，增强党性，严格党的组织生活，开展批评和自我批评，维护和执行党的纪律，监督党员切实履行义务，保障党员的权利不受侵犯。加强和改进流动党员管理。关怀帮扶生活困难党员和老党员。做好党费收缴、使用和管理工作。依规稳妥处置不合格党员。

4. 密切联系群众，向群众宣传党的政策，经常了解群众对党员、党的工作的批评和意见，了解群众诉求，维护群众的正当权利和利益，做好群众的思想政治工作，凝聚广大群众的智慧和力量。领导本地区本部门本单位工会、共青团、妇女组织等群团组织，支持他们依照各自章程独立负责地开展工作。

5. 对要求入党的积极分子进行教育和培养，做好经常性的发展党员工作，把政治标准放在首位，严格程序、严肃纪律，发展政治品质纯洁的党员。发现、培养和推荐党员、群众中间的优秀人才。

6. 监督党员干部和其他任何工作人员严格遵守国家法律法规，严格遵守国家的财政经济法规和人事制度，不得侵占国家、集体和群众的利益。

7. 实事求是地对党的建设、党的工作提出意见建议，及时向上级党组织报告重要情况。教育党员、群众自觉抵制不良倾向，坚决同各种违纪违法行为做斗争。

8. 按照规定，向党员、群众通报党的工作情况，公开党内有关事务。

"三会一课"制度

"三会"是：党员大会、支部委员会会议、党小组会；"一课"是：党课。"三会一课"是健全党员组织生活、严格党员管理、加强党员教育的重要制度，对于加强支部建设，提高党的凝聚力、战斗力具有重要作用。"三会一课"应当突出政治学习和教育，突出党性锻炼，以"两学一做"为主要内容，结合党员思想和工作实际，确定主题和具体方式，做到形式多样、氛围庄重。党员领导干部应当带头参加所在党支部或者党小组组织生活。党支部应当组织党员按期参加党员大会、党小组会和上党课，定期召开党支部委员会会议。

支部党员大会

支部党员大会是党支部的议事决策机构，是指由党支部全体党员（包括预备党员）参加，讨论研究支部重要议题的一种组织活动。按期开好支部党员大会，是贯彻党的民主集中制原则的具体体现。党支部党员大会的职权是：听取和审查党支部委员会的工作报告；按照规定开展党支部选举工作，推荐出席上级党代表大会的代表候选人，选举出席上级党代表大会的代表；讨论和表决接收预备党员和预备党员转正、延长预备期或者取消预备党员资格；讨论决定对党员的表彰表扬、组织处置和纪律处分；决定其他重要事项。

1. 支部党员大会会期

支部党员大会一般每季度召开1次，党支部可根据工作需要，提前或适当增加大会次数，但无特殊情况，不得随意减少次数。

2. 支部党员大会内容

（1）结合实际工作，研究、讨论党支部贯彻执行党的路线、方针、政策和上级党组织的决议、指示和工作计划等。

（2）审查和通过支部委员会的工作报告，对支部委员会的工作进行审查和监督。

（3）讨论接收新党员和预备党员转正。

（4）评定合格党员，表彰先进党小组、优秀党员和党员积极分子，处分犯有错误的党员，处置不合格党员。

（5）选举支委会及出席上级党代会的代表，罢免、撤换不称职的支委和出席上级党代会代表。

（6）讨论执行上级党组织布置的任务和党支部提交的其他主要问题。

（7）需要会议研究的其他事宜。

3. 支部党员大会程序

（1）主持人报告党员出席情况，宣布开会。党员大会一般由党支部书记召集并主持。书记不能参加会议的，可以委托副书记或者委员召集并主持。

主持人应向大会报告党员应出席数和实到数，缺席人数及其缺席原因。在报告时要注意将正式党员和预备党员分开。一般实到的正式党员超过应出席会议党员的半数，大会方可召开，大会决议必须经应到会正式党员半数以上通过方能有效。

（2）围绕中心议题组织党员展开讨论。为便于支部党员大会的讨论和决定，支部可事先提出意见或方案，引导党员发言讨论，在必要时候，也可将支委会对某个问题的不同意见，向大会作介绍，供党员讨论。支委成员要以普通党员的身份参加讨论和表决，切忌在支委会上有不同意见不提出、不表态，而在党员大会上突然提出。

（3）表决通过决议。在充分讨论的基础上，按照少数服从多数的原则进行表决，党支部应要求党员抱着严肃认真的态度，明确、郑重地表明自己赞成或反对的态度。

（4）做好会议总结，提出贯彻意见。主持人要在支部党员大会结束前做出简要总结，并对如何贯彻落实支部党员大会的决议和精神提出意见。

4. 支部党员大会要求

（1）做好会前准备。支部党员大会要有确定的会议议题，做到主题明确，中心突出，支委会要事先围绕议题，进行分析研究，形成初步意见，同时支部要将会议的内容、要求、议程、时间等通知全体党员，让党员明确会议要讨论和解决的问题，从思想上有所准备。

（2）做好会议记录。党支部要指定专人做好记录，记录的内容包括会议时间、地点、主持人、党员出缺席人数和原因、会议议题、党员发言要点、讨论中的不同意见、会议形成的决议等，会后要归档保存会议记录。

（3）会议要庄重、严肃、认真，要坚持民主集中制原则，要注意听取每个党员的意见，并按照少数服从多数的原则进行表决，决不允许个人武断、草率作出决定。上级党组织派来参加支部党员大会的同志和预备党员在会上只有发言权，没有表决权。

（4）会议要严格按规定程序进行，不得随意改变程序，特别是接收新党员、预备党员转正和讨论处置（处分）党员的大会以及党内选举的大会，必须严格按照特定的程序进行。

5. 支部党员大会注意事项

（1）个别党员因故请假，支部书记要尽可能在会前听取这些同志对议题的意见，并把他们的意见转达给支部党员大会。

（2）支部党员大会是党内的会议，一般不吸收非党员同志参加，但碰到讨论发展党员、预备党员转正的支部党员大会，可适当吸收一些入党积极分子列席。

（3）支部党员大会讨论通过的决议，如果是发展党员、预备党员转正、处分违纪党员、支部换届选举等方面的内容，要按照党章规定，报请上级党组织审查、批准方能生效，并要将批准的决议及时向党员公布。

（4）有些提交支部党员大会讨论的议题，例如：传达上级文件和会议的精神、阶段性时事政治学习安排、上党课等不必作出决议或决定。党支部党员大会议题提交表决前，应当经过充分讨论。表决必须有半数以上有表决权的党员到会方可进行，赞成人数超过应到会有表决权的党员的半数为通过。

（5）对议题进行表决时，党员有表示赞成、反对、弃权的权利，无论自己的态度如何，都必须根据少数服从多数的原则，在行动上服从支部党员大会作出的决议。党支部应为党员了解情况创造条件，以便使党员在会上充分发表意见，尽可能达到认识上的一致。

（6）支部党员大会讨论决定问题时，如果出现较大意见分歧，一时难以统一，大会不必匆忙作出决定，可以暂时休会，让大家再酝酿一下，然后再议，力求取得一致意见。如遇事情紧急，不能因少数同志持不同意见而拖延不决时，则应根据少数服从多数的原则选行表决，作出决定。

（7）党支部对需要表决的议题，不宜采用个别征求意见的办法，而必须采用支部党员大会表决的形式，因为只有通过支部党员大会的充分讨论，取得了一致意见，才能够保证决议的正确性。对确因其他原因不能到会的党员，可在会前个别征求意见，并将他们的意见在会议上介绍给到会党员，以供参考，但不能将他们的意见视为赞成票或反对票。

（8）对支部党员大会作出的决议，支部的每个党员，特别是支委会成员都必须认真贯彻执行，不允许随意发表同决议不相符合的意见。

对个别因故没有到会的党员，党支部要向他们传达会议的决议，并听取他们的意见。对他们提出的正确意见要提请下次党员大会再讨论，或向上级组织报告，对他们提出的不正确的意见要做好解释工作。

支部委员会会议

支部委员会是党支部日常工作的领导机构，是由支部党员大会选举产生的党的基层领导班子。支部委员会会议一般每月召开一次，根据需要可以随时召开，对党支部重要工作进行讨论、作出决定等。支部委员会会议是党内组织生活的重要内容。党支部委员会会议须有半数以上委员到会方可进行，一般由党支部书记召集并主持。书记不能参加会议的，可以委托副书记或者委员召集并主持。重要事项提交党员大会决定前，一般应当经党支部委员会会议讨论。

1. 支部委员会会议的主要内容

（1）关于党支部工作的计划、总结，重要活动的安排部署等。

（2）关于党支部建设包括支部班子自身建设和党员的管理教育。

（3）关于贯彻执行上级党组织的指示和决定。

（4）关于发挥党员先锋模范作用，促进本支部本科室的管理、业务以及其他各项任务的完成。

（5）党小组的设立、合并、撤销、支部委员、党小组长的增补、改选。

（6）关于党员发展工作。

（7）关于党内先进集体和个人的评选、推荐、奖励及党内违法违纪人员的处理。

（8）需要会议研究的其他事宜。

2. 支部委员会会议注意事项

（1）做好会议准备工作。要提前将议题、时间、地点等有关事项通知到每个委员，若研究决定重大问题，会前要广泛听取党内外群众的意见，以增强决策的科学性和正确性。为便于统一思想，支部书记可在会前就研究的有关问题与各委员沟通看法，交换意见。

（2）充分发扬民主。开会时要提倡"群言堂"，使支委们畅所欲言，各抒己见，防止个人武断、任意决定重大问题。支委们要增强全局观念，坚持集体领导原则。在讨论中，遇到重大分歧，除必须紧急决定，可保留到下次会议继续讨论。下次会议若仍无法统一，可提交上级党组织裁决或提交支部党员大会讨论，最后按上级党组织决定或支部党员大会的决议执行。支部委员会会议讨论重大问题时，到会委员必须超过应到会委员的半数，表决方属有效。因委员外出等原因，支委会会议到会委员无法达到半数时，可召开支部党员大会讨论决定有关重大问题。

（3）讨论问题要抓住中心。不要事无巨细，把什么都拿到会议上讨论，也不要一下子研究讨论许多需要研究的问题，每次会议要集中解决一两个问题，要开短会，讲求效率。

（4）要做好会议记录。支部委员会会议要认真做好记录，记录的内容包括：会议的时间、地点，会议出、缺席情况和列席人员情况，会议议题，会议主持者，每个委员发言摘要，不同意见争论要点，通过的决议，记录人姓名与职务等。记录应由支部书记保存好，以供上级党组织查考。

党小组会

党小组会是党小组活动的主要形式之一，也是党员组织生活的重要组成部分，由党小组长召集并主持。开好党小组会，对于加强党的基层组织建设，提高组织生活质量，发挥党支部的战斗堡垒作用，有着十分重要的意义。党员人数较多的党支部，按照便于组织开展活动原则，应当划分若干党小组，并设立党小组组长。党小组组长由党支部指定，也可以由所在党小组党员推荐产生。党小组主要落实党支部工作要求，完成党支部安排的任务。

1. 党小组会的内容

（1）开展批评和自我批评，帮助党员发扬成绩，克服缺点，纠正错误，更好地发挥先锋模范作用。

（2）根据支部布置，向党员分配、布置工作。

（3）听取党员关于思想、工作、学习以及生活等方面的汇报，以便有针对性地做好党员的思想工作。

（4）讨论党支部的决议，研究制订贯彻措施。

（5）讨论对入党积极分子的培养和教育以及预备党员转正问题。

（6）对党员进行民主评议和党员鉴定，评选优秀党员和党员积极分子。

（7）讨论违纪党员的处分以及不合格党员的处置。

（8）组织学习最新的理论知识和党的路线、方针、政策。

（9）分析周围群众的思想、学习、工作和生活等方面的情况，密切同群众的联系。

（10）需要会议研究的其他事宜。

2. 党小组会会期

党小组会一般每月召开 1 次，如果遇到党支部有特殊安排，可适当增加次数。

3. 党小组会要求

（1）选好会议时间。由于党小组会的次数比较频繁，因此要科学安排，在选择会议时间上，既要考虑党员能够集中，又要考虑科室工作的实际情况。

（2）确定会议内容。会前，党支部书记或有关委员要与党小组长互相沟通情况，共同商定会议的内容。会议内容一般要围绕党的中心工作和党支部在近期的具体任务，结合党员的实际状况来确定。党小组会的内容要集中，主题要突出，切忌面面俱到。

（3）听取意见。确定会议时间和内容后，要提前通知到每个党员，做好准备，如果是研究决定重要问题，要在会前广泛听取各方面意见，要与上级党组织沟通情况，使上下做到心中有数，以便在会议上集中大家意见，做出正确决定。

（4）组织讨论。党小组长要掌握中心议题，引导党员充分发言，如果是学习讨论，要防止泛泛议论，如果是组织生活会，要注意联系实际，认真开展批评与自我批评，克服老好人思想，真正解决问题。

（5）做好总结。党小组会上经过充分讨论后，党小组要进行最后总结，集中大家的意见，统一大家的思想，提出具体措施，便于今后党员贯彻执行。

（6）做好记录，及时汇报。党小组会要指定专人负责记录，记录簿由党小组长保存，党小组会结束后，党小组长要将会议情况及时向支部汇报，支部要检查党小组会的情况，发现问题要及时督促改进。

党课

党课是对党员进行党性教育、党的基本知识教育及其他经常性教育的主要形式，是党支部的一项重要工作。党课应当针对党员思想和工作实际，回应普遍关心的问题，注重身边人讲身边事，增强吸引力感染力。党员领导干部应当定期为基层党员讲党课，党委（党组）书记每年至少讲1次党课。

1. 组织部门：由支部负责组织。

2. 时间：每半年不少于一次。

3. 内容：党课内容要围绕党的中心工作及党在一定时期的路线、方针、政策，坚持以符合时代要求的科学理论为指导，突出党的基本知识教育，突出基本国情、经济发展战略、国际国内形势的教育。党课内容要注意正确性、针对性和生动性，理论联系实际。

4. 形式：党课形式要多样化，可根据不同条件采用信息化教育的形式、社会调查的形式、知识测验的形式等，尽可能使党课上得生动活泼，寓教育于活动之中，收到事半功倍的效果。

5. 要求：

（1）在上党课前对所属党支部党员现状进行了解和分析，找出党员思想中带有普遍性、倾向性的问题，使党课的针对性更强。

（2）及时通知党员准时参加党课教育，提高党员的到课率。同时，要认真做好记录。课后，要按要求组织党员讨论。

（3）注意收集党员对党课内容的反响，包括提高党课质量的意见和建议，及时向上级党组织反馈。

（4）党课教员除院领导、支部书记外，也可适当聘请先进人物、优秀党员或有关同志担任。

主题党日活动制度

党支部每月相对固定1天开展主题党日活动，组织党员集中学习、过组织生活、进行民主议事和志愿服务等。目的是丰富党内生活，增强党员党性意识，激励党员发挥作用。主题党日活动开展前，党支部应当认真研究确定主题和内容；开展后，应当抓好议定事项的组织落实。

1. 主要内容

主题党日活动的主要内容包括教育教学、义务劳动、志愿服务、参观考察、给党员过政治生日、影视教育、知识竞赛等。

2. 活动时间

根据实际情况需要，每月一次组织全体党员参加。

3. 活动方式

主要以党支部为单位进行，也可以党小组为单位进行。

4. 活动要求

（1）科学安排。党支部应把主题党日活动安排纳入党员教育管理的总体部署，立足于本支部、本科室的实际情况确定活动内容。根据上级要求，结合实际情况，每月组织一次主题党日活动，统筹安排处理好组织生活与支部、科室及其他工作任务的关系。

（2）抓好落实。主题党日活动要充分体现党支部的先进性，突出活动的思想性和政治性，充分发挥对党员教育管理的特殊功能，克服娱乐化、庸俗化倾向。要严密组织，高度重视。要抓好人员落实，主题党日活动时间一般不安排党员从事其他工作。

（3）注重实效。内容要增强目的性，注重全面性，做到系统性，照顾层次性。要高标准、高起点，注重贴近党员思想实际，敢于开展批评与自我批评，坚持党组织生活的政治性、时代性、原则性，要维护组织生活的严肃性。党支部要经常研究分析主题党日活动组织情况，及时解决存在的问题，不断提高活动质量与效果。

（4）党支部要建立党员参加主题党日活动考勤制度，并把参加情况作为民主评议党员的重要内容之一。

5. 活动形式

开展主题党日活动，要创新活动方式，既要突出思想性、教育性，又要强调创造性、灵活性，形式可以参考以下几种方式：

（1）参观学习活动。通过组织参观学习、公益活动、社会活动、志愿服务等，了解国情，感受社会，对党员进行革命传统教育、社会主义教育和爱国主义教育，增强党员积极工作学习的自觉性。

（2）理论研讨活动。通过学习交流、座谈研讨、轮流讲党课等多种形式，组织学习政治理论和党的知识，进一步提高党员的理论水平和思想素质。

（3）重温誓词活动。通过重温入党誓词，激励党员牢固树立正确的世界观、人生观和价值观，进一步强化使命意识、责任意识和宗旨意识，始终保持共产党员的先进性。

（4）树立先进典型活动。引导广大党员把学习先进事迹与做好本职工作结合起来，把发挥骨干带头作用与做好中心工作结合起来，努力在本职工作岗位上创业绩、作贡献。

（5）党风廉政教育活动。通过观看廉政宣教片、参加党风党纪教育等，教育党员干部廉洁勤政、严于律己。

党员党性定期分析制度

1.工作原则及目标要求

开展党员党性定期分析应坚持正面教育、自我教育原则，坚持实事求是、注重实效原则，坚持客观公正、民主公开原则。通过建立党员党性定期分析制度，达到严格党内生活，增强党员意识，提高党性修养，纯洁党员队伍，发挥党员先锋模范作用的目标要求。

2.时间规定及参加范围

党员党性定期分析每年进行一次，可结合"七一"纪念活动、民主评议党员工作开展，也可以与专题组织生活会合并进行。党员党性定期分析由各党支部组织全体党员参加。

3. 主要内容

（1）从理想信念方面进行分析。看党员是否具有坚定的共产主义理想和建设中国特色社会主义信念；是否坚定学习马克思主义和习近平新时代中国特色社会主义思想，对党忠诚，在政治上同党中央保持一致。

（2）从宗旨意识方面进行分析。看党员是否牢记全心全意为人民服务的宗旨，密切联系群众，及时向党组织反映群众的意见和要求；是否带头改进工作作风，服务意识强，主动为群众排忧解难，主动为基层服务。

（3）从学习方面进行分析。看党员是否加强政治理论学习；是否认真学习法律、科学、业务等方面的知识，理论联系实际，学以致用，做到真学、真懂、真信、真用，不断提高运用科学理论分析和解决实际问题的能力。

（4）从工作方面进行分析。看党员是否具有强烈的事业心和责任感；是否爱岗敬业，认真履行岗位职责，在管理、业务等工作中勇于创新、创造一流业绩，发挥先锋模范作用，为医院改革发展作出贡献。

（5）从遵纪守法方面进行分析。看党员是否坚持党的路线、方针、政策，自觉遵守纪律，维护团结，以身作则、严于律己，清正廉洁、拒腐防变，带头维护党纪的严肃性。

（6）从作风方面进行分析。看党员是否继承和发扬党的优良传统，牢记"两个务必"，求真务实、顾全大局、令行禁止，发扬民主、团结协作。

党员领导干部除上述六项内容外，还应对照党章规定的党员领导干部的基本要求，从树立落实正确的政绩观、权力观、地位观、利益观以及廉洁自律等方面深入剖析存在的问题及其根源。

4. 方法步骤

（1）思想动员。组织党员集中学习党章党规等，充分认识开展党员党性定期分析工作的重要意义，着力提高党员自觉参加党性分析的积极性和主动性，为对照检查、自我剖析、开展批评与自我批评做好思想准备。

（2）征求意见。通过发放征求意见表、召开座谈会等方式，广泛征求群众对党员的意见和建议，并认真归纳梳理，如实向党员本人反馈。

（3）谈心交心。普遍开展谈心交心。通过广泛谈心谈话，达到沟通思想、找准问题、形成共识、增进团结的目的。

（4）撰写党性分析材料。党员要对照党章的规定和党员保持先进性的具体要求，查找自身不足和存在的突出问题，结合征求意见的情况，认真撰写党性分析材料。党性分析材料的主要内容为：查摆存在的主要问题，剖析思想根源，提出整改措施，明确努力方向。

（5）召开党性分析会议。组织党员逐个进行党性分析，党员之间相互进行评议，开展批评。党员领导干部要带头以普通党员身份自觉参加所在支部的党性分析会议。

（6）提出党性分析意见。党性分析会后，根据党员的一贯表现、党性分析情况和群众意见，对每个党员提出初步的分析意见，征求本人意见后，填写《党员党性定期分析登记表》或《民主评议党员登记表》，形成正式的组织意见。

（7）制定整改措施。每个党员根据党性分析中查摆出来的突出问题，认真制定切合实际的整改措施，并督促落实。

（8）通报分析情况。采取适当的方式，在一定范围内向党员和群众通报每名党员存在的主要问题及整改措施等有关情况。

（9）上报党性分析评议情况报告。党性分析结束后，组织开展党性分析评议的有关情况写出专题报告。

（10）其他事项。党员对评议意见有异议时，进行调查核实。

发展党员工作制度

1. 入党积极分子培养、教育和考察制度

（1）入党申请人必须向党组织提交书面申请。

（2）入党申请人被确定为入党积极分子后，党支部要指定两名正式党员为培养联系人。

（3）党支部每半年要对要求入党的积极分子进行一次考察。

（4）入党积极分子经过 1 年以上培养教育后，经支委会讨论同意，方可列为发展对象。

（5）要组织发展对象参加入党前的短期培训。

（6）党支部对党员发展对象进行政审。

2. 预备党员的接收、审批制度

（1）申请入党的人要有两名正式党员做介绍人。

（2）发展对象经党委同意后填写《入党志愿书》。

（3）接收预备党员大会采取无记名投票的方式进行表决，赞成人数要超过应到具有表决权的正式党员的 1/2，方可列为预备党员。

（4）党支部要及时将支部决议和其入党材料报党委审批。

（5）党委审批前，要指派专人对有关材料进行审查，并同申请人进行谈话。

3. 预备党员考察转正制度

（1）预备党员 1 年的预备期满后，党支部要按时讨论其能否转为正式党员。

（2）预备党员转正必须本人提出书面申请，党支部征求党内外群众意见，支委会审查，支部大会讨论、表决通过并报上级党委审批。

（3）预备党员转正后，应及时将其入党材料存入本人人事档案。

党费收缴制度

1. 每个党员都要自觉地向所在党支部交纳党费，如有特殊情况不能亲自交纳或不能按月交纳时，经支部同意，可以委托其他党员代交、预交或补交。

补交时间不得超过 6 个月。

2. 支部按期、按标准收取和上交党员交纳的党费，并建立党费账簿，每半年公布党费收缴情况。

3. 支部经常向党员宣传交纳党费的意义，增强党员交纳党费的自觉性。

4. 新党员的党费应从批准为预备党员的当月开始交纳。

5. 对不按规定交纳党费的党员，支部应及时提出批评、教育，无正当理由连续 6 个月不交纳党费的一律按自动脱党处理。

民主评议党员制度

1. 党支部一般每年开展 1 次民主评议党员，组织党员对照合格党员标准、对照入党誓词，联系个人实际进行党性分析。

2. 评议内容：

（1）是否具有坚定的共产主义信念，把实现现阶段的共同理想同脚踏实地地做好本职工作结合起来，全心全意为人民服务。

（2）是否坚决贯彻执行党的基本路线和各项方针政策。

（3）是否能正确认识大局、自觉服从大局、坚决维护大局，树立高度自觉的大局意识，自觉从大局看问题，把工作放到大局中去思考、定位。正确处理国家、集体、个人利益之间的关系。做到个人利益服从党和人民利益，局部利益服从整体利益。

（4）是否切实地执行党的决议，遵守党的章程，履行党员义务，珍惜党员权利。

（5）是否密切联系群众、关心群众疾苦，艰苦奋斗、廉洁奉公，反对腐化奢侈，反对以权谋私。

3. 基本方法

党支部召开党员大会，按照个人自评、党员互评、民主测评、组织评定的程序，组织党员进行评议。党员人数较多的党支部，个人自评和党员互评可以在党小组范围内进行。党支部委员会会议或者党员大会根据评议情况和党员日常表现情况，提出评定意见。民主评议党员可以结合组织生活会一并进行。

（1）学习教育。对党员普遍进行在新形势下坚持党员标准的教育。这项教育要同形势教育结合起来。学习内容以《中国共产党章程》、最新学习文件为主。学习方法可以多种多样，要讲求实效。

（2）自我评价。在学习讨论的基础上，对照党员标准，总结个人在思想、工作、学习等方面的情况，特别要检查对政治品德、廉洁自律、履职尽责的认识、态度和行动，肯定成绩，找出差距，明确努力方向。

（3）民主评议。一般应召开党小组会或党员大会，进行民主评议。评议中，要是非分明，敢于触及矛盾，认真地而不是敷衍地开展批评和自我批评。还要采取适当的方式，听取非党群众的意见。

（4）组织考察。支委会对党内外评议的意见，进行实事求是的分析、综合，形成组织意见，转告本人，并向支部大会报告。

（5）表彰和处理。对民主评议的好党员，由党组织通过口头或书面形式进行表扬。对模范作用突出的党员，可经过支部大会讨论通过，报上级党委批准，授予优秀共产党员的称号。对评议中揭露的违法乱纪等问题，要认真查明，严肃处理。经评议认为是不合格的党员，支委会应区别不同情况，提出妥善处置的意见，提交支部大会，按照民主集中制的原则进行表决。对党员进行组织处理，应当十分慎重，原则要坚持，方法要得当。对被劝退和除名的，党组织要做好思想工作。在他们出党以后，仍要继续关心和团结他们，在工作中继续发挥他们的作用。

党员一般应按照组织隶属关系，参加所在党支部的民主评议。按照个人自评、党员互评、民主测评、组织评定的程序，对党员进行评议。党员人数较多的党支部，个人自评和党员互评可分党小组进行。按照优秀、合格、基本合格、不合格，确定党员评议等次。参加民主生活会的党员领导干部，可不参加民主评议。预备党员参加民主评议，但不评定等次。

4. 加强领导

民主评议党员是对党员进行教育和加强监督的重要措施，也是扶持和发扬党内的积极因素，克服消极因素，清除腐败分子和妥善处置不合格党员的一种有效办法。各级党支部要认真讨论研究，作出具体部署，加强调查研究，进行督促检查，及时指导，防止形式主义。

集体学习制度

1. 全体党员必须自觉、认真地参加政治学习。学习时要理论联系实际，达到提高思想觉悟的目的，推动工作目标的实现。

2. 学习的主要内容是：马列主义、毛泽东思想、邓小平理论、"三个代表"重要思想、科学发展观、习近平新时代中国特色社会主义思想；党的路线、方针、政策；党的基本知识；党章党规；精神文明建设、党风廉政建设相关知识；法律知识、现代科技知识和业务知识等。

3. 党支部要认真制定年度理论学习计划，做到学习内容明确，学习时间充足。建立学习考勤制度，对因事因病未能参加学习者，要采取多种形式补课。对迟到、早退、旷学的党员除要补课外，还要提出严肃批评。

4. 学习时要专心致志，刻苦钻研，记好学习笔记。讨论时要积极踊跃发言，各抒己见，相互尊重，相互启发，共同提高。

5. 及时备齐阶段学习资料，建立党员学习专用笔记本。学习记录要有时间、内容、体会，发言要有提纲。按时按质完成各项学习任务。

6. 加强学习引导。建立党支部书记全面抓、宣传委员具体抓、支委其他成员配合抓的领导机制，及时做好阶段布置、督查、小结，使学习落到实处。

7. 发扬理论联系实际的学风，有的放矢，学以致用，努力在提高自身素质和解决实际问题上下功夫，促进本职工作。年末对党员学习情况进行专项评估。

8.坚持督促检查。党支部每半年自查一次，督查的主要内容是：参学率、学习时间和内容、领导带头学习的情况、学习效果等。

9.集体学习要有专门的记录，大力提倡写学习心得和理论文章。

谈心谈话制度

党支部应当经常开展谈心谈话。党支部委员之间、党支部委员和党员之间、党员和党员之间，每年谈心谈话一般不少于1次。谈心谈话应当坦诚相见、交流思想、交换意见、帮助提高。

党支部应当注重分析党员思想状况和心理状态。对家庭发生重大变故和出现重大困难、身心健康存在突出问题等情况的党员，党支部书记应当帮助做好心理疏导；对受到处分处置以及有不良反映的党员，党支部书记应当有针对性地做好思想政治工作。

1.工作要求

为着力解决谈心谈话不经常等问题，明确"六必谈""四重点"推动党支部党员之间经常性交流思想、咬耳扯袖、关心关怀，切实达到解决问题、增进团结、推动工作的目的。

（1）党支部书记与党员之间"六必谈"情形

①工作发生变动，党员组织关系转入，党员个人主动提出谈话要求时，进行交流谈话。

②工作取得成绩，受到上级表彰表扬、重用时，进行勉励谈话。

③家庭发生重大变故或面临重大困难、工作中遇到挫折时，进行关怀谈话。

④出现苗头性、倾向性问题，群众有议论、不良反映，发生矛盾和意见分歧时，进行提醒谈话。

⑤受到组织处理或纪律处分，失联党员重新纳入组织管理时，被党组织批准为预备党员、预备期满转正或延期转正时，进行教育谈话。

⑥反馈党员上一年度民主评议结果时，进行年度总结谈话。

（2）党员相互间经常性谈心谈话"四重点"

党员相互之间开展经常性谈心谈话，重点谈话内容如下：

①相互交流思想，了解相互间工作、学习、家庭等情况。

②主动亮明自身存在的问题，征求改进意见，指出对方的问题和不足。

③对贯彻落实党的决策部署，加强基层党组织建设，提升基层治理水平，相互交换意见建议。

④把矛盾问题谈深谈通，消除隔阂、形成共识。

谈心谈话主要采取一对一、面对面的方式进行，时间灵活掌握。对外出流动党员，要通过网络、电话等方式进行；对行动不便、年老体弱党员要上门谈心、主动关怀。谈心谈话内容应当做好记录，对谈心谈话中反映的重要问题，要及时向上级党组织或纪检部门报告。

2. 谈心谈话应遵循的基本原则

（1）相互平等的原则。要创造一个良好的谈话气氛，解除彼此间的思想顾虑，使谈话双方能够敞开思想，推心置腹，坦诚相见，讲出真话，讲出心里话。

（2）实事求是的原则。一分为二地看待干部，既要肯定成绩，又要明确指出缺点和不足。对原则问题要分清是非，不能因其工作做出成绩而姑息其错误，也不能因其错误而否定其成绩。

（3）有的放矢的原则。谈话要有内容和针对性，力戒空泛。要从实际出发，针对不同谈话对象的不同特点、不同情况，采取不同的方式和方法，做到有的放矢，注重实效。

（4）教育疏导的原则。谈话要善于启发谈话对象自己教育自己。通过谈心，重点解决思想上的问题；特别是对于一时思想不通或有抵触情绪的干部要动之以情，晓之以理，耐心说服教育，帮助他们提高思想认识。

（5）治病救人的原则。对犯错误的干部，不要轻易下结论，要引导他们认真分析犯错误的原因，剖析其错误的性质、危害，指出改正的办法。重点是提高他们对错误的认识，帮助他们从中汲取教训，改正错误，振作精神，轻装前进。

（6）经常、及时的原则。要把有针对性的不定期谈话与经常性定期谈话结合起来，发现问题的苗头，就及时告诫、提醒，不要等问题成堆，矛盾激化后才去谈话。要善于发现问题，尽量把问题解决在萌芽状态。

开展谈心谈话活动，是组织上了解党员干部、关心党员干部、爱护党员干部、沟通群众的重要手段。各级党组织和领导干部要高度重视这项工作，真正把这项工作摆上位置，开展经常性、多层次的谈话谈心活动，达到沟通思想、扬长抑短、促进工作的目的。

公开承诺制度

1. 指导思想

坚持以习近平新时代中国特色社会主义思想为指导，以《中国共产党章程》规定的党员义务和权利为依据，以保持先进性为目标，以密切党群干群关系为核心，以公开承诺为基本手段，搭建基层党组织和党员发挥作用的平台，推进党建长效机制的落实。

2. 基本原则

（1）突出先进性。坚持新时期共产党员保持先进性基本要求，把公开承诺作为增强先进性意识、树立先进性标准、实践先进性要求、展现先进性形象的过程。

（2）增强针对性。紧密结合党组织和党员实际，针对自身存在的突出问题和群众关心的热点难点问题，确定承诺事项，体现时代要求和岗位特点。

（3）把握可行性。坚持实事求是，因地因人因事制宜，量力而行，尽力而为；承诺的事项要简明扼要，切实可行，做到件件有着落，事事有结果。

（4）注重实效性。坚持诺必践、践必果，让群众看到变化、见到实效，增强实际效果，防止大而化之、搞形式主义。

3. 主要内容

（1）党支部重点围绕贯彻落实党的路线方针政策、关心服务党员群众、提高工作效能、推动医院又好又快发展等方面作出承诺。

（2）党员重点围绕理论学习、理想信念、履行职责、服务群众、工作作风、组织纪律、廉洁自律、道德修养等方面作出承诺。

4. 承诺方式

（1）共性承诺。按照党章规定的党员义务和创先争优活动的要求，围绕中心工作，提出共性要求，由党员作出承诺。

（2）岗位承诺。党员根据各自的岗位职责和技能等情况，从加强自身建设、实现工作目标、提供优质高效服务等方面作出承诺。要把党员公开承诺与创建基层党建工作示范点、党员责任区、先锋岗等工作相结合，扩大承诺范围，提高承诺效果。

（3）事实承诺。基层党组织围绕党员群众最关心、最急需办的实事作出承诺；党员根据自身能力和特长等情况，每年或每个时期向群众承诺做几件实事。

5. 方法步骤

（1）基层党组织、党员公开承诺以党支部为单位，分年度组织实施。

（2）确定承诺事项。年初党组织和党员根据工作目标，通过征求意见、酝酿协商等方式，自愿提出承诺事项。

（3）认真审核把关。党支部对承诺事项要逐一审核把关，审核是否符合党员群众意愿、是否切实可行。

（4）公开承诺内容。党组织和党员签定承诺书，明确承诺人、承诺事项、保障措施、完成时限等，并通过公开栏等形式向党员群众公开，接受监督。

（5）严格监督考核。建立承诺事项落实情况台账，完成的及时注销，没有按时完成的及时提醒和督促，并列入党支部工作考核内容，作为评先评优的重要依据。

激励、关怀、帮扶制度

1. 党内激励制度

（1）建立责任激励机制。健全完善领导干部抓基层党组织建设，并认真抓好落实党建工作目标任务。

（2）建立表彰激励机制。党组织每年对优秀共产党员和优秀党务工作者进行表彰。对在各项工作中涌现出来的先进典型，及时分类进行表彰奖励。加强对优秀党员先进事迹的宣传，培养广大党员积极向上的精神风貌，激励广大党员在工作中发挥模范带头作用，努力形成"比、学、赶、超"的浓厚氛围。

（3）建立物质激励机制。对在党建工做中做出一定成绩或所做工作具有一定创新性且具有推广价值的先进典型，予以物质奖励。

2. 党内关怀制度

（1）建立经常性谈心制度。党支部书记与支部委员之间、支部委员之间、支部委员与党员之间、党支部书记和党员之间要经常交流思想，沟通情况，并坚持与党员开展谈心谈话制度。做到在党员遇到困难、发生矛盾、出现失误、存在问题、提拔使用等情况时必须进行谈话。谈话形式既可以单独谈心，也可以集体谈话。

（2）建立走访慰问制度。每年春节、"七一"等重大节假日或党员患病住院、家庭发生意外、生活遇到特殊困难、有较大思想波动时，党支部负责人要及时进行走访慰问，以体现党组织的温暖。

（3）建立生活关怀机制。研究探索建立党员生活困难救助补助制度和关心老党员、流动党员制度，形成党员遇事有人管、困难有人帮、问题有人解决的工作机制。积极创造条件解决党员在工作和生活中的实际困难，增强党员的归属感。

（4）建立政治关怀机制。重视党员的成长进步，尊重党员主体地位，保障党员民主权利，推进党务公开。党组织的换届选举、重要事项决定、发展党员、党费收缴和使用等党员关注的问题都要进行公开，保障党员对党内事务的知情权和参与权。

3.党内帮扶机制

（1）建立困难党员信息台账。结合党内年报统计，对生活困难、独居、老弱病残等困难党员做好登记工作，为开展党内帮扶工作提供准确信息。通过日常的关怀帮助，使困难党员始终处在党组织的关爱之中。

（2）建立党内结对帮扶制度。开展党员结对帮扶、党员志愿者行动等活动，对困难党员要确定帮扶对象，制定帮扶措施，落实帮扶责任。对帮扶点的困难党员要积极开展互助活动，不断增强基层党组织的吸引力和凝聚力。

党风廉政建设工作制度

1.加强党风廉政建设，健全党内监督机制，定期召开支部会议研究党风廉政建设情况。

2.定期对党员开展党纪教育、廉政为民教育，增强党员特别是党员领导干部的党性观念和严肃执纪的自觉性。

3.建立党员重大事项申报制度，主动接受党组织的监督。

4.加强党的政治纪律建设，教育党员遵守党的政治纪律，在思想上、政治上与党中央保持一致。

5.加强党的组织纪律，严肃党内生活，认真贯彻民主集中制原则，不搞非组织活动。

6.树立勤政为民的思想，服务基层，服务群众，为群众办实事、办好事，不以权谋私，不"吃、拿、卡、要"。

7.党员领导干部要以身作则，遵守党纪国法，不利用手中权力为个人、亲属捞取好处。

8.倡导勤政、廉政、务实的工作作风，说老实话，办老实事，做老实人，踏实认真工作，本本分分做人，抵制浮夸虚报、弄虚作假、哗众取宠的不良倾向。

9.发扬艰苦奋斗精神，勤俭节约，不大吃大喝，不铺张浪费，不挥霍公款，不贪占公物，不行贿受贿，不讲排场，不摆阔气、大操大办，杜绝贪图享受的奢靡作风。

民主议事决策制度

1.集体领导原则

凡属党支部的重大问题、重要决策事项，都须由集体讨论决定，如遇紧急情况，必须由个人作出决定时，事后要向党支部报告。在支部委员会里，要坚持少数服从多数，避免个人或少数人决定重大问题。要共同维护党支部班子的团结，形成党支部班子坚强的领导核心。

2.成员分工原则

支委会成员要根据集体的决定和分工，结合党员在党支委会中的本职工作，切实履行自己的职责，认真负责地开展工作，执行集体的决定，接受组织的检查监督。

3.党支部会议事范围

（1）对上级党委、支部重要会议精神和有关法律、法规以及方针、政策的贯彻执行。

（2）对医院、支部发展的重大问题提出意见和建议。

（3）审定党支部的党建计划，确定党建工作重点和具体措施。

（4）确定召开党员大会的有关事宜。

（5）确定支委会成员的分工，听取其对分管工作的报告和总结，并对其提请审议的重大事项作出相应的决议，以及检查、指导和监督其实施。

（6）审定本党支部的重要制度，协助支部所属科室建立各项管理制度。

（7）研究分析党员的思想作风建设情况和党的建设、思想政治工作状况，指导群团组织工作。

（8）发展党员事宜。

（9）需要会议决定的其他事宜。

4. 保密原则

支部委员必须严格遵守保密原则，凡党内讨论的问题，并明确必须保密的或者没有传达任务的问题，必须保守党的机密，不得随便外传，否则视为违反党的纪律。

5. 会议必须有半数以上委员到会方能举行，委员因故不能参加会议，应在会前请假，其意见可用书面形式表达。

6. 会议进行表决时，赞成票超过应到会委员人数的半数为通过，未到会委员的书面意见不能计入票数。

7. 会议应有专人记录，并将记录存档作为依据。

联系服务群众制度

1. 指导思想

做好党员联系和服务群众工作，要坚持以习近平新时代中国特色社会主义思想为指导，忠实践行党全心全意为人民服务的根本宗旨，密切党同人民群众的血肉联系，丰富党员服务群众的内容，畅通群众表达意愿的渠道，把帮扶困难群众作为重点，努力解决群众工作、生活中的实际问题，团结带领群众共同实现党提出的各项任务。

2. 具体要求

（1）尊重和维护群众的合法权益。尊重和维护宪法、法律赋予人民群众的各项权利和正当利益，自觉同侵害群众合法权益的行为做斗争。

（2）听取和反映群众的意见。经常深入群众，了解群众情绪，倾听群众呼声，反映群众的意愿和要求。

（3）帮助群众解决实际困难。关心群众疾苦，为群众做好事、办实事、解难事，解决群众生产生活中最迫切的实际困难和问题。

（4）虚心向群众学习。尊重群众的首创精神，善于发现群众中的先进典型，及时总结和宣传群众创造的有益经验，在联系和服务群众的过程中吸取营养、经受锻炼、接受监督。

（5）做好群众的思想政治工作。向群众宣传解释党的路线方针政策和国家的法律法规，教育引导群众正确处理个人利益与集体利益、局部利益与整体利益、当前利益与长远利益的关系，凝聚群众力量。

3. 主要方式

全体党员要按照上级的要求，并结合自身实际，在做好本职工作的基础上，选择适当方式，做好联系和服务群众工作。

（1）结对帮扶困难群众。有帮扶能力的党员要与困难群众结成帮扶对子。既要立足于解决群众的实际困难，又要帮助他们树立信心，提高工作技能，自强自立。党支部成员要深入基层，关心群众，开展调查研究、走访慰问，切实为群众办实事、办好事、解决实际问题，维护群众合法权益。

（2）参加主题实践活动。党员要积极参加党组织开展的以服务群众为主要内容的主题实践活动，推行党员承诺践诺，有条件的党员每年要承诺为群众办一两件实事。承诺内容要切合实际，具体可行，履行承诺的情况要自觉接受党组织和群众的监督。

（3）参加设岗定责活动。每一位党员，要根据自身实际情况，按照自主申报和组织安排相结合的办法，选择所在党组织设立的联系和服务群众岗位，履行岗位责任，努力做好联系和服务群众工作。

（4）参加社会公益活动。党员要积极参加所在党组织建立的志愿者队伍，开展多种形式的便民、利民活动，义务参加党员服务站（点）的工作。积极参加政府或社会团体组织的扶贫、保护环境和关心下一代等志愿者服务活动。积极参加帮助生活困难群众的捐赠活动。

（5）做好接待群众及患者工作。党员干部特别是党员领导干部要根据各自岗位职责，定期接待群众及来访患者，认真听取意见和建议。对群众、患者反映的问题，能够解决的要及时解决，受客观条件限制暂时不能解决的，要做好解释工作，并协调有关部门创造条件逐步加以解决。

党员领导干部在联系和服务群众的过程中，要注意加强同民主党派和无党派人士的联系，经常听取他们的意见和建议。

鼓励基层党组织和党员不断创新联系和服务群众的方式方法，并把好经验好做法及时推广运用到联系和服务群众的工作中去。

4. 检查与监督

（1）联系群众、服务群众制度的落实，由党支部书记全面负责，支部委员对分管工作负责，督促检查责任部门和责任人抓好落实。

（2）每年对联系群众、服务群众制度的落实情况进行一次检查，并采取适当方式进行群众满意度测评，听取意见。对制度不落实、群众不满意的问题，认真进行整改。检查、测评、整改情况要向群众进行通报。

出国出境与党组织联系制度

1. 因公出境，党员组织关系和党籍按以下办法管理：

（1）公派出境，包括继续教育留学，职工进修、访学、讲学，短期交流等人员中的党员，党的组织关系保留在医院党组织。

（2）公派出境不超过 6 个月的党员，本人应向所在支部履行请假登记手续。按期返回后应及时(1个月内)向党支部报到(销假),直接恢复组织生活。

（3）公派出境 6 个月以上的党员，本人应向所在支部履行请假登记手续，组织与人力资源部备案。按期返回后应及时（1个月内）向所在党支部提出恢复组织生活的申请，由党支部审批，组织与人力资源部备案。返回 6 个月以上无故不向党支部报到并提出恢复组织生活申请的，按自行脱党处理。

（4）提出恢复组织生活申请的党员，应如实汇报在境外期间的思想、学习、工作以及是否加入过外国国籍或取得过外国长期居住权等情况，并提供相应佐证材料。

（5）出境期间暂不交纳党费。按期返回后，经审查恢复组织生活的，按照交纳党费的有关规定，补交出境期间的党费。

（6）公派出境 3 个月以上的预备党员，按期返回后还需及时（1个月内）办理恢复预备期的手续，由本人向所在党支部提出恢复预备期的申请，由党支部审批，报组织与人力资源部备案。其在境外期间表现良好的，可以按期转正。

（7）公派出境的党员，无故超过 6 个月以上返回的党员，一般不能恢复其组织生活，按自行脱党处理。

2.因私出境，党员组织关系和党籍按以下办法管理：

（1）因私出境，包括探亲、治病、求学、就业、旅游和其他非公务活动等人员中的党员，本人应当向所在支部履行请假手续。

（2）短期请假（1个月内）出境的，其组织关系仍保留在所在支部。出境 1 个月以上、不超过 6 个月的，必须向所在支部提出保留党籍的申请，由党支部审批，组织与人力资源部备案。出境 6 个月以上的，需报院党委审批。未经党组织批准保留党籍而出境连续 6 个月以上的，按自行脱党处理。

（3）出境长期定居的党员，出境以后即停止党籍，其组织关系和相关材料转到组织与人力资源部，以保存备案。是预备党员的，不再办理转正手续，不保留其预备党员资格。

（4）党员本人在出境前提出要求退党的，按《党章》规定办理退党手续。

（5）经批准保留党籍的党员，出境逾期（包括续假延长保留党籍）1年以上未归者，其组织关系和相关材料转到组织与人力资源部，以保存备案。

（6）办理保留党籍时，党员本人要提出申请，申请书要一式两份，务必陈述事由、去向、保留期限等，并递交有关证明文书，如亲属邀请信、入学通知书、聘用合同书、经济保证书等有关材料复印件。

（7）保留党籍的期限，自费留学、自费学外语、伴读或劳务输出者等同于入学通知书或聘用合同书上注明的期限；去港、澳地区探亲的，一般不超过3个月；去台湾探亲的3～6个月；去国外探亲的，一般不超过半年；参加旅行社等旅行单位组织出境旅游的，以旅行社安排的旅游时间为限。保留期从离境之日算起，在离境之前仍按规定向所在党支部交纳党费，参加党的组织生活。

（8）保留党籍的党员，在境外要热爱祖国，关心祖国的社会主义建设事业，严格保守党和国家的机密，不得以党员身份参加任何活动，应通过书信或家属转达等适当方式与党组织保持一定的联系，并按期返回。

（9）党员出境期间暂不交纳党费。返回后，经党组织审查同意恢复组织生活的，按照交纳党费的有关规定，补交出境期间的党费。

（10）保留党籍期满，如有特殊情况需延长期限的，应在期满前由本人向所在党支部提出延长保留党籍期限的书面申请，并提供有关证明材料，经党支部出具意见、报医院党委审批同意后方可续假。

（11）因私出境6个月以上经批准保留党籍的党员，按期返回后应及时（1个月内）向党支部提出恢复组织生活的申请，由党总支审批、组织与人力资源部备案。返回6个月以上无故不向党支部报到并提出恢复组织生活申请的，按自行脱党处理。

（12）因私出境3个月以上经批准保留党籍的预备党员，按期返回后还需及时（1个月内）办理恢复预备期的手续，由本人向所在党支部提出恢复预备期的申请。其在境外期间表现良好的，可以按期转正。

党务公开制度

为进一步推进党内民主，加强党内监督，密切党群关系，扩大党员群众对党内事务的知情权、参与权、选择权和监督权，根据《党章》及党内有关规定，按照真实透明、方便群众、有利监督原则，结合党支部实际，制定如下党务公开工作办法。

1. 基本原则

党务公开要坚持实事求是，面向基层、面向群众，不回避矛盾、避重就轻，内容真实、全面、具体。

2. 内容

按照依法公开、真实可信的要求，凡需要党组织班子集体研究决定的重大问题、涉及群众切身利益的问题，以及群众关心的党内热点问题、容易出现以权谋私、滋生腐败、引发不公的事项，除涉及保密的内容外，都要最大限度地向群众公开。包括：

（1）党支部重大决策、决定、决议的酝酿、拟定、出台及落实情况。

（2）党支部工作计划、工作总结，工作目标的进展或完成情况。

（3）党支部各项工作制度，如"三会一课"、党员发展公示、党员学习教育、党费收交使用等情况。

（4）党支部作出的决策和决定等重要事项，党内表决或民主讨论的情况，组织开展各类活动的情况，各类创建活动情况。

（5）党支部成员联系群众和党员联系群众情况，群众和党员所反映意见建议的整改落实、处理反馈情况。

（6）各类先进推荐、评比表彰或违纪处理等情况，发展党员情况。

（7）党支部参与医院管理决策、提合理化建议等推动医院发展的情况。

（8）监督情况。违法违纪问题查处和信访监督情况，实施党内监督程序化、制度化的具体办法和措施。

（9）群众认为有必要公开的党内其他事项。

3. 党务公开的时间和形式

党务公开要突出时效性，常规性工作、重大决策、目标任务常年公开，阶段性工作完成后及时公开，临时性工作随时公开，重大事项经上级党组织审批后公开。根据内容不同可采取会议公开、公告公示、专栏、红星云、电子邮件、支部网站等不同的公开形式。只适宜在党内公开的，要通过党内有关会议、文件、通报等形式进行公开；可向全社会公开的，要在党务公开栏、支部网站上公开。

4. 监督与考核

党务公开工作作为党风廉政建设责任制和党建工作的重要内容，切实搞好公开公示，及时了解党员群众的反映，为认真落实党务公开制度提供基础保障。

请示报告制度

1. 党支部请示报告制度是指党员向党组织、党小组向党支部以及党支部向上级党组织请示报告的制度。

2. 支部委员会每半年或每一年向支部大会和上级党组织报告一次工作。

3. 支部委员会改选时，支部负责人应向支部大会报告一次全面的工作。

4. 党支部认真接受上级党组织和党员的监督，重要问题应及时请示报告。

5. 党支部、党小组、党员应逐级向上级党组织请示报告，必要时可越级请示报告。

6. 党员向党组织请示报告的主要内容如下：

（1）自己的学习、思想、工作情况。

（2）党内外群众中的模范作用或不良影响。

（3）操办婚丧及其他重大事项。

7.党员向党组织请示报告的要求如下：

（1）党员定期参加党支部和党小组的生活会，在会上进行请示汇报。

（2）党员自己或发现别人思想或工作有什么问题、出现什么情况，随时向党组织请示汇报。

（3）党员外出时，应当每季度以书面形式向党组织汇报一次自己的思想和工作情况。落实党员报告制度，党支部必须健全配套措施，按期召开党支部和党小组会，针对报告情况及时做好认真细致的思想政治工作。

8.党小组向党支部、党支部向上级党组织请示报告的主要内容如下：

（1）贯彻执行党的路线、方针、政策和上级党组织的决议、指示的情况或遇到需要向上级党组织明确解释的问题。

（2）学习中的经验教训或遇到的新情况、新问题。

（3）改进学习的措施和今后的打算。

（4）上级党组织规定的某一项工作或问题的专题进展情况。

（5）党支部重要工作、重大事件、重要事项、重要活动及其他有必要的情况。

9.党小组向党支部、党支部向上级党组织请示报告的要求如下：

（1）党小组向党支部每月请示报告一次。

（2）党支部向上级党组织每半年请示报告一次，可以采取口头报告或书面报告两种形式。

述职评议考核制度

开展述职评议考核，必须坚持以习近平新时代中国特色社会主义思想为指导，把党的政治建设放在首位，全面从严治党；坚持围绕中心、服务大局，推动党建与业务深度融合；坚持书记抓、抓书记，强化责任落实；坚持分类指导、务求实效，重在解决问题，坚决杜绝形式主义。

一、评议对象

党总支、直属党支部书记每年向医院党委述职，直属党支部、党支部书记每年向上级党组织和党支部党员大会述职，接受评议考核，一般安排在当年年底或次年年初进行，考核结果作为评先评优、选拔使用的重要依据。

1. 向上级党组织述职可根据不同层级实际，邀请部分熟悉基层党建工作情况的党代表、人大代表、政协委员和基层党员干部群众代表参加。

2. 向党支部党员大会述职可与组织生活会、民主评议党员工作合并进行。

二、述职原则

1. 坚持实事求是的原则。述职评议考核以个人履行职责情况为重点，总结成绩要实事求是，分析问题要客观准确。

2. 坚持发扬民主的原则。述职评议大会根据述职人员所在岗位和服务对象，分别组织各方面党员代表、群众代表和服务对象代表参加，保障党员干部和群众的知情权、参与权、监督权。

3. 坚持注重实效的原则。述职、评议、考核始终要把促进工作作为出发点和落脚点，通过述职、评议、考核达到抓党建、促发展的目的。

三、述职内容

应聚焦坚持和加强党的全面领导，落实党中央和上级党组织关于基层党建工作部署要求，履行基层党建工作责任，以提升组织力为重点，突出政治功能。

1. 推进基层党组织和广大党员干部深入学习贯彻习近平新时代中国特色社会主义思想，认真落实习近平总书记重要指示批示精神和党中央重大决策部署，把不忘初心、牢记使命作为全体党员干部的终身课题，增强"四个意识"、坚定"四个自信"、做到"两个维护"等情况。

2. 党组织书记履行抓基层党建和全面从严治党工作第一责任人职责，落实党组织履行抓基层党建工作主体责任、班子其他成员履行分管领域基层党建工作责任等情况。

3.落实基层党建工作重点任务，推进基层党组织建设，加强党支部建设和党员队伍建设，联系服务群众等情况。

4.紧紧围绕党和国家工作大局、本部门本单位中心任务，充分发挥基层党组织战斗堡垒作用和党员先锋模范作用等情况。

5.推动基层党组织落实党风廉政建设责任制、意识形态工作责任制等全面从严治党有关工作情况。

6.上年度述职评议考核整改清单落实情况和巡视、巡察反馈中涉及基层党建工作问题整改情况。

可结合实际，根据每年年初明确的基层党建工作重点任务，确定年度述职评议考核重点内容，着力解决突出问题，防止面面俱到、走过场。

四、述职方式

述职评议前，上级党组织一般应对下级党组织党建工作情况进行实地考核，深入了解下级党组织书记抓基层党建工作情况。根据不同层级、不同类型党组织职责任务和工作实际，精简优化考核内容，注重实绩实效，防止形式主义，切实为基层减负。

述职可采取现场述职与书面述职相结合的方式进行。述职的党组织书记要紧扣述职评议考核重点内容，把自己摆进去，总结工作成效，主要查摆突出问题，分析问题产生根源，提出破解工作瓶颈的措施。

听取述职的上级党组织书记应逐一进行点评，班子其他成员可结合工作分工进行点评，重点指出存在的问题和努力方向。点评一般采取"一述一评"的方式进行，也可结合实际集中点评。现场述职评议时，要组织参会人员进行评议。述职评议后，应将述职报告在一定范围内公布，接受基层党组织和党员群众监督。

五、结果运用

上级党组织应依据述职评议和实地考核结果，并结合平时调研了解，对下级党组织书记抓基层党建工作情况形成综合评价意见，肯定成绩，指出问题，并按"好、较好、一般、差"确定等次。综合评价意见及等次经党委会研究后，向被评议考核人反馈，在一定范围内通报，并按照干部管理权限，由组织与人力资源部根据有关规定归入干部人事档案。

把抓基层党建工作情况作为党组织书记工作实绩评定的重要内容，作为领导干部选拔任用、培养教育和奖励惩戒的重要依据，作为评价本部门年度党建工作情况的重要依据。对综合评价等次为"一般"和"差"的，要约谈提醒、限期整改，问题严重的要依照有关规定严肃追责问责。

述职的党组织书记应针对述职评议考核中指出的问题，列出整改清单，认真抓好整改落实。上级党组织应健全经常性指导推动机制，强化督促检查。

监督管理制度

党员监督管理是党组织按照党章和党内的有关规定，通过一定的方式和手段，使党员认真履行义务，正确行使权利的活动。党员监督管理是党的建设的重要组成部分，是加强党的建设的基本途径之一，是实现党的政治路线的重要保证。

1.党员必须编入党的一个组织的制度。必须把每个党员编入党的组织，参加党支部和党小组的各项活动。不允许有不参加党的组织生活、不受管理和监督的特殊党员。对经党组织同意可以不转接组织关系的党员，所在单位党组织可以将其纳入一个党支部或者党小组，参加组织生活。对党员参加组织生活和党费收缴、活动经费使用情况，要做好考勤和记录，定期向党员公布，必要时向上级党组织报告。

2.党的组织生活制度。党员必须在党的一个组织中过组织生活，向党组织汇报自己的思想和工作。党员领导干部要以普通党员身份参加所在支部和小组活动，自觉接受党内外群众监督，因故不能参加组织生活时，应主动向支部书记或小组长请假。党支部应定期检查党员参加组织生活的情况，并向全体党员通报。党员领导干部参加所在支部组织生活的情况，应定期向上级党组织报告。

3. 党员目标管理制度。党支部应组织党员依据党章对党员的有关规定和要求，制定出党员在各自工作岗位上应当承担和完成的责任、任务等目标，提出具体的数量、质量和时间要求，开展党员积分制监督管理和建立奖惩约束机制。

4. 民主评议党员制度。党支部每年开展一次民主评议党员工作，表彰优秀党员，妥善处置不合格党员。

5. 党员定期向党组织汇报思想和工作制度。每个党员都应定期参加组织生活会，汇报自己的思想和工作。党员个人和家庭重大事项或工作上有什么问题，出现什么情况，应当随时向党组织汇报和反映。

6. 主题党日活动制度。每月一次，用以召开党的会议，研究党的工作，进行党的教育，过组织生活，讨论接收预备党员和预备党员转正，组织参观学习以及向群众进行党的宣传工作等。

7. 党员交纳党费制度。党员必须按照有关规定，按时交纳党费。

8. 转移组织关系制度。党员组织关系介绍信是党员政治身份的证明。党员变更工作单位、居住地点或临时外出时，应按规定办理转移党员组织关系或开具党员证明信。

9. 党籍管理制度。申请入党的人被批准为预备党员后，即取得了党籍。党员自动退党、被劝退出党、自行脱党、被开除党籍、党员重新登记时未予登记及取消预备党员资格，就失去了党籍。党组织应按党章及有关规定及时办理相应手续。

10. 流动党员管理制度。党支部要按照医院流动党员管理办法，切实加强和改进对流动党员的管理，使他们在流动中能够及时参加党的组织生活，接受党组织的教育、管理和监督。

党支部"五化"标准化建设标准

六

一、支部设置标准化

（一）组织设置合理

1.设置标准：

（1）坚持应建尽建原则，确保党组织全面覆盖医院各内设机构及所属各单位（科室）。凡有正式党员3人以上的，应当设立党支部；原则上按照临床、医技、药剂、机关职能、后勤等业务科室分类设置支部。正式党员人数较少的，可与业务相近的科室联合成立党支部。

（2）党支部人数一般控制在50人以内。

（3）党员人数较多或分布比较分散的党支部，可设立党小组，每个党小组人数不少于3人，其中至少要有1名正式党员。转入党组织关系的聘用人员，编入所在单位党支部。

2.网上党支部：

（1）推广运用"红星云"、微信公众号，建立网上党支部。

（2）在线开展党组织活动。

（二）班子选优配齐

1.班子职数及配备：

（1）党支部设委员一般3～5名，最多不超过7名，其中书记1名，内设机构主要负责人和党支部书记由一人担任的，可增设副书记1名；党员不足7人的不设支部委员会，设书记1名，支部工作联络员1名，必要时可增设副书记1名。

（2）党支部一般应当设组织委员、宣传委员、纪检委员等，党外人士较多的党支部可设统战委员，可根据工作需要配备青年委员、保密委员、妇女委员。

2. 书记选配

（1）支部书记须有1年以上党龄，一般由内设机构负责人中的党员担任。

（2）新换届或增补调整的支部书记年龄不超过57周岁，一般由党员学科/学术带头人、科室（教研室）行政负责人或具有副高以上职称的临床骨干担任。

（三）换届按期正常

1. 党支部委员会和不设支部委员会的支部书记、副书记，每届任期3年；因特殊情况须延期或提前换届选举的，须提前3个月报校（院）党委批准，延长期限不超过1年。

2. 任期将满的党组织应提前书面报送换届请示。

3. 委员出缺应及时召开党员大会进行增补。

二、组织生活正常化

（一）认真落实"三会一课"制度

1. 年初制定有"三会一课"计划，报上一级党组织备案并向支部党员公布，并每半年向上一级党组织报告1次工作情况。

2. "三会一课"必须单独召开，不能与业务会议合并召开，更不能用其他会议代替。每月至少召开1次支部委员会、1次党小组会，每季度至少召开1次支部党员大会，每半年至少组织1次党课；不设支部委员会和党小组的党支部，支部党员大会每月至少1次。

3. 支部书记每年至少为支部党员讲1次党课。

4. 邀请校或院级党员领导干部每年到支部至少讲1次党课。

5. 落实"三会一课"全程纪实、痕迹化管理，建立健全工作台账，及时规范填写《党支部工作手册》，做到记录准确、真实、完整。

6. "三会一课"记录每半年接受上一级党组织审阅，且由上一级党组织盖章签批。

（二）开好组织生活会

1. 根据上级党组织确定的主题，每年至少举行 1 次组织生活会，遇有重要情况，及时召开专题组织生活会。

2. 会前广泛听取意见、深入谈心交心。

3. 会上认真查摆问题、开展批评和自我批评、深刻剖析根源、明确整改方向。

4. 会后逐一列出整改落实的问题清单和整改措施。

5. 院级党员领导干部认真执行双重组织生活制度，以普通党员身份参加所在支部组织生活会。

（三）做好民主评议党员

1. 结合组织生活会，每年开展 1 次民主评议党员工作，按个人自评、党员互评、民主测评、组织评定等程序，督促党员联系个人实际进行党性分析，确定评议等次。

2. 在确定评议等次基础上，进行推荐表彰或者稳妥处置不合格党员。

（四）常态进行谈心谈话

1. 党支部书记每半年至少与班子成员谈心谈话 1 次，每年至少与支部党员谈心谈话 1 次。

2. 班子成员之间每年至少谈心谈话 1 次，每年至少与所联系的党员谈心谈话 1 次。

3. 提倡党员与党员之间进行谈心谈话，确保在岗位调整、思想波动、重病住院、家庭变故等情况时有人访、有人谈、有人帮助解决实际困难。

4. 对受到处分处置，职工群众、患者有不良反映的党员，党支部书记应当及时与之谈话。

5. 支部书记每年至少向上一级党组织书记汇报思想 1 次。

（五）全面推行主题党日活动

1. 每月相对固定一天作为主题党日，开展组织生活、进行理论学习、召开党的会议、处理党务工作、党员交纳党费、服务患者群众等，外出党员可以通过 QQ、微信或视频等方式参加；党员人数较多的，可以党小组为单位进行，门急诊、挂号收费等服务窗口部门不便于集中开展主题党日活动的党支部，可采取分期分批等方式开展。

2. 主题党日做到每月有主题、季度有安排、年度有计划、活动有台账。

3. 党支部将活动开展情况每半年向上一级党组织报备 1 次。党员无正当理由 1 年内连续 3 次或累计 6 次不参加主题党日活动的，经民主评议党员组织评定程序，应评定为不合格党员。

（六）创新活动方式

1. 运用网络平台、实践基地、扶贫联系点、红色资源等，创新组织生活形式，丰富组织生活内容，使组织生活感染力、吸引力和针对性、时效性得到增强。

2. 支部可根据自身特点，创新活动内容，凝练活动特色，逐步塑造活动品牌。

三、管理服务精细化

（一）提高发展党员质量

1. 步骤程序：

（1）严格执行《中国共产党发展党员工作细则》，严格遵守发展党员"5 阶段 25 步骤"要求，坚持标准，严格落实政审、推荐、公示、票决、责任追究等制度，发展党员标准严格、培养严格、程序严格。对入党积极分子推荐确定、培养教育，发展对象的确定、考察，预备党员的接收、教育、转正严格把关。

（2）认真落实《入党志愿书》编号管理，发展党员资料健全完备，档案管理规范。

2. 质量管理：

（1）坚持把政治标准放在首位，注重发展医疗专家、学科 / 学术带头人、优秀青年医务人员、科室负责人入党。

（2）每半年对入党积极分子进行1次考察。

（3）每半年对入党积极分子状况进行1次分析。

（4）每半年对发展党员工作进行总结。

（二）强化教育培训

1. 培训内容方式：

（1）以习近平新时代中国特色社会主义思想为重点，组织开展教职工政治理论学习。

（2）推行"互联网＋党建""智慧党建"等有效做法，争取创建1个党员职工乐于参与、充满正能量的网络互动学习平台。

2. 培训时间：

（1）发展对象接受不少于3天或24学时的培训。

（2）新党员入党1年之内参加集中学习累计时间不少于8学时。

（3）党员每年集中培训（含网络）时间，根据实际情况确定，一般不少于32学时（4天）。

（4）党支部书记和班子成员每年学习培训（含网络）时间不少于56学时（7天），至少参加1次集中培训。

（三）加强组织关系管理

1. 党员基本信息、组织关系隶属、交纳党费、参加组织生活、外出流动登记等要清楚、严格、规范。

2. 党组织关系转接有登记记录，每名转入党员均编入一个党支部，纳入党的基层组织管理。

3. 加强对出国（境）党员的管理工作，出国（境）党员与党组织联系制度要不断健全完善。

4. 每年审核1次"流动党员活动证"，每季度开展1次流入、流出党员情况排查，排查登记和信息台账要健全完备，更新及时，做到底数清、情况明。

5. 明确1名信息采集员负责维护应用全国党员管理信息系统。

（四）严格党费收缴

1. 每年及时核定党员交纳党费具体数额。

2. 党员每月自觉按时足额交纳党费。

3. 每年公布1次党费收缴情况。

（五）强化激励关怀

1. 党支部搭建校、院领导与职工定期交流联系平台，通过与职工的经常性交心谈心，沟通思想、疏导情绪、增进理解。

2. 动态建立帮扶台账，认真做好驻村帮扶、走访慰问、大病救助等工作，经常联系帮扶老党员、生活困难党员和流动党员。

3. 根据上级党组织部署，认真做好评先评优推荐工作。

（六）切实发挥作用

1. 直接服务群众：严格按要求做好精准扶贫、驻村帮扶工作，切实开展困难群众及职工的结对帮扶工作，组织党员发挥专业特长优势，到基层医疗卫生单位、社区开展对口支援、义诊巡诊等志愿服务活动。

2. 立足岗位做贡献：

（1）认真学习贯彻上级党组织的有关决策部署，坚持公立医院的公益属性，不断健全现代医院管理制度，推动实施健康中国战略，加强医改政策学习，引导医务人员更新观念、积极投身改革。

（2）积极发挥党员职工表率作用，以良好的医德医风，促进医药护技部门党员在治病救人、推进学科发展、加强医院文化建设等方面发挥先锋模范作用；机关和党政管理部门党员在转变工作作风、改进管理服务工作、提升素质能力等方面发挥先锋模范作用；后勤服务部门党员在提高业务技能、提供优质服务等方面发挥先锋模范作用。

四、工作制度体系化

严格制度建设与实施：

1. 自身建设制度。围绕政治建设、思想建设、班子建设、队伍建设、作风建设、党风廉政建设等，全面建立并认真落实"三会一课"、党员党性定期分析、民主评议党员、集体学习、谈心谈话、公开承诺、激励关怀帮扶、党风廉政责任等制度。

2. 议事决策制度。建立健全集体领导和分工负责相结合的议事决策机制，完善党支部领导下的民主协商、群团带动等机制，建立职工党员评奖评优、处置不合格党员等讨论议事规则等。

3. 联系服务群众制度。建立健全党支部调查研究、走访慰问、定期接待群众及患者来访、征集职工及患者意见等制度和党员结对帮扶、承诺践诺、志愿服务等制度，直接联系服务群众，帮助解决实际困难和问题。

4. 监督管理制度。健全并落实党费管理、党员活动经费管理、档案资料保管保密、党务公开等制度。健全完善请示报告制度，凡属党支部重要工作、重大事件、重要事项、重要活动以及其他应当请示报告的情况，必须事前向上级党组织和有关负责人请示报告。党员干部应按规定向党支部如实报告个人重大事项，自觉接受监督。党员操办婚丧及其他重大事项，应向支部及纪检监察部门报告。

5. 述职评议考核制度。规范党支部书记"双述双评"工作，党支部书记就抓党建工作情况每年分别向上一级党组织和支部党员大会述职 1 次，并分别接受上一级党组织和支部党员大会评议，评议结果在一定范围内通报，作为评先评优的重要依据。

6. 经费保障制度。按照职工党员每人每年不少于 200 元的标准安排支部活动经费，并严格执行上级制定的党费和党建工作经费使用、管理有关制度，组织党员开展党组织活动。

五、阵地建设规范化

（一）场所布局合理

1. 有固定的党员活动场所，设立醒目的"党员活动室"或"共产党员之家"标识，也可以利用会议室、教研室、办公室（所）等作为党支部活动场所，发挥"一室多能、一室多用"的整体综合效能。

2.将阵地建设为成为党员活动中心、支部议事中心、教育培训中心和服务群众中心，并建设相关管理维护制度，明确专职或兼职管理人员。

（二）基本设施齐全

1.党员活动室悬挂有党旗、入党誓词、发展党员工作流程图、"三会一课"制度、党支部组织机构、党支部荣誉等。

2.党务公开栏、宣传栏等设置规范合理，内容符合规定，更新及时。

3.党员活动室配备资料橱（或书柜）和报刊架，购置并定期更新报刊、党建杂志和相关书籍。

4.大力实施"智慧党建"工程，每个党支部至少建立1个全体党员在内的学习交流微信群、QQ群或党建APP等网络阵地。

（三）日常管理

档案管理：

1.党员名册、入党积极分子名册、发展对象名册、党费收缴簿（简称"三册一簿"）、组织关系转移花名册等基本资料齐备。

2.《党支部工作手册》、"三会一课"记录本、工作计划、工作总结、党课讲稿等资料记录详实规范。

3.及时记录做好支部"三会一课"、学习教育、主题党日、谈心谈话、组织生活会、民主评议党员等各项工作基础台账记录，资料完备、专人负责、管理规范。

4.探索建立基层电子党务台账。

5.将创新成果和获得的表彰荣誉（含工作经验、调研文章、创新成果等在大型会议、正式刊物上推介），如:党建工作样板支部、党务工作示范岗、青年职工党员示范岗、党代表工作室、优秀党员/党务工作者等录入档案管理。

党员积分管理办法（试行）

一、理论学习

1. 参加校（院）党委及党群职能部门、医院党委及党群职能部门开展的专题辅导报告、主题宣讲会、党课、"理论学习中心组学习"、观看视频等集中学习，每参加一次，计2分；做中心发言者（需提供书面发言材料）另加2分。

2. 参加国家教育行政学院、湖南省干部教育培训网络学院，或由组织人事部门等组织的网络培训学习，按照每增加2个学分或每2个学时，计1分。

3. 参加学习强国APP平台自主学习，每月至少登录5次，新增60积分计2分，新增100积分以上，计4分，少于60积分者不计分。

二、教育培训

1. 参加校（院）党委及党群职能部门、医院党委及党群职能部门开展的革命传统教育、形势政策教育、先进典型教育、警示教育和党群工作会议等，每参加一次，计2分。

2. 参加校外的党建、思政类培训学习（业务培训、学术活动等除外），根据学制天数（不含往返时间）计算积分，每天计4分。

3. 参加校（院）党委及党群职能部门、医院党委及党群职能部门开展的各类培训班，或选听培训班课程，根据培训通知时间计算积分，每半天计2分。选听课程者，每听一个专题（一次课），计2分。

4. 参加上级党组织（部门）召开的有关党建和思政工作会议、视频会，每参加一次会议，计2分。

三、组织生活

积极参加党总支/党支部"三会一课"、主题党日、日常政治理论学习及其他活动等，每次计2分，做中心发言者（需提供书面发言材料）另加2分。

四、履职尽责

1. 工作勤勉务实，敢于担当作为，认真履行本职工作职责，按时按质按量完成各项工作任务，没有发生差错、责任事故，经支委会认可，每个月计5分。

2. 担任医院党委书记、党总支/党支部书记、专职组织员，认真履行岗位职责，获得上级党组织认可，每个月计2分；担任医院党委委员、党总支/党支部委员会成员、党小组长，认真履行岗位职责，获得所在党组织认可，每个月计1分。

3. 支部其他党员积极参与党总支/党支部建设，负责党总支/党支部活动组织等，经支委会认定，每次计1分。

4. 每月按时足额交纳党费，每次计1分。

五、奖励分

1. 参加上级组织（部门）、校（院）党委、医院党委等开展的党建、思政类竞赛活动（业务竞赛除外），获得一等（特等）奖、二等奖、三等奖和优胜奖（或参与者），按以下等级分别计算积分：国家级计40、30、20、10分，省厅级计30、20、10、6分，校级计20、15、10、5分，院级计15、10、5、3分。

2. 每做一场党建、思政有关专题讲座（辅导报告、党课、形式政策课等），党总支/党支部层面计2分，医院层面的计4分，校级层面的计8分，在校外做专题讲座的计12分。为党委党校及分党校入党积极分子上课，每次课计4分。

3. 在CSCI期刊杂志（以学校职改办下发通知为依据）、中央级党报党刊上，以第一作者或通讯作者公开发表与本岗位党建、思政工作相关的文章，或主编（副主编）出版党建、思政方面的专著、教材，每篇（本）计30分，其他作者或编委，每篇（本）计10分。

4. 在全国核心期刊（全国重点大学学报、刊物上有"全国核心期刊"字样）、省级党报党刊上，以第一作者或通讯作者公开发表与本岗位党建、思政工作相关的文章，每篇计20分，其他作者，每篇计6分。党建、思政类会议交流论文，或征文比赛获校级三等奖及以上奖励的，每篇计6分，院级三等奖及以上奖励的，计4分；征文比赛获校级优胜奖的，每篇计3分，院级优胜奖计2分。

5. 撰写并刊载在期刊杂志、工作简报、网站上的有关党建、思政方面信息稿件，被厅级以上媒体刊载者，每篇计10分；被学校刊载者，每篇计5分；被医院刊载者，每篇计2分。

6. 根据校（院）党委及党群职能部门、医院党委及党群职能部门安排及要求，或参加党总支/党支部组织的"三会一课"、主题党日活动等后，结合自己思想、工作实际撰写的心得体会、观后感、学习报告，每篇计2分。

7. 参加学校、医院组织的"三下乡"、义诊、社区服务、志愿服务等有社会价值和意义的专题实践活动，每次计4分。

8. 根据校（院）党委及党群职能部门、医院党委及党群职能部门安排及要求，与困难党员、教职工或学生开展结对帮扶（提供帮扶对象名单），或担任入党介绍人，经支委会认定，每人计2分。

流动党员管理办法

第一章　总　则

第一条　为了适应新形势、新任务的需要，及时建立健全医院流动党员的日常教育管理机制，提高流动党员的整体素质，促使流动党员正确行使党员权利，履行党员义务，充分发挥先锋模范作用，根据《中国共产党章程》和中共中央办公厅《关于加强和改进流动党员管理工作的意见》（中办发〔2006〕21号），结合医院实际，制定本办法。

第二条　医院流动党员是指已由医院聘用在医院工作，但无医院正式编制，在较长时间内无法正常参加正式组织关系所在党组织的活动的党员。

第三条　医院流动党员管理工作的总体要求：要坚持以马克思列宁主义、毛泽东思想、邓小平理论、"三个代表"重要思想、科学发展观、习近平新时代中国特色社会主义思想为指导，贯彻党要管党、从严治党的方针，从有利于党组织管理、有利于流动党员发挥作用出发，创新管理方式，落实责任管理，努力使流动党员都能接受党组织的教育和管理，始终保持先进性。

第四条　医院流动党员管理的主要原则是：

（一）坚持以医院工作科室所属党支部管理为主、流出地和医院所属党支部共同管理原则。构建流出地与医院所属党支部密切配合、有机衔接的流动党员管理机制。

（二）坚持区别情况、动态管理。根据流动党员的分布情况，采取各支部管理的方式，努力做到党员流动到哪里，党组织的管理就覆盖到哪里。

（三）坚持教育、管理与服务相结合。强化服务意识，寓教育、管理于服务之中，增强流动党员的党性观念、组织观念和光荣感、归属感与责任感。

第二章　医院流动党员的管理职责

第五条　医院党委作为流入地党组织对流动党员管理负有主要责任，要加强与流出地党组织的联系，把流动党员纳入医院党员教育管理的整体工作中。

（一）验证其党员身份后，及时将其编入工作科室所属党支部。

（二）加强对外来流动党员的经常性教育和管理，组织他们参加党的组织生活，按规定收缴党费。

（三）关心外来流动党员，为他们的工作、学习和生活提供必要帮助。

（四）在《流动党员活动证》上如实填写外来流动党员参加组织生活、交纳党费等情况，及时将他们的重要情况反馈给流出地党组织。

（五）做好聘用人员中预备党员的教育和管理工作。

（六）做好吸收流动人员优秀先进青年加入党组织工作。

第三章　对流动党员的基本要求

第六条　党员如果没有正当理由，连续六个月不参加党的组织生活，或不交纳党费，或不做党组织所分配的工作，将被认为是自行脱党。

第七条　流动党员要认真履行党员义务，正确行使党员权利，在各工作科室所属党支部参加党的日常组织生活，在正式组织关系所在党组织参加选举等重要活动，自觉接受流出地和流入地党组织的教育和管理，积极发挥先锋模范作用。

（一）及时办理党组织关系或《流动党员活动证》转接工作。

（二）要按照党员标准严格要求自己，积极参加所在支部的组织生活，按规定交纳党费，完成党组织交给的任务。

（三）主动与流出地党组织保持联系，每年至少向流出地党组织汇报一次外出期间思想、工作和参加党的组织生活情况。

（四）聘用到期后，及时将组织关系转回原流出地党组织或新单位党组织、《流动党员活动证》交给流出地党组织查验，如实向党组织汇报聘用期间的情况。

第四章　流动党员组织关系管理

第八条　按党员组织关系管理有关政策规定，聘用时间较长（超过六个月），工作岗位相对固定的，应转移党员正式组织关系，即开具党员组织关系介绍信，转入医院所在党支部，纳入党支部进行管理。

第九条　聘用时间较短（六个月以内）或组织关系暂时无法转移的，流出组织开具《流动党员活动证》或党员证明信，党组织关系仍在原单位党组织，委托医院党组织进行管理，在医院参加组织生活，按要求交纳党费。

第十条　在本市、区范围内流动的党员，能经常返回所在地党组织参加组织生活的，其党组织关系一般维持不变。

第五章　聘用期预备党员的转正和聘用人员的党员发展

第十一条　组织关系已转入医院的预备党员预备期满，党支部应当及时讨论其能否转为正式党员。党支部对预备党员应当认真教育和考察，充分了解预备党员预备期各方面的表现情况，必要时去函流出支部。

第十二条　持《流动党员活动证》或党员证明信，委托医院进行管理的医院聘用预备党员，预备期满应向原所在单位党组织提出转正申请，由原所在单位党组织按照规定程序办理转正手续。工作科室所属支部应提供流动预备党员在职表现及组织意见。

第十三条　应当积极吸收聘用人员中的优秀青年加入党组织。发展党员必须把政治标准放在首位，按照中国共产党发展党员工作流程执行。

第六章　流动党员管理相关规定

第十四条　流动党员管理责任。流动党员管理工作由各支部书记负责做好具体工作，流动党员管理工作将作为支部党建工作年度考核内容。

第十五条　《流动党员活动证》管理。《流动党员活动证》经流出党组织盖章后，交由接收党支部登记、保管。接收党支部应认真填写《流动党员活动证》相关内容，登记参加组织生活、交纳党费等情况。

第十六条　流动党员接收、登记。各支部要认真做好流动党员的接收工作，要设立《流入党员登记薄》，要逐一登记造册，掌握其流入时间、原因、联系方式等。同时，要详细了解其基本情况。流动党员登记制度实行动态管理。

第十七条　流动党员奖惩。所有党员参加医院党员的民主评议活动，对在医院工作期间表现突出的流动党员，医院党委将给予表彰奖励；对聘用流动党员无正当理由不及时办理组织关系转接事宜、长期不与党组织联系，连续 6 个月不参加组织生活、不交纳党费的，党组织要对其进行批评教育；经教育仍不改正或在工作期间违法乱纪、不遵守党的纪律的流动党员，要按《党章》及党内有关规定进行组织处理。

第十八条　流动党员享有党员的权力和义务。办理了正式党员组织关系手续的流动党员，应在医院参加党内选举，享有表决权、选举权和被选举权。开具党员证明信和持《流动党员活动证》的流动党员，应在原单位党组织参加党内选举，行使表决权、选举权和被选举权。

为进一步加强分党校工作的科学化、规范化和制度化建设，根据《中国共产党党校工作条例》《中国共产党普通高等学校基层组织工作条例》《中共中央关于加强和改进新形势下党校工作的意见》和中共湖南省委教育工委《关于进一步加强和改进高校党校工作的意见》（湘教工委发〔2014〕9号）等有关文件要求，制定本管理制度。

　　一、总则

　　1. 坚持党校姓党是分党校工作的根本原则。

　　2. 分党校在医院党委的领导下开展工作，业务工作接受上级党校的指导。

　　3. 分党校是培养入党积极分子、发展对象、党员、干部和学生骨干的学校，是学习、宣传、研究马克思列宁主义、毛泽东思想、邓小平理论、"三个代表"重要思想、科学发展观、习近平新时代中国特色社会主义思想的重要阵地，是党员、干部加强党性锻炼的熔炉。

　　二、组织机构

　　1. 分党校是医院党委的工作机构，工作人员由现有相关人员兼任，不设专职人员，不另增人员编制。分党校正、副校长分别由医院党委正、副书记兼任；分党校办公室设在医院组织与人力资源部，分党校办公室主任可由组织与人力资源部部长兼任。其机构人员组成报送上级党校备案。

　　2. 设立分党校校务委员会，一般由5～7人组成。其成员在党委委员或党总支书记中产生。分党校校务委员会应明确分工，加强工作的计划性，及时研究解决分党校工作中的重大问题，保证分党校各项工作的顺利完成。

三、教学管理

1. 学员选拔。严格按照培训班规定的原则、要求和程序选拔学员参加学习培训，并将有关培训情况及学员培训（结业）登记表报送校党校备案。

2. 培训考勤。严格制定并执行学习考勤制度。学习考勤工作由班导师负责。

3. 学习研讨。严格按照培训班要求的研讨主题开展分组研讨，并邀请党员教师或党总支、党支部书记参加，由小组长主持。分党校（班导师）应审阅并保存有关研讨记录，作为对学员成绩考核的依据。

4. 评优表彰。发展对象、党员和干部教育培训班原则上按本期培训学员总人数 1％ 比例评选优秀学员标兵和 10％ 比例评选优秀学员。

5. 证书核发。培训结束后，分党校根据对学员综合考核情况，按照校党校规定的统一编号，为合格学员填写并颁发结业证书。发展对象培训合格学员须填写培训结业登记表。

6. 档案管理。将培训结业证书、优秀学员和优秀学员标兵登记表以及培训登记表等资料装入学员的个人档案。分党校举办的相关培训班的培训通知、培训方案、考勤登记、考试成绩、办班总结、图片资料等有关材料须立卷归档，作为上级部门对基层党建和思想政治工作以及分党校工作等进行专题调研核实的重要依据，由分党校专人负责管理。

四、工作要求与条件保障

1. 医院分党校在校党校的统一指导和部署下制订入党积极分子、发展对象和党员干部教育培训计划，并根据要求将有关培训计划报送校党校备案。每年定期召开专门会议研究分党校工作，总结工作经验，找出存在问题，明确加强和改进教育培训工作的措施，制定下一年度分党校工作计划。

2. 党课教学的基本原则

（1）坚持理论联系实际原则。弘扬理论联系实际的马克思主义学风，紧密联系当前形势，联系学校实际，联系学员实际，运用基本理论、知识、方法分析现实情况，回答现实问题。

（2）坚持答疑释惑原则。讲清基本概念、基本理论、基本知识，针对学员普遍关心的问题，讲透重点、难点、热点，回答疑点。

（3）坚持生动活泼原则。讲究授课艺术，做到阐释理论深入浅出、生动形象、富有吸引力和感染力。

3.党课教学的基本要求

（1）教学目的明确化。通过培训学习，使入党积极分子、发展对象不断增强正确的理想信念，牢固树立正确的世界观、人生观和价值观，在学习、工作和社会生活等方面起模范带头作用，以实际行动积极争取早日入党；使党员（包括学生党员骨干）、干部努力提高自身的思想政治素质、理论水平和工作能力，努力为医院的改革发展，为改革开放和社会主义现代化建设作贡献。

（2）教学内容系列化。主要开展马克思列宁主义、毛泽东思想、邓小平理论、"三个代表"重要思想、科学发展观、习近平新时代中国特色社会主义思想理论体系教育；开展学习贯彻党中央在新时期治国理政的新理念、新思路、新举措和党性、党风、党纪、党规教育等。

（3）教学形式多样化。在教学活动中采取课堂讲授、自学思考、座谈讨论、演讲交流、音像报告、参观考察、社会实践等多种有效教学方式，以激发学员的学习兴趣，增强学员的学习主动性和提高教学效果。

4.分党校教学的条件保障

（1）建立健全党课教学师资库。根据承担教育培训任务的需要，从校内、院内长期从事党务工作或党史党建、马克思主义理论或思想政治教育教学工作等的干部、教师以及德高望重、热心于党建与思想政治教育工作的老同志或校党校提供的党课教师中遴选党课教师，必要时邀请外院专家作为授课教师。

（2）分党校班导师（一般由党员教职工担任）具体负责培训班的教学组织与学员管理工作。根据工作需要，班导师可聘任优秀学生正式党员作培训班辅导员，协助班导师开展工作。

（3）加强经费投入。分党校入党积极分子、发展对象培训班培训经费（教师课酬和班导师岗位津贴）原则上从校党校下拨培训经费中支出，也可从学校下拨的党建活动经费或返还党费中支出。必要时医院给予适当的经费支持，或从其他方面筹集的经费中支出。

根据省卫健委《关于进一步推进我省医院志愿服务工作的指导意见》(湘卫医发〔2016〕30号)文件精神要求，为了更好地以政策为导向，通过激励手段有效调动医院青年职工参与志愿服务的积极性，培养志愿者朴素的奉献精神，推进医院志愿服务工作，促进医院文化建设，医院团委制定志愿者权益及奖励办法，具体如下：

一、志愿者权益保障

1. 医院为志愿者提供专业服务培训。

2. 医院为志愿者提供医疗救治绿色通道。

3. 医院向星级志愿者免费开放包括健康教育在内的学术讲座，志愿者非当班时间可以选择参加，但必须遵守会场纪律。

4. 志愿者当班时，医院为志愿者提供餐补。

5. 对星级志愿者，医院予以表彰奖励。

二、奖励办法

(一) 星级认证制度

1. 申请人经填写医院志愿者申请表 (团委领取)，注册成为医院志愿者，至少参加过一次志愿服务并且获得认证时间(4小时)后，即成为医院志愿者。

2. 志愿者服务认证时间年度累计达到20小时，将获得二星级志愿者称号，并予以奖励 (奖励价值约100元的物品)。

3. 志愿者服务认证时间年度累计达到40小时，可获颁荣誉证书，授予三星级志愿者称号，并予以奖励（奖励价值约 200 元的物品）。

4. 志愿者服务认证时间年度累计达到 60 小时，可获颁荣誉证书，授予四星级志愿者称号，并予以奖励（奖励价值约 300 元的物品）。

5. 志愿者服务认证时间年度累计达到 100 小时或以上，可获颁荣誉证书，授予五星级志愿者称号，并予以奖励（奖励价值约 500 元的物品）。

（二）志愿者服务记录作为青年职工职称评定、其他各项评先评优的参考指标。新进人员、35 岁以下的青年党员、团员职工均应为医院志愿者。青年职工晋升初、中级职称前，每年度需累积完成 16 小时（可分多次完成）以上志愿服务，志愿服务工作由团委统筹安排、记录、考核，职称评定时，需到团委开具志愿服务证明材料交组织与人力资源部审定。

（三）特殊奖励方式。对多次获得病人和家属书面赞誉，或在处理突发应急事件时作出突出贡献的志愿者，予以奖励。对获评二星级以上的志愿者，经本人同意，其优秀事迹在医院或相关媒体上报道的，医院将向志愿者所在学校、单位和社区寄送感谢信。

本办法自颁布之日起生效，其修改、变更、解释权属于团委。

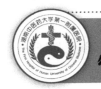

"青年文明号""青年岗位能手"创建评选管理办法

第一章 总 则

第一条 "青年文明号"是以青年为主体，在生产、经营、管理和服务工作中创建并经过活动组织管理部门认定的，体现高度职业文明、创造一流工作业绩的先进青年集体。"青年岗位能手"是指年龄在35岁以下，医德高尚，技术优良，敬业爱岗，在本职工作中做出突出成绩的优秀青年工作者。

第二条 "青年文明号"工作纳入了医院"十四五"规划目标任务，创建"青年文明号"和争当"青年岗位能手"活动旨在组织和引导青年立足本职岗位、刻苦钻研、勤奋工作、文明从业，全面提高青年的职业道德、职业技能和服务水平，树立适应社会主义市场经济要求的敬业意识、创业精神和质量、效益、竞争、服务等观念，有利于挖掘和培养青年优秀人才，向社会展示当代青年的精神风貌，塑造医院的良好形象，为促进医院物质文明和精神文明建设贡献力量。

第二章 组织领导

第三条 医院成立"青年文明号""青年岗位能手"创建评选工作领导小组，由党委书记、院长任组长，分管团委工作院领导任常务副组长，其他院领导任副组长，团委和党委（医院）办公室、组织与人力资源部、宣传部、纪委监察科、医务部、护理部、财务部、运营与绩效管理部等相关部门负责人任组员，负责整个活动的组织领导和协调工作。领导小组办公室设在团委，团委书记任办公室主任，团委负责创建评选的日常工作。

第四条 各申报创建"青年文明号"集体要从实际出发，制定切实可行的创建计划和措施，精心组织，突出特色，培育典型，推动创建活动扎实健康地向前发展。

第三章 条件与标准

第五条 "青年文明号"的评选标准

1. 集体总人数 6～200 人，35 岁以下青年占 50% 以上，号长年龄不超过 40 岁。

2. 有规范的岗位创建计划和措施。

3. 该集体中青年热爱本职工作，敬业意识强，职业道德良好，认真执行党和国家的政策，自觉遵守有关法规及医院的各项规章制度、操作规程和服务规范，圆满完成各项工作任务。

4. 在工作中体现出高度的文明素养和牢固的质量、效益观念，取得突出成绩。

5. 努力学习业务，钻研技术，掌握本职工作必需的知识和技能，有相当数量的青年成为本工作岗位的能手。

6. 所在集体团青工作开展良好，团组织机构健全，能紧密围绕医院的中心任务开展工作，发挥青年党员、团员模范带头作用，根据青年特点生动活泼、扎实有效地开展创建工作，积极参与医院团委组织的各类志愿服务活动，志愿服务受到群众和舆论好评。

7. 工作成效得到医院党政领导的肯定，并受到职工、病人及家属的赞誉，社会评价良好。

8. "青年文明号"负责人政治性强，业务上精，能够自觉带动青年争先创优。

第六条 "青年岗位能手"的评选标准

1. 年龄在 35 岁（含）以下的本院青年（包括院聘职工）。

2. 具有优良的思想品德和职业道德，敬业爱岗，勤奋工作，无任何违纪违法现象。

3. 熟练掌握本岗位各项业务技能和知识，成绩突出。

4. 优质并超额完成本岗位各项年度考核指标，成绩突出。

5. 群众基础好，并得到服务对象的普遍好评。

6. 积极参加团内外活动和各类志愿服务活动。

第四章　申报原则

第七条　严格履行逐级申报制度。必须按照院级、省级、国家级进行逐级申报，即获得当级"青年文明号""青年岗位能手"后，方有资格申请更高一级的"青年文明号""青年岗位能手"。

第八条　"青年文明号"主动接受各级行业主管部门（团组织）的考核评定。各级"青年文明号"评定均为 2 年 1 次。

第五章　申报流程及评选办法

第九条　医院"青年文明号"创建流程参考省级"青年文明号"创建申报流程。

第十条　"青年文明号""青年岗位能手"评选采取自下而上、逐级申报的方式进行。由创建集体或个人自主申报，填写申请表和撰写有关事迹及创建、争创工作材料，并将申报表和相关材料上报至医院团委。团委根据省级"青年文明号"和省级"青年岗位能手"的条件和标准进行初审，经创建评选工作领导小组考核评选、集中公示后，进行命名及表彰。

第十一条　获得院级"青年文明号"集体和"青年岗位能手"个人，医院择优推荐申报更高一级"青年文明号""青年岗位能手"。

第六章　管理与表彰

第十二条　"青年文明号"实行挂牌制度，正在创建的青年集体，要统一挂争创"青年文明号"的标志，获得"青年文明号"荣誉称号的集体要挂牌匾，牌匾要悬挂在岗位现场，接受社会监督。

第十三条　医院大力支持各科室的创建工作，团委负责协调和指导创建、评选、推报等工作；宣传部协助各创建科室展板制作、宣传推广等工作；财务部、运营与绩效管理部负责对获评科室进行奖励经费拨付等，其他相关部门为各科室创建"青年文明号"提供支持。

第十四条　采取定期检查与随机抽查相结合的方式，设意见箱、评议卡，听取病人及家属意见等方法，加强对"青年文明号"的日常监督。

第十五条　"青年文明号"不采取终身制，实行年度考核。已获得荣誉称号的集体需持续参与创建活动，每年接受医院创建评选工作领导小组考核验收，符合标准的保留其荣誉称号，达不到标准的撤销其称号，摘掉牌匾。

第十六条　"青年文明号"集体发生以下情况者，应撤销其荣誉称号。

1.集体或成员有违纪、违法、违反党和国家政策的行为，受到党纪、政纪、政务处分的。

2.集体或成员发生重大医疗安全责任事故，受到医院处分的。

3.集体或成员因工作失误或医德医风问题造成恶劣社会影响，经查证属实的。

第十七条　建立"青年文明号""青年岗位能手"管理档案，逐步建立和完善"青年文明号""青年岗位能手"的申报、自查、推荐、检查、验收、命名、表彰、奖励档案资料，实现管理工作的科学化，规范化。

第十八条　医院对评选出的各级"青年文明号""青年岗位能手"进行表彰奖励，采取物质奖励和精神奖励相结合的原则。院级"青年文明号"奖励2000元，省级"青年文明号"奖励5000元，国家级"青年文明号"奖励2万元。院级"青年岗位能手"奖励1000元/人，省级"青年岗位能手"奖励2000元/人，国家级"青年岗位能手"奖励5000元/人。

第十九条　对受到表彰的"青年文明号""青年岗位能手"，广泛宣传其先进经验和典型事迹。

第二十条　医院对"青年文明号"集体负责人和"青年岗位能手"进行重点培养，提供学习和锻炼的机会，在评先评优中优先考虑。

第七章　附　　则

第二十一条　本办法与上级有关规定不符及其他未尽事宜按上级规定执行；与医院原有文件不一致的，按本办法执行。

第二十二条　本办法从发文之日起执行，由医院团委负责解释。

第二章 医院决策制度

仁和弘道

——湖南中医药大学第一附属医院党建行政管理

"三重一大"决策制度实施细则

为进一步规范医院决策行为，提高决策水平，防范决策风险，维护医院利益，推动医院科学发展，根据湖南中医药大学《关于直属附属医院落实"三重一大"决策制度的若干规定》文件要求，结合医院工作实际，特制订本实施细则。

第一章　总　　则

第一条　医院实施"三重一大"遵循医院工作实际，坚持务实高效，保证决策的科学性；充分发扬民主，广泛听取意见，走群众参与、专家咨询和集体决策相结合的决策路线，保证决策的民主性；严格遵守国家法律法规、党内规章制度、上级有关政策和校（院）党委有关要求，保证决策的合法性。

第二章　"三重一大"决策事项

第二条　重大决策事项

（一）医院发展方针、发展战略、中长期发展规划、重大改革方案等重大战略管理事项。

（二）医院机构设置和调整、中层干部职数设定和调整、人员编制、人才招聘与引进、职称评定等重要事项。

（三）医院不动产购置、出租、出借和转让。

（四）医院评优、评先、立功、授奖名单。

（五）对违纪违规人员作出的党纪政纪处分及涉嫌犯罪司法移送。

（六）贯彻执行党和国家的路线方针政策、法律法规和上级重要决定的重大措施。

（七）党的建设、党风廉政建设、意识形态等工作中的重要事项和重大活动方案。

（八）重大突发事件、重大法律纠纷事件、重大信访事件和重大舆情事件等涉及安全稳定重大事件的处置方案及结果。

（九）年度财务预算、决算，绩效改革与收入分配及工资、福利待遇等涉及职工切身利益的重大事项。

（十）年度计划、工作总结。

（十一）对外投资、合作、担保、医院品牌使用（含合同签订）。

（十二）其他需要医院党委集体研究决定的重大事项。

第三条　重要人事任免事项

（一）医院中层干部（含护士长）的推荐、任免及向上级部门推荐干部。

（二）中层干部轮岗、交流与医院后备干部的选拔与管理。

（三）医院合资、控股企业院方董事、监事及经理人选。

（四）医院领导职责分工以及涉及领导班子自身建设的重要事项。

（五）向外推荐党代会代表、人大代表、政协委员。

第四条　重大项目安排事项

（一）使用医院自筹、专项资金200万元（含200万元）以上基本建设项目，120万以上装修、改扩建及维修项目，单台120万元（含120万元）以上或需要办理配置许可的仪器设备采购项目。

（二）投融资金额200万元（含200万元）以上项目，与国内、国（境）外机构开展合作办医、人才培养及科学研究等重大项目。

（三）原值500万（含）以上资产处置及50万（含）以上非正常经济损失的处置。

（四）调整金额超过原项目合同价10％以上，且调整金额50万元（含）

以上的项目。

（五）单次金额 500 万元（含）以上的药品、单项金额 120 万（含）以上医用耗材采购。

第五条　大额度资金使用事项

（一）1000 万元（含）以上新增银行贷款。

（二）单项 100 万元（含）以上无合同款项的预付与借支。

（三）未列入年度预算的 100 万元以上单项新增预算。

（四）50 万元（含）以上的重大支援、捐赠、赞助（款、物）及赔偿等。

（五）国家政策性工资、奖励及年终奖励性绩效的发放。

第三章　"三重一大"决策程序与规则

第六条　集体决策的程序

（一）凡属"三重一大"的事项都要依照国家法律、法规、党纪条规及医院有关规定，经过必要的民主程序进行充分论证后，再提交医院党委会讨论决策。

（二）关系医院建设与发展、与职工切身利益有关的重要事项，在广泛征求意见的基础上，由党委会讨论，形成决策草案，提交职代会审议、表决通过。

（三）对专业性、技术性较强的重大事项，在党委会讨论决策之前，提交医院学术委员会审议或进行院外专家论证、咨询、评估，形成可行性方案和综合评审意见。

（四）其他"三重一大"事项，在党委会讨论决策之前，有关职能科室要深入调查研究，充分听取群众意见，进行科学论证。

（五）需要报备的事项，必须及时报送校（院）党委报备。

（六）需要报批的事项，必须及时报送校（院）党委批准后方可实施。

第七条　集体决策的会议形式

凡医院"三重一大"事项必须经医院党委会讨论决定，保证党的路线方针政策、上级重要工作部署和医院重大事项的贯彻落实。

第八条　集体决策议事规则

（一）认真贯彻民主集中制原则，充分听取与会人员的意见，确保决策的科学化、民主化、制度化、合法化，严禁个人独断专行。

（二）出席决策会议人数必须达到或超过应到会人数的三分之二，会议决策方可有效。

（三）会议召开之前，党政一把手要注意沟通，与分管领导商讨议题、交换意见、指导决策。会议讨论问题时，必须逐个发言表态，党政一把手末位表态，在其他人发言之前不发表倾向性意见，最后形成决议或决定。对有部分分歧的问题，要以举手或无记名投票方式表决，对有较大分歧的重要问题，暂缓决定，待酝酿成熟后再议。

（四）医院党委主要负责人对提交讨论的"三重一大"事项，一般应按多数人的意见作出决定（同意、不同意、修改、搁置及再次讨论），也可根据少数人的意见或综合判断作出决定，但应当说明理由。作出同意决定的，由医院党委主要负责人或其授权的分管领导签发；作出不同意决定的，决策方案不得实施；作出修改决定的，属文字性修改的，由医院党委主要负责人或其授权的分管领导签发，属重大原则或实质内容修改的，应重新讨论后决定；作出搁置决定的，超过1年期限决策方案自动废止；作出再讨论决定的，应按程序重新讨论。

（五）"三重一大"决策的讨论情况，要做好会议记录。决策相关人员应签署"三重一大"事项登记薄，明确个人意见（同意、反对、弃权），并存档备查，不得泄密。

（六）"三重一大"会议记录应当包括以下主要内容：

1.决策会议的时间、地点、主持人、出席人员、缺席人员、列席单位及人员、特邀专家、记录人等基本情况。

2.决策事项及主要问题。

3. 讨论过程及会议组成人员的意见和表态。

4. 其他参会人员的意见。

5. 主要分歧意见。

7. 医院党委主要负责人的最后决定。

第九条　集体决策民主监督

所有会议决策的事项要通过会议纪要、院内局域网、移动 OA 平台、公布栏等形式进行公示，接受职工监督，但对某些限制公开时间、范围的事项，不得提前或扩大范围公示。

第四章　决策事项的实施与反馈

第十条　决策事项实施

有关事项一旦决策生效，按照领导分工负责制的原则，由主管领导及主管部门及时组织实施，党办或院办负责督办。

第十一条　反馈

事项实施过程中，主管院领导各职能部门（科室）应及时反馈实施情况及结果。

第五章　检查考核和责任追究

第十二条　成立"三重一大"领导小组，医院党委书记任组长，成员由医院党委班子成员和相关部门负责人组成，下设办公室，挂靠在党委办公室。具体负责医院"三重一大"决策制度的落实，并严格执行湖南中医药大学《关于直属附属医院落实"三重一大"决策制度的若干规定（试行）》规定。所有领导班子成员应严格执行"三重一大"制度，并将执行情况列为党风廉政责任制、领导干部民主生活会和领导干部述职的重要内容。

第十三条　职代会表决通过的事项，由工会负责督办。

第十四条　医院党委会决定的事项，由党委办公室负责督办检查，并及时汇报落实情况。

第十五条 职代会和全体职工有权监督"三重一大"制度的贯彻落实情况，有权向上级党组织或部门反映意见。

第十六条 对于下列情形，要追究有关责任人的责任：

（一）不履行或不正确履行"三重一大"制度决策程序，不执行或擅自改变集体决定的。

（二）未经集体讨论而由个人决策、事后应通报而不通报的。

（三）未向领导班子提供真实情况而造成决策失误的。

（四）执行决策时发现有不良后果、迹象，能够挽回而不采取措施挽回的。

（五）没有按《关于直属附属医院落实"三重一大"决策制度的若干规定（试行）》规定报批、报备的。

（六）其他违反本制度规定的情节。

第十七条 责任追究应当依据职责范围追究责任，明确集体责任、个人责任或直接领导责任、主要领导责任。

第十八条 对不执行"三重一大"制度的责任人，给予诫勉谈话、通报批评或党纪政纪处分；对不执行"三重一大"制度并给医院造成损失或严重政治影响的责任人，根据事实、性质和情节轻重，依法依纪依规追究责任，涉嫌犯罪的，将移送司法机关依法处理。

党委会会议制度和议事规则（修订）

第一章　总　　则

第一条　为落实全面从严治党要求，进一步明确重大事项的决策程序，提高科学决策、民主决策、依法决策水平，根据《中国共产党党章》《关于新形势下党内政治生活的若干准则》《中国共产党党内监督条例》等党内法规和中共中央办公厅印发《关于加强公立医院党的建设工作的意见》及《医院章程》等有关规定，结合党委的领导职责及医院实际，制定本会议制度和议事规则。

第二条　医院实施党委领导下的院长负责制，医院党委是医院的领导核心，履行党章规定的各项职责，把握医院的发展方向，决定医院重大问题，监督重大决议执行，支持院长依法独立负责地行使职权，保证各项事业全面协调可持续发展。

第三条　党委会在医院党员代表大会闭幕期间领导医院工作，是医院重大问题和重要事项的最高决策机构。

第四条　党委会实行民主集中制，按照"集体领导、民主集中、个别酝酿、会议决定"的原则讨论决定医院工作中的重大问题和重大事项。

第二章　会议组织

第五条　党委会是党委议事、决策的主要形式，原则上每月召开一次，如遇重要情况可随时召开。党委会由党委书记召集并主持，党委书记不能参加会议时，可委托党委副书记召集并主持。

第六条　党委全体委员为出席会议人员，党委办公室、纪委监察办公室负责人列席会议；根据议题需要并经主持人批准，可通知有关人员列席会议；其他职能部门、业务科室负责人因工作需要参加会议时，可以以扩大会议形式召开。

第七条　党委委员享有表决权。党委会议必须有三分之二以上委员到会方能举行。研究"三重一大"等重大事项，原则上党委书记和院长应同时参加会议。党委委员因故不能参加会议，应在会前向主持人请假，其意见可用书面形式表达。党委会议讨论决定的事项，应及时向请假的党委委员通报。

第八条　党委会讨论决定的事项，如有涉及参会人员本人或其亲属利益关系，或其他可能影响公正决策的情形，参与决策或列席人员应当予以主动回避。

第三章　议事范围

第九条　党委会讨论决定的重大问题和重要事项主要包括：

（一）贯彻执行党的路线、方针、政策，传达上级有关指示精神，研究和检查落实情况。

（二）审定医院党委年度工作计划、总结，重要请示、报告，党委重要会议的报告、讲话和拟颁发的重要文件。

（三）讨论决定党务工作事项，包括党建工作、思想政治工作、党风廉政工作、意识形态工作、宣传统战工作以及维稳、保密、行风和精神文明建设工作等。

（四）讨论决定"三重一大"事项：

1.重大事项决策

（1）贯彻执行上级党委和地方卫生行政主管部门的决定；

（2）医院中长期发展规划（包括5年规划和长远计划）；

（3）重大改革方案和改革措施；

（4）学科建设、内部机构设置及调整；

（5）人才队伍建设（包括专业技术职称评聘、人才的引进和培养）；

（6）人员奖惩；

（7）重要基建工程项目及规划；

（8）奖金分配方案及其他涉及职工切身利益的重要问题；

（9）医院安全稳定和重大突发事件的处置。

2. 重要干部任免

（1）干部轮岗、交流；

（2）人大代表、政协委员候选人的推荐、干部推荐、医院中层干部（包括科主任、护士长及职能部门负责人）的任免。

3. 重要项目安排

（1）大宗物资、设备的采购；

（2）经上级批准的重大活动项目经费支出；

（3）重大项目投资考察。

4. 大额资金使用

（1）医院年初经费预算和年度决算；

（2）单项支出在 120 万元及以上项目资金的使用；

（3）其他应由党政领导班子集体讨论决定的资金使用。

5. 讨论决定职代会、工会及共青团等群众组织工作中的重大问题。

6. 其他需要党委会议决定的事项。

第四章　议题确定

第十条　党委会的议题，由党委书记、副书记及委员根据分管职责提出，经党委办公室汇总后由党委书记审查确定。部门（科室）需要党委会议讨论的重要问题，须向主管领导提出，经书记、院长协商同意后列入议题。会议应按审定的议题议事，除紧急情况外，不得临时动议。

第十一条　凡列入党委会议的议题一般都应事先协调，重要事项应经过酝酿，形成比较成熟的意见；需要会议决策的重大议题，一般应经过调查研究、广泛征求意见及必要的论证评估，形成一个或多个可行性方案，并提前送各位委员预阅，然后在党委会议充分讨论的基础上进行表决。

第十二条　建立党委书记和院长会前沟通机制，党委会研究教学、科研、行政管理工作等议题，党委书记应在会前主动听取院长意见；意见不一致的议题暂缓上会，待进一步交换意见、取得共识后再提交会议讨论；提出议题的领导班子成员因事不能出席会议时，一般应缓议该议题。

第十三条　对干部任免建议方案，在提交党委会议讨论决定前，应召开书记办公会议进行充分酝酿；集体决定重大事项前党委书记、院长应与有关领导班子成员进行充分沟通，基本达成一致意见后再上会讨论。

第十四条　凡需提交党委会研究的议题，由提出议题的相关单位做好准备工作并形成书面汇报材料，按照统一要求和格式印制，于会前2个工作日报送党委办公室汇总，若议题涉及涉密事项或因其他特殊原因难以提前报送的，经会议召集人批准后，可将有关材料直接带到会场。

第十五条　党委办公室负责收集会议议题，并按要求对议题材料进行初步审核，对符合要求的议题进行汇总，提出具体的安排建议。

第十六条　会议议题由党委书记审定，确定正式议题和列席人员名单。会议一般不得临时安排议题。

第五章　决策的程序

第十七条　党委会必须实行民主、科学的决策，对重大事项的决策，一般应经过下列程序：

（一）党委会议事程序为：一般先由议题提出的人报告情况或方案，然后展开讨论，最后由会议主持人作出结论。会议主持人要充分发扬民主，按少数服从多数的原则形成决议，必要时通过举手或无记名投票方式进行表决。对于只需在党委会上通报而不需表决的事项，没有异议的由会议主持人宣布认可。

（二）根据讨论事项的不同内容，党委委员可采取口头、举手、记名投票或者无记名投票方式进行表决，一人一票，会议主持人末位表态，以赞成票超过应到会党委委员人数的半数为通过，未到会党委委员的书面意见不得计入票数，会议主持人应在会议作出决定和表决后，当场宣布决定内容和表决结果。

（三）会议讨论和决定多个事项时，应当逐项表决；推荐提名干部和决定干部任免、奖惩事项，应当逐个表决，每位党委委员要逐一发表同意、不同意或者缓议等明确意见。

（四）在讨论决定重大事项时，党委委员应当充分发表意见，明确表态，按少数服从多数的原则作出决定。对于少数人的不同意见，应当认真考虑。如对重大事项的意见分歧较大，双方人数接近，除紧急情况下必须按多数意见执行外，应当暂缓作出决定，待进一步调查研究、交换意见后再提交党委会讨论表决。

第六章　决策的落实、督办和反馈

第十八条　党委会由党委办公室作详细记录，讨论干部任免事项时，应实行双记录制度，由党委办公室、纪委监察科分别负责记录。党委成员缺席会议讨论干部任免事项的，会后由党委办公室将会议决定情况及时向其通报。党委会议纪要由党委办公室主任审阅，并报党委书记审定。

第十九条　党委会决定事项应及时编发会议纪要。会议纪要由党委办公室负责拟稿，报院长（党委副书记）审阅，由党委书记签发。

第二十条　对党委会决定的事项，党委成员及相关部门应按照分工组织实施，加强工作协调，坚持问题导向机制，及时解决在执行过程中出现的问题。

第二十一条　与会人员对党委会作出的决定有不同意见，在坚决执行的前提下，可以保留意见，也可以向上级组织报告或者在下一次会议上重申，但不得公开发表与决定不同的意见。

第二十二条　党委办公室负责党委会决定事项的督办，及时向党委书记反馈报告，每月向党委会通报决策落实情况，必要时由落实责任部门进行情况说明。

第二十三条　党委会研究的内容，未经批准传达或公布的要严守秘密，不得向外泄露。

第七章　附　　则

第二十四条　党委会议的会务工作由党委办公室负责，包括：

（一）收集会议议题，拟定议题次序，送主持人审定。

（二）拟发会议通知，督促协调有关部门做好议题的准备；提前向党委委员提供会议有关材料。

（三）提前准备好会议室，安排专人做好会议记录；联络列席人员及时候会、与会和退会；散会后检查会议室并妥善处置遗漏的材料和物品。

（四）根据会议决定，撰拟会议纪要或文件，对有关事项进行协调、督查和情况反馈。

（五）做好会议记录的整理、会议材料的归档和保密工作。

（六）做好领导交办的其他会务工作。

第二十五条　本会议制度和议事规则自发文之日起执行。

第二十六条　本会议制度和议事规则由党委办公室负责解释。

院长办公会议制度和议事规则（修订）

第一章 总 则

第一条 为进一步完善党委领导下的院长负责制，明确院长办公会的议事范围和决策程序，提高科学决策、民主决策、依法决策水平，依据中共中央办公厅印发的《关于加强公立医院党的建设工作的意见》及《医院章程》等有关规定，结合医院实际制定本会议制度和议事规则。

第二条 院长在医院党委领导下，认真贯彻党和国家的路线、方针、政策、法规及上级的指示，坚持以病人为中心的办院方向，坚持科学治院、依法治院和民主管理。

第三条 院长办公会是医院日常管理工作的决策机构，领导和协调全院医疗、教学、科研、管理工作，对医院的人、财、物及设备、物资统一指挥调度。对医院工作的重大问题，经集体讨论后作出决策。

第二章 会议组织

第四条 院长办公会原则上每月举行 1～2 次，如遇重大或紧急事项可随时召开。

第五条 院长办公会由院长或受其委托的副院长主持，超过三分之二的行政领导班子成员参加方可召开，纪委书记可以视议题情况参加院长办公会，如遇重大或紧急事项可邀请书记参加。

第六条 医院办公室、纪委监察办公室负责人常规列席会议。会议其他列席人员由会议召集人确定。

第七条　议题涉及相关科室的问题时，科室负责人列席会议，在讨论到相关议题时进入会场，汇报或讨论完毕即离场。

第八条　与会人员应自觉遵守会议制度，按时到会。因特殊情况不能与会者，应会前向会议主持人请假并征得同意。

第九条　院长办公会议讨论决定的事项如有涉及参会人员本人或其亲属利益关系，或其他可能影响公正决策的情形，参与决策或列席人员应当予以主动回避。

第三章　议事范围

第十条　根据国家法律、法规以及《医院章程》，院长办公会议的议决事项为：

（一）讨论贯彻上级部门的有关文件、规定、指示和党委会关于行政方面的决议。

（二）讨论决定行政工作的重要事项，研究制定具体的工作计划、工作步骤和实施办法。

（三）审议、审定以医院行政名义发布的涉及医院行政工作全局的政策性文件，以及以医院行政名义上报主管部门的重要文件。

（四）研究解决行政工作中遇到的重大问题，讨论决定医院改革和发展以及医疗、教学、科研、管理等工作中的事项。

（五）研究制定内部机构设置调整、人员调配任免、调动、奖惩、工资福利等事项的工作建议，提交党委会研究。

（六）讨论决定医院单项支出在120万元以下项目资金的使用。

（七）研究决定科室提交的行政工作重要请示报告。

（八）其他必须由领导班子行政办公会议处理的工作。

第四章 议题确定与材料准备

第十一条 提交院长办公会讨论的议题,由科室(部门)事先报告主管院领导和院长同意,院领导也可直接提出议题。议题一般应于会前2个工作日提交医院办公室汇总,由办公室负责按要求对相关材料进行初审,对符合要求的议题报院长审定。

第十二条 建立院长和党委书记会前沟通机制,院长办公会研究的重要议题,院长应在会前主动听取党委书记意见。意见不一致的议题暂缓上会,待进一步交换意见、取得共识后再提交会议讨论。

第十三条 提交院长办公会讨论的议题,分管院领导和相关科室(部门)必须进行充分的调查研究、经过民主程序进行论证,提出建议方案;对涉及几个科室(部门)的议题,相关科室(部门)要经过充分沟通、协商,形成比较一致的意见后,提出建议方案。

第十四条 凡属于医院学术、药事、装备、伦理等委员会职责范围内的事务,应经过相关委员会咨询、评定或审议,再提交院长办公会讨论。

第十五条 对专业性、技术性较强的重要事项,应经过专家论证、风险评估,以及技术、政策、法律咨询,再提交院长办公会议讨论。

第十六条 不成熟的议题、技术性问题的议题、分管院领导职权范围内可以解决或协商解决的日常管理议题不予上会。提出议题的分管领导因事不能出席会议时,应在会前表明对议题的意见,或者缓议该议题。

第十七条 对涉及医院重大事项或特别复杂的问题,应在充分调研、论证的基础上提出建议方案,由主管院领导提前向会议组成人员通报,经过充分沟通酝酿,且无重大分歧后,再提交会议讨论。

第十八条 对提交院长办公会讨论的议题,均须由相关科室(部门)提供汇报材料。议题汇报材料要简明扼要,突出重点。

第十九条 经分管院领导和院长审定后的议题及汇报材料,由办公室按统一要求和格式印制,于会前发送与会院领导。会议原则上不研究汇报材料准备不充分的议题，若议题涉及保密事项或因其他特殊原因难以提前报送的，经会议主持人批准后可将有关材料直接带到会场。

第五章　议事程序

第二十条　院长办公会应按事先拟定的议题议事，不得临时动议。

第二十一条　院长办公会议实行一事一议，其程序为：一般先由提出议题的科室（部门）负责人或主管院领导简要报告情况，提出解决问题的建议方案，需要时可由相关科室（部门）负责人作补充说明；与会成员就该议题充分发表意见，展开讨论；列席人员可发表意见，但不参加表决。

第二十二条　院长办公会议对所议事项应当充分发扬民主，集思广益，最后由会议主持人归纳、集中与会成员意见，按少数服从多数原则形成决定。对分歧较大的问题，可暂缓作出决定，待进一步调查研究或者交换意见后再行提交研究。

第二十三条　会议主持人对会议作出的决定，应当指明执行决定的有关单位或者个人，提出执行决定的具体要求。

第二十四条　与会人员对会议作出的决定有不同意见，在坚决执行的前提下，可以保留意见，也可以向上级组织报告或者在下一次会议上重申，但不得公开发表与决定不同的意见。

第六章　会议决议的落实、督办与反馈

第二十五条　院长办公会以会议纪要的形式传达，院内各有关科室（部门）和人员必须认真贯彻执行。

第二十六条　院长办公会议决议、决定的事项，由与会成员根据分工负责的原则予以落实。明确由科室（部门）负责的，由医院办公室传达和催办，并及时将执行情况报告主管院领导和院长。

第二十七条　院长办公会议的决议由医院办公室负责督办。对决议的办理情况，医院办公室应及时将信息反馈给主管院领导和院长。

第二十八条　在情况发生变化或执行决议过程中出现新问题，不适宜或不可能按原决议执行时，应由主管院领导提请院长办公会进行复议。紧急情况须临时调整原决议的，须由院长在征求有关院领导意见后进行调整，但应在下次院长办公会议上予以通报。

第七章　附　则

第二十九条　院长办公会会务工作由医院办公室负责，包括：

（一）收集会议议题，拟定议题次序，送主持人审定。

（二）拟发会议通知，督促协调有关部门准备好议题，整理准备会议有关材料。

（三）提前准备好会议室，安排专人做好会议记录；联络列席人员及时候会、与会和退会；散会后检查会议室并妥善处置遗漏的材料和物品。

（四）根据会议决定，撰拟会议纪要或文件，对有关事项进行协调、督办和情况反馈。

（五）做好会议记录的整理、会议材料的归档和保密工作。

（六）做好领导交办的其他会务工作。

第三十条　本会议制度和议事规则自发文之日起实施。

第三十一条　本会议制度和议事规则由医院办公室负责解释。

为促进医院领导班子成员之间建立良好的沟通协调机制，及时了解各方面的信息和情况，提升重要决策和重大工作推进的质量与效率，特制订本制度。

1. 日常工作开展及有关重要信息要经常沟通。党委书记和院长要结合医院重点工作推进和有关重要事项，每月沟通 2～3 次。领导班子每月召开 1 次通报会，听取班子成员工作开展有关情况汇报，沟通指导相关工作开展。班子成员之间，要经常相互通报工作，听取班子成员的意见建议，发挥集体智慧解决工作难题的重要作用，及时掌握各方面的信息和情况。

2. 重要问题及重要事项决策前要充分沟通。凡属医院"三重一大"工作的决策议题，在会议研究决策前，分管院领导要针对研究议题的涉及事项，与其他业务相关院领导进行充分的沟通，认真听取其建设性的意见建议。涉及医院长远发展及与职工权益紧密相关的研究议题，分管院领导要牵头召开相关业务部门参加的讨论会，充分听取各方意见建议。经过沟通，意见一致的议题，由分管院领导汇报党委书记或院长审批同意，方可上会研究。

3. 重点工作及重要决策事项执行要协同推进。医院重点工作及重要决策事项，涉及两个以上院领导协同完成的，须由牵头院领导协同业务相关院领导，研究提出推进落实的具体方案，明晰分工，把握重点、难点和工作推进节奏。适时碰头协调解决相关问题，确保工作任务高质量完成。如遇政策原因或当前难于解决的问题等因素影响工作推进，要及时向党委书记或院长汇报沟通。

4. 重大活动及紧急事项要随时沟通。医院重大活动或遇紧急事项，由党委书记、院长（或分管院领导）牵头，相关业务部门参与成立工作协调小组，研究制定工作方案和相关工作预案，报请党委书记或院长审核同意后，组织实施。牵头院领导要及时做好信息沟通、情况研判、协调落实等工作。

5. 班子成员之间要开展经常性的谈心交心。谈心交心要紧密结合思想工作、作风建设等实际，真心交流，坦诚心迹，达到互相理解、增进友谊的目的。党委书记和院长每半年要和班子成员谈心交心1次以上，班子成员之间相互谈心交心不少于1次。

6. 领导班子成员经常性沟通协调工作开展的有关情况，作为领导班子成员年终述职述廉的一项内容。

7. 医院领导班子成员沟通协调要建立台账，由院领导用专门笔记本记录何时何地与何人沟通及沟通效果，做好痕迹管理。

8. 本制度自印发之日起施行，本制度由党委办公室负责解释。

党委书记和院长沟通协调制度

　　为进一步推进全面从严治党，坚持和完善医院党委领导下的院长负责制，根据中共中央办公厅印发《关于加强公立医院党的建设工作的意见》及《医院章程》等文件要求，结合医院实际制定本制度。

　　一、健全完善医院党委书记和院长经常性沟通机制，是进一步落实党委领导下的院长负责制的具体措施，应坚持依法依纪依规的原则，贯彻执行《医院章程》《党委会议制度和议事规则》《院长办公会议制度和议事规则》等相关要求，按照"党委领导、院长负责、民主管理、科学决策"十六字方针，各司其职、各负其责、相互支持、相互配合。

　　二、书记和院长在制定和落实重大措施、颁布重要决定、制定重要政策和制度、部署重要工作时，应及时进行沟通，取得相互理解支持。

　　三、书记和院长须及时沟通事项：

　　1.贯彻落实全面从严治党，加强和改进高校思想政治工作，加强干部队伍建设重大事项，深化作风建设和党风廉政建设重要工作部署。

　　2.讨论医院重点工作任务的贯彻落实情况，指导检查督促重点工作任务。

　　3.制定和完善医院重大管理制度。

　　4.医院工作思路、事业发展规划、年度工作计划。

　　5.涉及医院"三重一大"事项的部署和督促检查。

　　6.干部人事任免、职工考核评优、职称晋升、工资晋级、目标绩效考核等。

　　7.重大敏感事件以及涉及医院安全稳定的重要事项等。

8. 书记和院长认为需要加强沟通的其他事项。

四、书记和院长之间采取定期和不定期两种方式进行经常性沟通。定期沟通每月 2～3 次，对涉及医院突发事件、重要工作部署、上级交办重要事项等随时会商沟通。

纪律检查委员会全体会议议事规则

第一章　总　则

第一条　为充分发挥医院纪律检查委员会（以下简称纪委）集体领导的作用，进一步完善医院纪律检查委员会全体会议（以下简称纪委全委会）议事制度，根据《中国共产党章程》《中国共产党党内监督条例（试行）》《中国共产党普通高等学校基层组织工作条例》等党内法规及相关规定，结合医院实际，制定本议事规则。

第二条　纪委全委会由全体医院纪委委员参加，是纪委的议事决策机构。

第三条　纪委全委会实行民主集中制，按照"集体领导、民主集中、个别酝酿、会议决定"的原则讨论决定重要事项。

第二章　议事范围

第四条　纪委全委会主要研究以下重要事项：

（一）学习传达党的路线、方针、政策以及校（院）党委、纪委有关会议和文件精神，研究制订贯彻实施意见和办法。

（二）选举纪委书记、副书记，报校（院）党委批准。

（三）讨论审议纪委工作报告。

（四）研究制订医院纪检监察工作制度、年度工作计划、工作总结，做出专项工作部署。

（五）讨论决定医院纪委的重要决议、决定，以及向医院党委、上级纪委和其他上级部门作出的重要请示、报告和答复。

（六）讨论决定有关重要信访举报、纪律审查及党员申诉情况的处理意见。

（七）讨论决定对有关党组织和党员处理、处分的意见。

（八）研究讨论医院党委要求纪委全委会提出意见的其他问题。

（九）须由纪委全委会讨论的其他事项。

第三章　会议制度

第五条　纪委全委会原则上每两个月召开 1 次，如遇特殊情况可临时召开。

第六条　纪委全委会议题征求医院纪委委员意见后，由纪委书记确定。

第七条　纪委全委会议题一般于会前三天送达纪委委员，会议材料原则上应提前发给纪委委员。

第八条　纪委全委会由纪委书记召集并主持，如纪委书记因故缺席，可委托副书记召集并主持。

第九条　纪委全委会须有半数以上委员出席方能召开。涉及表决事项时，须三分之二以上委员出席才能召开。委员因故缺席，须于会前向会议召集人请假。

第十条　根据会议议题需要，相关人员可列席会议，列席人员由纪委书记确定。

第十一条　纪委监察科应提前将会议时间、地点、内容通知应出席会议的人员，并负责做好会议记录，形成会议纪要。

第十二条　纪委全委会一事一议，由相关人员作出说明并提出具体意见建议，与会人员应充分发表意见。会议形成的决定或决议，须经应到会半数以上委员同意，方能通过。根据讨论的具体事项，表决可采取口头、举手、无记名投票等方式。

第十三条　纪委全委会与会人员应严格遵守保密纪律，对会议决定和讨论情况不得擅自发布和扩散。如有违反保密规定的，按照相关规定追究责任。

第十四条　纪委全委会实行回避制度。纪委全委会如有议题涉及纪委委员本人或其直系亲属的，该委员应当回避。

第四章　会议决定的执行和督办

第十五条　纪委委员须坚决执行纪委全委会作出的决定、决议。如遇新情况、新问题须变更、调整原决定或决议的，应根据决策程序经纪委书记同意后列入下次纪委全委会议题进行复议。

第十六条　对于突发事件和紧急情况需纪委全委会决策又无法立即召开纪委全委会讨论研究的情况，可由纪委书记授权纪委监察科处置，事后及时向纪委全委会报告。

第十七条　纪委全委会决定事项由纪委监察科负责组织实施和督办，办理情况应及时向纪委书记报告。

第十八条　纪委全委会决定的事项，须报请医院党委批准办理的，必须报医院党委批准后再行办理。

第五章　附　则

第十九条　纪委全委会的会务工作由纪委监察科负责。

第二十条　本议事规则由纪委全委会负责解释。

第二十一条　本议事规则自发布之日起施行。

·············· 仁和弘道　**138**

仁和弘道
——湖南中医药大学第一附属医院党建行政管理

职工代表大会制度

第一章　总　　则

第一条　建立健全职工代表大会制度是维护党的统一领导，保障与发挥职工代表大会在审议医院重大事项和决策的民主监督作用，维护职工合法权益，充分调动、发挥职工在国家建设和医院建设中的积极性和创造力的有力保障。根据《中华人民共和国工会法》和《中国工会章程》，结合医院实际情况特制定本制度。

第二条　医院实行职工代表大会制度与工会组织相结合的民主管理组织形式，院工会委员会是职工代表大会下设的常任办理工作的机构，负责职工代表大会休会期间的日常工作。

第三条　职工代表大会是医院实行民主管理的基本形式，是医院职工行使民主监督权力的机构，是院务公开的主要载体，是协调劳动关系的有效机制。

第四条　职工代表大会在党委的统一领导下，遵循党的路线，围绕党在每个时期的中心任务进行工作，贯彻执行党和国家的方针、政策，正确处理国家、集体和职工三者利益的关系，在法律法规的范围内行使职权。

第五条　职工代表大会尊重和支持院长行使职权，维护行政系统的集中领导和指挥，教育全院职工遵守医院的规章制度，以主人翁的责任感，努力完成医院各项任务。

第六条　职工代表大会的组织原则是民主集中制。

第七条 基本规则

（一）职工代表大会由职工代表组成，职工代表每届任期一般与同级工会委员会任期相同，每届三至五年。

（二）职工代表大会每年至少召开一次，必须有职工代表三分之二以上出席方为有效。

（三）职工代表大会闭会期间如遇重大事项或重要决策时，可召开临时会议。

（四）职工代表大会接受上级工会的指导和帮助。

第二章 职权

根据国家法律法规的规定，职工代表大会行使以下职权：

第八条 审议建议权：定期听取院长的工作报告和医院年度财务支出状况报告及职工代表大会代表提案处理情况报告，审议办院方针、医院长远规划、任期目标和年度计划，并提出意见和建议。

第九条 审议通过权：审议通过医院工作报告和院长提出的各级岗位责任制方案、绩效工资（劳务费）分配方案、奖惩办法、劳动保护措施及其他重大事项和重要的规章制度。

第十条 审议决定权：审议决定职工福利基金使用方案和其他有关职工生活福利的重大事项。

第十一条 评议监督权：评议、监督各级领导干部并提出奖惩和罢免的建议。

第三章 职工代表

第十二条 依法享有政治权利的本单位在职职工、合同制职工均可当选为职工代表；职工代表必须有较强的主人翁责任感，在群众中有较高的威信，有一定的参政议政能力。

第十三条 职工代表实行常任制。期满换届改选时可连选连任。代表的产生按有关细则实施，原则上以分工会成立代表团，由代表选举产生正、副团长。

第十四条　职工代表享有下列权利：

（一）有选举权、被选举权和表决权。

（二）有参加职工代表大会及其工作机构组织的各项活动和对行政领导干部评议、质询的权利。

（三）因参加职工代表大会组织的各项活动而占用的工作时间，有权按照正常出勤享受应得的工资和福利待遇。

第十五条　职工代表应履行下列义务：

（一）努力学习党的方针政策和国家的法律法规，不断提高政治觉悟、业务技术水平和管理能力。

（二）密切联系群众，代表职工合法权益，如实反映职工群众的意见和诉求，认真执行职工代表大会的各项决议，做好职工代表大会交待的各项工作。

（三）遵守国家法律、法规和医院规章制度，做好本职工作。

（四）本制度从发文之日起开始执行。

工会选举制度

1.工会各级领导机构，都由民主选举产生。

2.工会基层组织的会员大会或会员代表大会，一般每年召开一次。会员代表大会的代表实行常任制，任期三至五年。

3.工会会员大会或会员代表大会的职权是：

（1）审议和批准工会基层委员会的工作报告。

（2）审议和批准工会基层委员会的经费收支情况报告和经费审查委员会的工作报告。

（3）选举产生工会基层委员会和经费审查委员会。工会基层委员会和经费审查委员会每届任期三至五年。

4.工会基层委员会的委员，应在会员或会员代表充分酝酿协商的基础上选举产生。主席、副主席可以由会员大会或会员代表大会直接选举产生，也可以由工会基层委员会选举产生。工会基层委员会、常务委员会和主席、副主席以及经费审查委员会的选举结果，报上一级工会批准。

5.工会代表大会的代表和委员会的产生，要充分体现选举人的意志。候选人名单，要反复酝酿，充分讨论。选举采用无记名投票方式，可以直接采用候选人数多于应选人数的差额选举办法进行正式选举，也可以先采用差额选举办法进行预选，产生候选人名单，然后进行正式选举。任何组织和个人，不得以任何方式强迫选举人选举或不选举某个人。

6.建立女职工委员会，表达和维护女职工的合法权益。女职工委员会由同级工会委员会提名，在充分协调的基础上组成，在同级工会委员会领导下开展工作。

7. 成立或撤销工会组织，必须经会员大会或会员代表大会通过，并报上一级工会批准。其他组织和个人不得随意撤销工会组织，也不得把工会组织的机构撤销、合并或归属其他工作部门。

第四章　医院内部监管制度

仁和弘道

——湖南中医药大学第一附属医院党建行政管理

医院纪律检查委员会关于落实全面从严治党监督责任的实施办法（试行）

第一章 总 则

第一条 为深入贯彻落实党的十九大、十九届历次全会和习近平总书记关于党风廉政建设系列重要讲话精神，不断增强"四个意识"、坚定"四个自信"、做到"两个维护"，贯彻落实全面从严治党要求，不断加强医院纪委监督责任，为医院事业发展提供坚强保证，根据《中华人民共和国监察法》《中国共产党廉洁自律准则》《检察机关监督执法工作规定》等法律法规规定，以及中央和省委、校（院）等上级部门关于落实全面从严治党纪委监督责任的文件要求，结合医院实际，制定本办法。

第二条 全面构建责权明晰的责任分解体系、执行有力的责任落实机制、有责必究的责任追究链条，促进医院纪委认真履行职责，做到守土有责、守土负责、守土尽责。

第三条 坚持把聚焦中心任务和转职能、转方式、转作风，着力构建和完善党员领导干部不敢腐、不能腐、不想腐的长效机制作为落实纪委监督责任的重点，把强化检查考核、严格责任追究等作为推进"两个责任"落实的重要保障措施，推动党风廉政建设和反腐败斗争深入开展，持续保持惩治腐败高压态势，不断巩固反腐败斗争压倒性胜利成果，为医院进一步稳定、健康、高质量内涵发展确保正确方向和提供坚强保障。

第四条 自觉接受校（院）纪委、医院党委的领导和监督，严格管理、严明纪律，全面履行好监督执纪问责职能，严禁出现以案谋私、跑风漏气等行为，坚决防止"灯下黑"。

第二章 纪委监督责任内容

第五条 医院纪委协助党委落实全面从严治党主体责任，履行监督责任，应当将政治监督摆在首位。

主要包括：

（一）严明政治纪律和政治规矩。全面准确把握"两个维护"的重大意义、政治内涵和实践要求，提高政治站位，站稳政治立场，查找政治偏差，强化政治担当，增强拥护核心、跟随核心、捍卫核心的思想自觉、政治自觉、行动自觉，切实维护党的团结统一。

（二）加强对同级党委的监督，不断强化组织权力运行管理和议事规则，"三重一大"议事规则监督检查，坚决纠正和严肃查处违反民主集中制的问题。

（三）加强对医院党委的路线方针政策、决议决定贯彻落实情况的监督检查。

（四）加强对党内政治生活的监督检查，适时抽查各支部落实"三会一课"情况，坚决纠正党内政治生活不严肃、不经常、不规范问题。

（五）加强上级部门对医院巡视巡察、主题教育活动的各项整改措施落实情况的监督检查，确保各项工作落地见效。

（六）坚决查处案件查办过程中违反政治纪律和政治规矩的行为，树立政治监督意识。

第六条 医院纪委协助党委落实全面从严治党主体责任，切实履行监督执纪问责职责。

主要包括：

（一）强化制度建设。构建系统化廉政风险防控制度体系，堵塞监管漏洞、完善内控机制，一体推进不敢腐、不能腐、不想腐体制建设。

（二）突出监督重点。紧盯重大工程、重点领域、关键岗位，加强对权力集中、资金密集、资源富集的职能部门，对容易出现的贪污贿赂、滥用职权、玩忽职守、徇私舞弊等职务违法和职务犯罪等情况进行监督，坚决防范各种利益集团拉拢腐蚀医院干部职工。

（三）抓好日常监督。综合运用督查督办、专项检查、专项整治、列席会议、调查核实、情况通报等监督方式，把好"关键少数"、关键岗位、关键人员关，围绕权力运行的各个环节，抓好经常，融入日常。

（四）抓好重点岗位、重点事项的监督。加强对党员干部，特别是关键岗位、重要人员履职和用权情况监督；加强对干部选拔任用、人才引进、基建维修工程、物资设备和药品耗材招标等重点领域、重大事项、关键环节的监督，强化制度的执行力。

（五）建立监督协同机制，加强与审计科、医务部、疫情防控工作领导小组等部门监督联动，对科室资金的分配使用、医疗行风、疫情防控等重点领域开展联合监督，对相关部门移交的问题线索优先办理。

（六）开展作风督查。聚焦空泛表态、应景造势、敷衍塞责、出工不出力等形式主义、官僚主义问题，加强对中央八项规定精神和省、校（院）等上级部门有关规定贯彻执行情况的监督检查，持之以恒纠"四风"，推动政治监督落细落小。

（七）严肃查办案件。落实查办案件以上级纪委为主的要求，实行线索处置和案件查办在向医院党委报告的同时必须向上级纪委报告的制度。严格审查和处置党员干部违反党纪政纪、涉嫌违法的行为，严肃查办发生在重点岗位、关键环节和群众身边的违规违纪违法行为。积极开展容错纠错核查，精准运用监督执纪"四种形态"。

（八）开展警示教育。开展经常性的理想信念、宗旨意识、廉洁自律和警示教育，促进党员干部廉洁从医从业。对党员干部作风、纪律上的问题早发现、早提醒、早纠正、早查处，对苗头性问题及时约谈、函询，加大诚勉谈话力度，防止小问题演变成大问题。

（九）建设廉政文化。广泛开展廉政文化创建活动，将医院廉政文化与中医药文化、医院文化相结合，切实融入反腐倡廉建设的全过程，大力营造崇尚廉洁的工作氛围，不断提高干部职工的思想道德修养和廉洁从业、廉洁从医的意识。

（十）加强自身建设。按照转职能、转方式、转作风的要求，明确纪委职责定位，聚焦主责主业，优化内部机构设置，把更多力量放到监督执纪主业上，形成新机制。改进工作作风和工作方式方法，健全完善监督执纪相关配套制度，加强自我监督。

第三章　责任落实

第七条　医院纪委书记是纪委履行监督责任的第一责任人；纪委书记对落实监督责任工作负总责，负责领导、组织和协调工作。重大事项由纪委全委会集体决策。要持续强化监督执纪问责职能，坚决惩治腐败；要管好自己、亲属和身边人员，抓好队伍建设。

第八条　医院纪委班子其他成员协助做好分管范围内的党风廉政建设和反腐败工作。加强工作研究部署和检查指导，加强自身廉洁自律和对党员干部的管理教育。班子成员之间要加强协调配合，形成监督、执纪、问责的合力。

第九条　各党支部纪检委员要自觉维护党的章程和其他党内法规，明确职责定位，积极协助做好本支部党风廉政建设和反腐败工作，定期和不定期向医院纪委汇报和反映本支部党纪情况，重大问题及时向医院纪委汇报。

第十条　明确院领导班子成员、各党支部书记、科主任党风廉政建设责任分工，监督各个党支部和职能、临床科室层层落实责任体系和"一岗双责"要求，促进履行党风廉政建设责任落实。

第四章　保障机制

第十一条　落实报告制度。医院纪委每半年向医院党委和校（院）纪委报告履行监督责任情况；各支部、各科室（部门）每年向医院纪委报告上一年度履行党风廉政建设责任制情况。

第十二条　坚持述责述廉制度。医院党委、纪委和领导班子成员，各支部、各科室（部门）负责人结合年度工作考核和责任制考核，围绕履行党风廉政建设职责、作风建设、个人有关事项和廉洁从政情况等方面内容，撰写述责述廉年度报告，并在一定范围内接受测评。

第十三条　坚持列席会议制度。持续坚持医院纪委监察科负责人列席党委会、院长办公会制度，使纪检监察部门能够全面了解医院党委、行政的整体工作思路和要求，为增强党内监督和行政监察力度提供有力保障。

第十四条　实行廉政谈话、约谈制度。按照党风廉政建设责任制要求，责任人与责任对象每年廉政谈话不少于一次，把廉政谈话作为党风廉政建设责任制检查考核、述职述廉、任职前教育的重要内容和必经程序，提醒督促履行好党风廉政建设"一岗双责"；对发现问题较多、群众反映较多以及在党风廉政建设责任制考核中民主测评满意度较低的支部、科室（部门），由医院纪委负责约谈相关党员干部，听取党风廉政建设工作和个人廉洁自律情况汇报，解决苗头性、倾向性问题。

第十五条　强化检查考核。党风廉政建设责任制考核分年度考核和专题考核两种。年度考核时，支部班子及成员、各科室（部门）负责人把职责范围内开展党风廉政建设情况和个人廉洁自律情况写入年度总结，与履行岗位职责情况一并述职、一并接受评议。持续完善中层干部廉政档案建设，做到真管真严、敢管敢严、长管长严。

第十六条　加强巡查监督。加强巡查工作的组织领导，扩大巡视范围，强化问题导向，将党风廉政建设主体责任、监督责任落实情况纳入常规巡查监督内容，着力发现问题，注重成果运用，形成有力震慑。针对党风廉政建设主体责任和监督责任落实不力、群众反映问题比较集中、作风和腐败问题比较突出的科室（部门），开展专项巡查。

第十七条　严格责任追究。健全党风廉政建设检查监督和倒查追究机制。实行"一案双查"制度，在查办违规违纪违法案件、追究当事人责任的同时，要倒查追究相关负责人在履行党风廉政建设责任制方面的责任，做到有错必究、有责必问。

第五章　附　则

第十八条　本实施办法由医院纪委监察科负责解释。

第十九条　本办法自发布之日起施行。

第一章 总 则

第一条 为进一步落实、落细纪检监察部门监督责任，深入推进转职能、转作风、转方式，规范日常监督工作，提升监督实效，确保各项重大决策部署落实，有力促进医院各项工作开展，根据《中国共产党党内监督条例》《中华人民共和国监察法》和相关政策法规，结合医院实际，制定本办法。

第二条 本办法所称的日常监督，指纪检监察部门对廉政风险较高的全院性工作事项以及事关职工切身利益的重大事项（以下统称"工作事项"），以纪律规矩为准绳进行党风廉政和履职用权方面的监督检查。

工作事项具体指：医院重大事项决策、干部选拔任用、公开招聘、招标采购、工程建设、招生考录、药品准入等涉及"人、财、物"管理的全院性"三重一大"事项以及职称评聘、绩效分配、评先评优等事关职工切身利益的重大事项，不包括各临床、职能科室的业务开展及内部管理事项。

第三条 医院纪检监察部门日常监督工作实行以下三种监督：对主责科室落实首次监督责任的再监督，对主责科室主体责任履行情况的监督，对主责科室工作人员遵纪守规的监督。

主责科室要自觉履行"一岗双责"，贯彻落实党风廉政和纪律规矩的要求，工作事项要责任清晰，在程序上安排自我监督手段，认真进行首次监督。

纪检监察部门要提高精准发现和处置问题的能力，做到关口前移，在工作事项决策前主动介入，对决策中的关键环节和关键人物实行重点监督。纪检监察人员对工作事项进行监督时，不作为工作人员承担业务研讨、价格谈判、合同签订、项目验收、组织协调等具体工作任务。

第二章　监督方式

第四条　医院纪检监察部门进行日常监督可采取现场巡察、列席会议等监督手段和查阅会议记录、文件资料以及询问谈话等检查手段，实事求是提出监督检查意见或建议。主要程序和方式有：监督备案报告制、现场督查制、参加或列席会议制、例行抽查制、专项检查制、廉政考察制等。

第五条　监督备案报告制。本办法第二条规定的工作事项，主责科室需要纪检监察部门进行监督的，在决策或决定前三个（含三个）以上工作日，填写《医院监督事项报备表》向监察科报备。纪检监察部门按规定建立工作事项监督台账，视情况决定监督方式。

第六条　现场督查制。纪检监察部门根据工作需要对报备的工作事项委派专人进行现场督查，主要检查主责科室工作事项在工作程序、纪律规矩和廉洁从政等方面的执行情况。人事招聘、职称评定、评先评优、招生考录、药品准入评审、标的50万元（含）以上项目招标采购等重大事项，原则上需要到现场进行督查。

纪检监察部门现场监督时，发现问题应及时提出并要求纠正。现场监督时相关文件材料需要签字的，监督检查人员根据规定签字，但不对该工作事项的结果和后果承担责任，只对监督情况负责。现场监督结束后，监督检查人员应填写《医院工作事项监督检查情况表》并留档备查。

对纪检监察部门未进行现场监督的工作事项，主责部门或科室应做好首次监督工作，保存必要的工作记录和资料备查。

第七条　参加或列席会议制。纪检监察部门针对某主要问题，根据需要可委派专人参加或列席党委会、院长办公会或其他专题会议。

纪检监察部门委派参加或列席会议的监督人员有监督权和建议权，不具有表决权。

第八条　例行抽查制。纪检监察部门定期或不定期对工作事项的决策、执行情况进行抽查。

例行性抽查应进行登记，填写《医院工作事项监督检查情况表》，抽查结果向被抽查部门或科室反馈，并下达《医院监督建议书》。

第九条　专项检查制。纪检监察部门根据上级部署或工作需要，针对党风廉政建设存在的突出问题组织进行专项检查或专项治理。必要时，整合财务、审计等专业力量，组成专项检查小组，对经济管理活动开展监督检查。

专项检查应制订方案，检查结束后应及时撰写专项检查情况报告或总结。检查结果视情况个别反馈或集中公布。

第十条　廉政考察制。医院纪委对干部选拔任用实行廉政考察，对拟提拔干部出具廉政鉴定意见。

廉政鉴定意见应实事求是反映廉政考察结果、问题核查结论与平时廉政档案记录情况。廉政考察可与干部综合考察统一进行，也可单独进行。对有问题反映的，应当按规定进行核实。

第三章　纪律要求和责任追究

第十一条　医院各部门或科室应牢固树立监督和被监督意识，按规定履行党风廉政建设主体责任和监督责任，自觉接受组织和群众的监督。

第十二条　纪检监察部门进行监督检查时，主责科室和相关科室应提供真实、完整的工作事项资料和情况，不得阻挠、干预、隐瞒、歪曲或推诿以及提供虚假材料和情况。发现此类问题时，监督检查人员应提出严肃批评并要求纠正，并视情况追究相关责任人责任。

第十三条　对监督检查发现的问题，监督检查人员除及时提出整改意见和建议要求纠正与整改外，应如实向医院纪委汇报、反映，情节严重的违纪违规问题依纪依规追究责任。对履行主体责任和监督责任不力，造成不良影响或严重后果的、拒绝接受或对抗监督检查的情况，按照党纪条规追究相关责任人责任。对须追加纪律责任的问题，监督检查人员应将相关的材料收集后交医院纪委。

第十四条　纪检监察部门及其工作人员对相关事项进行监督时，应立足职责，敢于斗争，理直气壮履职，扎实认真履责，不得缺位、越位、错位；严格遵守廉洁自律相关规定，不得利用职权打招呼，不得通风报信、泄露信息等。

对监督检查人员出现不履责、履责不力或错误履责等问题，主责科室（部门）应及时向本人提出，或向医院纪检监察部门负责人反映。纪检监察干部履行监督责任不力、造成不良影响或严重后果的，视情节追究相关责任人责任。

第四章　附　则

第十五条　本办法由医院纪委负责解释。

第十六条　本办法自发布之日起施行。此前发布的文件与本文件不一致的，以本文件为准。

党员干部谈话函询实施细则

第一章　总　则

第一条　为深入贯彻落实全面从严治党要求，夯实"两个责任"，坚持关口前移、抓早抓小，切实运用好监督执纪第一种形态，使谈话函询制度化、常态化，依据《中国共产党章程》《中国共产党问责条例》《中国共产党党内监督条例》《中国共产党纪律检查机关监督执纪工作规则（试行）》等规定，结合医院实际，制定本实施细则。

第二条　谈话函询工作在医院党委的领导下，按照党风廉政建设职责分工，由各责任主体组织实施。

第三条　对党员干部进行谈话函询，应当坚持从严要求，把纪律和规矩挺在前面，抓早抓小、防微杜渐；坚持关心爱护干部，注重平时教育提醒，促进干部健康成长。

第二章　谈　话

第四条　本实施细则所指的谈话主要包括例行廉政谈话、任前廉政谈话、提醒谈话、约谈、诫勉谈话。

第五条　例行廉政谈话是对党员干部不定期开展的廉政谈话。例行廉政谈话一般在年初工作部署、领导班子民主生活会（组织生活会）、定期听取工作汇报、年终考核以及其他需要廉政谈话的情况下开展，每年不少于一次。

（一）谈话人和谈话对象

医院党委书记对医院领导班子成员、党支部书记谈话；医院领导班子成员对联系党支部及分管科室主要负责人谈话；党支部书记对支部党员谈话。

（二）谈话主要内容

1. 督查谈话对象履行党风廉政建设主体责任，抓好作风建设、廉洁从政等方面规定的执行。

2. 督促谈话对象认真遵守廉洁自律各项规定，起好表率带头作用。

3. 听取谈话对象对加强党风廉政建设工作的意见和建议。

（三）谈话方式

集体谈话或个别谈话。

第六条　任前廉政谈话是对新提拔任用及轮岗交流的科级干部，开展任职前廉政教育的谈话。任前廉政谈话一般在党委会研究决定后，新任命干部正式上岗前开展。

（一）谈话人和谈话对象

医院党委书记、院长、纪委书记对医院新提拔任用的干部谈话。

（二）谈话主要内容

1. 对谈话对象进行廉洁从业和廉洁自律的教育，明确谈话对象的党风廉政建设责任。

2. 结合新任干部的岗位职责和工作性质，有针对性地指出其廉政风险点，提出要求和希望。

（三）谈话方式

集体谈话或个别谈话。

第七条　提醒谈话是指对单位或群众有反映，存在苗头性、倾向性问题的党员干部开展的谈心谈话。

（一）谈话人和谈话对象

1. 涉及干部日常管理监督或党内集中教育活动、年度考核、作风及思想等方面苗头性、倾向性问题的，由医院党政主要负责人、班子成员根据"一岗双责"要求，进行谈心交心等工作。

2. 涉及轻微违纪问题的，由医院党委书记主谈，纪委书记参加。

3. 与各党支部（科室）主要负责人谈话，由党委书记或党委书记委托分管院领导主谈，纪委书记参加。

（二）谈话主要内容

1. 转达群众反映，了解核实情况，及时提醒谈话对象注意言行，对谈话对象提出要求和希望。

2. 针对群众所反映的问题，要求谈话对象作出实事求是的说明，或要求谈话对象本人写出书面说明材料。

（三）谈话方式

一般采取个别谈话。

第八条 约谈是指医院领导班子其他成员、各支部、各科室履行党风廉政建设主体责任不力，由党委、纪委实施的廉政谈话。

（一）有下列情形之一的，应当进行约谈：

1. 对医院党委、纪委部署的党风廉政建设和反腐败工作不及时传达、不及时安排部署、不及时督促落实的。

2. 对党风廉政建设工作领导不力、不敢抓不敢管，导致组织涣散、纪律松弛、"四风"问题突出的。

3. 对医院党委、纪委的有关规定置若罔闻、我行我素，发生顶风违纪问题的。

4. 本支部、科室的党员、干部、职工发生严重违纪违法案件的。

5. 对发现的重大腐败问题不制止、不报告的。

6. 其他涉及党风廉政建设和反腐败工作需要进行约谈的。

（二）谈话人和谈话对象

由医院党委书记、纪委书记对医院领导班子其他成员及各支部、各科室主要负责人、支部纪检委员谈话。对各支部、各科室主要负责人及支部纪检委员谈话时，分管院领导及联系的纪委委员参加。

（三）约谈主要内容

根据掌握的党风廉政建设情况，指出约谈对象在履行主体责任，执行作风建设、廉洁从业等方面存在的问题，提出具体要求和改进措施，要求其作出明确承诺，抓好落实。

1. 对医院领导班子其他成员的约谈，侧重于听取其履行党风廉政建设主体责任情况。

2. 对党支部书记、科室主要负责人的约谈，侧重于听取其履行党风廉政建设主体责任"第一责任人"的责任情况。

3. 对支部纪检委员的约谈，侧重于听取其履行监督责任情况。

4. 责成约谈对象就有关问题进行整改，并在规定的时限内报告整改情况。

（四）约谈方式

集体谈话或个别谈话。

第九条　诚勉谈话是指对群众反映大、造成不良影响的，或虽构成违纪但根据有关规定免予党纪政纪处分的党员干部进行的谈话、诚勉教育。

（一）有下列情形之一的，给予诚勉谈话：

1. 不能严格遵守党的政治纪律，贯彻落实党的路线方针政策和上级党组织决议、决定以及工作部署不力的。

2. 不认真执行民主集中制和各项规章制度，作风专断，或者内部闹无原则纠纷，工作效率低下，组织纪律松散，直接影响工作的。

3. 不认真履行职责，给工作造成一定损失，或者履职不当，造成不良影响的。

4. 搞华而不实和脱离实际的"形象工程""政绩工程"，铺张浪费，造成不良影响的。

5. 不严格执行廉洁自律规定，思想意识、道德品质等方面存在问题，以权谋私，群众反映较大的。

6.其他未能严格执行党的纪律以及国家法规政策需要进行诚勉谈话的。

（二）谈话人和谈话对象

谈话对象为各支部（科室）主要负责人的，一般由医院党委书记、纪委书记对其进行诚勉谈话；谈话对象为科室副职或普通党员干部的，一般由分管院领导、所在党支部书记对其进行诚勉谈话，诚勉谈话由监察科或党委办公室、组织与人力资源部组织实施并派人参加。

（三）谈话内容

1.向谈话对象说明诚勉的事由，听取其就反映或存在的问题作出解释和说明，提出有针对性的要求。

2.谈话对象要认真对待、如实回答、仔细整改，并在规定的时间内提交书面检查和整改材料。

（四）谈话方式：一般采取个别谈话。

第三章　函　询

第十条　针对信访、举报及其他途径反映党员干部政治思想、履行职责、工作作风、勤政廉政等方面的问题线索，除进行调查核实、谈话或委托谈话了解外，需要采取函询的，由医院纪委发书面函给函询对象进行了解，并抄送函询对象所在党支部书记。函询对象为支部或科室主要负责人的，应当抄送其分管（联系）院领导。

第十一条　函询工作按照中共湖南省纪委《关于对反映党员领导干部问题线索进行谈话函询的实施办法》等有关规定的要求和程序进行。

第四章　实施要求

第十二条　实施或参与谈话的人员应遵循教育为主、预防为先、实事求是的原则。

第十三条　谈话函询由监察科填写《谈话函询情况登记表》，谈话人负责做好谈话记录，并根据要求及时填入《履责纪实手册》。同时，诫勉谈话应当制作《诫勉谈话呈批表》及谈话笔录；进行函询应当形成完整的书面材料。

第十四条　党员干部接受谈话函询，必须认真对待；对需要回答或回复的问题，必须如实回答，不得隐瞒、编造、歪曲事实和回避问题；对反映问题的人员不得追查，更不得打击报复。对违反者，将根据情节从重处理。

第十五条　有关工作人员和谈话对象对谈话、函询内容应当保密，对失密、泄密者，按照有关规定严肃处理。

第十六条　谈话函询材料应当存入个人廉政档案，诫勉谈话情况同时存入个人档案，并作为干部考核、任免、奖惩的重要依据。

第五章　附　则

第十七条　本实施细则如有与上级有关规定相悖的条款，按上级有关规定执行。

第十八条　本细则适用于医院党委、纪委管理监督范围的党组织和党员干部。非中共党员干部参照执行。

第十九条　本细则由医院纪委负责解释。

第二十条　本细则自公布之日起施行。

行风建设奖惩办法

第一章　总　　则

第一条　为进一步规范工作人员从业行为、加强行风建设、严肃行业纪律，进一步提高工作人员的职业道德，依据《医疗机构从业人员行为规范》《关于进一步加强卫生计生行风建设的实施意见》《加强医疗卫生行风建设"九不准"》《关于建立健全高校师德建设长效机制的意见》《事业单位工作人员处分暂行规定》等法规制度，结合本医院实际，制定本办法。

第二条　基本原则

（一）奖励要严格标准，民主公开，树立典型；采取以精神奖励为主，精神奖励与物质奖励相结合的方法。

（二）惩处要依据事实，惩戒恰当，惩前毖后；有错必纠，执纪必严，坚持纪律面前人人平等。

第三条　坚持"管行业必须管行风"和"谁主管谁负责"的原则，按照"一岗双责"的要求，各科室主要负责人要担负起本科室行风建设工作"第一责任人"的责任；分管领导要担负起职责范围内行风建设工作的领导责任。

第四条　将行业作风、医德医风、师德师风奖惩情况纳入年度考评、绩效考核、医德考评和医师教师定期考核当中，作为职称晋升、评先评优、干部选拔任用的重要依据。

第五条　本办法适用于医院全体工作人员，包括在职在编人员、合同聘用人员、退休返聘人员、实习进修住培人员和外包服务人员。

第二章　奖　励

第六条　收到服务对象及其亲友赠送的锦旗、牌匾、公开表扬信、感谢信由科室进行统一登记，医院不再给予相应奖励。

第七条　对于难以拒绝的"红包礼金"，住院部医务人员在规定时间内直接冲抵住院患者医疗费；门诊医务人员则上交门诊部。

第八条　在行业作风、医德医风、师德师风方面表现突出，具有示范引领作用，有下列情形之一的，由医院党委研究，给予表彰和奖励。

（一）坚持优质服务，以病人为中心，大力弘扬敬佑生命、救死扶伤、甘于奉献、大爱无疆精神，在群众中影响广泛。

（二）在工作中，顾全大局，能正确应对复杂事件，及时采取有效措施化解矛盾，使重大事件得到妥善处理。

（三）敢于同违纪违法行为做斗争，维护医院正常工作秩序，事迹突出。

（四）在改善服务或管理方面献计献策且被采纳，成效显著，贡献突出。

（五）其他在行业作风、医德医风、师德师风方面表现特别突出，被新闻媒体作为典型宣传。

第三章　处　罚

第九条　全体工作人员必须严格遵守《医疗机构从业人员行为规范》，对违反从业人员行为规范，情节较轻的，给予批评教育、通报批评、诚勉谈话、取消当年评先评优资格等惩罚；情节较重的，给予低聘、缓聘、解职待聘、解聘等处理，该年度考核评定为"基本称职""不称职"；构成违纪需要追究党纪、政纪责任的，由医院纪检监察部门按照党纪、政纪案件的调查处理程序办理；需要给予行政处罚的，上报有关卫生行政部门依法给予相应处罚；情节严重涉嫌犯罪的，移送司法机关依法处理。

第十条　全体工作人员必须严格遵守医疗卫生行风建设"九不准"，对违反"九不准"，情节较轻的，给予批评教育、通报批评、诚勉谈话、取消当年评先评优资格等处罚；情节较重的，给予暂停处方权、低聘、缓聘、解职待聘、解聘等处罚，该年度考核评定为"基本称职""不称职"；情节严重构成违纪需要追究党纪、政纪责任的，由医院纪检监察部门按照党纪、政纪案件的调查处理程序办理；需要给予行政处罚的，上报有关卫生行政部门依法给予吊销《医师执业证书》等处罚；涉嫌犯罪的，移送司法机关依法处理。

第十一条　严禁违规收受"红包礼金"，对于当时难以拒绝的，应及时报告，在 24 小时内用于冲抵患者医疗费并出具收据；或在 24 小时之内上交组织，不准随意自行处理。对违规收受"红包礼金"，情节较轻的，给予批评教育、通报批评、诫勉谈话、取消当年评先评优资格等处罚；情节较重的，给予暂停处方权、低聘、缓聘、解职待聘、解聘等处罚，该年度考核评定为"基本称职""不称职"；情节严重构成违纪需要追究党纪、政纪责任的，由医院纪检监察部门按照党纪、政纪案件的调查处理程序办理。违规收受的"红包礼金"一律予以收缴。

第十二条　严禁在药品耗材购销、设备器械购置及其他各项业务活动中收受和索取各种形式的"回扣""提成"。对收受和索取"回扣""提成"，情节较轻的，给予批评教育、通报批评、诫勉谈话、取消当年评先评优资格等处罚；情节较重的，给予暂停处方权、低聘、缓聘、解职待聘、解聘等处罚，该年度考核评定为"基本称职""不称职"；情节严重构成违纪需要追究党纪、政纪责任的，由医院纪检监察部门按照党纪、政纪案件的调查处理程序办理；需要给予行政处罚的，上报有关卫生行政部门依法给予吊销《医师执业证书》等处罚；涉嫌犯罪的，移送司法机关依法处理。违规收受的"回扣""提成"一律予以收缴。

第十三条　严格遵守国家关于接受社会捐赠资助管理有关规定，接受社会捐赠资助必须以医院名义进行，捐赠资助财物必须由医院财务统一管理。严禁科室和个人直接接受捐赠资助，严禁将接受捐赠资助与采购商品（服务）挂钩，严禁将捐赠资助资金用于发放职工福利，严禁接受企业捐赠资助出国

（境）旅游或者变相旅游。违规接受社会捐赠资助的，对违规科室给予通报批评，取消当年评先评优资格；对违规个人和科室主要负责人，情节较轻的，给予批评教育、通报批评、诫勉谈话、取消当年评先评优资格等处罚；情节较重的，给予暂停处方权、低聘、缓聘、解职待聘、解聘等处罚，该年度考核评定为"基本称职""不称职"；情节严重构成违纪需要追究党纪、政纪责任的，由医院纪检监察部门按照党纪、政纪案件的调查处理程序办理；需要给予行政处罚的，上报有关卫生行政部门依法给予吊销《医师执业证书》等处罚。

第十四条　严禁医务人员有偿介绍病人到外院做本院已开展的检查和治疗项目；严禁以牟取私利为目的，要求病人到指定地点购买药品、耗材、医疗器械和转诊本院诊治范围的病人。对有偿转诊转治病人的行为，情节较轻的，给予批评教育、通报批评、诫勉谈话、取消当年评先评优资格等处罚；情节较重的，给予暂停处方权、低聘、缓聘、解职待聘、解聘等处罚，该年度考核评定为"基本称职""不称职"；情节严重构成违纪需要追究党纪、政纪责任的，由医院纪检监察部门按照党纪、政纪案件的调查处理程序办理；需要给予行政处罚的，上报有关卫生行政部门依法给予吊销《医师执业证书》等处罚。

第十五条　严禁采取伪造医疗文书、出具虚假和结算票据、挂床住院、分解住院、串换诊疗项目和药品等手段套取骗取新农合、医保基金。违规套取骗取新农合、医保基金的，对违规科室给予警告、通报批评，责令退赔违规资金，取消当年评先评优资格；对违规个人和科室主要负责人，情节较轻的，给予批评教育、通报批评、诫勉谈话、取消当年评先评优资格等处罚；情节较重的，给予暂停处方权、低聘、缓聘、解职待聘、解聘等处罚，该年度考核评定为"基本称职""不称职"；情节严重构成违纪需要追究党纪、政纪责任的，由医院纪检监察部门按照党纪、政纪案件的调查处理程序办理；需要给予行政处罚的，上报有关卫生行政部门依法给予吊销《医师执业证书》等处罚；涉嫌犯罪的，移送司法机关依法处理。

第十六条　与教学工作相关的人员应严格遵守高校教师职业道德，不得损害学生、学校和医院的合法权益；严禁在教学活动中有违背党的路线方针政策的言行；严禁在科研工作中弄虚作假、抄袭剽窃、篡改侵吞他人学术成果、违规使用科研经费以及滥用学术资源和学术影响；严禁在招生、考试、学生推优、保研等工作中徇私舞弊；严禁索要或收受学生及其亲友的礼品、礼金等财物；严禁对学生实施性骚扰或与学生发生不正当关系。对师德失范、学术不端的，视情节轻重，给予批评教育、通报批评、诚勉谈话、取消当年评先评优资格等处罚，该年度考核评定为"基本称职""不称职"；构成违纪需要追究党纪、政纪责任的，由医院纪检监察部门按照党纪政、纪案件的调查处理程序办理；需要给予行政处罚的，上报有关教育行政部门依法给予撤销《教师资格证书》等处罚；涉嫌犯罪的，移送司法机关依法处理。

第十七条　严格落实医药购销不良记录制度，建立廉洁经营黑名单制度。对有商业贿赂等不良记录的医药企业，按规定终止该企业所有产品中标（成交）或配送资格，2年整改期内不得购买其产品；对采取不正当手段参与竞争或者贿赂本院工作人员的其他企业，取消该企业3年内参与医院项目的投标资格。

第四章　监督检查

第十八条　行风办负责对医师、护士、药学技术人员、医技人员的行业作风及医德医风进行日常监督检查，加强对上述人员医德医风考评工作；负责对在行业作风、医德医风方面表现突出的上述人员进行奖励和表彰。

第十九条　教务与学生工作部负责对教学人员师德师风进行日常监督检查，加强师德师风考评工作；负责对在师德师风方面表现突出的教学人员进行奖励和表彰。

第二十条　监察科负责对管理人员及物资、设备、财务、基建等其他部门的工作人员行业作风及行为规范的日常监督检查；负责对在行业作风方面表现突出的上述人员进行奖励和表彰。

第二十一条　医院纪委监察科按照"三转"工作要求，强化监督办案问责，负责受理违纪违规行为的举报，以零容忍的态度严肃查处违反本办法的行风案件。

第五章　附　则

第二十二条　本办法如有与上级有关规定相悖的条款，按上级有关规定执行。

第二十三条　本办法由医院行风办负责解释。

第二十四条　本办法自公布之日起实行。此前医院发布的有关行业作风、医德医风、师德师风建设的规定，凡与本办法不一致的，按本办法执行。

推行容错纠错机制、激励干部担当作为的实施办法（试行）

第一章　总　则

第一条　为充分调动全院干部职工干事创业的积极性和主动性，营造锐意改革、勇于创新、敢于担当、合理容错的良好环境，根据省委办公厅印发的《关于建立容错纠错机制激励干部担当作为的办法（试行）》精神，结合本院工作实际，制定本办法。

第二条　本办法所称的容错纠错，是指按照法律法规和职责权限，对当事人在改革创新、干事创业、先行先试中出现的偏差失误乃至错误，凡符合本办法规定情形和条件的，医院党委、纪委监察、组织与人力资源部等对其不作负面评价，依规依纪依法从轻、减轻处理或者免予责任追究，并督促当事人及时整改和纠错纠偏。

第三条　容错纠错应当严格遵循和深入贯彻习近平总书记"三个区分开来"重要要求，坚持把干部在推进改革中因缺乏经验、先行先试出现的失误错误，同明知故犯的违纪违法行为区分开来；把尚无明确限制的探索性试验中的失误错误，同明令禁止后依然我行我素的违纪违法行为区分开来；把为推动发展的无意过失，同牟取私利的违纪违法行为区分开来。

第四条　本办法适用于医院全体干部职工。

第五条　容错纠错在医院党委领导下，主要由医院纪委监察或组织与人力资源部组织实施。

第六条　容错纠错应当坚持以下原则：

（一）支持实干、激励创新。树立保护改革者、支持担当者的鲜明导向，鼓励创造性贯彻落实中央、省委、大学党委等上级主管部门和医院党委的重大决策部署，让干部职工卸下思想包袱、放开手脚干事创业，努力形成鼓励创新、宽容失误的良好氛围。

（二）实事求是、客观公正。坚持历史辩证地看待和处理改革发展不同时期、不同条件下出现的不同问题，综合考虑问题发生的主观动机、客观条件、程序方法、问题性质、后果影响、处置行为等情况，认真甄别、准确研判、妥善处置。

（三）精准问责、严守底线。坚持严肃、规范、精准、慎重追责问责，不搞层层加码和附加，不人为扩大追责人数，原则上不越级追责问责。严守党纪国法底线红线，杜绝保护变庇护、宽容变纵容。

（四）有错必纠、容纠并举。对苗头性、倾向性问题，早发现早纠正。对失误和错误造成损失或者影响的，及时采取补救措施消除影响、挽回损失。帮助干部职工认真查找原因、深刻汲取教训、制定改进措施，防止重复犯错。

第二章　容错适用范围和程序

第七条　容错应当科学把握以下情形：

（一）看主观动机，是出于公心还是牟取私利。

（二）看客观条件，是因不可抗力、客观条件不具备、上级政策调整、历史遗留问题等客观原因而造成的失误和错误，还是主观故意、失职渎职的原因。

（三）看程序方法，是严格执行"三重一大"决策制度等程序民主决策、严格遵守请示报告制度，还是个人专断、一意孤行、隐瞒不报、谎报或者拖延报告。

（四）看问题性质，是探索创新中的失误和错误，还是有令不行、有禁不止、违纪违法。

（五）看后果影响，是因失误和错误造成一定程度的损失和不良影响，还是因岗位职责履行不到位造成重大事故、重大损失和恶劣影响。

（六）看处置行为，是主动止损还是消极应对。

第八条　有下列情形之一的，可以申请容错：

（一）在落实医院党委决策部署中，出现工作失误和偏差，但经过民主决策程序，没有为个人、他人牟取私利或为单位牟取不正当利益。

（二）在推进改革和体制机制创新中，因缺乏经验，先行先试出现探索性失误或未达到预期效果。

（三）因政策界限不明确或不可预知的因素，在创造性开展工作中出现失误或造成负面影响和损失。

（四）在推动重大项目、重点工作和全面创新改革试验中，因大胆履职、大力推进出现一定失误或引发矛盾。

（五）因国家政策调整或上级部门决策部署变化，工作未达到预期效果或造成负面影响和损失。

（六）在处置突发事件或执行其他急难险重任务中，因主动揽责涉险、破解难题、积极担当作为，出现一定失误或非议行为。

（七）在化解矛盾焦点、解决历史遗留问题中，因勇于破除障碍、触及固有利益，造成一定损失或引发信访问题。

（八）在改革创新和急难险重工作中出现失误或偏差后，积极主动采取措施，最大限度挽回损失或消除不良影响。

（九）其他符合容错情形的。

第九条　容错必须具备以下条件：

（一）法律法规和党章党规没有明令禁止，符合中央、省委、大学党委等各级主管部门，以及医院党委决策部署精神。

（二）经过民主决策程序。

（三）遵守廉政规定，没有利用职权为自己、他人或单位牟取不正当利益。

（四）没有与其他组织或个人恶意串通，损害公共利益和他人正当利益。

（五）主动采取措施，及时有效挽回损失或消除不良影响。

（六）未直接造成特大安全责任事故或引发严重群体性事件的。

第十条 容错应当由组织研判提出，也可由当事人向组织申请提出，按照下列程序进行：

（一）组织研判提出。问责部门或职能部门在启动问责程序或责任调查过程中，应按照上级有关规定，将容错纠错工作贯穿问责和调查全过程，统筹考虑、同步调查有无容错情形，是否具备容错条件，并认真听取被调查部门和干部职工的意见，认为符合容错情形和条件的，应当在形成问责追责处理意见时，同步提出容错建议。容错建议应根据问题性质提交医院纪委监察或组织与人力资源部研判，在干部职工评价、问题定性、事件处理等工作中运用。

（二）当事人申请提出。干部职工因工作失误和错误受到问责追责时，当事人认为符合本办法容错情形和条件的，应在问责程序启动后10个工作日内，向医院纪委监察或组织与人力资源部提出书面容错免责申请。

（三）调查核实。医院纪委监察或组织与人力资源部应成立联合调查组，启动容错调查核实工作。对于重大、复杂事项，必要时可对有关改革工作进行必要性、民意认可、获得感等相关评价，综合考虑是否应当容错。调查核实应形成书面报告，提出结论性认定意见，并按有关规定提出容错的具体建议，报分管领导审核后，上报医院党委会审议。

（四）反馈处理。认定意见经医院党委会审议通过后，医院纪委监察或组织与人力资源部将党委会审定结果反馈给申请人，并做出相应处理。对于不符合容错情形的，应当给予相应的解释说明。

（五）跟踪回访。对作出容错认定结论的干部职工，自作出决定之日起的1年内，由所在基层党组织进行跟踪管理，定期回访谈心，教育疏导，鼓励放下思想包袱，帮助查找问题原因，改进工作。

第三章　纠错实施主体和方法

第十一条　坚持容错纠错并举，注重建章立制防错纠错：

（一）当事人应当主动查找失误环节，剖析问题根源，制定对策措施，及时纠错整改。

（二）相关职能部门应当加强跟踪督办，促进纠错整改，尽力消除影响，避免损失扩大。

（三）涉及容错纠错问题的部门所在党支部应当深入分析问题原因，立行立改、举一反三、堵塞漏洞，健全相关制度机制，防止重复犯错。

（四）纪检监察部门、组织与人力资源部应当对发现失误和错误后纠错纠偏不认真、不及时、不到位的部门或人员予以批评或者追责。

第四章　结果运用

第十二条　经确定予以容错免责的人员，组织与人力资源部按下列方式处理，并在干部职工教育、管理和使用中予以运用：

（一）干部职工提拔任用、职称晋升及工资、绩效不受影响。

（二）个人评优评先不受影响。

第十三条　对确需追责的人员，根据有关规定可以减责，依纪依法依规酌情从轻、减轻处理或组织处理。有一定影响期的，影响期结束后提拔任用不受影响。

第五章　组织保障

第十四条　医院党委应当按照政策法规和干部职工管理权限，加强对追责问责和容错纠错工作的领导，旗帜鲜明地为敢于担当的干部职工担当、为敢于负责的干部职工负责。

第十五条　医院纪委监察应当坚持严管和厚爱相结合的原则，准确把握"三个区分开来"，充分考虑容错情形，正确运用监督执纪"四种形态"，精准监督执纪问责。严肃查处诬告陷害行为，对问题反映不实或者查无实据的，应当通过谈话、会议、通报等方式，及时为受到不实反映的干部职工澄清正名。对恶意中伤诬陷他人或者以虚假事实持续上访造成恶劣影响的，坚决依纪依规予以处理。

第十六条　组织与人力资源部要坚持正确用人导向，对符合容错情形的干部职工考核考察要客观评价、宽容理解，予以从轻、减轻或者免予组织处理，不因改革创新、干事创业过程中的无意过失而影响提拔使用。

第十七条　医院各基层党组织对涉及容错纠错的干部职工要加强跟踪回访，及时掌握思想动态，开展激励勉励谈话，帮助干部职工放下思想包袱，轻装上阵。

第十八条　宣传部应当统筹运用各类媒体资源，加强正面引导，对探索创新过程中的过失要客观理性报道，引导公众理解支持改革创新，营造激励干部担当作为的浓厚氛围。

第六章　附　则

第十九条　本办法由党委负责解释，具体解释工作由党委办公室和医院纪委监察、组织与人力资源部承担。

第二十条　本办法自发布之日起施行。

第一章　总　则

第一条　为规范医院纪检监察信访举报工作，根据《中国共产党章程》《中国共产党纪律处分条例》《纪检监察机关处理检举控告工作规则》《中国共产党纪律检查机关监督执纪工作规则》《监察机关监督执法工作规定》等有关规定，结合医院实际，制定本办法。

第二条　本办法所指信访举报，包括上级部门转办、交办的信访举报件，以及纪检监察部门收到的反映情况的来信、来访、来电、网络举报、电子设备信息等。

第二章　信访举报受理

第三条　信访举报受理，是指医院纪检监察部门依照职责受理对医院党组织、党员和监察对象违反党章和其他党内规定规则，违反党的路线、方针、政策和决议，利用职权牟取私利，违反中央八项规定精神、省委九项规定、医疗卫生行风建设"九不准"以及其他败坏党风行风行为的检举、控告；按照规定应当由纪检监察部门受理的党组织、党员和监察对象不服党纪政纪处分或其他处理的申诉；反映党风廉政建设和反腐败工作的意见建议及其他涉及党纪党风的问题。

第四条　受理程序

（一）来信

1.收件。收到的邮寄信件或从信访举报箱取出的信件要注意保持信封和邮戳的完整。

2.编号。在信件正文第一页右上角填写收信日期和来信编号。

3.登记。对来信者姓名及联系方式、收信时间、被举报人及其基本情况、反映的主要问题等逐项进行登记；信件摘要一律采用第三人称，要求言简意明，不失原意。

4.报批。经研判需填写信访呈批表的信访件，由承办人报领导审批。

5.办理。严格落实领导审批意见。

（二）上级部门转办、交办的信访举报件，填写信访呈批表，由承办人报领导审批，并落实领导审批意见。

（三）来访

1.登记。接待初次来访者，填写信访举报登记表。

2.接谈。接谈原则上需两人以上进行，并及时做好接谈笔录。接谈笔录内容应包括：接谈时间、地点、来访者的基本情况、被举报人的基本情况、反映的主要问题和依据、来访人的要求、是否已向其他机关或部门反映等情况，接谈人与记录人员的基本信息接谈结束后，实名举报人和接谈人员双方须签字确认。

（四）来电

1.医院纪委监察科设立固定举报电话，并向外界公布。

2.接听举报电话应及时填写信访举报登记表；必要时，可采取录音的方式同步记录。

3.记录举报电话以后的受理程序同来信受理程序。

（五）网上举报

1.医院纪委监察科设立网上举报信箱，并向外界公布。

2.安排专人负责接收网上举报信箱的邮件，保存来信电子邮箱地址以及邮件发送、接受的时间等原始材料，并将举报内容整理成书面材料，注明来源和日期，并做好信访登记。

第三章　信访举报办理

第五条　实名信访举报和匿名信访举报。

（一）信访举报人使用本人真实姓名或者本单位名称，有电话等具体联系方式，核实属实的，属于实名信访举报。

（二）信访举报人在举报时未署名，或虽有署名但不是信访举报人真实姓名（单位名称），或者无法验证的信访举报，均属于匿名信访举报。

（三）实名举报的信访件优先办理、优先处置、给予答复;匿名信访举报，属于受理范围的，应当按程序受理。

第六条　对信访举报反映的问题按照谈话函询、初步核实、暂存待查、予以了结四类方式依规及时处置。

第七条　对反映涉及党员干部及工作人员的信访举报由医院纪委监察科直接核实处理。对不属于医院纪委监察科受理范围的信访事项转有处理权的职能部门处理。

第八条　涉及处级干部的信访件，越级访、集体访、联名访等信访件，由医院纪委书记阅批后，向医院党委主要领导汇报，并上报校（院）纪检监察部门；涉及处级以下党员干部及一般工作人员的信访件，由医院纪委书记阅批。

第九条　重复件一般按照医院纪委书记第一次批示意见与前件并处，纪委书记另有批示的，按照新的批示意见处理。

第十条　工作要求

（一）上级部门转办、交办的信访件要严格按照医院纪委书记批示要求办理，并作好相关记录。需上报核查处理结果的，经过相关程序核实后，形成文字材料，经医院纪委书记审阅，向医院党委主要领导汇报后上报，并归入信访档案。

（二）上级部门转办、交办的信访件，应当按交办函确定的时限办结、上报；不能按时限办结的，应当在规定办结时间前向交办单位说明情况，申请延长办理期限。

（三）对信访举报不实的，在一定范围内澄清事实。

（四）受理党员干部、监察对象对党纪、政纪处分或其他处理不服的申诉，凡属冤假错案的，要及时予以纠正。

（五）实名信访举报，以适当方式向举报人进行受理告知和回复办理结果，并做好记录。

第十一条　信访举报线索处理及移交。经组织研判，确需调查核实的信访件，报医院纪委书记批示后，移交至监督调查办公室进行处理。

第四章　信访举报的管理

第十二条　信访举报的整理归档。

（一）信访举报件办结后，监察科综合办公室应及时将信访举报件及相关材料按规定要求整理归档，任何人不得违规擅自处理和销毁。

（二）按照规定保存的卷宗，确因工作原因需要查阅、借阅、摘抄、复印卷宗，必须履行严格的审批手续。

第十三条　信访举报分类汇总。加强信访举报件的管理，按照违反党的六大纪律、违反中央八项规定精神及其他具体问题类别，对受理的信访举报件进行梳理和分类，并建立信访举报台账，及时汇总信访举报工作信息资料。

第十四条　信访举报工作纪律。

（一）信访举报件属涉密材料，应列入密件管理，加强保密工作，严加控制知密范围，坚决防止跑风漏气和失密泄密情况发生。

（二）承办人应切实履行岗位职责，努力提高工作质量，认真落实办理责任，严格办理时限，按时反馈信访举报件的办理情况。

（三）遵守工作纪律，按照规定的程序和要求处理事项，重大事项、重要期刊要及时请示报告，对未落实有关要求的，按照有关规定追究相关人员责任。

（四）涉及纪检监察干部的信访举报、承办人与案件当事人存在利害关系的，必须回避。

第五章　附　则

第十五条　本办法由医院纪委监察科负责解释，与上级部门有冲突的，执行上级部门规定；与医院原相关规定有冲突的，按本办法执行。

第十六条　本办法自印发之日起试行。

内部审计管理制度

第一章　总　则

第一条　为建立健全医院内部审计制度，规范医院内部审计工作，提升医院内部审计工作质量，根据《中华人民共和国审计法》《审计署关于内部审计工作的规定》《中国内部审计准则》《卫生系统内部审计工作规定》和《医院内部审计工作规定》及有关法律法规，结合医院实际，制定本制度。

第二条　医院内部审计是指内部审计机构、审计人员依照国家法律、法规及上级和医院的规章制度，对医院实施的一种独立客观的监督、评价和咨询活动，通过运用系统、规范的方法，审查和评价业务活动、内部控制和风险管理的适当性和有效性，以促进医院完善治理、实现目标、提升管理水平和服务能力。

第三条　审计科是医院设立的内部审计机构。审计科在医院党委和行政的领导下，依照国家法律、法规以及相关制度开展审计工作，独立行使监督职权，同时接受国家审计机关和上级有关部门的指导和监督，并积极支持和配合国家审计机关工作。

第二章　组织和领导

第四条　医院定期研究、部署和检查审计工作，听取审计科的工作汇报，及时审批审计工作年度计划、审计报告、审计决定，督促审计意见和审计建议的执行。

第五条　医院支持审计科和审计人员依法履行职责，为内部审计的开展提供经费保证和必要的工作条件；对审计科和审计人员做出的显著成绩以适当形式进行表彰；加强审计队伍建设，切实解决审计人员在培训、专业职务评聘和待遇等方面存在的实际困难和问题。

第六条　医院保障审计科依法审计、依法查处问题、依法公告审计结果，不受任何部门和个人的干涉。任何部门及个人不得设置障碍或打击报复，对有上述行为的部门或个人，医院将依规查处。

第七条　医院认为必要时，可成立由相关人员组成的审计工作领导小组，加强审计工作的领导、组织和协调。

第三章　内部审计机构和审计人员

第八条　医院保障内部审计工作所必需的用人机制。根据工作需要，可聘请特约审计人员和兼职审计人员。

第九条　审计科应建立健全医院内部审计工作的各项管理制度和工作程序，努力提高审计质量和工作效率，充分发挥审计工作在医院发展中的监督和保障作用。

第十条　审计人员办理审计事项，应依法履行职责，严格遵守内部审计准则和内部审计人员职业道德规范；与被审计单位或审计事项有直接利害关系的审计人员，应当回避。

第十一条　审计科负责人应当具备中级以上相关专业技术职称或具有5年以上的审计、会计工作经历，其任免应当征求上级主管部门意见，并按干部管理权限任免；内部审计人员应当具有审计、会计、经济管理、工程技术等相关专业知识和业务能力。审计人员应当按照国家的有关规定，参加岗位资格培训和后续教育。

第四章　职责与权限

第十二条　审计科和内部审计人员的主要职责：

（一）根据工作需要和领导批示，对医院及所属机构（湖南杏源酒店有限责任公司、湖南省杏源实业有限公司）的财务收支和经济活动（含财务年报）等事项进行定期或不定期审计；出具客观、完整、清晰、富有建设性的审计报告。

（二）根据医院党委决定，对干部进行经济责任审计。

（三）对医院基建工程（含网络和通信工程）、维护维修工程（含绿化）项目进行审计。

（四）对医院医疗服务价格执行情况、对外投资与合作、工资绩效分配、医院重大项目资金绩效等进行审计。

（五）对医院科研经费（含临床药理观察费）和财政专项资金使用情况进行审计。

（六）对药品、设备、物资的购置、管理、使用和报废情况进行审计。

（七）审签医院及下属独立核算机构的重大经济合同，并监督执行。

（八）审计医院财务预算的执行和财务决算情况。

（九）审计医院及所属机构经济管理和效益情况，绩效计算与分配情况。

（十）建立健全内部审计规章制度，加强审计工作的档案建设和管理。

（十一）对医院及下属机构内部控制制度的科学性、规范性、完整性、可操作性及风险进行评审，审查内部控制制度的落实情况。

（十二）对医院信息系统及相关技术的内部控制和流程进行审查与评价。

（十三）完成医院和上级审计机关交办的其他事项。

第十三条　审计科和内部审计人员的主要权限：

（一）要求医院有关部门、科室按时报送预算执行情况和决算、会计报表等有关文件和资料。

（二）参加医院基建、维修改造、设备购置、财务、对外投资、资产经营及各科室有关重大经济工作等会议，及时掌握有关情况。

（三）审核会计凭证、账簿、报表，检查与审计事项有关的医、教、研和财务活动资料、文件以及对实物进行现场勘查。

（四）检查与审计事项有关的计算机系统及其电子数据和资料。

（五）对与审计事项有关的问题进行调查，并取得证明材料。

（六）对正在进行严重违法违规、损失、浪费等行为，建议医院作出及时制止的决定。

（七）提出纠正、处理违法违规行为的意见以及改进管理、提高经济效益的建议。

（八）对拒绝提供与审计事项有关的资料和证明材料，转移、隐匿、销毁、伪造有关文件和资料，弄虚作假、隐瞒事实真相，阻挠审计人员行使职权，抗拒、破坏审计监督检查等行为的部门或个人，根据情节轻重，有权提出经济处罚或政纪处分等建议。对遵守和维护财经法纪成绩显著的科室和个人有权提出表彰、奖励的建议。

（九）督促审计决定和审计意见书的执行并检查其执行情况。

（十）参加有关的协会、学会组织的活动。

第十四条　根据工作需要，经医院党委批准，审计科可委托社会中介机构对有关事项进行审计，并监督检查审计业务质量。对外委托审计项目时，应遵守有关规定和程序，所需费用由医院或被审计部门承担。

第十五条　医院可以利用国家审计机关、上级内部审计机构和社会中介机构的审计结果；审计科的审计结果经院领导批准后，可提供给有关部门。

第五章　审计工作程序

第十六条　审计科根据医院党委和上级主管部门对内部审计工作的部署，制定医院年度审计工作计划，报医院分管院领导及主要负责人批准后组织实施。院领导交办的临时审计任务，由院领导签发审计指令后组织实施。

第十七条　审计科实施审计前，应组成审计组，在调研的基础上确定审计重点，编制审计方案，并在实施审计前三天向被审计对象送达审计通知书。

第十八条　审计人员实施审计，须进行必要的调查，取得有关证明材料，做好审计工作记录，编制审计工作底稿，由被审计单位相关人员签字确认。审计人员实施审计调查时应不少于2人。

第十九条　审计组对审计事项实施审计后，编制审计报告，并征求被审计对象意见。被审计对象应当自接到审计报告之日起十日内，将书面意见送交审计组，逾期则视为无异议。审计组应当核实、研究被审计对象对审计报告的意见，必要时修改审计报告。

第二十条　审计科负责人对审计报告进行审核后，报主管院领导审批。根据审计内容和审计发现的问题，视不同情况做出如下处理。

（一）对存在违反财经法规、制度的行为但情节轻微的,出具审计意见书,予以指明并令其纠正。

（二）对审计发现的重大违法违纪案件线索，除对审计事项作出评价、出具审计意见书外，还应出具审计移送处理建议书，依法向纪检监察或司法部门提出处理、处罚的建议。

第二十一条　经院领导批准的审计报告,由审计科及时送达被审计对象,同时抄送有关单位。

第二十二条　审计报告送达被审计单位后，被审计对象要切实做好审计整改工作。被审计部门、项目的主要负责人为审计整改第一责任人，对审计发现的问题和提出的审计建议，应负责组织制定整改方案，在限定期限内整改落实，并在审计规定的时限内将整改情况书面报告审计科。

第二十三条　审计科对重要审计事项进行后续审计，检查被审计对象执行审计报告的情况和对审计发现的问题所采取的纠正措施及其效果。审计科将后续审计的情况以书面报告的形式提交医院。

第二十四条　审计事项结束后，审计科按照有关规定建立和管理审计档案。

第二十五条　审计科按规定的程序适时公布审计结果。

第六章 法律责任

第二十六条 违反本规定，有下列行为之一的部门或个人，审计科可根据情节轻重提出警告、通报批评、经济处理或移送纪检监察机关处理等建议，报医院主要负责人处理：

（一）拒绝或拖延提供与审计事项有关的文件、会计资料和证明材料的。

（二）转移、隐匿、篡改、毁弃有关文件和会计资料的。

（三）转移、隐匿违法所得财产的。

（四）弄虚作假、隐瞒事实真相的。

（五）阻挠审计人员行使职权，抗拒、破坏监督检查的。

（六）对审计报告揭露的问题拒不整改的。

（七）报复陷害审计人员或检举人员的。

以上行为构成犯罪的，按程序移交司法机关处理。

第二十七条 违反本规定，有下列行为之一的审计人员，医院根据有关规定给予批评教育或处分：

（一）利用职权，牟取私利的。

（二）弄虚作假、徇私舞弊的。

（三）玩忽职守、给国家和医院造成重大损失的。

（四）泄露国家秘密和被审计事项秘密的。

以上行为构成犯罪的，按程序移交司法机关处理。

督导工作实施办法（试行）

第一章 总 则

第一条 为贯彻落实《中国共产党党内监督条例》，建立健全医院监督体系，结合医院实际，制定本办法。

第二条 督导工作以习近平新时代中国特色社会主义思想为指导，全面贯彻党的十九大和十九届二中、三中、四中全会精神，以对医院各项决策部署贯彻落实、督促检查为主线，通过严明纪律、强化督查指导，保证党的路线方针政策和医院重大决策部署的贯彻执行，为医院聚焦"一个主题"、筑实"两条防线"、突出"三个重点"、确定"四大任务"、实施"五大工程"，全面推进医院建设发展提供保障。

第三条 医院实行督导制度，对医院范围的二级部门、职能科室进行督导监督。

第二章 组织领导和工作机制

第四条 医院督导工作在医院党委统一领导下，由医院党委副书记、纪委书记分管，医院督导办具体组织实施。

第五条 督导办根据督导工作需要，成立督导组。督导组成员从政治素质过硬、工作经验丰富、退居二线的同志中产生，也可以临时从相关科室抽调人员产生。根据督导工作需要，也可聘请有关专业技术人员担任督导员。

第六条 督导工作经费列入医院财务预算,单独列支,确保满足实际需要。

第三章　工作职责

第七条　督导办工作职责：

（一）负责督导检查医院重大决策、重要文件、重要会议、重要工作部署和重要决定事项的贯彻落实情况。

（二）负责对医院重要专项工作和临时性工作任务进行督促检查。

（三）负责督促做好医院班子民主生活会、职代会、大讨论等收集的职工意见和建议的整改落实工作。

（四）牵头做好专题调研工作并形成具体意见供医院决策参考。

（五）做好医院管理效能、行风建设和机关作风的督导检查工作。

（六）负责做好医院领导交办事项的督促落实。

第四章　工作方式和程序

第八条　督导办拟定督导事项，制定工作计划，报医院党委审定。

第九条　开展督导前，督导办可以协调医院纪检监察、组织人事、财务、审计、医务、信息等部门，了解被督导事项的有关情况。上述部门应积极配合督导办的工作，如实提供情况。

第十条　督导办应根据督导事项，制定督导工作方案。督导办应提前3个工作日将督导工作安排书面通知被督导部门。

第十一条　督导办的主要工作方式：

（一）听取被督导部门有关情况的专题汇报。

（二）根据工作需要列席被督导部门的有关会议。

（三）受理反映被督导部门人员问题的来信、来访等。

（四）深入被督导对象业务相关单位和服务对象进行个别谈话、走访调研。

（五）调阅、复制、查看文件、会议记录、业务和会计等相关资料。

第十二条　督导组不干预被督导部门的正常工作。

第十三条　督导办应将开展督导与被督导部门的绩效考核与管理、党风廉政建设责任制考核检查以及民主生活会、述职述廉等其他监督方式有机统筹、结合起来。

第十四条　督导工作结束后，督导组应写出督导报告，向医院常委会汇报督导工作情况。督导报告主要包括督导事项的主要情况、存在的主要问题及原因分析、建议等。

第十五条　督导报告经医院党委会同意后，督导办向被督导部门反馈督导期间了解的情况和问题，有针对性地提出改进意见。

第十六条　被督导部门要针对督导组反馈意见提出的问题和意见，研究制定整改方案，并在规定时限内报送整改情况报告。

第五章　督导成果运用

第十七条　对督导中发现的先进典型，向医院党委进行推荐；对督导中发现的问题线索和需要整改的问题，经请示分管领导同意后，由督导办进行分流处理。

第十八条　对移交的线索、问题及有关情况，相关部门要认真研究，及时办理，并将办理情况函告医院督导办。督导办综合后报医院主要领导。

第六章　人员管理

第十九条　督导员应当具备下列基本条件：

（一）政治坚定，具有较高的政策理论水平。

（二）坚持原则，清正廉洁，组织纪律性强，严守秘密。

（三）有强烈的事业心和责任感，有丰富的工作经验，熟悉党务政务和有关政策法规。

（四）有较强的调查研究和文字综合能力。

（五）身体健康，能胜任工作要求。

第二十条　督导工作机构应加强自身建设，建立健全议事规则和日常管理制度，加强纪律教育和内部监督，严格规范工作程序，组织开展督导前学习培训，不断提高督导工作人员的政治、业务素质和工作水平。

第二十一条　督导工作人员在督导工作中成绩突出、作出重大贡献的，应当给予表彰奖励。

第七章　纪律与责任

第二十二条　医院党委加强对督导工作的领导，加强对督导工作机构的管理和监督，及时协调解决督导工作中遇到的重大问题。

第二十三条　被督导部门应自觉接受督导监督，积极配合督导办开展工作。党员干部及相关工作人员有义务向督导办如实反映情况。被督导对象不得有下列情形：

（一）隐瞒不报或故意提供虚假情况。

（二）拒绝或不按要求提供相关文件材料。

（三）暗示、指使、强令有关人员干扰、阻挠督导工作。

（四）无正当理由拒不纠正存在问题或不按要求及时整改。

（五）其他干扰督导工作的行为。

第二十四条　督导办要强化廉政观念，提高责任意识，严格落实医院的决定，加强业务指导和督促检查，认真做好组织协调工作。

第二十五条　督导员应广泛听取干部群众意见，客观公正反映被督导部门实际情况，对督导工作中了解到的重要情况和重大问题应及时请示报告，同时严格做到：

（一）不泄露督导中掌握的有关情况。

（二）不回避问题、隐瞒实情或歪曲捏造事实。

（三）不越级请示汇报。

（四）不对督导中发现的问题作个人表态。

（五）不干预被督导部门的正常工作。

第二十六条 督导人员违反督导工作纪律的、被督导部门及其工作人员干扰阻挠督导工作的，分别给予当事人或部门主要责任人责令书面检查、通报批评或者调整、免职、降职等组织处理；构成违纪的，按有关规定给予纪律处分。

第八章 附 则

第二十七条 本办法由医院督导办负责解释。

第二十八条 本办法自发布之日起施行。

医院传承创新楼建设项目工作人员与企业人员交往的有关规定（试行）

第一条　为认真贯彻落实"中央八项规定"精神,持之以恒纠正"四风",进一步加强和改进医院重点部门和重点岗位特别是传承创新楼建设项目工作人员的作风建设,强化"八小时"以外的监督管理,根据湖南省纪委《关于规范政商交往推动构建亲清新型政商关系的意见》,结合医院实际,特制订本规定。

第二条　本制度适用于医院传承创新楼建设项目工作人员（以下简称项目工作人员）。

第三条　项目工作人员不得与医院基建工程,以及设备、耗材、物资招投标、采购等项目的服务管理对象之间有不正常的交往和经济往来。

第四条　项目工作人员一律不允许参加可能影响公正履职的聚餐等商务活动。

第五条　因工作需要外出参加与医院业务有关企业的商务活动,参加之前项目工作人员需按照层级管理规定进行审批。

第六条　到企业开展考察、洽谈等公务活动,因工作原因误餐的,可以参照公务接待标准在企业就餐。

第七条　项目工作人员在参加公务活动中,不得泄露相关涉密信息。

第八条　"八小时"以外,项目工作人员在本人不知情的情况下参加了与医院业务有关联的企业的各类活动,事后须主动进行报告备案。如遇有出差等特殊情况不能及时报告备案的,可先进行口头报告,在特殊情况消除后

3 日内完成报备。

第九条 项目工作人员遇有请托、打听、干预、打招呼等行为的，应当予以拒绝，事后如实填写《医院传承创新楼建设项目工作人员与企业人员交往情况报告备案表》，按照第八条规定履行报备程序。

第十条 报告备案实行分级报备和双报备两种方案。

（一）分级报备，即工作人员向部门负责人报备，部门负责人向分管领导报备，分管领导向党委书记报备。

（二）双报备，即报备人进行分级报备的同时，还需向医院纪委报备。

第十一条 项目工作人员在"八小时"以外，未经报备参加可能影响公正履职的聚餐等商务活动的，一经查实，将视情节轻重，分别给予诫勉谈话、书面检查、通报批评、停职检查等组织处理甚至党纪政务等纪律处分。

受托的项目工作人员不按要求报告的，依照前款规定从严处理。

第十二条 本规定由医院纪委起草并负责解释。

第十三条 本规定自颁发之日起施行。

医院传承创新楼建设项目工作人员工作日志管理制度

第一条　为进一步加强医院传承创新楼建设项目的管理，形成良好的工作秩序和工作作风，全面保障建设项目任务的顺利完成，结合医院实际，特制定本制度。

第二条　本制度适用于医院传承创新楼建设项目工作人员（以下简称项目工作人员）。

第三条　项目工作人员原则上需每日填写工作日志，填写人要客观、真实地填写相关内容，填写时要字迹清楚、语言简练、重点突出，避免重复琐碎。

第四条　日志填写内容

（一）每日工作内容及完成情况，包括项目工作人员参与的重点工作、日常工作、临时交办工作的记录，疑难问题的处理。对参与会议的时间、地点、接触的人物，以及工作中接触的公司或个人情况应做好记录。对工作完成情况以及未完成原因进行简要记录。

（二）项目工作人员参与涉及传承大楼建设项目中的基建工程，以及设备、耗材、物资招投标、采购等子项目要做好记录；对上述事项中牵涉到的有利害关系的人、物接触情况要进行记录。

（三）与项目工作人员本职工作有利害关系的人物接触情况应进行记录。

（四）其他需要记入工作日志的内容。

第五条　日志记录要求

（一）项目工作人员原则上在每日下班前将当日工作内容及完成情况等内容记入工作日志。

（二）项目工作人员如有出差、病假、事假、年休假等情况，须在工作日志中做相应注明。

第六条　日志管理要求

（一）工作日志作为项目工作人员绩效考核以及工作交接的重要内容和依据。

（二）工作日志作为传承创新楼建设项目的重要文档资料，应妥善保管，完整备查，不能遗失。

第七条　本制度由医院纪委起草并负责解释。

第八条　本制度自颁发之日起施行。

第五章　医院行政管理制度

仁和弘道

——湖南中医药大学第一附属医院党建行政管理

公文处理办法

第一章 总 则

第一条 为推进医院公文处理工作规范化、制度化、科学化，提高公文处理工作效率和公文质量，根据《党政机关公文处理工作条例》（中办发〔2012〕14号）有关规定，结合医院实际情况，制定本办法。

第二条 医院公文是医院在管理过程中所形成的具有特定效力和规范体式的公务文书，是传达贯彻党和国家的方针政策，公布法规和规章，施行行政措施，指导、布置和商洽工作，请示和答复问题，报告、通报和交流情况等的重要工具。

第三条 医院办公室是医院公文处理的管理机构，主管医院并负责指导各部门公文处理工作。

第四条 医院各部门指定专人负责公文处理工作。

第五条 公文处理必须做到及时、准确、安全。公文由医院办公室统一收发、分办、传递、用印、立卷、归档和销毁。

第二章 公文种类

第六条 院内公文（含党委公文和行政公文）种类主要包括：

（一）决议。用于发布经会议讨论通过的重要决策事项。

（二）决定。用于发布医院对重要事项、工作和重大行动做出的决策和部署。

（三）通告。用于公布医院各有关方面应当遵守或者知晓的事项。

（四）意见。用于传达上级机关的重要工作精神和公布医院对重要问题或有关工作提出见解和处理办法。

（五）通知。用于转发上级机关、同级机关和不相隶属机关的公文；批转下级机关的公文，传达要求下级机关办理和有关单位需周知或者共同执行的事项；任免和聘用干部；发布医院规章；安排医院有关工作。

（六）通报。用于表彰先进，批评错误，传达重要精神或者情况，告知医院决议和有关工作情况。

（七）报告。用于向上级机关汇报工作、反映情况、提出意见或者建议、答复上级机关的询问。

（八）请示。用于向上级机关请求指示、批准的事项。

（九）批复。用于答复下级部门和有关单位的请示。

（十）函。用于外部平行部门之间和院内各部门之间商洽工作、询问和答复问题、请求批准和答复审批事项等。

（十一）纪要。用于记载、传达医院重要会议情况和议定事项。

第三章　公文格式

第七条　公文一般由份号、密级和保密期限、紧急程度、发文机关标志、发文字号、签发人、标题、主送机关、正文、附件说明、发文单位署名、成文日期、印章、附注、附件、抄送机关、印发机关和印发日期、页码等组成。

（一）份号、密级和保密期限、紧急程度。院内公文一般不涉及。

（二）发文机关标志。由发文机关全称或者规范化简称加"文件"二字组成（"函"除外），用套红大字居中印在公文首页上部。联合行文，版头可以用主办机关名称，也可以并用联署机关名称（主办机关排列在前），发文机关标志的字号不得大于上级发文机关标志的字号。本院党政公文的发文机关标识及使用规范为：

1.“中共湖南中医药大学第一附属医院委员会文件”：用于医院党委公文。

2.“湖南中医药大学第一附属医院文件”：用于医院行政公文。

3.“中共湖南中医药大学第一附属医院委员会”“湖南中医药大学第一附属医院”：分别用于党委、行政公函。

4.“中共湖南中医药大学第一附属医院纪律检查委员会文件”：用于纪委发文。

（三）发文字号。由发文机关代字、年份、发文顺序号组成。联合行文时，使用主办机关的发文字号。年份、发文顺序号用阿拉伯数字标注，年份全称标注在六角括号内，发文顺序号前面不缀“第”和“0”。

（四）签发人。上行文应当标注签发人姓名。

（五）标题。由发文机关名称、事由和文种组成。公文标题应当准确简要地概括公文的主要内容，并准确标明公文种类。标题中应当尽量避免使用标点符号，确需使用，可以使用书名号、引号、连接号和括号。

（六）主送机关。公文的主要受理机关，应使用机关全称、规范化简称或者同类型机关统称。院内公文常用：各支部、部门。

（七）正文。公文的主体，用来表述公文内容。结构层次较多时，序数应当依次用“一、”“（一）”“1.”“（1）”标注。公文的首页必须显示正文。

（八）附件说明。公文附件的顺序号和名称。有多个附件的，用阿拉伯数字标注附件顺序号，依序标注附件名称；附件名称回行时，与上行附件名称的首字对齐。附件名称后不使用标点符号。

（九）发文机关署名。医院党委公文署“中共湖南中医药大学第一附属医院委员会”；行政公文署“湖南中医药大学第一附属医院”，位于正文的右下方，与正文的末行一般隔两行。

（十）成文日期，以领导签发的日期为准；会议通过的文件则以通过日期为准。成文日期用阿拉伯数字将年、月、日标全。

（十一）印章。公文中有发文机关署名的，应当加盖发文机关印章，并与署名机关相符，纪要不需要盖章。印章要端正盖在发文日期上方，上不压正文，下压发文年月日。当公文排版后所剩空白处不能容下印章时，应当调整行距、字距，务使印章与正文同处一页。

（十二）附注。公文印发传达范围等需要说明的事项，院内公文一般不涉及。

（十三）附件。正文的说明、补充或者参考资料，应当另面编排在版记之前，与正文一起装订。不能与正文一起装订时，应当在附件左上角标注公文的发文字号，并在其后标注"附件"二字及附件顺序号。

（十四）抄送机关。除主送机关外抄送需要执行或者知晓公文内容的其他机关。

（十五）印发机关和印发日期。印发机关为行文机关或者其办公室（医院一般为"湖南中医药大学第一附属医院党委办公室或湖南中医药大学第一附属医院办公室"），印发日期为公文的送印日期，用阿拉伯数字将年、月、日标全。

（十六）页码。公文页数顺序号。单页码居右空一字，双页码居左空一字标注。公文的正文与附件一起装订时，页码应当连续标注。

第八条　公文使用的汉字、数字、外文字符、计量单位和标点符号等，按照有关国家标准和规定执行。公文标题用 2 号华文中宋体字，副标题用 3 号楷体 GB2312 字；正文第一层小标题用黑体字，第二层小标题用楷体字，第三、四层小标题用仿宋体字；正文及其他部分文字用 3 号仿宋 GB2312 体字。

第九条　本院公文用纸均采用国际标准 A4 型，一般每面排 22 行，每行排 28 个字，特定情况可以作适当调整。

第四章　行文规则

第十条　行文关系应根据隶属关系和职权范围确定。向上级机关的重要行文，应当同时抄送直接上级机关。行文一般不得越级请示。因特殊情况必须越级请示时，应当抄送被越过的上级机关。

第十一条　向上级机关的行文，原则上主送一个上级机关，根据需要同时抄送相关上级机关和同级机关。

第十二条　请示应当一文一事，一般只写一个主送机关。除领导直接交办的事项外，请示不得直接送领导本人。报告中不得夹带请示事项。

第十三条　医院发文字号统一规定如下：

（一）党委公文发文字号

"院发"：医院党委文件，党委办公室承办。

"院发办字"：党委办公室承办。

"院发组字"：组织与人力资源部承办。

"院发宣字"：宣传部承办。

（二）行政公文发文字号

"院行发"：医院行政文件，医院办公室承办。

"院行办字"：医院办公室承办。

（三）医院纪委公文发文字号

"院纪发"：纪委、监察办公室承办。

（四）医院团委公文发文字号

"院团字"：团委承办。

（五）医院工会公文发文字号

"院工字"：工会承办。

第十四条　文件签发

（一）医院党委系统文件由党委书记签发。

（二）医院行政系统文件由院长签发。

第五章　公文办理

第十五条　公文办理包括收文办理、发文办理和整理归档。收文办理一般包括签收、登记、初审、承办、传阅、催办、答复、立卷、归档等程序；发文办理一般包括拟稿、会稿、会签、审核、审阅、签发、打印、用印、登记、分发、立卷、归档、销毁等程序。

第十六条　发文程序。

（一）"院发""院行发"文件，由党委（医院）办公室起草（或其他人员代拟），送办公室主任审核，征求意见和修改建议，经分管院领导审阅，书记或院长会签、签发后，由办公室负责登记文号、送稿打印、校稿、印制、留存底稿以及用印、装订、分发。

（二）"院发某字"或"院行某字"文件，由相关部门起草（或其他人员代拟），经本部门负责人审核签署意见（须其他部门会签的，由相关部门负责人签署意见），征求意见和修改建议，送党委（医院）办公室初审，办公室主任审核，经分管院领导审阅，书记或院长会审、签发后，由文件起草部门负责登记文号，办公室校稿（文件正式印制前送办公室校核）、印制、留存底稿、用印、装订、分发。

（三）为了进一步推进电子化办公，提高办公效率，除保密文件以外，要求所有文件在行政办公系统（OA）"通知公告"栏目发布。"院发""院行发"文件由党委（医院）办公室直接发布；"院发某字"或"院行某字"文件由各部门将定稿的电子文档送医院办公室，交办公系统管理员发布。各部门负责人和办公室人员要在行政办公系统（OA）中定时查阅文件，及时落实有关文件精神。

第十七条　草拟公文应当做到：

（一）符合国家的法律、法规和方针政策及有关规定，如提出新的政策规定，要切实可行，并加以说明。

（二）情况确实，观点明确，条理清楚，文字精炼，书写工整，标点准确，篇幅力求简短。

（三）人名、地名、数字和引文应准确。引用公文应先引标题，后引发文字号。日期应当写具体的年、月、日。

（四）公文中的数字，除成文时间、部分结构层次序数和词、词组、惯用语、缩略语、具有修辞色彩语句中作为词素的数字必须使用汉字外，其他应当使用阿拉伯数字。

第六章　外来公文处理

第十八条　外来公文的处理一般包括登记、注办、传递、签发、承办、催办、清理、立卷、归档等程序，外来公文处理由医院办公室负责。

第十九条　上级部门的来文、重要函件、秘密刊物均应编号登记。登记要及时，以防漏登、延误。

第二十条　所收公文由办公室主任负责签注。对需要院领导阅示的公文，应根据其内容和领导的分工，注明主送领导；对需要办理的公文，要注明主办和协办单位；对有时限要求的公文，要注明办结时间。

第二十一条　文书人员要按照领导批办的意见，及时准确地分发传送文件，一般应在当天内处理完毕，急件要随到随处理。

第二十二条　凡登记在册的文件在传递交接时，要履行签收手续，签收字迹要清晰、易识，要写姓名和收到时间，一般件注明收到月、日，急件注明收到时间。

第二十三条　阅文速度要快。送院领导阅示的文件，一般应在当天阅毕；送各职能部门传阅的文件，一般应在两天内阅毕；急件随到随阅，严防延误。坚持按规定期限阅文。文件一般不得带回家中或携带出入公共场所，秘密文件必须在机要保密室阅办，借阅文件必须办理借阅登记手续。

第二十四条　负责承办的单位要按照批办意见和文件要求，指定承办人在规定时限内办理。承办事项涉及其他部门的，承办单位要主动与有关部门协商办理。办理完毕后，应注明办理情况，送办公室归档备查。若确定承办单位不当，或因情况特殊不能在规定时间内办完，须及时报告医院办公室。

第二十五条　凡上级机关交办的文件或其他需办理的重要文件，由医院办公室文件管理人员负责检查、督办，并定期将各单位对外来文件办理的情况通报全院。凡因不负责任、办理拖拉、互相推诿而超出办理时限的，将追究承办部门及承办人责任。

第二十六条　医院办公室文件管理员对所保管的文件定期清理、清退。秘密文件一般半个月清理一次，其他文件一般三个月清理一次。如发现有文件遗失，应查实文件遗失的环节，并及时向领导报告。如遗失密件，要及时报告。

第二十七条　上级部门的公文，除绝秘密件和注明不准翻印的以外，根据需要，经分管院领导或办公室主任批准，可以翻印、复制。

第七章　公文的立卷、归档

第二十八条　外来公文和医院自制公文的立卷、归档，按照《中华人民共和国档案法》的有关规定和医院综合档案室的归档要求，实行医院办公室归口负责、部门分散立卷归档、档案室集中管理的制度。

第二十九条　各部门要指定兼职档案员。兼职档案员负责本部门工作范围内已办理完毕的院内院外公文的整理、立卷。

第三十条　立卷的内容包括上级机关的文件及办理结果，院内公文的定稿、正本（包括附件）以及上级对请示报告的批复。立卷要保证资料齐全、完整，正确反映主要工作情况，便于保管、查找和利用。

第三十一条　禁止向废品收购部门或个人出售内部文件、刊物和资料。

第八章　附　则

第三十二条　本办法自发文之日起实行。

第三十三条　本办法由党委（医院）办公室负责解释。

公务用车管理制度

1. 公务车辆实行专车专人驾驶，严禁将车辆私自交他人驾驶，严禁将车辆交给无证人员驾驶；任何人不得利用公务车辆练习驾车。外单位向本院借车，须经院领导批准。

2. 公务车辆有关证照和手续，由责任驾驶员妥善保管。

3. 公务车辆严格实行下班入库制。下班后车辆停放在医院指定车位，因事不能停入指定车位的车辆应存放在相应的停放处。严禁车辆在外营业场所及私人住宅区过夜，否则产生不良后果由驾驶员负责。

4. 严禁公车私用，凡发现公车私用或因公车私用给医院造成不良影响的，按相关规定对当事人从严从重处罚。

5. 公务用车实行派车申请制度，以下四种情况可申请派车：有院领导参加的公务活动及外出；因会诊或学术、业务交流需接送专家；离退休服务和应急用车；医院重大活动用车。

6. 各科室用车应至少提前一日向医院办公室提出申请，并填写派车申请单，由分管院领导签字，医院办公室统一进行安排、调度。确因情况紧急需要临时使用车辆的，经院领导同意后，由医院办公室临时调配车辆，事后须及时补签派车单。

7. 公务车辆调度按照工作的轻重缓急及领导优先的原则，统筹安排，未经院领导或医院办公室主任批准，驾驶员不得擅自出车。出车时按派车通知规定的时间、地点出车，不得擅自改变。

8. 公务车辆出车返回后，驾驶员均应及时向办公室报告，以便于车辆调度。

9. 用车科室和工作人员，都要自觉按制度办事，尊重驾驶员的劳动，与驾驶员协调配合，做好工作衔接。

合同管理办法（修订）

第一章 总 则

第一条 为规范医院合同管理，防范法律风险，维护医院合法权益，根据《中华人民共和国合同法》《行政事业单位内部控制规范（试行）》等相关法律法规和规章制度，结合医院实际情况，制定本办法。

第二条 本办法所称的合同系指由医院及各部门（科室）发起的，以医院或医院所属独立法人单位为一方主体对外签订的各类经济合同，包括但不限于合同、协议及招投标文件、会议纪要等其他具有合同性质的文件。

第三条 医院合同管理包括但不限于合同责任主体、合同审批权限、合同签订、合同履行和合同档案等管理所涉及的内容。

第二章 责任主体职责

第四条 根据医院党委会或院长办公会指定，各部门、科室、人员基于分工职责，由主管院领导确定具体承办合同业务的部门、人员，共同构成合同管理责任主体。

第五条 合同承办部门是指基于其工作职责，负责合同签订、履行的直接管理机构，是合同管理的第一责任人，主要管理职责如下：

（一）负责合同的立项、协商洽谈、可行性论证。

（二）负责对合同潜在签约方的主体资格和资信进行审查。

（三）起草合同文本，办理合同审批。

（四）负责合同的签订、履行，办理合同收付款、变更、索赔、结算等工作。

（五）负责组织合同争议的协商解决，协助医院法务人员处理合同诉讼（仲裁）事宜。

（六）负责本部门合同档案的整编和归档工作。

（七）其他应由合同承办部门负责的合同管理工作。

第六条　合同承办部门应指定合同承办人，负责合同的具体实施。

承办人无法继续履行工作职责的，应将尚未终止的合同承办任务向接任者交接，并向分管院领导汇报、向相关部门通报相关情况。

第七条　合同管理主管部门组织并协调合同审查会签，对所有合同进行全面监管，主要管理职责如下：

（一）建立健全合同管理规章制度，并对执行情况进行监督和检查。

（二）负责制定与发布医院合同范本。

（三）负责审核法定代表人或院长的授权委托书。

（四）对合同进行前置性法律审核，包括合法性（主体、内容、形式、签约程序等的合法）、严密性（条款齐备完整、文字清楚正确、权利义务确切公平、手续及附件完备）等。

（五）派专人管理合同专用公章，并负责对经院领导签字确认的合同加盖公章。

（六）提供合同编码模式，负责合同汇总和重大合同的备案，建立合同管理台账，收集、保管并及时归档各部门提交的合同文本原件，按规定进行档案管理。

（七）提供合同履行过程中涉及的法律问题咨询，并负责协调合同争议的解决。

（八）对合同承办部门的合同管理情况进行考核管理，提出奖惩意见。

（九）其他与合同管理有关的工作。

第八条　招投标管理部门负责招投标文件全面审核，组织招投标活动，协助合同承办部门办理招投标合同审查会签，共同控制合同风险。

第九条 财务和审计部门负责审查合同涉及的财务可行性、合理性及合规性。

第十条 审计部门负责审查合同涉及的除药品、试剂、耗材采购之外的项目的可行性、合理性及合规性。

第十一条 法制办负责合同合法性、合规性的审核。

第十二条 医院分管院领导负责指导和监督承办部门，并协调承办部门以外各合同责任主体，对合同文本进行审核确认，对院长或院党委负责。

第十三条 医院院长或法定代表人负责授权各部门对外签订合同，监督合同履行，对院党委负责。

第十四条 医院党委会作为合同管理最高权力主体，负责听取院长或分管院领导的意见，对重大合同进行会审和决策。

第三章 授权与审批

第十五条 医院法定代表人或院长授权分管院长、合同承办部门负责人代表医院对外洽谈、签署、履行合同，未经医院法定代表人或院长授权，任何部门或人员均无权对外办理合同相关事务。

第十六条 院长授权招投标管理部门协同合同承办部门依法依规组织对外招标投标。

第十七条 院长或总会计师、分管院长授权财务、审计部门对合同承办部门进行财务检查、监督。

第十八条 总会计师、分管院长代表院党委或院长监管各分管部门办理合同相关事务。

第四章 合同分类

第十九条 合同按照标的属性分为以下八类：

（一）设备（材料）、药品等采购类，包括生产设备、专用设备、办公设备、交通工具等固定资产采购合同，材料、低值易耗品批量采购合同，其他不形成资产的采购合同。

（二）服务采购、承揽业务类，包括技术合同、财务审计类业务约定书、法律类委托服务合同、招标代理合同、造价咨询合同、资产评估合同、运行委托管理合同、设备等维修养护合同、物业服务合同、宣传广告合同、其他不形成资产的服务合同。

（三）建设工程类，包括工程征地拆迁合同、工程规划合同、工程勘察设计合同、工程监理合同、工程更新改造合同、工程设备安装合同、施工总承包合同、工程总承包合同、项目管理合同、工程代建合同、其他工程合同。

（四）借贷担保类，包括医院因生产经营需要，从银行、保险、信托等金融机构办理的各项融资借款合同，医院与其他单位之间的短期资金借款合同，医院与其他单位之间的担保合同。

（五）合作协议类，包括共同投标协议、框架合作协议、战略合作协议。

（六）对外捐赠（赞助）类。

（七）其他类。

第二十条　合同按照权利义务分为甲方合同（指医院采购工程、货物或服务等并作为付款方的合同）、乙方合同（指医院提供服务或产品等并作为收款方的合同）和不涉及收付款的其他合同（如战略框架合作合同、联合体共同投标协议等）。

第五章　合同订立准备

第二十一条　合同订立准备工作由合同承办部门组织完成，包括但不限于以下内容：

（一）对合同潜在签约方的资信审查分析、履行能力分析。

（二）相关政策、法律风险分析。

（三）合同文本初稿的拟订与审查。

（四）合同的初步洽谈。

（五）合同的尽职调查（如需要）。

（六）合同的双重法律审核（如需要）。

（七）"三重一大"决策文件（如需要）。

第二十二条　合同的尽职调查和双重法律审核，由合同承办部门与合同管理主管部门共同负责。

第二十三条　潜在签约方存在以下情况之一的，应根据实际情况取消其签约资格：

（一）主体资格不合格的。

（二）资信状况不好或不明的。

（三）无履约能力或履约能力差的。

（四）非法定代表人未经授权委托或超出委托权限的。

（五）其他可能导致本院合同目的难以实现的情形。

第二十四条　合同文本应优先采用医院合同管理主管部门审定并发布的合同范本，医院合同管理主管部门没有发布合同范本的，可由合同承办部门另行拟定或由合同相对方提供，经合同管理主管部门审定后采用。

第二十五条　合同文本一般应包括以下内容：

（一）合同标题、编号。

（二）合同双方名称或姓名和住所。

（三）合同订立背景。

（四）合同标的（内容）。

（五）合同标的数量或工程（作）量。

（六）技术规范或质量标准。

（七）合同双方责任、权利和义务。

（八）合同价款或报酬及支付方式。

（九）合同履行期限、地点和方式。

（十）合同的变更和解除条款。

（十一）合同违约责任。

（十二）合同纠纷解决条款（甲方合同原则上应当约定由医院所在地人民法院或 ×× 仲裁委员会管辖）。

（十三）双方送达地址及联系方式（包括移动电话、电子邮箱、微信号、QQ 号等）。

（十四）合同生效条款。

（十五）合同签署栏及日期。

第六章　合同审批

第二十六条　合同签署审批，按照以下程序执行：

（一）合同承办部门承办人填写《合同签署审批表》，注明合同编号、类别、填表日期、名称、合同金额，缔约方式、目的，合同相对方基本信息，签署本部门意见，连同合同文本草案一同办理合同会签审批。

（二）财务部门、审计部门、招投标管理部门、法制办（含律师）等相关责任主体审核会签。

如需要组织会议评审的，由合同承办部门组织；如需要出具医院内部或外部法律意见书的，由合同管理主管部门办理。

（三）合同承办部门分管院长审批。

（四）总会计师审批。

（五）属于本办法规定的医院院长审批的合同，经分管院长、总会计师审批后，报请院长最终审批。

（六）属于本办法规定的医院党委会审批的合同，经分管院长、总会计师、院长审批后，报请党委会最终审定。

第二十七条　以下合同，由医院党委会审定通过：

（一）上报大学党委会"三重一大"审批、备案决策事项合同，包括以下内容：

1. 涉及医院发展战略、中长期发展规划、重大改革方案合同。

2. 涉及人才招聘合同。

3. 医院不动产购置、出租和转让合同。

4. 医院自筹资金1000万元（含）以上基本建设项目及500万元（含）以上装修、改扩建、维修项目，单台300万元（含）以上或需要办理配置许可的仪器设备采购合同，国家拨款2000万元（含）以上基本建设及基建修缮项目合同。

5. 融资金额1000万元（含）以上项目合同，与国内、国（境）外机构开展合作办医、人才培养等重大项目合同。

6. 对外使用医院品牌等无形资产项目合同。

7. 调整项目合同超过原项目合同10%（含）以上、且超过金额100万元（含）以上的项目合同。

8. 100万元（含）以上重大支援、捐赠、赞助（款、物）合同。

9. 单次金额500万元（含）以上药品、医用耗材采购合同。

10. 其他上报大学党委会"三重一大"审批、备案事项合同。

（二）所有按规定应履行外部审批手续的合同。

（三）医院党委会决策通过事项中所涉及的各类合同。

（四）医院院长提交党委会审批的合同。

（五）其他需要党委会审定的合同。

第二十八条　以下合同,由院长或院长办公会审定（已授权由分管院长、承办部门负责人审批的各类合同除外）：

（一）以下列表合同报院长或院长办公会审定。

合同金额	资金来源	合同类型	备注
300万元（含）以上、1000万元以下	医院自筹	基本建设类合同	未纳入大学"三重一大"报批、报备事项
300万元（含）以上、500万元以下		装修、改扩建、维修项目合同	
100万元（含）以上、500万元以下		药品、医用耗材采购合同	
100万元（含）以上、300万元以下		运行管理类合同、单台或批量设备采购合同	
50万元（含）以上		服务采购类、其他类合同	
300万元（含）以上、2000万元以下	国家拨款	基本建设、基建修缮类合同	
300万元（含）以上	医院自筹或国家拨款	不需垫资的其他各类合同	

（二）院长办公会决策通过事项中所涉及的各类合同。

（三）医院对外承接的委托经营合同。

（四）除战略合作协议以外的合作协议。

（五）分管院长提交院长审批的合同。

（六）其他需要院长审批的合同。

第二十九条　以下合同，由院长授权分管院长及总会计师审批：

（一）以下列表合同报分管院长及总会计师审定：

合同金额	资金来源	合同类型
10万元（含）以上、300万元以下	医院自筹	基本建设类、装修、改扩建、维修项目合同
10万元（含）以上、100万元以下		药品、医用耗材采购、运行管理类、单台或批量设备采购合同
10万元（含）以上、50万元以下		服务采购类、其他类合同
10万元（含）以上、300万元以下	国家拨款	基本建设、基建修缮类合同
10万元（含）以上、300万元以下	医院自筹或国家拨款	不需垫资的其他各类合同

（二）院长授权分管院长及总会计师审批的其他合同。

第三十条　10万元以下医院自筹或国家拨款各类合同，由院长授权总会计师及合同承办部门负责人审批：

第三十一条　合同审核的要点包括：

（一）合同资料的真实性、业务的可行性。

（二）合同技术条款的适宜性。

（三）工程合同承包范围界定等与工程相关的条款的准确性、合理性。

（四）合同财务条款的合理性、可行性。

（五）合同内容的合法性。

（六）合同的严密性、可履行性。

（七）合同权利义务的对等性。

（八）合同风险评估及对策的合理性。

第三十二条　合同承办部门对提交资料的真实性、业务的可行性、合同风险评估及对策的合理性等负责，如涉及工程管理，需对合同的工程范围、工程履行节点等与工程相关的条款的准确性和合理性等负责；相关责任主体对合同的技术条款的适宜性等负责，财务部门对合同的财务条款及其他相关条款的合理性等负责；合同管理主管部门对合同内容的合法性负责，并对合同的严密性、可履行性以及权利和义务的对等性、合同风险评估及对策的合理性提出意见。

第三十三条　合同的修改与谈判：合同承办部门应根据合同审核意见修改合同文本，有关合同条款内容需要与对方进行谈判的，还应组织进一步谈判，以达成一致意见。

第七章　合同签订

第三十四条　合同签订前，合同承办部门按合同管理主管部门规定的合同编码方式进行编号。使用对方合同编号的，合同签订后，应按内部格式进行重新编号。

第三十五条　与他人达成交易，总金额达到或预计达到人民币2万元（含）以上必须签订书面合同。

第三十六条　医院各科室及非独立法人分支机构签订书面合同，应当统一以医院名义，由医院法定代表人、院长或其委托代理人签署。

由委托代理人签订合同的，应当由法定代表人或院长签发《授权委托书》，并在委托书中明确委托代理人的权限和期限，加盖本医院公章。

委托代理人代表医院签订合同，必须在授权范围及期限内行使代理权，禁止越权代理。

第三十七条　委托代理人签订合同的，该代理人原则上应当为合同承办部门负责人或分管院长。

第三十八条　合同签订后，根据法律法规规定应进行外部审批或备案登记的合同及根据合同约定应进行公证的合同，由各合同承办部门负责办理。

第三十九条　所有合同均实行先签字后盖章的签署程序，合同文本签字后，加盖医院合同专用章，且均应加盖骑缝印章。

第四十条　合同文本原则上医院最少持有三份原件（不区分正本与副本），一份交由合同管理主管部门保管，一份交给医院财务部办理收付款，另一份由合同承办部门留存。

第八章　合同履行

第四十一条　合同承办部门应遵守诚信原则，严格按合同约定全面履行合同，避免发生违约责任。

第四十二条　合同承办部门在紧急情形下或确认不存在法律风险的必要情形下可在合同生效前提前履行合同，但应对其提前履约行为负责。

第四十三条　合同承办部门应对合同履行过程中形成的证据进行保存，包括往来函件、短信记录、微信记录、电话录音等，确有必要时可进行公证。

对外沟通应尽量采用书面形式，函件寄送原则上选择 EMS 快递，面单应清晰注明函件主要内容，函件流转信息应在 6 个月内提取。

第四十四条　合同承办部门应对本部门承办的合同建立合同台账、动态管理，并向合同管理主管部门及时汇报合同履行进程。

第四十五条　合同履行过程中发生重大变更、重大违约、单方提前终止等可能导致医院合同目的不能实现或可能导致医院对外承担责任的情形，各部门应及时将有关情况向合同管理主管部门、分管院长汇报。合同管理主管部门应根据实际情况提出法律处理方案，法律处理方案原则上应按合同审批权限规定进行审批。

第四十六条　甲方合同应按合同约定及时进行合同验收，未经验收或验收不合格的合同，不得进行款项结算。

第四十七条　甲方合同支付，应由合同承办部门承办人填写《合同价款支付审批表》，注明合同编号、名称，合同承办部门信息，合同总价，已付款、本次付款、待付款金额，收款单位信息，合同履约情况，本单位意见，连同合同原件一同办理会签审批。经财务、审计部门审批后，按医院资金支付程序规定报分管院长、总会计师、院长办公会或党委会审批同意，财务部门办理支付手续。

第四十八条　乙方合同应由合同承办部门及时催收款项，并保存催收证据，财务部可对合同承办部门进行监督提醒。

第四十九条　乙方合同应付款方要求先开发票后收款的，必要时应要求收款方出具未付款证明。

第五十条　合同支付原则上应向合同相对方或合同明确约定的收款方支付，如需向其他第三方支付，应取得合同相对方的书面指示。

第九章　合同档案管理

第五十一条　合同档案包括合同订立、审核、履行全过程形成的所有档案资料。

第五十二条　合同管理主管部门负责收集合同承办部门提交的合同文本

盖章原件，合同承办部门负责及时收集合同履行阶段形成的其他合同文件，共同建立合同档案。

合同管理主管部门与合同承办部门应当于每年 3 月份对所有合同履行情况进行清理核对，并于 3 月份前按档案管理要求对可以归档的合同档案移交医院档案管理部门保管；工程合同档案最迟应当于合同终止后的 60 日内移交完毕。

合同管理主管部门对合同承办部门移交合同档案工作的及时性进行检查督促。

第五十三条　借阅合同档案，应由经办人提出申请，经部门负责人审核，由档案管理部门负责人批准；借阅人应在档案室阅览并及时归还，不得将合同档案原件带离档案室；需要复印的，经档案保管部门负责人批准可以复印。

第十章　合同监督与管理

第五十四条　医院的合同管理，接受医院纪检监察部门的监督和检查。纪检监察部门在医院党委领导下对招投标管理部门的招标投标行为、合同承办部门的合同执行进行执纪监督。

第五十五条　合同管理主管部门于每年 5 月份检查医院各部门的合同执行情况。

第五十六条　医院合同的管理、审核、承办、履行人员和档案管理人员等，均负有保密义务，严禁泄露医院合同内容及商业秘密。

第五十七条　医院对合同管理成绩显著的部门和个人，根据具体情况给予表彰奖励；对在合同管理中造成合同责任事故的部门与个人应进行责任追究，构成犯罪的，移交司法机关处理。

第五十八条　凡发生下列情况之一的，视为合同责任事故：

（一）合同管理过程中因故意或重大过失导致医院遭受重大经济损失的。

（二）合同管理过程中因故意或重大过失造成恶劣影响的。

（三）合同管理过程中私自收受利益的。

第十一章　附　则

第五十九条　本办法未尽事宜按国家有关法律法规执行，如需调整，另行补充修订。

第六十条　各部门可依据本办法制订相关合同管理实施细则，报医院合同主管部门备案。

第六十一条　医院所属全资或控股单位参照本办法，制订合同管理制度，加强合同审批，健全内部控制管理。

第六十二条　本办法由医院法制办负责解释。

第六十三条　本办法自发布之日起执行，医院其他相关文件规定与本办法相抵触的，以本办法为准。本办法与国家有关规定相抵触的条款，按国家有关政策实施。

档案管理办法

第一章 总 则

第一条 为加强医院档案管理工作，科学规范有序做好档案文件归档和保管，有效运用档案为医院建设发展服务，根据《中华人民共和国档案法》及《卫生档案管理暂行规定》，制定本办法。

第二条 本办法所称的档案是指在医院医疗、教学、科研、管理、经营以及其他各项活动中直接形成的，对医院和社会有保存价值的各种文字、图表、声像等各种形式、载体的历史记录。

第三条 医院各项活动形成的档案，是对医院工作的真实记录，必须实行集中统一管理，确保档案的完整、准确、系统、安全，有利于开发利用和保守国家秘密的原则。

第四条 医院档案工作实行"统一组织，分类管理"的原则，接受大学档案馆的业务指导和监管。医院设立综合档案室，挂靠党委（医院）办公室。

综合档案室的职责是：贯彻执行国家档案管理的法律、法规，制订档案管理制度，组织协调、统筹管理全院综合档案，开展宣传工作，对医院各部门档案管理实行监督、考核与指导，是医院统一保管永久档案的重要场所。

第五条 医院实行文书处理部门、业务主管单位、科研课题负责人立卷归档责任制，各部门（科室）负责日常档案管理工作，接受综合档案室的业务指导和监管，指定专职或兼职档案管理人员具体负责各类文件材料的收集、积累、保管、整理立卷和归档工作，按规定和程序向综合档案室移交归档材料。

第六条 档案管理人员在职或离职应严守相关保密规定，工作异动，应办理正式交接手续。

第二章 归档管理

第七条 医院对纸质档案材料和电子档案材料同步归档。凡记录反映医院职能活动情况、具有日后查考利用价值和凭证作用的各种文字、图表、材料等，均列入归档范围，具体分为以下几类：

（一）文书材料类

1.党群材料：主要包括医院党委、纪委、工会、团委、民主党派等组织的各种会议文件、记录及纪要以及工作计划、总结，上级机关关于党群管理的文件材料。

2.行政管理材料：主要包括党和国家领导人以及部、省级、校级领导视察医院形成的声像材料、讲话、报告、题词等；医院行政工作的重要会议文件、记录、纪要以及计划总结，重要问题的请示、报告，举办重大活动等形成的主要文件材料；医院制定的制度性、政策性和指导性的文件材料；医院机构演变、人事任免等文件材料；医院历届领导的工作、学习、生活资料；医院在院庆、捐赠、扶贫、巡视等专项工作中形成的文件材料；上级关于人事管理、行政管理以及对医院的批复、批示材料，有关医院业务范围的法律、法规、条例和长远规划等重要文件材料。

行政管理材料以科室为单元归档。

3.医疗业务材料：国医大师、全国名中医，国家级名老中医、省级名中医等在工作、学习、生活中形成的各种材料；医院聘请的境外专家、教师在教学、科研等活动中形成的材料；医院派遣人员出席国际会议、出国考察、讲学、合作研究、学习进修的材料；参与重大医疗救援活动材料；临床医疗中产生的业务材料。

4.科研材料：按照《科学技术研究档案管理暂行规定》（国档发〔1987〕6号）执行。

5. 财务及统计资料：财务凭证、报表、票据，财务检查、审计、验收意见，预算编报材料，上报上级的各类文字材料，第三方审计报告，综合统计报表等财务会计和统计资料。

6. 国有资产材料：医院房屋买卖、土地征用、租赁合同协议、资产登记等凭证性文件材料，贵重仪器设备技术文件，国有资产报废论证、审批材料，资产验资报告等。

7. 基本建设材料：按照《基本建设项目档案资料管理暂行规定》（国档发〔1988〕4 号）、《建设工程文件归档规范》（GB/T50328–2014）执行。

8. 外事与合作材料：医院开展对外交流、合作等工作的材料；医院与合作单位签订的各项合同协议以及在合同履行全过程中形成的所有文件资料。

（二）出版物类：医院自行编辑出版的院报以及院内职工出版的专业及科普类图书的出版合同及样书等。

（三）实物类：医院在各类活动中产生的荣誉证书、奖状、奖章、奖牌、锦旗、领导题词、名人字画、纪念品、牌匾、印章等。

（四）声像类：医院在各类活动中产生的具有保存价值的照片、录音带、录像带、磁盘、影视胶片、微缩胶片、光盘等；医院各类信息系统电子备份资料；医院官方微博、微信（微信公众号）等社交媒体信息。

医院可以根据实际情况确定归档范围。

第八条　归档要求：各部门档案员应根据归档范围将材料收集齐全，按档案归档要求整理装订文件，编排盒内目录，移交档案室。

第九条　凡归档材料必须质地优良，书绘工整，声像清晰，禁止用铅笔、圆珠笔书写。声像类档案，必须是原版、原件，图像清晰、声音清楚，并加以必要的时间、地点、内容、人物和责任人等文字说明。

综合档案室对符合规范要求的材料方可允许移交归档。

第十条　涉密文件应专门归档保存，不同密级档案材料分别保存于不同案卷中。

第十一条　档案保管要做到定期检查，发现霉变现象要及时补救、复制。

第十二条　档案材料归档时间：

（一）各部门（科室）应在次年5月底前根据综合档案室通知将档案材料移交归档。

（二）科研材料、基本建设材料应在项目结算完成后三个月内归档。

（三）文书类党群、行政管理、医疗业务、财务及统计、国有资产、外事与合作材料，声像类，实物类，出版物类档案立卷执行的行政年度为每年1月1日起至当年12月31日止。

第三章　保障条件

第十三条　医院应为档案管理提供专用的、符合档案管理要求的档案库房，存放涉密档案应当设有专门场地。存放声像、电子等特殊载体档案应当配置恒温、恒湿、防火、防溃、防有害生物等必要设施。

档案库房应指定专人负责管理，保持室内清洁卫生，库房内严禁吸烟和存放易燃易爆类物品。

第十四条　医院设立专项经费，纳入医院财务预算，为档案管理现代化、档案信息化所需的软硬件条件提供保障。

第四章　档案鉴定

第十五条　根据档案保管期限表，定期对档案进行鉴定，准确地判定档案的存毁。

第十六条　档案的鉴定、销毁工作必须有组织、有领导地进行。在党委（医院）办公室主任的主持下，由综合档案室和有关立卷单位人员组成档案鉴定工作小组，负责档案的鉴定、销毁工作。

第十七条　需要销毁的档案，必须编制销毁清册，按程序呈报主管院领导并报院长办公会或党委会审批后，方可销毁。

第十八条　销毁档案时，必须由两人以上在指定地点监督销毁过程，监督人员必须在销毁清册上签名盖章，并注明销毁方式和日期。销毁档案清册要永久保存，并将所销毁档案在目录中注销。

第十九条　对于密级文件形成的档案，需要定期对保密程度进行鉴定，制定需降密或解密处理的档案清单，经由分管领导批准后，可对相关档案进行降密或解密处理。

第五章　档案利用

第二十条　综合档案室在党委（医院）办公室指导下，按照国家有关规定公布档案，是医院唯一有权对外公布医院档案、同时唯一有权出具档案证明的部门。

第二十一条　档案管理部门严格依据档案类别，履行相关借阅使用手续，借阅人要在指定地点查阅，不准涂改、圈划、打叉、增删、插剪、抽页、调换、污损卷内文件，不得擅自公开档案内容，违者视问题性质和情节轻重，严肃处理，给予批评、警告、公开检讨、罚款等处罚，情节严重者依法追究其法律责任。

第二十二条　各类档案一般不外借，如确需外借，须经审批同意后办理借阅手续，借阅人应在档案室阅览并及时归还，不得将合同及会议纪要档案原件带离档案室；需要复印的，经档案保管部门负责人批准可以复印。借出时间原则上不超过五个工作日，如确因特殊情况需要延期时，必须注明归还日期（不超过一个月），凡逾期不归还者，通知所在科室负责人并追责。

第二十三条　借阅文书档案遵循以下原则：

1. 查阅本职能部门范围的档案，可直接向本部门或综合档案室办理借阅手续。

2. 查阅本职能范围以外的档案，应经立卷部门的负责人同意方可借阅。

3. 凡借阅党委会、院长办公会会议记录，则应经党委（医院）办公室负责人批准。

4. 机密文件按阅读范围和工作需要查阅，不能借阅。

5. 院外人员查阅医院档案，一律凭单位介绍信，并经医院相关负责人审批，参照相关规定办理。

6. 授权相关部门管理的文书档案借阅，按照相关规定执行。

第二十四条　借阅科技档案审批权限：

1. 原则上只允许借阅与本人、本课题组或本部门有关的科技档案，凡借阅他人科技档案，除提供本人身份证外，还需经课题负责人本人同意，方可借阅。

2. 凡借阅密级在机密以上的科技档案，必须由部门主管领导批准，方可借阅。

3. 外单位需要查阅医院科技档案时，须持本单位介绍信，经部门主管领导同意，方可借阅。查阅密级在机密以上的科技档案，须经主管该项工作的院长批准后方可查阅。

第二十五条　建立日常档案统计制度，做好档案统计分析，及时掌握档案和档案工作情况。

第二十六条　档案管理人员应及时对档案的收进、移出、整理、鉴定、保管、利用、销毁以及档案管理人员、机构、经费、库房、设备等情况进行登记，每年一次进行认真统计，做好年度报表。

第二十七条　严格执行国家统计计量和报表编报相关规定，做到数字准确，字迹工整，不得篡改和涂抹报表，确保档案统计工作标准化。

第六章　附　则

第二十八条　医院定期对在档案管理工作中表现突出的部门和个人给予表彰和奖励；对在档案管理工作中失职、渎职人员依法追究责任，构成犯罪的，由司法机关依法追究刑事责任。

第二十九条　本办法未尽事宜按国家有关法律法规执行，如需调整，另行补充修订。

第三十条　医院所属全资或控股单位参照本办法制定制度，加强内部档案管理。

第三十一条　本办法由综合档案室负责解释。

第三十二条　本办法自发布之日起执行。

主要领导接待日制度

为了畅通建言渠道，健全医院领导班子密切联系群众的长效机制，使主要领导直接倾听临床一线人员的意见和建议的做法经常化、制度化，进一步营造民主、团结、和谐的医院工作氛围，提高医院民主管理、科学管理的能力和水平，制定主要领导接待日制度。

1. 主要领导接待日时间：每周周一上午。

2. 接待地点：院领导办公室。

3. 负责接待日工作的部门及其工作任务：接待日工作归口医院办公室管理。主要工作有：来访者预约登记，落实并督查有关部门对职工所提出的问题进行解答和处理的情况。

4. 为使"接待日"真正发挥作用，提高办事效率和工作质量，使之真正成为连接民心的桥梁。来访者需提前1天与医院办公室预约登记。

5. 负责接待的主要院领导要妥善安排好工作，准时接待。若不能如期执行当日接待工作，请事先与医院办公室联系，并作好相应的调班安排。

6. 接待日对职工反映的情况，经医院办公室协调后，落实到各部门解决的，各部门必须在五个工作日内将处理结果反馈给医院办公室，再由医院办公室及时反馈给主要院领导和职工。

7. 广大职工要充分发挥民主监督作用和主人翁精神，积极为医院的改革、建设和发展建言献策。

8.在来访接待中不能当时处理的问题，由参加接待的主要院领导在登记表中批示，提出意见，再由医院办公室向有关承办科室交办，限期报结。登记表原件留存，复印交办。

9.来访接待日交办的信访案件，由医院办公室交纪委监察科督办。

医院印章使用和管理规定

为加强本院印章管理，规范使用审批手续，维护医院权威和合法权益，根据国务院《关于国家行政机关和企业事业单位社会团体印章管理的规定》（国发〔1999〕25号）、《教育部印章使用和管理的暂行规定》（教办厅〔2007〕7号）和国家相关法律、法规，结合本院实际，特制定本规定。

一、印章适用范围

本规定所指的印章包括：医院党委专用章、医院行政公章、党委书记和院长私章、医院办公室印章和其他科室印章。

（一）医院党委专用章

1. 以医院名义向院内、院外发送的行政公文、文书材料、报表、函件等。

2. 以医院名义签订的各种合同、协议书、意向书等。

3. 以医院名义颁发的各种证件、证书、聘书等。

4. 职工办理出国手续需出具的在职证明、收入证明、家庭关系证明等。

5. 经院领导批准的其他需要使用医院行政公章的文件及材料。

（二）医院行政公章

1. 以医院党委名义向院内、院外发送的行政公文、文书材料、报表、函件等。

2. 经党委书记批准的其他需要使用医院党委专用章的文件及材料。

（三）党委书记和院长私章

1. 各类证件、证书等。

2.以医院名义出具的报表、签订的合同（协议）以及授权委托书、任务书、申报表、审批表等。

3.以党委书记和院长名义发布的公文、公函、信件等。

4.经党委书记和院长本人同意的其他需要使用党委书记和院长私章的文件及材料。

（四）医院办公室印章

1.以医院办公室名义上报、下发的公文，发布的通知、通告、公告等。

2.与兄弟医院、院内、外单位的往来函件等。

3.经主管院领导或医院办公室主任批准的其他需要使用办公室印章的文件及材料。

（五）其他科室印章

经科室负责人同意的需要使用科室印章的文件及材料。

二、印章使用程序

（一）以下事项使用医院印章，必须按照医院规定程序用印：

1.以医院名义上报各类报表、文字材料、科研项目申报材料等，签署医院意见的推荐表等，经主管部门负责人审核签字，由主管院领导签字同意后，方可用印。

2.医院对外签署的各类协议书、意向书，需经主管部门负责人审核签字，经主管院领导审核同意，由院长（或院长授权委托人）和财务院长签字同意后，方可用印；申报省部级以上人才计划、科研团队、先进集体或个人、科技奖励项目，颁发客座教授、兼职教授、名誉教授聘书等，经相关职能部门审核，报主管院领导审核同意，由院长（或授权主管院领导）签字同意后，方可用印。

3.使用院长私章，须经其本人签字或授权同意，方可用印。

4.国家发明专利和软件著作权申报材料，须经申请人所在科室（部门）负责人及科研部负责人签字同意，且加盖科室（部门）印章后，方可用印。

5.各类获奖证书，由主管科室（部门）人员持相关文件，方可用印；各类证件经主管科室（部门）负责人审核签字，报主管院领导签字同意后，由负责此项业务的工作人员到医院办公室用印。

6. 职工出国证明材料，如在职证明、收入证明、家庭关系证明等，经组织与人力资源部审核通过后方可用印。

7. 使用医院事业单位法人证书、医疗机构执业许可证等证件的复印件，由负责此项业务的工作人员到医院办公室领取，在证件复印件上注明使用范围，并按程序登记后加盖医院行政公章。

8. 对于需要频繁使用医院印章的常规性业务，可由主管院领导授权职能部门主要负责人（授权委托书留存医院办公室备查），经被授权人审核签字同意并加盖部门印章的相关材料可予以用印。

9. 其他需使用医院行政公章的情况，由职能部门提出申请，经主管院领导审核签字同意后，方可用印。

（二）有下列情况之一者不予用印：

1. 空白的介绍信、证件、证书、单据或空白纸。

2. 用圆珠笔或不同笔迹、不同颜色书写的材料。

3. 多处或关键字涂改及字迹不清的材料。

4. 落款名称与印章名称不符的材料。

5. 内容不清仍需核实的材料。

6. 其他不符合用印规定的情况。

三、印章的管理

（一）印章保管

1. 印章必须妥善保管，不得随意乱放，不得借用，非特殊情况不得携带印章离开用印办公地点。印章遗失，必须及时上报。

2. 医院办公室负责管理和使用医院党委专用章、医院行政公章、党委书记和院长私章、医院办公室印章和其他科室印章，并由专人按规定保管，人走及时上锁。保管人员因事离岗，医院办公室主任指定人员暂时代管。印章管理人员如有变动，应重新明确职责，及时办好印章交接手续并记录备案。

3.印章必须及时清洗保养和添加油墨，确保印文字迹清晰。

（二）用印要求

1.医院各科室、部门和个人必须严格执行用印审批规定和登记制度。除正式公文外，各类材料在用印时，经办人与用印人须分别认真填写《用印登记表》，用印人详细登记用印日期、用印文件名称、用印部门、经办人、批准人等，责任到人，以备核查。

2.印章应加盖在发文日期中间偏上位置，下骑年盖月，上不压正文，要求端正、清晰。

（三）责任追究

1.因印章保管不当导致出现严重事故者，医院将追究当事人、主管负责人的责任，并根据医院相关规定给予严肃处理。

2.因未按审批程序用印导致医院利益受损的，医院将追究当事人、主管负责人的责任，并有权责成违法者承担由此造成的后果。

3.对伪造印章或使用伪造印章者，除追究当事人和主管负责人的行政责任外，还将依照国家有关法规对相关人员进行严肃处理。

四、本规定自发布之日起施行，由医院办公室负责解释。其他持有印章的部门应根据本规定制定相应的用印管理规定细则，规范用印审批程序，并报医院办公室备案。

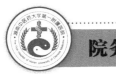

院务公开工作由医院党委统一领导，党政工齐抓共管，职能部门具体承办，纪检、监察部门和工会组织实施监督。

一、院务公开的程序

1. 按照职责分工原则，每次院务公开前，由各科室（部门）对公开范围内的事项认真进行梳理，列出公开内容，按职权范围提交主管院领导审定，报院长办公会或党委会审议后公开，并交办公室备案。

2. 院务公开后，有关职能科室要责成专人收集、整理职工和群众反馈的意见、建议和要求，院领导要及时研究、给予答复和讨论是否采纳，并将结果通过一定的形式公布。

3. 对院务公开过程中发现的问题，相关部门主管领导要及时采取措施，进行整改，并将整改的情况列为院务公开监督与考核的重要内容。

二、院务公开的内容

凡是与医院行政管理、卫生改革密切相关和涉及职工切身利益的重要事项，除党和国家规定的保密事项外，原则上都要在一定范围内采取适当的方式和程序予以公开，自觉接受职工和群众及社会监督。

1. 向社会公开医院资质信息、医疗服务价格和药品价格、医疗保险制度改革有关信息、医疗管理制度、医务人员行为准则、行业作风建设、各类便民服务措施、病人投诉渠道和程序、大型医用设备设置许可等情况，严禁发布虚假信息。

2. 向医院职工公开医院发展建设规划、改革方案、年度工作目标及完成情况，重大决策、重要规章制度的决策过程及执行情况，重要干部任免、重大项目安排及大额度资金使用、医院运营管理情况、人事管理情况以及涉及职工切身利益的其他事项。

三、院务公开的形式

1. 职工代表大会制度是落实院务公开制度的基本形式。在职代会期间，充分发挥职工代表在审议医院重大事项和决策中的民主监督作用，维护职工合法权益，充分调动职工在医院建设和发展中的积极性和创造性。

2. 定期或不定期召开党委会、院长办公会、职代会主席团会议、中层干部会议、业务例会、周例会、职工座谈会，及时通报医院的有关情况和重大事项。

3. 在门诊、病房以及对外服务窗口等醒目位置设立电子显示屏或公告专栏，发放就医指导等宣传资料，设立意见箱，公布咨询、投诉、举报电话。

OA 平台发布通知管理规定

1.通过 OA 平台发布通知的权限暂定于以下部门：党委（医院）办公室、组织与人力资源部、宣传部、纪委监察科、医务部、护理部、信息中心、质控科、发展改革部、药学部、毕业后医学教育办公室。

2.有权限的部门指定 1～3 名信息管理员，由其专门负责本部门通知的发布。其他部门若有通知发布需求，归口党委（医院）办公室统一发布。

3.统一发布通知审核要求：部门负责人初审签字后再交由主管院领导签字，纸质版交由党委（医院）办公室留存。

4.通知格式要求：标题用 2 号华文中宋体，副标题用 3 号楷体 GB2312；正文第一层级小标题用黑体，第二层级小标题用楷体，第三、四层级小标题用仿宋体；正文及其他部分文字用 3 号仿宋 GB2312 体。设置行距为"固定值"28 磅。

一、总则

1. 为加强对医院涉密文件与资料的管理，建立健全保密管理程序，有效维护医院权益，特制定本制度。

2. 医院秘密是关系医院发展和利益，依照特定程序确定，在一定时间内只限一定范围的人员知悉的事项。

3. 医院各科室（部门）和全体职工都有保守医院秘密的义务。

4. 医院保密工作实行既确保秘密又便利工作的方针。

二、适用范围

适用于与医院利益密切相关，在一定时间内只限一定范围人员知悉的涉密文件、资料及相关人员的管理。

三、保密范围

1. 医院重大决策中的秘密事项。

2. 医院尚未付诸实施的经营战略、经营方向、经营规划、经营项目及经营决策等。

3. 医院内部掌握的合同、协议、意见书及可行性报告、主要会议记录、工作总结等。

4. 医院财务预决算报告及各类财务报表、统计报表等。

5. 所掌握的尚未进入市场或尚未公开的各类信息等。

6. 医院员工人事档案，工资性、劳务性收入及资料等。

7. 科技成果、正在研究的科研项目或设想、有价值的药物制剂配方等。

8. 有涉密内容的视频、照片、图表等。

9. 其他经医院领导确定应当保密的事项。

10. 一般性决定、决议、通告、通知、行政管理资料等内部文件属于保密范围。

11. 病人就诊的所有信息，包括病历信息、分娩信息、统计信息、医嘱处方等。

12. 由医院购买或设计的软件、硬件信息、方案等。

13. 医院服务器中的数据库等。

四、密级确定

1. 医院涉密文件的密级分为"绝密""机密""秘密"三级。涉密文件的密级由医院院长或指定负责人确定。

2. "绝密"是最重要的医院秘密，泄露会使医院的权益及经济利益遭受特别严重的损害。在医院经营发展过程中，能够直接影响医院权益或经济利益的重要决策文件、资料，奖金与提成收入等应列为"绝密"级。

3. "机密"是相对重要的医院秘密，泄露会使医院权益和利益遭受到严重的损害。医院年度规划、工作计划、财务报表、统计资料、重要会议记录、医院经营情况、员工工资性收入等应列为"机密"级。

4. "秘密"是一般的医院秘密，泄露会使医院的权力和利益遭受损害。医院人事档案、合同、协议、尚未进入市场或尚未公开的各类信息应列为"秘密"级。

五、保密措施及内容

1. 属于医院秘密的文件、资料和其他物品的制作、收发、传递、使用、复制、摘抄、保存和销毁，由院长指定专人执行；采用电脑技术存取、处理及传递的医院秘密由网络管理人员负责保密。

2. 对于机密级文件、资料和其他物品，必须采取以下保密措施：

（1）非经院长批准，不得复制和摘抄。

（2）收发、传递和外出携带，由指定人员完成，并采取必要的安全措施。

（3）在设备完善的保险装置中保存。

3. 属于医院秘密的设备或者产品的研制、生产、使用、保存和销毁，由医院指定专职部门负责执行，并采用相应的保密措施。

4. 在对外交往与合作中需要提供医院秘密事项的，应事先经院长批准。

5. 具有属于医院秘密内容的会议和其他活动，主办部门应采取下列保密措施：

（1）选择具备保密条件的会议场所。

（2）限定参加会议人员的范围，对参加人员强调保密事宜。

（3）依照保密规定使用会议设备和管理会议文件。

（4）确定会议内容是否传达及传达范围。

6. 不得在私人交往和通信中泄露医院秘密，不得在公共场所谈论医院秘密，不得通过其他方式传递医院秘密。

7. 医院工作人员发现医院秘密已经泄露或者可能泄露时，应当立即采取补救措施并及时报告科室（部门）领导；科室（部门）领导接到报告，应立即做出上报处理。

8. 属于医院秘密的文件、资料，应当依据本制度的规定标明密级，并确定保密期限。保密期限届满，自行解密。

9. 外来人员使用机房数据库应严格登记，防止带出机房。

10. 严禁以任何方式带出或输送病人病历、医嘱、分娩记录等病人信息。

11. 每年应对保密范围内的工作进行一次认真检查，并有针对性地解决存在的问题。

12. 医院成立保密小组，由院长担任组长。保密小组成员每季度召开一次例会，半年自查一次，年终进行总结，及时分析全院保密工作情况，研究保密工作措施，使医院保密工作不断改进和加强。

六、责任与处罚

1.凡与涉密事项有接触机会的员工都有自觉保守医院秘密的责任与义务。

2.出现下列情况之一的，给予当事人警告处分：

（1）泄露医院秘密，尚未造成严重后果或经济损失的。

（2）违反本制度规定内容的。

（3）已泄露医院秘密但采取补救措施的。

3.出现下列情况之一的，对当事人予以辞退，并视情节轻重索赔经济损失：

（1）故意或过失泄露医院秘密，造成严重后果或重大经济损失的。

（2）违反本制度规定，为他人窃取、刺探、收买或违章提供医院秘密的。

（3）利用职权强制他人违反保密规定的。

4.因泄露机密导致医院重大经济损失的，医院保留付诸法律的权利。

公务接待管理制度

为进一步规范医院接待制度，树立良好的对外形象，提高本院的公务接待工作水平，根据有关公务活动中接待工作的有关办法，结合本院实际情况，特制定本制度。

一、接待原则

1. 实行"统一安排，归口管理，对口接待，严格审批"的原则。

2. 公务接待工作统一归口医院办公室管理，并具体承办接待工作。在接待工作中，若需院领导出面接待或参加有关活动的，应提前三天与医院办公室联系，并由医院办公室负责协调。

3. 公务接待工作要认真贯彻执行上级和医院的有关规定，应当严格执行公务接待标准，不得超标准接待，不得组织旅游和与公务活动无关的参观，不得组织到营业性娱乐、健身场所活动，不得安排专场文艺演出，不得以任何名义赠送礼金、有价证券、纪念品和土特产品等。

4. 各相关科室（部门）要树立大局观念和服务意识，积极主动配合医院办公室做好公务接待工作。

二、接待范围

医院办公室负责全院公务接待的统筹安排与组织协调工作，根据接待对象及来访事由，商请有关院领导和安排相关部门做好对口接待。

1. 国家机关厅局级及以上领导来院视察和指导工作的，由医院办公室负责接待工作。

2. 国家机关处级及以下领导来院检查和指导工作的，由对口科室（部门）负责接待。

3. 医院主办的全国和省级会议的接待工作，由医院办公室负责筹备和落实；各部门、各学会主办或承办的会议的接待工作，由主办或承办的具体部门负责筹备和落实，事前报医院办公室备案。

4. 兄弟医院、单位人员来院参观学习的，由医院办公室协调至对口部门开展相应的接待工作。

5. 境外及港澳台人员来院访问交流的，在大学国际交流合作处的指导下由医院办公室负责接待工作。

6. 其他人员的来访，根据具体情况由相应的对口部门负责接待工作。

三、接待程序

1. 严格实行接待审批制度，所有公务接待均须填写《公务接待审批单》（以下简称《审批单》），由院领导批准后按规定执行。如需急办的接待任务，事后补办手续。

2. 由医院名义接待的，由医院办公室填写《审批单》，经主任签署意见，呈报党政主要领导批准；以部门名义接待的，由部门填写《审批单》，经部门负责人签署意见，报分管院领导批准。

3. 医院办公室根据接待部门填报的《审批单》核定接待费用，报院长审批，超过接待标准的不予审批。

4. 需在外地招待客人的，应从严掌握，原则上应由分管院领导签署意见，呈报院长审批。

5. 凡无《审批单》或超出标准的接待事项，财务部不得报销。

四、接待标准

（一）接待用餐标准

医院接待用餐地点原则上安排在医院食堂，若需安排在其他用餐地方，必须报请主管院长审批。

1. 会议接待

（1）原则上按照"谁开会谁出钱，以会养会"的原则安排。

（2）若培训、会议的接待用餐费用由医院开支，按每人每日不超过100元的标准，即早餐20元／人，中晚餐各40元／人（出差目的地为西藏、青海、新疆，早餐20元、中晚餐各50元）。

（3）上级安排的培训、会议或其他单位承担费用的，按对方要求办理。

2. 公务接待

（1）公务接待必须严格控制用餐标准，即在职务级别对应的标准限额内安排，具体标准限额为：省部级以及相当职务人员按200元／人／餐，厅局级以及相当职务人员按160元／人／餐，其余人员按140元／人／餐，同一批次接待人员，按用餐人员中最高职务级别对应的标准安排用餐，除按规定的陪餐人员之外，确因工作需要的工作人员按40元／人／餐的标准安排工作餐。

（2）各接待部门要严格控制陪同人员。接待对象在10人以内的，陪同就餐人员不得超过3人；接待对象超过10人的，陪同就餐人员不得超过接待对象人数的1/3。

（3）应当供应家常菜，不得提供鱼翅、燕窝等高档菜肴和用野生保护动物制作的菜肴，一律不安排香烟，不得饮酒（外事接待、招商引资等特殊情况除外），不得去私人会所、高消费餐饮场所。

（4）来院安装、维修设备等人员，如费用实行包干或支付酬金的，医院不予安排接待用餐。

（5）对于没有业务关系来院联系工作和联系购销业务的其他人员不予安排接待用餐。

（6）公务接待用餐必须一事一报销，实行"三单合一"报销程序，接待事项完成后凭"三单"（审批单、相关发票、消费清单）报销。

（二）接待住宿标准

接待住宿按照上级部门制定的差旅住宿标准执行。住宿用房以标准间为主，接待省部级干部可以安排普通套间，不得超标准安排接待住房，不得额外配发洗漱用品。当地陪同及工作人员一般不安排住宿。

（三）接待用车标准

应当安排集中乘车，接待用车由医院办公室协调安排。

五、其他事项

1. 凡经同意接待的项目，其凭证或票据要注明被接待单位、对象及相关情况，要有接待部门和经办人2人以上签名，报请主管领导审批后，再报医院办公室审核登记。

2. 单张餐饮票在1000元以内，单次接待累计2000元以内由分管院领导签字；单张发票超过1000元（含1000元），单次接待累计超过2000元（含2000元）需由院长签批；接待费用报销必须附《审批单》。

3. 临床科室的公务接待费用需计入科室成本。报账前需到经管办登记后方可报账。

六、本管理办法从发文之日起实施，未尽事宜，由医院办公室负责协调。

1. 医院会议室由医院办公室负责管理，各部门如需使用会议室，应提前通知办公室并做登记，由医院办公室统筹安排。如有需使用电脑、音响、投影仪等设备应提前一天与医院办公室联系，以便提前准备，确保会议顺利进行。

2. 会议室可用于召开会议，接待来宾、上级人员，举办培训活动等。会议室仅限医院内部使用，外单位借用会议室必须经院领导批准，各部门无权将会议室借给外单位使用。

3. 会议室内所使用设备、工具、办公用品未征得医院办公室同意任何人不得拿出会议室或作为他用。会议室使用人员应保证会议室设备完好，用品齐全，爱护室内公共设施，不得随意挪动会议室的设施设备。如有损坏，视情况作出赔偿。

4. 会议期间，会议室的设备及物品，如电脑、投影仪、电视、VCD 等由专人负责操作，其他人不得擅自使用和操作。如有损坏，视情况作出赔偿。

5. 在会议室内禁止喧哗、说笑、打闹，说粗话、脏话。禁止吸烟，随地吐痰或乱扔杂物、废纸、饮料瓶等。禁止在会场的墙壁上、桌椅上随意乱贴乱画，如需张贴标语或广告，在会议结束时必须清理干净。

6. 会议期间，凡参会人员不得随意走动，不得中途退场（特殊情况须报告办会组织者）、不得玩手机、不得看阅与会议无关的报刊杂志，不得办理与会议无关的事项。手机一律关闭或调为震动状态。凡参会人员不得带小孩、宠物或无关人员参加会议。与会议无关的人员不得随意进入会议室。

7. 会议结束时，使用部门应及时清扫会场卫生，关好门窗、灯、空调、音响、电脑等一切设备，确保安全。如发现设备故障和公物损坏应当天报办公室，以便及时修理，保证其他会议的有效使用。

8. 会议室由物业部门派专门人员负责清扫，要做到全面彻底。会议结束后应及时清理、打扫卫生，发现遗忘的茶杯、笔记、书本等物，须及时交还失主或送交医院办公室。会议室设备应进行定期保养，门、窗、玻璃也应随时擦拭。

9. 参会人员须严格按各项规章制度，努力做好服务及协调工作，保障各类会议、接待活动的正常进行。

收发室管理制度

　　收发室由医院办公室统一领导，负责医院的公函、信件、报刊、汇款单和其他印刷品的收发。为了明确职责，提高工作质量，特制订本制度。

　　一、工作原则

　　1. 准确。对报刊、杂志、信件和汇款单等做到认真核对，确保收件齐全，分发无误，不漏分、不错发。

　　2. 及时。对报刊、杂志、信件和汇款单等，须在规定时间分发和投寄，急件急办，不得延误。

　　二、收发流程和要求

　　（一）收到报刊、信件按下列流程办理：

　　1. 收到报刊、信件的当日应分发完毕。

　　2. 收到挂号信、包裹、信件、杂志等要做好登记逐一核对地址、科室和收件人等，确认无误后，办理签收手续。

　　3. 登记完毕后，及时通知收件人或部门领取；暂时取不走的，要妥善保管，确保不遗失、不损坏。

　　4. 收到姓名不符或地址不详的信件、包裹、汇款单等，应尽职尽责，认真查询。确无人领取的，登记后及时退回邮政部门。

　　（二）发出信件按下列程序办理：

　　1. 各单位发出的平信、挂号信和包裹等，收发人员要认真登记，及时办理投寄手续。

2. 领导安排的急件应随收随发。

三、取件要求

1. 除查找信件、杂志、包裹外，非收发室人员严禁进入收发室内，不得影响收发工作。

2. 各科室的报刊、信件等，请按指定信箱由专人统一领取，并认真进行核对，如发现多投，请交回收发室。

3. 严禁私拆他人信件，私揭他人邮票，私拿他人报刊、杂志等。

行政查房制度

1.行政查房分为夜查房、节前行政查房，由院领导带领相关职能科室人员参加。

2.每周不定期进行夜查房，由医务部负责协调。

3.重大节假日之前，院领导带领，行政后勤部门负责人进行节前行政查房，由医院办公室负责协调。

4.行政查房是对临床科室的医疗、护理、医德医风、劳动纪律、病房管理、后勤服务等工作进行全面检查，听取意见，解决问题。

5.行政查房要和现场办公结合起来，凡能立即解决的问题就地解决，对暂不能解决的要讲明原因或责成有关部门限期解决。

6.凡在查房中发现的缺陷，由相关职能科室负责人于查房后将检查情况向科室反馈，并按要求限期整改。

7.每次查房后院领导作出总结，将检查情况登记在册，医院办公室根据发现的问题通知相关职能部门督促落实整改，职能科室要积极办理，并将办理结果于三天内向院长或分管院长汇报，并转告医院办公室，不得以任何原因推诿或延误事项的执行。查房总结公示，根据检查情况落实奖惩。

8.参加行政查房的人员必须衣帽整齐，佩戴胸牌；查房期间应遵守劳动纪律，中途不得擅自离开；因故不能参加查房者，应向医院办公室主任请假，同时要安排科室副职或其他人员参加。

医院会议制度

一、会议类型

1. 例行类会议

依据相对固定时点、相对标准化的程序，解决常规或即席提出的问题的会议，包括业务例会、分线例会、科室晨会。

2. 决策类会议

审定医院重大决策事项的会议，包括综合决策会议和专项决策会议。

综合决策会议包括院长办公会、党委会、职工代表大会等。

专项决策会议包括专题办公会及医院各个委员会（小组）、规章制度委员会会议、纪律检查委员会会议等。包括：医疗质量与安全专题会、药事工作会议、消防工作会议、财务工作会议等。

3. 落实类会议

以落实医院重大决策，研究、布置工作为主要内容，并通报重要工作进展情况的会议，包括中层干部会议、半年及全年总结会、启动大会、动员大会、进展汇报会、工作布置会等。

其他类会议，如医院党员代表大会、职工代表大会等按照有关规定执行，其他会议可参照本办法执行。

二、会议纪律管理

1. 会议组织科室（部门）提前十分钟入场，参会人员须准时出席会议，因故不能参加的要提前向上级领导请假，并报备组织科室（部门）。

2.会议期间，须将一切通信工具调至关闭或振动状态，不接打电话、不玩手机或上网，如必须接听电话，到会议室外接听。

3.会议期间要求集中精力，认真听取发言，不得交头接耳开小会，不得做与会议无关的事情。

4.不得安排他人代会。紧急情况下请向会议组织者说明，方可以安排他人代会。

三、会议组织

（一）会议准备

1.会议的召开通过口头或书面形式提出，口头形式仅适用于例行类会议。

2.根据会议要求，主办部门拟定会议通知，提前预定会议场所，并提前通知参会人员。出席会议的重要人员应通过电话、信息等方式确认，并作出相应安排。

3.会议议程由主办部门拟定，包括会议内容、讨论事项、目的，参加人员、时间、地点，需要发言的人员和内容、要求等。

4.已列入计划的会议如需改期，或遇到特殊情况需要安排其他会议时，组织科室（部门）需提前1天发出通知。

5.医院办公室协助会场布置、设备调试，确保会议设备正常。

（二）会议过程管理

1.分发会议文件、材料

工作人员应及时、准确地将会议中所需要的文件材料分发到每位参会人员手中。提倡无纸化办公，会议材料尽量提前用电子格式发送到与会者手中，与会者应认真阅读、准备。

2.会议记录

会议记录遵照"谁组织，谁记录"的原则，各会议组织部门指定一名会议记录人员，负责本部门的会议记录；如有必要，主持人可根据本原则及考虑会议议题所涉及业务的需要，临时指定会议记录员；会议记录经相关领导审批后，编发存档。

3. 会后工作

会议结束后，会议人员要及时拆除临时性布置，清点设备、用具，将搬动过的桌椅恢复原样、会场清扫干净，确保会议室整洁，归还设备器材。

四、整理会议记录并编制会议纪要

会议纪要的内容包括会议简况（包括时间、地点、参会人员、议题）和会议结果。会议纪要于会后两日内呈报上级领导审批，审批通过后打印、下发给参会人员及相关部门。

对外医疗合作管理办法

第一条　各项工作必须符合国家法律法规与医院规章制度，按照"合法依规、确保有利于医院、不损害医院品牌"的原则进行。

第二条　对外医疗合作项目须经相关职能部门和主管领导审核确认后，上报院长办公室或党委会批准后方可实施，并须签订有效合同，涉及经济往来的对外医疗合作项目合同须按医院经济合同签署流程签订。

第三条　对外医疗合作项目收入一律进入医院财务。

第四条　"湘中医"医疗联盟相关工作按《"湘中医"医疗联盟管理制度（试行）》执行。

外事工作管理制度

第一条　医院外事工作在（校）院主管领导指导下开展，由国际合作与交流办公室统一管理与协调。

第二条　外事工作应本着配合医院日常医疗、科研、教学工作，拓宽医院对外合作与交流，提高医院对外声誉及影响力的原则，有计划、有目的地开展。

第三条　各科室（部门）在邀请外国专家、学者、政府官员以及其他外宾来院访问前均须事先报请国际合作与交流办公室及主管院领导批准。

第四条　外事工作者应严格遵守外事接待工作中的有关纪律和规定，维护国家和医院形象。应具有高度的政治鉴别能力和政治敏感性，在吸收国外先进技术和经验的同时，自觉抵制国外不良因素的影响。树立外事意识和服务意识。具有高度的责任感、创新敬业精神和较强的公关能力。工作认真负责、一丝不苟，服务热情周到。认真研究和掌握对外交往的有关政策、规定和业务知识。

第五条　外事接待前应做好充分的准备工作，了解外宾的有关情况，并据此拟定接待计划，准备有关资料，做好各方的联络，同时将接待计划报国际合作与交流办公室备案。应根据外宾身份，对等安排有关领导和人员参加接待。外事接待负责人应根据各国习俗，与外宾商谈活动日程，安排外宾的日常生活，注意尊重不同的生活习惯。宴请外宾时，应按照外事工作规定和外宾情况，确定宴请的规模、菜单、席次和陪客人员。外宾来访期间需外出参观游览的，须在接待计划中先行安排（包括参观游览的路线、活动具体内容等），并报国际合作与交流办公室及主管院领导批准。赠送的礼品和纪念品要事先研究，根据不同对象来确定。

第六条　涉外工作人员必须忠于祖国，忠于医院，切实遵守外事工作中的各项纪律和保密规定。凡涉及保密内容，应严格按照医院公开的口径对外表态，不得随意向外介绍。未经医院批准，任何个人不得将外宾带入医院重要科研场所和内部资料室，不得向外宾介绍涉及医院内部事项的行政文书、科研资料。医院出国人员不得擅自将秘密文件、统计报表、图纸、标本、血清等物品携带出境。涉外工作中，遇到保密工作种类不清或不确定的问题要向医院请示。

第七条　所有外宾接待活动，应做好安全保卫工作，确保外宾来院访问期间的安全。

第八条　本制度由国际合作与交流办公室负责解释。

职工出国（境）审批规定

第一条　为加强和规范医院干部（职工）出国（境）［以下简称"出国（境）"］管理，根据上级有关规定和政策要求，结合医院实际，特制定本规定。

第二条　本规定适用于医院所有人员。

第三条　出国（境）登记、审批工作统一归口国际合作与交流办公室负责，相关职能部门协调配合。

第四条　因公出国（境）严格按照《湖南中医药大学因公出国（境）审批与管理暂行办法》进行审批管理。前往1个国家需至少提前60天（出境至少提前30天），2个以上国家需提前75天申请，申请者到国际合作与交流办公室领取大学统一制作的纸质审批表，按流程依次到医院、大学会签审批。

第五条　因私出国（境）审批流程如下：

1.申请者在医院OA系统上填写《干部（职工）因私出国（境）申请审批表》。

2.申请者在填写出国（境）审批表时，需写明出国（境）原因、出行国家（地区）、往返时间、费用自理等情况，并提供相关证明材料。出国（境）原因为旅游的，申请者应提供旅行社书面证明材料或其他有效证明材料（如机票预订单或酒店预订单等）；出国（境）原因为探亲、访友的，申请者应提供对方邀请函及邀请人身份证明材料。相关证明材料拍照上传至OA系统《申请表》的附件中。

3.按程序审批。处级干部及部分职能部门负责人需按要求上报大学党委进行审批,审批表到国际合作与交流办公室领取。科级干部在OA系统填写《医院科级干部因私出国(境)审批表》,按表格流程依次会签审批。职工在OA系统填写《医院职工因私出国(境)审批表》,按表格流程依次会签审批。

4.人事、财务、基建、设备、物资、药学、制剂、信息、办公室等部门负责人出国(境)实行备案制管理,并将个人因私护照、港澳通行证、入台证等证件上交医院统一保管。申请者需在OA系统上填写《(备案人员)申请表》,按表格流程依次会签审批。审批完毕到国际合作与交流办公室填写纸质《因私出国(境)证件领取单》,领取相关证件。

第六条 《出国(境)申请表》只对当次出国(境)有效,且有效期为6个月,超过有效期者,需重新提出申请。

第七条 未按上述规定办理相关审批手续擅自离境者,一律按旷工处理,构成违纪的进行相应纪律处分,由此产生的一切法律及经济责任由本人及家属承担。

第八条 本办法由国际合作与交流办公室负责解释,如有与上级有关规定相悖的条款按上级有关规定执行。此前医院发布的出国(境)规定有与本办法不一致的,按本办法执行。

第九条 本办法自发布之日起执行。

第六章 医院人力资源管理制度

仁和弘道

——湖南中医药大学第一附属医院党建行政管理

员工招聘录用管理办法

第一章 总 则

第一条 为进一步加强医院招聘工作的规范化管理，根据湖南省事业单位人员招聘有关规定和《中华人民共和国劳动合同法》的要求，结合本院实际情况，特制定本办法。

第二条 员工分劳动合同制员工和聘用制员工。劳动合同制员工是指事业编制外并与医院签订劳动合同的劳动者；聘用制员工是指事业编制内并与医院签订事业单位聘用合同的劳动者。

第三条 坚持严格管理，对岗聘用，坚持"谁用工、谁管理、谁负责"的原则，实施员工分级管理。用人科室负责员工的日常管理和考核，组织与人力资源部负责员工的招聘、合同的签订及管理。

第四条 坚持计划用工管理的原则，用人科室人数在未超核定编制数的情况下，可根据科室工作的实际需要申报用工计划，做到合理配置人力资源。

第二章 管理职责

第五条 用人科室职责

科室主任负责对本科室员工的日常管理和考核；负责制定年度招聘计划，上报组织与人力资源部；负责员工上岗前的业务培训。

第六条 组织与人力资源部职责

宣传并贯彻执行有关劳动合同的法律、法规和政策；审定用人科室年度招聘计划并上报党委审批；负责招聘计划的落实；办理聘用合同和劳动合同的订立、变更、解除、终止、续订等手续及合同书的存档；制定员工的工资标准，办理社会保险等相关手续。

第三章　员工招聘条件

第七条　基本条件

（一）遵纪守法，品行端正。

（二）身体健康（经本院体检合格）。

（三）有责任感，能够胜任岗位工作。

（四）所学专业符合岗位要求。

第八条　招聘岗位分为专业技术岗位、管理岗位和工勤技能岗位三类。

一、劳动合同制员工的招聘条件

（一）专业技术岗位招聘条件

1. 医师岗位

（1）具有参加全国普通高校统考的全日制硕士研究生及以上毕业证书和学位证书。

（2）取得本专业执业医师资格证书和国家住院医师规范化培训（2018年开始执行）合格证。

（3）硕士研究生年龄30周岁（含）以下，博士研究生年龄35周岁（含）以下（有相对应专业工作经验者可以适当放宽）。

2. 技师岗位

（1）推拿技师和康复技师需具有第一学历为参加全国普通高校统考的全日制大专毕业证书，取得本科毕业证书者优先录用；其他岗位技师需具有参加全国普通高校统考的全日制本科及以上毕业证书。

（2）取得岗位需要的上岗证书（应届生除外）。

（3）年龄30周岁（含）以下（有相应岗位工作经验者可适当放宽）。

（4）原则上要求男性净身高 1.68 米以上、女性净身高 1.58 米以上。

3. 药剂岗位聘用条件

（1）调剂线岗位需具有第一学历为参加全国普通高校统考的全日制大专毕业并取得本科毕业证书。其他岗位需具有参加全国普通高校统考的全日制本科及以上毕业证书。

（2）取得初级（师）及以上专业技术职务任职资格（应届生除外）。

（3）年龄 30 周岁（含）以下（有相应岗位工作经验者可适当放宽）。

（4）原则上要求男净身高 1.68 米以上、女净身高 1.58 米以上。

4. 护士岗位

（1）具有参加全国普通高校统考的全日制本科及以上毕业证书。

（2）取得护士执业证书（应届生除外）。

（3）年龄 30 周岁（含）以下。

（4）原则上要求男性净身高 1.68 米以上、女性净身高 1.58 米以上。

5. 非卫生系列专业技术岗位

（1）具有参加全国普通高校统考的全日制本科及其以上毕业证书。

（2）取得岗位需要的上岗证书（应届生除外）。

（3）年龄 30 周岁（含）以下。

（4）原则上要求男性净身高 1.68 米以上、女性净身高 1.58 米以上。

（二）管理岗位

1. 业务管理岗位（医务部、院感科、质控科、护理部、科研科、教务与学生工作部、国家中医临床研究基地办公室、国家药物临床实验机构办公室）须具有参加全国普通高校统考的全日制硕士研究生及以上毕业证书和学位证书。其他管理岗位须具有参加全国普通高校统考的全日制本科及其以上毕业证书。

2. 年龄 30 周岁（含）以下。

3. 原则上要求男性净身高 1.70 米以上、女性净身高 1.60 米以上。

（三）工勤技能岗位

1. 具有参加全国普通高校统考的全日制本科及以上毕业证书，或第一学历为参加全国普通高校统考的全日制大专毕业并取得本科毕业证书。

2. 具有相应岗位的从业资格证（上岗证）。

3. 年龄 30 岁（含）以下。

4. 原则上要求男性净身高 1.68 米以上、女性净身高 1.58 米以上。

二、聘用制员工招聘条件

除满足合同制员工的招聘条件外，聘用制员工还必须满足以下条件：护士岗位必须具有参加全国普通高校统考的全日制本科及其以上毕业证书，原则上要求男性净身高 1.68 米以上、女性净身高 1.60 米以上。其他岗位招聘必须具有参加全国普通高校统考的全日制二类本科及其以上毕业证书。

第九条　劳动合同制员工根据有关规定参加企业养老保险、失业保险、基本医疗保险、工伤保险、生育保险，享受相关保险待遇。

第四章　招聘管理

第十条　招聘程序

（一）制定招聘计划。每年 9 月，用人科室根据医院编制数及工作需要，书面提出下一年度的用人申请及理由。所有用人计划原则上每年讨论一次。用人科室因员工辞职而补员的，需要提出补员的书面申请，报主管领导批准后交组织与人力资源部。

（二）发布招聘公告。根据党委会审批的招聘计划和补员计划，组织与人力资源部在一定范围内对外发布招聘信息。

（三）考察（试）、考核。用人科室配合组织与人力资源部对符合条件的应聘人员按要求进行相关考察（试）和考核。

（四）试用及体检。组织与人力资源部根据考察（试）、考核结果，等额确定试用人选，并根据岗位要求进行为期 4 周的试工，签订试工合同。用工合格后按照公务员体检标准体检。

（五）办理招聘手续。组织与人力资源部根据考察（试）、考核、试用和体检结果，确定招聘人选，报用人科室主管领导及主管人事工作领导审批同意后签订劳动合同，并在党委会上报告招聘结果。

第十一条　员工有下列情形之一者，医院可以解除其合同：

（一）严重违反医院的规章制度者。

（二）给医院造成恶劣影响或重大损害者。

（三）同时与其他用人单位建立劳动关系，经用人科室提出，拒不改正者。

（四）被依法追究刑事责任者。

（五）用人科室对其年度考核不合格者。

（六）违反劳动合同约定的其他事项者。

第十二条　合同的解除和终止参照合同签订条款执行。聘期未满，员工提出终止合同的，需提前一个月以书面的形式向用人科室提交辞职报告，用人科室主任签字后报主管领导批准并报组织与人力资源部。辞职申请批准后用人科室督促其做好工作移交，办好离岗手续。

第五章　附　　则

第十三条　用人科室因违反本规定或疏于管理而引发劳动纠纷，应承担相应的责任：造成劳动纠纷的，由用人科室牵头处理；因违反用工规定造成劳动纠纷后产生的经济赔偿，由用人科室全额承担；造成医院名誉损害的，医院将根据情况追究用人科室负责人的责任。

第十四条　需要招聘超过法定退休年龄的人员来院工作，须与组织与人力资源部签订劳务合同。劳务合同的管理参照本办法执行。

第十五条　杏源酒店的员工招聘不执行本办法。

第十六条　本办法自发文之日起执行，原有相关规定与本办法相悖的，按本办法执行。

第十七条　本办法由组织与人力资源部负责解释。

岗前培训制度

为加强新员工岗前培训工作，确保培训质量和效果，达到预期培训目标，使新员工尽快适应医院工作要求，特制订本制度。

一、培训目标

1.帮助新员工自觉、主动和快速地适应医院工作。

2.全面了解医院的历史，深刻感受医院的文化，掌握医院各项规章制度，提高新员工的专业技能和服务能力。

3.培养新员工的团队协作精神，保证医院工作运转协调有序。

4.振奋员工精神，提高员工个人信心，使员工个人目标与医院目标相统一。

二、培训对象

医、护、药、技、管理、工勤等岗位新入职人员。

三、培训形式

采取讲座、报告、座谈交流、操作练习及考核等集中培训形式。

四、培训内容和负责培训部门

培训内容分为公共科目培训部分和专业科目培训部分。由组织与人力资源部进行统筹管理、制定培训计划和内容，由主管院领导审核后组织实施。

1.公共科目培训内容

医院总体介绍、医院历史文化、中医文化、规章制度和主要工作流程、行风建设、医德医风、礼仪教育、安全保卫、消防知识、感染控制、医疗质量要求、员工福利、职称申报政策、社保相关业务、户外拓展训练等（由组织与人力资源部组织）。

2.专业科目培训内容

（1）医疗医技组：医疗核心制度、病历书写、死亡病历的报告管理，处方管理办法、抗菌药物合理使用、临床路径管理、手术室入室相关管理、医疗纠纷的防控、医疗行为中的法律风险、如何正确留取标本、如何合理用血、影像检查须知、危急值报告、不良事件上报、医保政策等（由医务部组织，各临床科室配合）。

（2）护理组：护理专业发展、护士职业生涯规划、护士行为礼仪规范、沟通技巧、护士职责；患者安全目标、护理质量标准、继续教育要求、核心制度、操作技术标准与规范、职业卫生等；基础护理操作技术和急救技术等（由护理部组织）。

（3）行政后勤组：医院历史与文化、医院组织框架与行政要求、管理素质与技能、办公流程等（由组织与人力资源部牵头，各职能部门配合）。

五、培训时间

岗前培训时间由组织与人力资源部根据当年实际情况确定，一般为每年新进员工报到后进行。公共课程培训4～5天，专业科目根据实际情况安排集中培训或科室培训。

六、考核与管理

1.参加岗前培训人员，不得迟到、早退或者缺席，如确有特殊情况请假者，需提前一天向培训部门老师请假。

2.培训结束后由各培训部门对学员进行考核。

3.每名参加培训的人员需提交一篇学习心得与职业生涯规划。

4.考核合格者方可上岗，考核结果作为试用期考核的依据之一。

5.培训完毕，考核结果由各培训部门存档备查。

6.岗前培训资料由各培训部门管理，及时整理完善存档。

职工劳动纪律及休假管理规定

为加强医院规范化管理，确保工作时效性，维护职工休息休假权利，充分调动职工的工作积极性，根据国家法律法规，结合本院实际情况，特制定本规定。

第一章 适用范围和权限

第一条 本规定适用于医院全体工作人员。

第二条 本规定由组织与人力资源部、纪检监察科负责具体操作和实施。

第二章 工作时间与规范

第三条 在岗的工作人员必须达到《劳动法》规定的每天 8 小时、每周工作 40 小时标准工时制；必须服从部门负责人安排，根据工作性质执行轮班、倒班、值班的任务，履行好岗位职责，按时完成各项工作。

第三章 劳动工作纪律

第四条 严格遵守《进一步严明工作纪律改进机关作风的暂行规定》〔湘纪发（2012）17 号〕的文件精神，对于违反"八项规定"的工作人员严肃处理。

上班时间：

1. 不许炒股、玩手机、玩电子游戏、打牌、下棋、打麻将、干私活、出入休闲娱乐场所等。

2. 不许工作中刁难或以粗暴方式对待服务对象。

3. 不许对职责范围内应当办理的工作事项以无正当理由拒绝受理、顶着不办或超过规定时限办结。

4. 不许工作日中餐饮酒（外来接待经批准除外）。

5. 不许擅自离开工作岗位、旷工或者因公（私）外出请假期满无正当理由逾期不归。

6. 不许索取、收受服务对象财物，或者接受服务对象提供的宴请、娱乐、旅游活动，或者在服务对象处报销费用。

7. 不许酒后驾车。

8. 不许有其他违反工作纪律、影响医院形象的行为。

第五条　按时参加各种会议、政治和业务学习及考试考核，因故不能参加者须提前向科室负责人及会议主持部门请假，中层干部需要向主要领导请假，未获批准不得缺席。

第六条　外出审核、报告与登记制度。工作人员因公因私外出，均需按照请假的审批程序在医院 OA 系统提交申请，按流程办理相关手续；中层干部外出（离开长沙市区超过一个工作日），必须在医院 OA 系统提交申请并按流程审批；科室主任、院领导副职还须报告书记、院长同意。

第四章　考勤办法与要求

第七条　根据工作需要，一般工作人员的院内调动统一归组织与人力资源部管理。工作人员跨科室调动，由主管职能科室写出调动报告，主管院领导同意签章后交组织与人力资源部呈报医院党委审定同意，组织与人力资源部下达调动通知单，各支部、科室及个人接到通知后应服从统一调配。

第八条　政府主管部门、其他单位或机构临时（1 个月内）或长期抽调借用本院各级各类人员，须出示正式的借调函。组织与人力资源部将借调函呈报医院党委讨论是否同意派出，并将决定通知借调人员所在科室、支部及本人。临时借调人员待遇一般情况下由医院承担，长期借调人员按双方协议办理。

第九条　各科室、班组必须严格考勤制度，做到日考勤、月汇总，各类休假均应在人事管理系统考勤表上如实记载，考勤表的填写必须真实、全面、准确，不得弄虚作假。各科室须安排一位负责人分管本科室的考勤工作，同时必须指定专人负责本科室工作人员的出勤、缺勤登记工作，请假条上交组织与人力资源部备案，考勤记录、原始派班表由科室负责人核查签字后交支部书记。

第十条　医院将定期和不定期到各个科室进行劳动、工作纪律情况的检查或抽查，并详细登记，每月将检查结果统计核实，并按规定处理。

第十一条　组织与人力资源部、纪委监察科随机抽查工作人员上下班考勤情况，将抽查结果与上报的考勤记录表进行核对、核实。对考勤弄虚作假的支部和科室，要追究支部书记和科室主任责任，并予以通报批评。

第十二条　每月 10 号组织与人力资源部将各支部和人事监察抽查的出勤情况以及劳动纪律执行情况进行汇总，将违纪情况全院通报并通知财务部、运营与绩效管理办公室从工资或奖励性绩效工资（即奖金，下同）中扣除罚金。

第五章　假期规定

第十三条　根据国家有关规定，在岗工作人员可以享有公休日和法定节假日，按规定享有年休假、探亲假、婚假、丧假、产假等，在岗工作人员因病因事可请病、事假。

第十四条　请（休）假规定

1. 职工请（休）假必须按规定程序办理相关手续并获批准后方可离开工作岗位，假期满后应及时销假。

2. 职工请（休）假应填写《职工年休假申请表》《干部（职工）因公外出（国内境内）审批表》《干部（职工）因私请假（国内境内）审批表》（在院管理系统 OA 申请）后，按照相关程序报批。请（休）假有关证明材料须交本科室考勤员并报组织与人力资源部备案。

第十五条　各类假期及待遇

一、年休假

根据中华人民共和国国务院令第 154 号《职工带薪年休假条例》规定，结合医院实际情况，对带薪年休假进行如下规定：

（一）享受带薪年休假对象、休假时间及待遇

1. 在本院连续工作 5 年以上（含参加工作满 5 年以上的调入人员）的聘用制职工和劳动合同制职工（以下简称职工），享受带薪年休假。

2. 职工累计工龄已满 5 年不满 10 年的，年休假 5 天；已满 10 年不满 20 年的，年休假 10 天；已满 20 年的，年休假 15 天。

3. 职工年休假执行日期从下一年度的 1 月 1 日开始。国家法定休假日、休息日不计入年休假的假期。

4. 职工在年休假期间享受与正常工作期间相同的工资收入，支付渠道不变。

（二）合理安排休假

1. 各科室主任根据工作的具体情况，在不影响工作的前提下兼顾考虑职工本人意愿，统筹安排职工年休假，休假期间不补员。

2. 年休假在 1 个年度内原则上集中安排，特殊情况经科室主任同意可分两次安排，不得跨年度安排。职工当年应休未休的年休假天数来年不再补休。

3. 准备休假的职工，需提出休假申请，科室主任签字同意，报组织与人才资源部审核休假时间。

4. 干部请假程序按照《医院干部请销假制度》办理。

（三）职工有下列情形之一的，不享受当年的年休假：

1. 职工依法享受寒暑假、产假（最多影响一次年休假），其休假天数多于年休假天数的。

2. 职工请事假累计 20 天以上且单位按照规定不扣工资的。

3. 累计工作满 1 年不满 10 年的职工，请病假累计 2 个月以上的。

4. 累计工作满 10 年不满 20 年的职工，请病假累计 3 个月以上的。

5. 累计工作满 20 年以上的职工，请病假累计 4 个月以上的。

6. 年度考核基本称职及以下的影响一次年休假。

二、事假

1. 在岗工作人员因处理私事，可按流程请事假，事假为无薪假期。事假期

间按本人当日全额工资扣减。一个月中，事假累计3天（含）的，不享受当月奖励性绩效工资并按日计算扣发请假期间的全部工资，事假期间原则上不续假。

2. 请3天以上事假须经分管院长批准，3天以下由科主任及党支部书记批准，均到组织与人力资源部备案。

正常情况下每月事假不得超过3天，年度内事假累计超过20天（含），医院有权调整其工作岗位或予以待聘或解聘。

三、病假

根据《劳动保险条例》中的有关规定，结合医院实际情况，按照以下办法执行：

1. 因病不能工作，需提交医生疾病证明、病历、药物以及相关检查清单等凭证（原则上要求定点医院）可请病假。

2. 凡工作人员在十二个月内病休累计达六个月（或153个工作日）者，从超过之月起至病愈复工前，按国发52号文件标准领取病休工资。六个月内病假者按病假天数扣发岗位工资及津贴。

3. 凡工作人员在十二个月累计病休达六个月（或153个工作日）病愈后要求复工者，需体检合格，实行试工期，试工期为二个月，职工在试工期又患病，累计达半个月以上者停止试工，仍按原规定发病假工资。试工期满，连续工作二个月以上而再次患病休息，其休假日期应重新累计计算。

4. 凡工作人员在十二个月累计病休达六个月（或153个工作日）者，职务、职称即自行解聘，停止享受相应职务职称的岗位工资，降为本档次的最低岗位工资。年度考核不确定等次，不享受次年薪级工资调整，不计算聘用年限。

四、产假、护理假

根据《湖南省人口与计划生育条例修正案》，产假有关待遇如下：

1. 正常产假为98天，难产增加15天，多胞胎每多一个婴儿增加15天。

2. 在上述基础上，再享受60天的奖励产假待遇，男方享受20天护理假。

3. 对有未满一周岁婴儿的女教职工，每天给予1小时的授乳时间。

4. 按现规定，产假期间享受生育津贴，停发工资及福利待遇。

五、婚假

1. 职工结婚，可给婚假 3 天。

2. 双方不在一地工作的，可根据路程的远近酌情另给路程假，路费自理。

3. 婚假原则上一次性休完。如因工作原因暂未休假者，可于 1 年内补休假。

六、丧假

1. 职工的配偶及直系亲属、岳父母或公婆死亡的，可给丧假 3 天。

2. 若职工在外地的直系亲属死亡，且必须本人去料理丧事的，可根据路程远近酌情另给路程假，路费自理。

七、探亲假

凡参加工作满一年的职工，与配偶或父母不住在一起，又不能利用法定节假日团聚的，可享受探亲假。

1. 未婚与两地分居配偶的职工每年享受探亲假一次，未婚探父母二十天，探配偶三十天，已婚职工享受四年一次探父母，时间二十天（不含路途时间）以上假期中如有法定假应包括在内。

2. 公派出国进修人员、访问学者、自费出国留学人员（包括得到国外资助的公派出国人员）不享受回国探亲待遇；以上人员在国内的配偶，不享受出国探亲待遇。

3. 归侨、侨眷属职工出境探亲，按国家、省、市侨务办公室有关规定执行。

4. 职工探亲原则上一次性休完。

5. 享受一年一次探亲假的职工可报销往返交通费；享受四年一次探亲假的，往返交通费在本人基本工资 30% 以内的由本人自理，超过部分由医院报销。交通费报销标准按现行标准，由财务科负责解释。

第十六条　年休假、探亲假、婚假、丧假、产假均按照国家或省相关文件规定执行。

第十七条　除年休假外，以上其他假期不另行计算休息日及法定节假日。

探亲假、婚假、丧假、产假等休假期间均按国家、省、医院文件规定发放工资。新接收毕业生在见习期或试用期间休产假、病假的，其试用期相应延长。

第六章　请销假制度与管理

第十八条　各类国家规定的休假（年休假、探亲假、产假、婚假、丧假等）须在 OA 系统办理书面请假手续，说明请假理由、期限，按流程履行审批手续且同意后方可执行，休假完毕后及时向组织与人力资源部销假。科室负责人休假除办理上述手续外，应安排好科室工作，指定科室临时负责人。申请休假的人员因特殊情况未能办理正常请假手续而休假者，需先以电话等方式请假，只有在得到明确答复予以批准的情况下请假才有效，并及时委托他人在三日内办理完上述手续。

第十九条　病休人员需提交医生疾病证明、病历、药物以及相关检查清单等凭证办理请假手续。病休三天以上者须经医疗保障部批准盖章，病休在一个月以上的须经医疗保障部组织医疗管理小组讨论同意方能生效，所批假条需先交给本科室负责人、经同意后才能开始休息。未经批准的病假或逾期病假均视为旷工。

第二十条　工作人员因特殊情况需请事假，由个人写出请假报告，说明事由，经科室、主管职能部门签字同意后交组织与人力资源部再呈报主管院领导审批后方能生效。科室事假权限 1 天，主管职能部门事假权限 3 天，主管院领导事假权限 7 天，7 天以上需书记院长签字。

第二十一条　假期满或假期未满提前上班，应及时办理销假手续。假期满需续假者，应先办理续假手续，经批准后方可休假。因特殊原因不能及时办理续假手续的事先应电话请假，事后 3 天内要补办相关手续。

第七章　违纪处理

第二十二条　医院坚持以思想教育、经济处罚与行政处罚相结合重在思想教育的原则下对违反劳动、工作纪律的职工进行处理。对违反劳动、工作纪律情节较轻者，由医院给予经济处罚；对违反劳动纪律情节较重并造成一定负面影响的给予经济处罚的同时，还将给予行政处分。

第二十三条　职工违反考勤制度，迟到早退、擅离岗位，无故缺勤者，依照下列条款处理。

1.无故迟到、早退半小时以内每次罚款50元；脱岗半小时（含）以内或工作日中餐饮酒者每次罚款100元。

2.旷工半天扣发半月工资及月奖金的25%，旷工一天扣发一个月工资及当月奖金的50%。

3.迟到、早退或在工作时间内擅离岗位半小时以上，每一小时按旷工半日处理，不满一小时的按一小时计。工作期间未经请假或请假未批者（含会议及学习）擅自离院（缺席）者一经查实按旷工处理。旷工或因公（私）外出请假期满无正当理由逾期不归连续6天及以上或者1年内累计15天及以上的，按自动离职处理。

4.上班时间炒股、玩电游、打牌等一次罚款500元，2次以上累教不改将给予行政处分。

5.不按规定办理请销假手续的工作人员，视为旷工。

6.因工作需要在院内调动的工作人员，应按规定时间到岗，一周内不到岗者按旷工处理，超过15天不到岗按自动离职处理。

7.年度内旷工、脱岗一次及以上者或迟到、早退五次及以上者，当年年度考核不能评为优秀。

8.利用上班时间做私事（特殊情况请假获批准除外），发现查实后，扣发当月奖金并影响年度考评。

第二十四条　旷工及处理办法

（一）凡有下列情形之一者，视为旷工：

1.请（休）假未被批准或未请假擅离工作岗位的。

2.未经批准擅自出国或者出国逾期不归的。

3. 经组织研究调整工作岗位，不按规定时间到岗工作的。

4. 虽然出勤但不服从组织工作安排或不接受工作任务的。

5. 以欺骗手段请（休）假的。

6. 无故不参加所在单位集体活动的。

7. 在病事假期间从事院外兼职工作的。

（二）旷工1天者，当月绩效工资按50%发放；旷工超过2天（含）的，当月全部绩效工资停发。

（三）连续旷工15个工作日或1年内累计旷工30个工作日者，解除聘用合同，终止人事关系。

第二十五条　对无偿占有医院资源从事营利性活动的工作人员，经批评无效者，扣发此期间的工资、奖金等一切福利，并视情况给予相应的处分。

第二十六条　考勤员出现对科室人员考勤弄虚作假；各类休假虚报、假报、故意瞒报；科室、班组已安排在公休假日上班的工作人员补休但仍向医院申报加班津补贴者等现象，经查证属实，医院将对直接责任人给予处分，并追究科室负责人的领导责任；追缴所发费用并按一倍金额对科室进行处罚；科室及个人取消年度评优评先资格。

第二十七条　各支部、科室应高度重视劳动、工作纪律管理工作，认真及时监督本部门工作人员遵守劳动、工作纪律。因失查、拖延、推诿致使本科室违反劳动、工作纪律的问题得不到及时纠正和处理，并造成不良影响及后果的，将追究科室负责人的责任。滥用职权、对举报情况的群众进行打击、报复，或对违反劳动、工作纪律应该进行查处的工作人员予以包庇、纵容的，医院将给予严肃的处理。

第二十八条　工作人员对处罚不服或遭打击报复者，可依法定方式解决争议。

第二十九条　本规定自印发之日起执行，其他与本规定相冲突的，按本规定执行，由组织与人力资源部负责解释。

第三十条　其他未尽事宜，按国家、行业和医院相关文件要求执行。

职工年度考核办法

第一章 总 则

第一条 为客观、公正地对本院职工的年度工作进行综合评价，激励和督促职工提高政治与业务素质，认真履行职责，并为其晋升、聘任、奖惩、培训、解聘以及调整工资待遇提供依据，根据《事业单位人事管理条例》（国务院令第 652 号）、《湖南省事业单位工作人员考核实施暂行办法》（湘人发〔1996〕125 号），结合本院实际，制定本办法。

第二章 考核标准和内容

第二条 年度考核分为优秀、合格、基本合格、不合格四个等次。

第三条 各等次的基本标准：

（一）优秀：正确贯彻执行党和国家的路线、方针、政策，模范遵守国家的法律、法规和各项规章制度，廉洁奉公、精通业务，工作勤奋，有改革创新精神，成绩突出。

（二）合格：正确贯彻执行党和国家的路线、方针、政策，自觉遵守国家的法律、法规和各项规章制度，廉洁自律，熟悉业务，工作积极，能够完成工作任务。

（三）基本合格：基本贯彻执行党和国家的路线、方针、政策，基本遵守国家的法律、法规和各项规章制度，廉洁自律，完成工作情况一般。

（四）不合格：政治、业务素质低，组织纪律性差，难以适应工作要求；或工作责任心不强，不能完成工作任务，或在工作中造成严重失误。

第四条　考核的内容包括德、能、勤、绩、廉五个方面，重点考核工作实绩。

（一）德：主要考核政治、思想表现和道德表现。重点考察贯彻执行党和国家的方针政策的态度，以及思想品质、职业道德、遵纪守法等情况。

（二）能：主要考核业务技术水平、政策理论水平、组织管理能力及工作作风等情况。

（三）勤：主要考核事业心、工作态度、勤奋敬业精神和遵守劳动纪律情况。

（四）绩：主要考核履行岗位职责情况，完成工作任务的数量、质量、效率、效益，对医院的贡献度。

（五）廉：认真贯彻执行党和国家廉洁自律有关规定的情况，自身修养情况和违纪违法情况；是否能履行党风廉政建设责任制，是否遵纪守法、克己奉公，自觉抵制腐败行为。

第三章　考核对象和等次确定

第五条　对新聘用职工的考核，按照下列规定执行：

（一）首次就业的，在试用期内参加年度考核，只写评语，不确定等次。

（二）非首次就业的，如本年度在机关事业单位工作累计不满六个月（含试用期），不参加年度考核；如累计满六个月（含试用期），由本院进行年度考核并确定等次，有关情况由原单位提供。

第六条　当年调入的人员，由调入单位进行年度考核。当年安置到本院的部队转业军官、复员退伍军人，可根据转业、复员退伍时的鉴定及近期表现对其进行年度考核，确定考核等次，并作为一个考核年度计算。

第七条　本院派出挂职借调、学习培训以及执行其他任务的工作人员，除特殊规定外，一般由本院进行年度考核，主要根据挂职借调、学习培训以及执行其他任务的表现确定等次，有关情况由其挂职借调、学习培训以及执行其他任务的所在单位提供。

第八条　外派干部的外派时间在半年以内者，在医院参加年度考核；外派时间超过半年以上者（含半年），在接收单位参加年度考核。

第九条　本年度内病假（因公致伤除外）、事假累计超过半年，或非公派脱产学习、出国探亲时间超过半年，或考核当年6月底以前已退休的人员，不参加年度考核。

第十条　受处分工作人员的年度考核，按照下列规定办理：

（一）凡受行政警告或受党内警告处分的，在当年年度考核中应确定为基本合格或不合格等次。

（二）受记过、记大过、降级、撤职处分期间，对其进行年度考核，并根据其所犯错误的性质及主客观原因，确定为不合格等次，或只写评语，不确定等次。

第十一条　涉嫌违法违纪被立案调查尚未结案的，参加年度考核，不写评语、不定等次。结案后未给予处分的，按照规定补写评语、补定等次。

第十二条　当年受到安全生产、社会治安综合治理、计划生育等工作"一票否决"的个人，考核不能定为优秀等次。

第十三条　不能胜任本职工作，德、能、勤、绩、廉表现较差，在年度考核中难以确定等次的人员，可先予以告诫，期限为三至六个月。告诫期满后，按考核程序组织考核。有明显改进的，可定为合格等次；仍表现不好的，定为不合格等次。

第十四条　经组织同意离岗的在编人员，或身患精神病、癌症的人员，除受记过以上行政处分者外，在兑现工资时可比照合格等次处理。

第十五条　女职工根据《湖南省〈女职工劳动保护规定〉实施办法》享受的假期以及在规定的孕期、产期、婴儿哺乳期内，应参加年度考核，凡未违反省计划生育政策有关规定，也未受记过以上行政处分者，一般定为合格等次。

第十六条　凡当年度有下列情况之一的，其年度考核应确定为不合格等次：

（一）凡发现有赌博、吸毒行为的；或参与非法集会、聚众上访闹事的；或参与邪教活动的；或严重违反党风廉政建设规定的。

（二）旷工或无正当理由逾期不归连续超过十天以上，或者全年累计旷工十五天以上的。

（三）违反《湖南省人口与计划生育条例》有关禁止性规定的。

（四）危害社会治安综合治理，对学校、社会造成严重影响的。

（五）利用职务或工作之便进行索、拿、卡、要，手段恶劣，造成严重后果的。

（六）工作责任心不强，违反工作规定和操作规程，造成严重失误的。

（七）缺乏基本的职业道德，工作态度恶劣，服务对象意见大，造成较大不良影响的。

（八）无正当理由不参加年度考核，经教育后仍拒绝参加的。

（九）有其他严重问题的。

第四章 考核实施管理

第十七条 考核程序：

（一）组织与人力资源部发布年度考核工作通知，确定当年全院评优比例和各科室评优指标。由各支部书记将《年度考核花名册》《年度考核登记表》《专业技术人员考核表》发放给各科室主任。

（二）各科室按要求组织开展年度考核。并填写《年度考核花名册》《年度考核登记表》《专业技术人员考核表》，公平、公正、公开地完成职工的各等次确定工作，并填写好本科室考核意见。

（三）组织与人力资源部将年度考核结果在医院 OA 系统上公示，并完成考核材料归档工作。

第十八条 年度考核与目标管理岗位责任制相结合，注重实绩，坚持标准。被确定为优秀等次人数的比例，一般控制在本单位参加年度考核人数的10%

左右，最多不超过 15%，指标计算中的小数点实行四舍五入。机关各部门以支部为单位按医院统一规定的评优指标统筹计算。

第十九条 对确定为基本合格等次的人员，由主管领导对其进行诫勉谈话，扣发当年综治奖，不得越级晋升职务工资档次和不享受上调一级薪级工资，如连续 2 年被确定为基本合格，则还须调整其工作岗位；对确定为不合格等次的人员，扣发当年年终奖和综治奖，不得越级晋升职务工资档次，还须调整其工作岗位；对年度考核不合格且不同意调整工作岗位，或者连续 2 年确定为不合格、达到聘用合同解除条件的，医院可以解除聘用合同。年度考核结果还适用于医院在干部选拔任用、专业技术职务评聘、继续教育等方面的有关规定。

第二十条 本办法由组织与人力资源部负责解释。

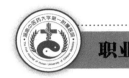

职业安全制度

为维护医院工作人员的职业安全，有效预防医院工作人员工作中出现职业危害，制定本制度。

1. 职业危害指医院工作人员在职业活动中，接触职业性有害因素引起的伤害。

2. 医院工作人员包括医疗、护理、医技、药技、行政、后勤所有工作人员。

3. 医院以贯彻落实《中华人民共和国职业病防治法》为主进行预防。

4. 各科室、部门应积极主动掌握不同工作环境、性质下可能产生的职业危害因素、危害后果和应当采取的职业防护措施，建立健全有科室特色和针对性的防护制度，严格操作规程，健全各项规章制度。

5. 将工作中可能产生的职业危险因素、危害程度及时告知职工，让职工知晓职业危害有关情况。

6. 各科室、部门应提供符合防治职业危害的防护设施和个人使用的防护用品。

7. 加强工作人员对医疗环境中职业安全防护教育。上岗前对职工进行医院感染、职工防护、安全工作技术和方法等岗前培训。各科室要不定期进行职业卫生教育培训，对员工进行有关知识培训。

8. 医院为职工提供员工保健体检，并建立职工健康档案，及时发现潜在问题，让职工享受到有关的健康服务。

9. 职工本人增强自身防护意识，加强个人防护，培养良好的工作习惯，凡违规操作，责任自负。

10. 在发生职业病危害事件时，应在 12 小时内及时向相关部门报告，加强信息沟通与传递。信息上报内容包括：职业病危害事件概况；发生时间、地点、受伤部位以及事件现场情况；事件的简要经过；已经采取的措施等。在做好防护的前提下，按程序开展具体事件的应急处理工作。

11. 事件发生后相关部门应及时调查事件的发生原因和事件性质，估算事件的危害波及范围和危险程度，查明人员伤害情况，做好事故调查处理工作。

12. 对已受损害的接触者可视情况调整工作岗位，并予以合理的治疗，促进职工康复。

社会保险办理制度

1. 根据《中华人共和国劳动保护法》《中华人民共和国社会保险法》等相关法规，为维护职工参加社会保险和享受社会保险待遇的合法权益，结合医院的实际情况，特制定医院社会保险办理制度。

2. 社会保险包含基本医疗保险、基本养老保险、工伤保险、失业保险、生育保险等社会保险制度，保障员工在年老、疾病、工伤、失业、生育等情况下依法从国家和社会获得物质帮助的权利。

3. 社会保险办理人员包含聘用制员工、劳动合同制员工。自与医院签订劳动合同当月起购买全部社会保险。

4. 根据湖南省人力资源和社会保障厅有关文件要求，结合医院的实际情况，每年确定各险种各人员的缴费基数。

5. 基本医疗保险由医院和职工按照国家规定共同交纳基本医疗保险费。参保时职工需提供身份证复印件、劳动合同复印件，有转移的还需提供参保凭证。

6. 工伤保险由医院交纳工伤保险费，职工不交纳工伤保险费。参保时职工需提供身份证复印件、劳动合同复印件。职工因工作原因受到事故伤害或者患职业病且经工伤认定的，享受工伤保险待遇，经劳动能力鉴定丧失劳动能力的，享受伤残待遇。

7. 生育保险由用人单位按照国家规定交纳生育保险费，职工不交纳生育保险费。参保职工在湖南省本级统筹区参加生育保险，从参保缴费到账的下月起，连续缴足 10 个自然月后可享受生育保险待遇。申报时需提供生育津贴申领表、生育证、出生证明、住院结算单。

8. 基本养老保险由用人单位和职工共同交纳基本养老保险费。聘用制职工参加机关事业单位养老保险，劳动合同制职工参加企业养老保险。参保时聘用制职工需提供入编核准通知单、《首次参保在职人员基本信息表》。劳动合同制职工需提供劳动合同、《人员增加变动申报表》。

9. 失业保险由医院和职工按照国家规定共同交纳失业保险费。参保时需提供劳动合同、《参保人员异动情况表》。非因本人意愿中断就业，且交纳失业保险费满一年，并已经进行失业登记，有求职要求的人员可以领取失业保险金，缴费满一年不足五年的，领取失业保险金的期限最长为十二个月，累计缴费满五年不足十年的，领取失业保险金的期限最长为十八个月，累计缴费十年以上的，领取失业保险金的期限最长为二十四个月。

院内人员紧急替代及动态调配方法（院内院外借调人员管理办法）

凡遇以下紧急情况，如同时接受批量患者入院、门急诊同时接受批量患者、住院患者发生紧急意外情况，工作人员不能满足值班要求时；其他原因引起工作繁忙而人员紧缺时，须依照本办法，实行人员替代，保证患者获得连贯诊疗，确保医疗工作正常运行。

1. 医疗业务部门及岗位

（1）根据岗位责任制度，各科室医师、护士必须服从排班安排，按时交接班，不得自行调换班次及自行找人替班，如有特殊情况，换班或替班必须经科室主任、护士长许可。

（2）在岗人员必须履行岗位职责。完成各项工作任务，上班期间不允许离岗、串岗，如有特殊情况，必须经科主任、护士长许可，并安排同类人员替代，方可离开。

（3）紧急情况下，根据患者病情，值班医师可直接请相关专业专家会诊及参与抢救，被请人员必须及时赶到，不得因其他原因耽误时间。

（4）紧急情况下，科主任、护士长有权直接调配不在岗的科内任何医疗、护理专业人员来院，参与医疗护理工作。

（5）如科室替代不能满足需求，应由科室负责人向医务部、护理部提出院内替代，医务部、护理部有权依据具体情况调配院内任何科室的医护人员完成替代任务；或者依据紧急情形启动相应的应急预案，直接调配院内相关科室的医护人员完成替代任务。

（6）夜间及节假日期间，各科室除安排正常值班外，还需安排备班与带班。因急诊、会诊等出现人员不足情况，或当班人员因故不能坚持完成工作时，由当班人员负责联系本科室备班人员接替，并报告科主任；如有必要可报告院总值班，予以协调解决。

（7）院科两级所调配人员应具备一定的工作能力，能完成替代科室或岗位的各项工作任务，保证医疗护理质量。

（8）各类值班、备班以及科室负责人必须保持信息通畅。联络方式除科室保存外，节假日期间值班人员和科室负责人联络方式必须在相应职能部门和总值班处备案。

2. 管理、后勤保障部门及岗位

（1）根据各部门岗位分工要求，由部门负责人对每位员工进行岗位替代分工。

（2）部门员工因特殊情况确需短时间离开岗位，或因开会、出差、请假或其他原因1天以内（含1天）无法到岗的，经科室负责人同意，事先与同岗位替代人员沟通，避免本岗位工作无人受理，防止出现工作停滞、拖延或中断现象。

（3）员工因开会、出差、请假或其他原因1天以上无法到岗的，应在离岗前向科室负责人汇报正在办理和代办的事项，科室负责人及时指定人员代行其职责，并做好工作交接。

（4）替代人员接手工作前要充分了解、熟悉替代岗位职责，关键岗位的替代人要经过培训，合格后方能上岗。

（5）替代人员应认真履行替代岗位职责，办理情况应及时与原岗位人员交接清楚。

（6）对于必须由本岗位员工办理的事项，岗位替代人应告知办理者原岗位员工的具体上班时间。

（7）岗位替代对应人员因特殊情况亦不在岗时，部门负责人应临时指定人员替代。

（8）未按本规定进行岗位替代，造成工作失误的，应追究相应部门领导的责任；替代人员不履行职责，造成工作失误的，应追究替代人员的责任。

3. 院内人员动态调配

医院建立专业技术人员轮岗储备机制，分别由医务部、护理部负责实施与管理，针对科室工作繁忙而人员紧缺的情况，可以进行紧急调配，实施人员动态管理。

（1）在短期内科室病员突增、人员离岗较多（如辞职、产假等）的情况下，人员紧缺科室科内调整不能满足需求时，科室负责人向医务科、护理部提出院内替代，医务部、护理部依据具体科室人员情形，直接调配轮岗储备的人员完成替代任务。

（2）医务部、护理部依据科室情形调配轮岗储备的医护人员仍然不能完成替代任务时，由组织与人力资源部负责通过招聘程序及时聘用具有相应专业资质的人员，在医务部、护理部以及用人科室的监管下完成相应的替代任务。

职工退休和返聘管理办法

第一章 总 则

第一条 依照《国家事业单位人事管理条例》，为深化医院人事制度改革，全面推行岗位聘用制度，进一步规范医院职工退休和返聘管理，根据本院实际情况，特制定本办法。

第二条 退休工作严格遵照国家法规，达到国家规定的退休年龄，正常办理退休手续。

第三条 本办法所指的退休包括法定退休年龄退休和根据国家政策延长退休年龄退休。

第四条 本办法所指的退休返聘是指因医院实际工作需要，办理了退休手续后的退休职工被返聘到医院继续工作。

第二章 退休管理

第五条 法定退休年龄退休条件

（一）专业技术岗位和管理岗位符合下列条件之一的，应办理退休手续：

1. 男性年满60周岁，女性年满55周岁，参加工作年限满10年。

2. 男性年满50周岁，女性年满45周岁，参加工作年限满10年，经湖南省劳动鉴定委员会证明完全丧失工作能力。

3. 因工致残，有医院证明，并经湖南省劳动鉴定委员会确认完全丧失劳动能力。

4. 女性高级专家，即具有副高（含）以上及相应专业技术职称，能坚持正常工作，本人自愿，其退休年龄可到 60 周岁。

5. 工勤身份聘在专业技术岗位或管理岗位，在所聘岗位工作满 10 年，经湖南省人力资源和社会保障厅备案，参照专业技术岗位和管理岗位的退休条件。

（二）工勤技能岗位符合下列条件之一的，应办理退休手续：

1. 男性年满 60 周岁，女性年满 50 周岁，连续工龄满 10 年。

2. 男性年满 50 周岁，女性年满 45 周岁，连续工龄满 10 年，有医院证明，并经湖南省劳动鉴定委员会确认完全丧失劳动能力。

3. 因工致残，有医院证明，并经湖南省劳动鉴定委员会确认完全丧失劳动能力。

第六条　延长退休年龄退休条件

（一）院士、入选"国家特支计划"百千万工程领军人才、千人计划、长江学者等国家级人才工程的专业技术人员，身体能坚持正常工作，本人自愿，原则上可延长至 70 周岁退休。

（二）全国老中医药专家学术经验继承指导老师、湖南省名医、具有正高专业技术职务且以第一导师身份带有博士生的导师，身体能坚持正常工作，本人自愿，原则上可延长至 65 周岁退休。

（三）凡经批准延长退休年龄的高级专家，均占本部门的专业技术岗位和人员编制总额，但不再担任行政管理职务。

第七条　法定退休年龄退休工作程序

（一）为保证工作的连续性和工作的交接，组织与人力资源部在每年的九月份将次年内到达退休年龄的人员名单书面通知其所在支部和科室。各科室应及时统筹安排好本部门的工作。

（二）职工到达退休时间的前 1 个月，组织与人力资源部将退休通知下达到科室，次月当事人即可以办理相关的退休手续。

第八条　延长退休年龄退休审批程序

组织与人力资源部提前一个月征求符合延长退休年龄人员意见并上报党委，经党委会批准后上报大学及省人力资源和社会保障厅审批。延长退休时间期限以上级部门批准的时间为准。

第九条　在延长退休期间，如本人不愿再延长退休的，可向组织与人力资源部提出申请，办理退休手续，时间以上级部门批准时间为准，自办理退休的次月起享受退休待遇。

第十条　退休职工归属离退休科管理；批准延长退休的职工归属原科室进行管理。

第三章　退休返聘管理

第十一条　返聘原则

（一）退休返聘人员是指在达到国家规定退休年龄履行退休手续后，因为医院工作需要，经过返聘程序再回到医院工作的人员。

（二）因需设岗原则。科室人数在未超核定编制数的情况下，若工作确实需要，可设置退休返聘岗位，返聘人员占科室编制数。若现有人员已能满足工作需要，则不进行人员返聘。

（三）择优聘任原则。返聘以医疗临床一线为主，药、护、技及管理人员除工作特殊需要外原则上不予返聘。

（四）一年一聘原则。一年为一个聘用周期，由本人与医院逐年签订聘用合同。全国老中医药专家学术经验继承指导老师五年一聘。

第十二条　返聘条件

（一）具有正高级以上专业技术职称，学术水平较高，在本专业领域内有一定影响。确因工作需要，专业技术职称可适当放宽。

（二）身体健康，能够坚持全日制正常工作。

（三）年龄在 70 岁以下，确因工作需要可适当放宽。全国老中医药专家学术经验继承指导老师不受此条件限制。

（四）返聘期内不得接受其他医疗机构的聘请。

第十三条　返聘程序

（一）个人申请。在办完退休手续两周内，由本人填写《湖南中医药大学第一附属医院退休返聘人员申请表》（以下简称《申请表》）提出书面申请。

（二）科室初审。科室根据编制数及有关要求，对拟聘人员退休返聘期间所承担工作任务的必要性，以及完成工作任务所应具备的条件进行审核并签署意见。

（三）审核备案。组织与人力资源部对各科室提交的《申请表》及相关材料进行审核，签署意见后报党委会审批。党委会审批同意后，组织与人力资源部给相关部门下发退休返聘通知并备案。

第十四条　返聘管理

（一）退休返聘人员归口所聘科室管理，所在科室负责派班、考勤和考核。

（二）每年年底聘用科室参照在职人员考核标准对退休返聘人员进行年度考核，考核结果将作为是否续聘的依据之一。

（三）返聘人员工资进入科室成本，工资外酬金由相关临床科室按经管方案计算发放。

（四）返聘人员返聘期满后，享受同等条件退休人员待遇，归属离退休科管理。

第十五条　返聘职责

（一）遵守医院各项规章制度，积极参与医院和科室的各项工作，认真履行所聘岗位职责，如出现投诉、纠纷及事故等按医院有关规定执行。

（二）返聘的门诊医生工作量原则上应保证每周出诊3～4个半天以上（病区查房均可计算一定工作量）。

第十六条　返聘待遇

（一）返聘人员不再交纳社会保险金、住房公积金等。

（二）返聘人员返聘期间工资标准按照基本退休费和政策性退休补贴执行，奖金按照医院经管方案执行。

第十七条　解聘

返聘人员在返聘工作期间，如果出现下列情况之一，医院将予以解聘：

1. 聘用期间未能按约定完成规定的工作任务者。

2. 出现重大差错和过失而导致医院利益受损者。

3. 违反医院的各项规章制度及《各类人员工作职责》中的规定，对医院造成不良影响者。

4. 因身体原因不能胜任日常工作者。

5. 在外单位兼职者。

6. 违反法律法规及廉洁从业规定者。

第十八条　退休返聘期间本人自愿辞聘者，应提前1个月向所在科室提出申请。经所在科室及人事部门同意后办理相关手续，终止返聘工作，并停发相应的返聘待遇。

第四章　附　则

第十九条　本办法执行前已办理了退休返聘手续的人员，按医院原管理办法规定至已批准的返聘截止日期。期满需继续返聘的，按本办法执行。

第二十条　本办法与国家、湖南省颁布的相关政策、法规不一致的，以国家、湖南省的相关政策、法规为准。

第二十一条　本办法自发布之日起执行，由组织与人力资源部负责解释，以往相关文件同时废除。

医院职工兼职管理暂行办法

第一章　总　则

第一条　为进一步规范医院职工兼职管理，根据上级有关政策，结合医院实际，制定本办法。

第二条　职工应认真履行岗位职责，保质、保量完成临床、教学、科研和管理服务等各项工作，在不侵犯医院和他人知识产权、不泄露国家和医院秘密、不损害医院利益和社会公众权益的前提下，支持职工按规定按程序在院外兼职，积极参与科技成果转化。

第三条　由上级部门选派的援疆援藏援外、检查评审、指导基层等工作任务；由医院统一安排的对口支援、湘中医联盟不定期巡诊巡讲、派驻医院集团分院和分门诊部工作等情况，不属于本办法规定的兼职范畴。

第四条　本规定适用于医院在职在岗职工（含劳动合同制人员），分为护士长及以上中层干部（以下简称中层干部）和一般职工；返聘职工按照医院返聘管理办法执行；根据干部管理规定，医院副处级及以上领导干部的兼职审批和管理按照上级文件执行；由第三方劳务外包公司派驻的人员按照双方签订的协议执行。

第二章　兼职种类

第五条　本规定所称的兼职，是指职工个人以公职身份或名义，利用本人知识和技能，在社会团体，其他医疗、保健、养生、网络平台等机构，基金会,企业和其他单位兼任职务,或从事与本人工作和专业相关的临床、教学、科研、管理、技术咨询和专业服务等活动。

(一)在国内外学术组织等社会团体担任名誉主任委员、顾问、主任委员(会长)、副主任委员(副会长)、(副)秘书长及相当职务,在高水平学术期刊担任编委或公益性社会团体兼职,以及担任国家级、省级荣誉职位、学术顾问、专家组成员等学术方面的兼职。

(二)在其他医疗、保健、养生、网络平台等机构从事查房、手术等相关技术指导和服务活动(不含坐诊)。

(三)在基金会担任主席、副主席、副秘书长、常务理事、名誉理事、理事、监事及相关职务。

(四)在企业中担任顾问、技术咨询及相关职务。

(五)在其他单位从事与专业或工作相关的兼职。

(六)一般职工经批准,可以利用与本人从事专业相关的研究成果、创业项目等,通过注册公司、参股公司等形式在职创办企业。

第六条　鼓励职工在院本部、云医院、集团分院和分门诊部坐诊,原则上医院门诊安排处于饱和状态下,职工方可申请在其他医疗、保健、养生、网络平台等机构坐诊。

第三章　兼职要求

第七条　为保障医院工作良好运转,依法保护职工合法权益,兼职应遵守以下要求:

(一)兼职管理应从严把关,所有兼职按程序审批报备。

(二)鼓励职工从事扩大医院学术声誉或社会影响的兼职,第五条第一款兼职原则上不设限制;第五条第二款兼职不超过1个,第三至第六款兼职总数不超过1个,第六条兼职严格控制。

(三)兼职不得影响本职工作,一般平均每周不超过1天,全年不超过52天。

（四）工作日期间，医院党群、行政及业务支撑等部门工作人员不得在院外（含医院集团分院和分门诊部）从事各类兼职活动，在院本部坐诊每周不超过半天。

（五）工作日期间，中层干部原则上不得在院外从事除第五条第一款以外的兼职活动，在医院集团分院和分门诊部坐诊每周不超过半天。

（六）科室不得私自对外签署合作协议，以及安排本科室人员开展兼职活动。

（七）经批准兼职的，职工在兼职活动中应当遵纪守法，严禁违规取酬，按照有关规定在兼职单位获得的报酬和收益，应当依法纳税。

第八条　中层干部职务发生变动，其兼职管理按照任免后职务相应规定掌握；职务变动后按规定不得兼任的有关职务，应当在 3 个月内辞去。

第九条　兼职任期届满，继续兼职应重新履行备案手续，兼职不得超过 2 届，所兼职务未实行任期制的，兼职时间最长不得超过 10 年。

第十条　禁止兼职的情形，具体包括以下情况：

（一）与其他单位建立正式人事劳动关系的。

（二）接受其他单位全职聘用，或与其他单位签订全职聘用合同的。

（三）在与医院存在利益冲突关系的单位兼职的。

（四）与兼职单位存在利害关系或者其他可能影响公正办事的。

（五）到有敌视、分化我国政权背景的社会团体、基金会、民办非企业单位和企业兼职的。

（六）除本办法第五条第六款规定的在职创办企业情形外，个人或与他人合伙开办企业或诊所的。

（七）违反规定在经济实体、社会团体等单位兼职的。

（八）国家政策法规或医院规定的其他禁止兼职情况。

第十一条　有下列情况之一的职工，不得从事兼职：

（一）在试用期、病假、事假、待岗期间的。

（二）近 3 年有年度考核为"基本合格"及以下等次的。

（三）所在岗位涉及国家和单位秘密，可能导致泄密的。

（四）正接受纪律审查和监察调查，未有处理结论的。

（五）本职工作不认真或承担医院分配任务不积极的。

（六）国家政策法规或医院规定的其他不宜兼职情况。

第四章　审批备案程序

第十二条　职工本人填写《兼职审批表》，经所在科室审核同意后，按照干部管理权限逐级审批。中层干部和副高级及以上人员的兼职申请，由组织与人力资源部汇总后，报医院党委会审批。备案工作由组织与人力资源部负责。

第十三条　提交《兼职审批表》时，应附兼职单位正式邀请函或与兼职单位签订的合同（协议）意向书。经医院批准同意后一个月内，应提交与兼职单位签订的、符合法律规定的兼职合同，明确各自的权利和义务、薪酬支付方式、工伤、保险责任、违约责任和解决争议的方式方法。

第十四条　中层干部兼职情况，应当在年度考核和年度述职报告中予以说明；一般职工兼职情况，应当在年度考核中予以说明。

第五章　责任和义务

第十五条　职工兼职期间涉及与兼职有关的技术、经济、安全、法律等纠纷，一律由兼职职工本人负责处理，与医院无关。

第十六条　职工兼职应当在完成医院和所在科室规定的各项工作前提下进行。不得以兼职为由，擅自调班，请他人代班；不得以兼职为由耽误本职工作，或不参加医院安排的会议、学习培训等集体活动。

第十七条　职工兼职期间，不允许兼职单位使用医院名称等各种涉及医院无形资产的标识标牌、院标院徽、标志性建筑物、纪念物等图案。

第十八条　除特别情况经医院批准外，职工兼职不得使用医院人力、设备、资金、场地等资源。

第六章　违规处理

第十九条　违反兼职规定的，依照《中国共产党纪律处分条例》《中华人民共和国公职人员政务处分法》《事业单位工作人员处分暂行规定》等规定，由相关职能部门组成调查组，负责调查并提出处理意见，提交医院作出处理决定。

第二十条　未经批准擅自从事兼职，或隐瞒不报经查证属实的，医院有权责令其在规定时间内停止兼职，并取消年度考核评先评优资格；经劝告无效的，从劝告期满之日起，取消各级各类评先、评优、推荐资格，停发奖金（含年终绩效）；情节严重的将给予党纪政务处分，甚至解除合同、终止人事关系。

第二十一条　职工兼职给本职工作或医院声誉造成不良影响的，视情节轻重给予当事人党纪政务处分。

第二十二条　职工对处理结果有异议的，可以按照相关规定提出申诉，申诉期间不停止处理决定的执行。

第二十三条　本办法下发前已经兼职的，应按本办法办理审批备案手续。属于禁止兼职范围的，应当自本办法下发后3个月内停止兼职，否则按本办法相关规定处理。

第七章　附　则

第二十四条　本办法与上级有关规定不符的，及其他未尽事宜，按上级规定执行；与医院原有文件不一致的，按本办法执行。

第二十五条　本办法自发文之日起执行，由组织与人力资源部负责解释。

人事档案管理办法

第一条　人事档案管理办法规定的人事档案的管理范围：专业技术干部、正科及以下管理干部、工人等各类正式职工（包括出国不归、失踪、除名、逃亡、死亡职工和离休、退休职工）的人事档案。

第二条　人事档案的管理方法：

（一）根据气候的变化，经常注意档案室的通风、除湿、清洁、防火、防盗、防晒、防潮和防蛀。

（二）对所管理的人事档案必须逐人登记。

（三）每季度核对一次档案的分类、编目、序号，发现编错或放错位置的档案要及时纠正；每半年按登记册全面检查一次档案，发现漏缺档案必须查找。

（四）任何人不得私自保存他人档案材料，对私自保存他人档案材料拒不交出者，应追究其责任。

（五）不断研究和改进档案的管理方法和技术，逐步实现档案管理的科学化。

第三条　干部和工人都必须建立档案正本。档案正本是全面反应干部、工人历史和现实情况的实物材料，构成包括下列内容：

（一）履历表及其他简历材料等。

（二）自传及属于自传性质的材料。

（三）各种鉴定。

（四）各类考核、评价材料及毕业成绩单、学历证明等。

（五）政治历史审查材料及甄别复查材料、工龄更改材料等。

（六）参加中国共产党和共青团的材料。

（七）处分、撤销处分和甄别复查材料。

（八）任免呈报表，确定或晋升技术职务、学位、学衔审批表，出国人员审批表，调整工资审批表，工资级别登记表，离休、退休、退职审批表等。

（九）其他可供组织参考材料，如本人的思想、工作、学习总结检查，死者生平介绍，更改民族材料等。

第四条　查阅和借用人事档案，应遵守下列规定：

（一）一般不得查阅人事档案，如必须查阅有关人员的情况，由档案管理人员提供。

（二）必须查阅档案时，只限于组织人事部门派出的党员干部到档案室查阅所需情况；各党支部发展党员必须查阅档案时，由支部书记和组织委员查阅。

（三）任何人不得查阅或借用本人及亲属的档案。

（四）查阅档案者，必须逐项登记查阅什么问题、查阅日期及查阅人等。

（五）查阅档案，必须严格遵守保密制度，严禁在档案卷宗内涂改、圈划及撤换档案材料，不得向无关人员泄漏被查档案内容，违者应追究责任。

（六）查阅档案时，不得抄录档案内容，如特殊情况，须经组织与人力资源部负责人允许后方可抄录，抄录的材料应及时送回档案室处理。

（七）外调人员一般不得查阅档案，如特殊情况需查阅时，必须持县级以上组织、人事部门介绍信，并有两名正式党员方能查阅。

（八）档案一般不外借，在特殊情况下，经批准可以借出，但借出时要及时登记，按期归还，如不按时归还，要及时催收，以免遗失。

第五条　转递档案应遵守下列规定：

（一）档案要通过机要交通传递，不能公开邮寄或本人自带。

（二）档案转出要及时追收回执，以防档案丢失。

（三）收到外单位的档案，要及时核对，核对无误后，在回执单上签名盖章后退回回执。

第六条　凡归档的材料，均应经过认真地甄别；属于归档的材料，必须手续完备，完整无缺；需经组织审查盖章和本人签字的，应盖章签字后才能归档。凡归入档案的材料，均应按照中央组织部《关于干部档案材料收集、归档的暂行规定》整理，不应归入档案的材料，不得归档。归档材料应做到分类准确，编目清楚，目录排列合理，标题完整，装订整齐，字迹清楚。

第七条　保管档案工作人员守则如下：

（一）认真学习马克思列宁主义、毛泽东思想、邓小平理论、"三个代表"重要思想、科学发展观、习近平新时代中国特色社会主义思想，努力提高政治思想觉悟和政策水平。严格遵守保密制度，不得擅自向他人提供档案材料或泄露档案内容。

（二）严禁在档案库吸烟，保护档案安全，经常打扫，保持档案室的清洁卫生。

（三）不得擅自转移、分散和销毁档案材料。

（四）热爱本职工作，忠于职守，刻苦钻研业务，努力提高业务水平和工作能力。

（五）坚持党的原则，认真贯彻执行党的政策，严格按照档案工作的各项规章制度办。

（六）干部、工人在受刑事处分或劳动教养期间，其档案由医院保管；刑满释放或解除劳教后，重新安置的，其档案转至有关主管单位保管或移交人才交流中心管理。

第八条　除人事档案管理人员外，无关人员不得进入档案库。

十一

专业技术职务评聘工作实施办法（修订版）

第一章　总　则

第一条　为进一步完善和规范本院专业技术职务评聘工作，提升本院人才队伍建设的质量，根据国家人社部、教育部及湖南省的有关文件精神，结合本院实际，制订本实施办法。

第二条　本办法无特别注明系列名称的条款，则针对申报各系列专业技术职务任职资格的情况。

第三条　申报各系列专业技术职务任职资格，应根据所从事工作的岗位性质对岗申报，不能跨系列申报；双肩挑人员根据《湖南中医药大学第一附属医院岗位设置与聘用管理实施方案》申报相应专业技术职务任职资格。

第四条　申报各级各系列专业技术职务任职资格的人员，必须是本院聘用制员工，已办理退休手续及申报之日已达到国家规定退休年龄的人员不在申报范围之内。劳动合同制员工申报各级各类专业技术职务任职资格均参照本办法执行。

第二章　组织领导

第五条　成立"医院职称工作领导小组"（以下简称领导小组），负责本院专业技术职务评聘工作的组织领导、研究部署、宏观管理。医院党委书记任组长，成员为全体院领导及各相关职能科室负责人。

第六条　医院学术委员会负责本院专业技术职务评审、推荐工作。

第七条　领导小组下设办公室，办公室挂靠在组织与人力资源部。具体负责制定本院专业技术职务评聘工作的有关文件，以及专业技术职务评聘工作的组织实施和综合协调。由组织与人力资源部部长任办公室主任，成员包括相关职能部门负责人。

第三章　申报资格

第八条　按照湖南省事业单位岗位设置与岗位聘任的文件精神，每位职工的岗位具有唯一性，专业技术职务申报应遵循职岗一致的原则，必须根据申报时所在岗位申报相应系列的专业技术职务。

第九条　卫生、会计、统计、审计、科研、实验、工程、图书、档案、新闻编辑等岗位的专业技术人员应当申报或考评本系列的专业技术职务；教师岗位的专业技术人员应当申报高校教师系列的专业技术职务；管理岗位上专门从事思想政治工作的专职人员和以主要精力直接从事思想政治工作的人员应当参加政工系列专业职务评聘。

第十条　符合申报专业技术职务任职资格的岗位如下：

（一）医疗、护理、医技、药剂、教学等部门从事卫生、高教系列专业技术岗位。

（二）治未病中心、健康管理中心等业务综合部门从事相关卫生专业技术岗位。

（三）专职党支部书记、党委办公室、专职团委书记、组织与人力资源部、监察科、保卫科、工会、离退休科、标准化服务办公室等从事思想政治工作的岗位。

（四）医务部、院感科、质控科、护理部、科研科、教务与学生工作部、国家药物临床试验机构办公室、伦理委员会办公室、国家中医临床研究基地建设办公室中从事业务管理的卫生、高教、自科系列专业技术岗位。

（五）事业发展部从事新闻编辑和工程系列的专业技术岗位。

（六）财务部从事会计系列专业技术岗位。2018 年 1 月 1 日前在财务部经济管理办公室（以下简称经管办）从事经济核算工作的岗位，可对岗申报经济系列，凡 2018 年 1 月 1 日及以后因工作原因调离经管办进入其他任何科室的，不得再申报经济系列职称；2018 年 1 月 1 日及以后新进经管办从事经济核算岗位工作的一律不申报经济系列职称。

（七）信息中心从事统计、工程、档案、图书系列专业技术岗位。

（八）中心实验室从事自科、实验系列专业技术岗位。

（九）审计科从事审计系列专业技术岗位。

（十）后勤部门中直接从事相关专业技术工作、具有全日制本科及以上学历，且所学专业符合岗位要求，并承担相应岗位职责的人员。

第十一条　医院引进的学术带头人、学科带头人，首次申报专业技术职务任职资格时，可根据本人实际水平、能力和业绩成果直接推荐参评相应级别的专业技术职务任职资格。

第十二条　申报专业技术职务任职资格必须符合湖南中医药大学关于直属附属医院专业技术人员职称晋升的相关规定。所有专业技术职务任职资格原则上不实行破格推荐，但工作业绩突出，且符合上级行政主管部门规定的申报条件的人员，可呈交医院学术委员会讨论，经党委会审核后推荐上报。

第十三条　申报政工系列专业技术职务任职资格的人员，凡符合湖南省政工系列参评条件者，直接经党委会审核后推荐上报。

第四章　申报、评聘程序

第十四条　申报聘任高级专业技术任职资格

（一）领导小组根据本院岗位设置情况，结合学科专科建设需要，依据省人社厅职改办核准的岗位职数剩余情况和申报人员情况，确定当年推荐申报的比例。

（二）个人申报。个人在符合当年申报条件的基础上，向领导小组办公室提出申请，填写相关表格，并提供本人任现职以来的业绩情况原件，根据打分标准做好自评。

（三）资格审查。组织与人力资源部会同相关科室对申报人员进行资格审查。

（四）医院推荐。领导小组组织召开评审推荐会，由学术委员会成员对申报人员进行综合评价评审，根据推荐申报的比例，择优确定推荐人选，并报党委会审定。

（五）申报材料公示。医院将推荐人选的申报材料公示三个工作日。

（六）报上级职改部门评审。

（七）聘任。根据湖南省职改工作领导小组关于确认任职资格的通知，办理聘任资格相关手续。

第十五条　申报聘任初、中级专业技术任职资格

（一）取得初、中级专业技术任职资格。根据各专业技术职务任职资格考评的要求进行。

（二）个人申报。个人在取得任职资格的基础上，向领导小组办公室提出申请，并提供本人任现职以来的业绩情况原件及复印件。

（三）资格审查。组织与人力资源部会同相关科室对申报人员进行资格审查。

（四）聘前公示。医院将拟聘任人员的相关信息公示三个工作日。

（五）聘任。办理聘任资格相关手续。

第五章　基本条件

第十六条　申报专业技术职务任职资格的人员，应遵守国家法律法规和医院的各项规章制度，热爱本职工作，具有良好的思想政治素质和职业道德，爱岗敬业，技术精湛，团结协作。

第十七条　资历条件

申报正高级专业技术职务任职资格人员，须取得并受聘副高级专业技术职务满 5 年。

（二）申报副高级专业技术职务任职资格人员，大学本科毕业且已取得并受聘中级专业技术职务满 5 年；或获得硕士研究生学历或硕士学位且已取得并受聘中级专业技术职务，卫生系列满 4 年、其他系列满 5 年；或获得博士学历或学位且已取得并受聘中级专业技术职务满 2 年（自科系列满 3 年）；博士后人员受聘中级专业技术职务并在完成博士后研究工作，出博士后流动站后。

（三）申报中级专业技术职务任职资格人员，大学本科毕业且已取得并受聘初级专业技术职务满 4 年，或获得硕士研究生学历或硕士学位且已取得并受聘初级专业技术职务满 2 年，或获得博士学历或学位且已取得初级专业技术资格并在本专业见习 1 年期满。

（四）申报初级专业技术职务任职资格人员，大学本科及以上学历或学位毕业，在本专业见习 1 年期满。

第十八条　学历（学位）条件

（一）1975 年 1 月 1 日以后出生的各系列专业技术人员，申报中、初级专业技术职务任职资格，必须具备本科及以上学历或学位。

（二）1975 年 1 月 1 日以后出生的各系列专业技术人员，申报副高级专业技术职务任职资格，必须取得硕士研究生及以上学历或学位。

（三）1975 年 1 月 1 日以后出生的各系列专业技术人员，申报正高级专业技术职务任职资格，必须具备博士学历或学位。

在国外取得的学历、学位须有教育部留学服务中心的学历学位认证。

所取得的各级各类学历或学位证书所指专业必须为本专业或目前从事专业，如申报卫生系列的人员所取得的学历或学位必须与医学相关。

第十九条　有执业准入要求的系列须取得相应的、由国家颁发的执业资格证。

第二十条　申报专业技术职务任职资格人员的职称外语和计算机水平参照上级主管部门的要求执行。

第二十一条　申报专业技术职务任职资格人员参加继续教育情况按照上级主管部门的要求执行。

第二十二条　申报评审高级专业技术职务任职资格的人员，需提供连续近5年的年度考核情况（其中取得硕士学历或学位人员申报卫生系列副高级职称需提供连续近4年的年度考核，取得博士学历或学位人员申报卫生系列副高级职称需提供连续近两年的年度考核，申报自科系列需提供连续近3年的年度考核），且结论应为"称职"及以上；申报评审中级专业技术职务任职资格的人员，需提供连续近4年的年度考核情况（其中取得硕士学历或学位人员需提供连续近两年的年度考核），且结论应为"称职"及以上。

第二十三条　关于延迟申报

（一）任现职期间，凡出现下列情况之一，其高一级专业技术职务任职资格的申报或首聘时间推迟一年整。

1.违反《事业单位工作人员处分暂行规定》，受到警告处分者。

2.在专业技术职务评审过程中，恶意诬告、诽谤他人者。

3.发生严重医疗差错者。

4.一年内发生两次教学差错者。

5.出国逾期未归；或对本职工作不负责任，造成不良影响者；或私自接受院外工作，影响本职工作者。

6.无正当理由拒绝接受医院安排的教学、集训、规培、轮科、进修、考核、迎检、对口支援、"湘中医"医疗联盟基层指导等工作者。

7.在开展临床业务能力考核中及各级各类病历质控检查中，认定为丙级病历2次及以上者；或在上级部门医疗工作检查中，认定为丙级病历1次及以上者；或近三年内乙级病历5次及以上者。

8.申报人所主持的各项科研课题中，累计延期结题2次及以上者。

（二）任现职期间，出现下列情况之一，取消当年的专业技术职务申报资格，其申报年限从第二年开始重新累计；如当年已通过高一级的专业技术职务评审及考试合格取得资格，则对其高一级专业技术职务任职资格首聘时间按照初、中、高级专业技术职务任职年限要求进行相应的推迟。

1. 违反《事业单位工作人员处分暂行规定》，受到记过及以上处分者，或年度考核结果出现一次"基本称职"及以下者。

2. 已鉴定为医疗事故、重大医疗差错的主要责任人。

3. 医疗责任事故者。

4. 因工作失误给医院造成 10 万元以上经济损失的直接责任人。

5. 因工作失误给医院造成严重负面影响的直接责任人。

6. 一年内发生一次教学事故者，或发生严重教学事故的责任人。

7. 申报人主持同一来源的科研课题，累计延期结题四次及以上，或被来源单位作撤项处理者。

（三）如果连续两年经医院评审推荐申报后，未取得专业技术职务任职资格的人员，暂停申报一年。

（四）在各类专业技术职务任职资格考试中违纪的，按国家有关规定处理。

第六章　申报卫生系列正高级职务工作业绩成果条件

第二十四条　专业学识水平

工作在卫生专业技术岗位，具有中西医坚实的理论基础和专业基础知识；具有高水平的临床专业技术能力及丰富的临床经验；具有较高的理论研究水平，能及时掌握国内外本专科及相关专科的发展前沿动态；具有稳定的研究方向、系统的研究成果和较高的学术造诣；具有开拓专业领域新业务新技术的能力。

第二十五条　临床业务表现（以任现职以来统计为准）

（一）具有良好的医德医风，在医德、医疗事故方面无不良记录。

（二）符合各职能科室的相关规定。

第二十六条　继续教育

（一）符合本办法第二十一条的规定。

（二）任现职期间必须在国内外知名且业内影响力大的医疗、教学或研究机构进修或访学6个月及以上，双肩挑岗位、业务管理岗位需进修或访学3个月及以上。

（三）符合各职能科室的相关规定。

第二十七条　科研业绩、成果要求

（一）任现职以来，须具备下列条件中第一、第二项，并具备第三项至第7项中的任意一项：

1.以第一作者或通讯作者，在核心以上科技期刊发表本专业学术论文5篇及以上，且至少2篇应为中文核心期刊；其中以第一作者发表的论文应不低于3篇。双肩挑岗位、业务管理岗位需同等条件发表论文6篇及以上，且至少3篇应为中文核心期刊。

2.在副高期间主持国家或省（部）级、厅级重点科研、重点教改课题1项及以上。

3.以第一作者或通讯作者，在SCI期刊全文收录发表的本专业学术论文1篇及以上。

4.以第一作者或通讯作者，在中文核心期刊发表本专业学术论文3篇及以上；或发表的中文核心期刊论文不限篇数，但其综合影响因子（IF）总数≥3.0。

5.主编出版本专业学术著作1部及以上（20万字以上）。

6.获各级政府、学会的科研、教学成果奖励1项及以上：

（1）国家级政府奖的前十名。

（2）国家级学会奖一等奖前五名、二等奖前三名、三等奖前二名。

（3）省（部）级政府奖一等奖前五名、二等奖前三名、三等奖前二名。

（4）省（部）级学会奖一等奖前二名、二等奖和三等奖第一名。

（5）市（厅）级政府奖一等奖前二名、二等奖和三等奖第一名。

（6）市（厅）级学会奖一、二等奖第一名。

（7）主编出版的本专业教材获省（部）以上级别优秀教材奖。

7. 以第一发明人获得本专业专利1项及以上。

（二）在满足条件"（一）"的情况下，如上述条件中具备以下两个条件，其学历学位条件可放宽为硕士学历或学位，并可直接推荐：

1. 任现职期间，主持国家自然科学基金项目并结题1项。

2. 任现职期间，以第一作者或通讯作者（共同第一作者或共同通讯作者不在其内）发表本专业2区以上SCI论文2篇。

第七章　申报卫生系列副高级职务工作业绩成果条件

第二十八条　专业学识水平

工作在卫生专业技术岗位，具有中西医系统而坚实的理论基础及技能；具有较好的临床、科研、教学能力；能及时掌握本专科的发展前沿动态，不断拓宽知识面，不断更新知识结构。

第二十九条　临床业务表现（以任现职以来统计为准）

（一）同本办法第二十五条。

（二）申报副主任医师必须完成半年期下基层服务工作。

第三十条　继续教育

（一）符合本办法第二十一条的规定。

（二）医疗岗位，任初级（师）职称以来，在国内外知名且业内影响力大的医疗、教学或研究机构进修或访学6个月及以上。

（三）药剂、护理、医技岗位，任初级（师）职称以来，在国内外知名且业内影响力大的医疗、教学或研究机构进修或访学2个月及以上。

（四）双肩挑岗位、业务管理岗位，任初级（师）职称以来，需进修或访学2个月及以上。

（五）符合各职能科室的相关规定。

第三十一条　科研业绩、成果要求

（一）任现职以来，须具备下列条件中第一、第二项，并具备第三项至第7项中的任意一项：

1. 以第一作者或通讯作者，在科技核心以上期刊发表本专业学术论文5篇及以上，其中以第一作者发表的论文应不低于2篇。双肩挑岗位、业务管理岗位需同等条件发表论文6篇及以上。

2. 主持市（厅）级以上级别科研、教改课题1项及以上。

3. 以第一作者或通讯作者在SCI期刊全文收录发表本专业学术论文1篇及以上。

4. 以第一作者或通讯作者，在中文核心期刊发表本专业学术论文2篇及以上；或发表的中文核心期刊论文不限篇数，但其综合影响因子（IF）总数 ≥ 2.0。

5. 作为主编或副主编出版本专业学术著作1部及以上。

6. 获各级政府、学会的科研、教学成果奖励1项及以上：

（1）国家级政府奖的所有完成人。

（2）省（部）级政府奖一等奖前十名、二等奖前七名、三等奖前五名。

（3）国家级学会奖一等奖前十名、二等奖前七名、三等奖前五名。

（4）省（部）级学会奖一等奖前五名、二等奖前三名、三等奖前二名。

（5）市（厅）级政府奖一等奖前三名、二等奖前二名、三等奖第一名。

（6）市（厅）级学会奖一等奖前三名、二等奖前二名、三等奖第一名。

7. 以第一、二发明人获得本专业专利1项及以上。

（二）在满足条件"（一）"的情况下，如上述条件中具备以下两个条件，其学历学位条件可放宽为本科学历或学位，并可直接推荐：

1. 任现职期间，主持国家自然科学基金项目并结题 1 项。

2. 任现职期间，以第一作者或通讯作者（共同第一作者或共同通讯作者不在其内）发表本专业 3 区以上 SCI 论文 2 篇。

第八章　申报卫生系列中级职务工作业绩成果条件

第三十二条　专业学识水平

工作在卫生专业技术岗位，熟练掌握和运用中西医理论基础及技能；具有一定的临床、科研、教学能力。

第三十三条　临床业务表现（以任现职以来统计为准）

同本办法第二十五条。

第三十四条　继续教育

（一）符合本办法第二十一条的规定。

（二）符合各职能科室的相关规定。

第三十五条　科研业绩、成果要求

任现职以来，须具备下列条件中第一项，并具备第二项至第七项中的任意一项：

（一）在国家新闻出版总署可查到的学术期刊上，以第一作者发表本专业学术论文 1 篇及以上。

（二）申报过国家自然科学基金青年基金项目。

（三）主持校级以上级别科研、教改课题 1 项及以上。

（四）以第一作者或通讯作者在 SCI 期刊上全文收录发表本专业学术论文 1 篇及以上。

（五）以第一作者在科技核心及以上期刊发表本专业学术论文 1 篇及以上；或发表的科技核心及以上期刊论文不限篇数，但其综合影响因子（IF）总数 ≥ 0.5。

（六）参编出版本专业学术著作 2 部及以上。

（七）获校级以上科研、教学成果1项有效排名者。

第九章　申报高教、科研系列各级职务工作业绩成果条件

第三十六条　申报高教、科研系列各级职务工作业绩成果条件参照卫生系列（医疗岗位）各级职务工作业绩成果条件执行；其中申报高教系列者，还必须符合《湖南中医药大学专业技术职称评审实施细则》的相关规定。

第十章　申报其他系列各级职务工作业绩成果条件

第三十七条　专业学识水平

工作在本专业技术岗位，熟练掌握和运用专业理论基础知识及技能；具有一定的业务和科研能力。

第三十八条　业务表现（以任现职以来统计为准）

（一）具有良好的政治思想和品德，业务能力和综合素质符合岗位要求，在本专业岗位无不良记录。

（二）符合所在岗位的相关规定。

第三十九条　继续教育

（一）符合本办法第二十一条的规定。

（二）符合各职能科室的相关规定。

第四十条　科研业绩、成果要求

（一）申报正高级职务工作业绩成果条件

符合本办法第二十七条的规定。

（二）申报副高级职务工作业绩成果条件

任现职以来，在符合湖南省人力资源和社会保障厅对各系列职称申报要求的基础上，须具备下列条件中第一项，并具备第二项至第四项中的任意一项：

1.在国家新闻出版总署可查到的期刊上，以第一作者发表本专业学术论文5篇及以上。

2. 主持市（厅）级以上级别科研、教改课题1项及以上。

3. 参评的学术论文综合影响因子（IF）总数≥2.0。

4. 获得校级及以上奖励或荣誉1项，且排名第一。

（三）申报中级职务工作业绩成果条件

任现职以来，在符合湖南省人力资源和社会保障厅对各系列职称申报要求的基础上，须具备下列条件中第一项，并具备第二项至第四项中的任意一项：

1. 在国家新闻出版总署可查到的期刊上，以第一作者发表本专业学术论文2篇及以上。

2. 主持校级以上级别科研、教改课题1项及以上。

3. 参评的学术论文综合影响因子（IF）总数≥0.5。

4. 获得院级及以上奖励或荣誉1项，且排名第一。

第十一章　有关说明

第四十一条　双肩挑人员、业务管理岗位、业务综合部门、后勤部门专业技术岗位的工作人员限制晋升等级。

（一）以上岗位的人员在专业技术职务晋升时，除正职以外，原则上应对岗申报且只能晋升至副高级专业技术职务。

（二）中心实验室及以上岗位的部门负责人正职（不含主持工作者）可以对岗申报正高级专业技术职务，但必须有在本专业专职一线工作满5年的从业经历。

（三）医务部、质控科、院感科应对岗申报医疗专业；护理部、院感科应对岗申报护理专业；科研科、国家药物临床实验机构办公室、伦理委员会办公室、国家中医药研究基地办应对岗申报自科系列；教务与学生工作部应对岗申报高教系列；业务综合部门应分别对岗申报医疗、医技、药剂、护理、心理专业；中心实验室应对岗申报自科、实验系列。

第四十二条　各系列高级专业技术职务推荐职数设置固定比例。正高级比例为：卫生、教学、科研系列共占每年职数的 95%，其他系列共占每年职数的 5%；副高级比例为：卫生、教学、科研系列共占每年职数的 90%，其他系列共占每年职数的 10%。

第四十三条　专业技术人员申报各类专业技术职务任职资格，必须通过医院评审推荐，其取得的任职资格方可作为医院评聘的依据。

第四十四条　论文、著作、科研成果和奖励认定

（一）申报人必须为参评论文（含普通期刊、科技核心、中文核心/CSCD）的第一作者或通讯作者，若申报人为第一作者，则申报人第一署名单位必须为"湖南中医药大学第一附属医院"；若申报人为通讯作者，则"湖南中医药大学第一附属医院"必须在该申报人所有署名单位中排名第一。

（二）若参评论文为 SCI 期刊论文（须为全文收录或有检索单位出具的全文收录证明），申报者可为论文的共同第一作者或共同通讯作者，且申报者署名单位必须为"湖南中医药大学第一附属医院"，但不限制署名单位排名。

（三）"本专业"是指申报者当年所申报的系列对口专业，跨专业学术期刊论文由科研科联合相关部门核定。

（四）增刊、特刊、专刊及电子网络版发表的论文不予认可；综述、个案报道（指 3 例及以下报道）和译文不予认可；在境外、港澳主办的中文刊物中发表的文章不予认可，录用通知及清样不予认可。

（五）著作、教材须有"ISBN"统一书号。论文篇幅原则上要求在 2000 字以上。同一篇论文发表和转载（收录）不重复计算。

（六）著作包括科技专著、教材（不含习题集）。教材须为全国规划教材、部级及全国中医药行业规划教材。

（七）以医院、各部门、各科室为主体牵头立项的各类纵向（含平台）、横向课题，仅作为该项目负责人及主要参与者的加分依据。

（八）申报人任现职以来主持或参与课题的佐证材料、课题级别、课题

研究期限及结题时间以该课题来源部门的立项文件原件、项目合同书原件、加盖推荐单位公章的项目申请书原件为依据；如超过相关部门及文件所规定时间，仍未按期、按质、按量结题的项目不予认定。

（九）教学、科研、技术成果表彰奖励的主办单位应是政府或政府相应的职能部门。教学研究方面课题、成果和获奖均视同于相应的科学研究课题、成果和获奖。

（十）学术论文、著作、科研（教研）项目、科研（教研）成果及科研（教研）奖励级别的认定与审核由组织与人力资源部、科研科、教务与学生工作部负责。对于在申报阶段未经科研科或教务与学生工作部备案的科研（教研）项目、科研（教研）成果及科研（教研）奖励，在职称评审时一律不予认可。

（十一）申报人发表的各级期刊论文均以发表当年相关权威部门发布的最新期刊目录为准。

（十二）医院引进人才及调入的人员申报职称时，在原单位任职期间的论文、著作、科研成果和奖励，所署名的单位应为原单位，其余条件均按照本办法执行。

第四十五条　申报高一级专业技术职务任职资格人员的任职年限，截至申报当年 12 月 31 日（因为不在岗而没有进行年度考核的年份不计算为任职时间）。最高学历（学位）取得时间、论文论著公开发表出版时间、教学和科研成果通过鉴定或完成时间等，申报副高及以上职称均截至申报当年 4 月 30 日，申报聘任初、中级职称均截至上一年度的 12 月 31 日。

第四十六条　因专业技术岗位变化转换专业技术工作必须满 1 年方可晋升高一级专业技术职务任职资格。

第四十七条　调入本院需晋升高一级专业技术职务的人员，原则上要在新岗位工作满 1 年以上。

第四十八条　对于国家规定实行全国统一专业技术职务资格考试制度的各系列（如卫生、会计、统计、审计、工程、新闻编辑等），中、初级专业技术职务任职资格申报时，需符合报名条件，并由医院统一上报参加考试，考试合格取得相应任职资格，同时符合国家相应主管部门规定，参照本办法的有关资历、业绩条件审查通过后方可聘任。

第十二章　评审纪律

第四十九条　申报人应对所填报材料的真实性和客观性负责，不得弄虚作假；不得以任何方式影响评委的客观公正性，不得干扰评审工作。

第五十条　资格审查人员应严格审核申报人员申报材料的真实性，并签署意见。不得为不真实的材料提供证明，不得为弄虚作假的人员提供帮助。

第五十一条　"医院职称工作领导小组""医院学术委员会"及办公室的成员应坚持实事求是、客观公正的原则，正确执行评审政策，并加强自律，自觉接受监督。

第五十二条　专业技术职务任职资格的推荐、评审采取回避制度。评审推荐会成员有主要亲属（如子女、夫妻、兄弟、姊妹、翁婿等）参评时，本人应予回避。如未及时回避，按照第五十四条处理。

第五十三条　专业技术职务申报评审工作接受医院纪检监察监督。

第五十四条　对申报材料存在弄虚作假行为经查属实的申报人或违反评审纪律、影响评审工作的申报人，取消其申报资格或已评审通过的任职资格，并根据具体情节和有关规定做进一步处理；对违反评审纪律的评审专家，暂停其参与评审工作或取消其评审专家资格；对违反评审纪律的工作人员，停止其参与评审工作，并视其情节轻重给予相应处理。

第十三章　附　则

第五十五条　本办法自颁布之日起实施，既往相关规定与本办法不相符的，以本办法为准。

第五十六条　本办法由组织与人力资源部负责解释。

临床医师低职高聘管理办法

为进一步完善专业技术职务聘任制度，促进专业技术人才资源的优化配置和有效利用，充分调动专业技术人员的积极性，结合本院实际情况，制定临床医师低职高聘管理办法，具体如下：

一、低职高聘范围

医院在岗临床医师。

二、低职高聘要求

1.遵守国家法律和法规，有良好的政治素质和职业道德。

2.原则上副高任职年限需8年以上（含8年），具备履行正高级专业技术职称的能力。

3.申报人为专职门诊医生的，年普通门诊量应不低于前20名。

4.申报人具备一定的科研教学能力。自副高任职以来以第一作者或通讯作者，在科技核心以上期刊发表本专业学术论文5篇及以上；同时参编出版本专业学术著作1部及以上（20万字以上）。

三、申报人自副高任职以来有以下情形不能申报：

1.违反《事业单位工作人员处分暂行规定》，受到记过及以上处分者，或年度考核结果出现一次"基本称职"及以下者。

2.已鉴定为医疗事故、重大医疗差错的主要责任人。

3.医疗责任事故者。

4.因工作失误给医院造成10万元以上经济损失的直接责任人。

5. 因工作失误给医院造成严重负面影响的直接责任人。

6. 有丙级病例或"三基"考试不合格者。

四、聘用程序

1. 个人申请：由本人向组织与人力资源部提出申请，同时递交副主任医师职称证书及聘书、发表的学术论文和专著、成果证明、毕业证和身份证复印件等相关材料。

2. 部门审核：组织与人力资源部牵头会同医务部、教务与学生工作部、科研科和监察科等部门对个人申报材料进行审核。

3. 专家评议：由医院学术委员会专家对低职高聘人员进行评议。

4. 医院评审：由医院党委会对专家评议结果进行讨论后公示，公示1周无异议后，医院颁发聘任证书。

五、职责和待遇

1. 低职高聘人员在聘期内履行高聘职称职责、享受高聘职称挂号诊疗待遇。

2. 低职高聘人员以高聘职称身份参加院内诊疗、教学活动。

六、考核与规定

1. 低职高聘人员聘期内表现优异者，在职称晋升同等条件下优先考虑。

2. 低职高聘人员聘期为3年，聘期内出现年度考核低于良好等次、医德医风严重违规、医疗事故等任一行为随即解聘，自下月起仍按原职称给予相关待遇；表现优秀和良好者继续聘任。

特聘专家管理暂行办法

第一章 总 则

第一条 为鼓励吸引国内外优秀医疗、教学和科研专家，积极融入医院大发展的历史进程，为医院高质量发展贡献智慧和力量，结合医院实际情况，特制定本办法。

第二条 特聘专家招聘面向国内外各学科专业的优秀专家，聘任工作坚持党管人才、专家评审、按需聘用原则。

第二章 专家类别

第三条 根据医院发展需要，结合特聘专家学科（专业）特点、学术水平、行业影响力等情况，特聘专家分为终身教授和特聘教授两类。

第三章 聘任条件

第四条 终身教授聘任条件

终身教授是医院授予国内外著名专家、学者的最高荣誉，授予对象一般应具备下列条件：

（一）遵纪守法，恪守学术诚信规范，具有高尚的职业道德。

（二）学术造诣深、知名度大，学术及社会影响深远，具有博士学位或正高级专业技术职称。

（三）健康状况良好，能坚持在医疗、教学和科研一线继续发挥学科（专业）引领和示范作用。

（四）终身教授可以是院内为医院发展作出了重大贡献，并有志于为医院长远发展奉献全部智慧和力量的知名专家、学者；也可以是院外对医院发展具有极为重要作用的知名专家、学者。

（五）因医院工作、业务发展需要聘任的其他情况。

第五条　特聘教授聘任条件

特聘教授是医院聘请的院外医疗、教学和科研方面的知名专家、学者，聘请对象一般应具备下列条件：

（一）遵纪守法，恪守学术诚信规范，具有高尚的职业道德。

（二）健康状况良好，能够定期来医院开展医疗、教学和科研等学术交流，能对医院学科（专业）发展、人才培养、教学、科研水平提高及增强医院综合实力等方面作出具体指导。

（三）学术影响大，在行业学术界知名度高，具有博士学位或正高级专业技术职称，其中医疗专家应长期从事临床医疗工作，诊疗水平高，具有医学类专业正高级专业技术职称。

（四）院士、国医大师、长江学者奖励计划特聘（讲座）教授、全国名中医、首席科学家、国家千人计划、国家万人计划、国家杰出（优秀）青年科学基金获得者、国家科技奖一等奖（排名前3）、二等奖（排名第1）的主要完成人及相当成就者优先聘用，可根据医院发展需要，结合专家意愿建立专家工作室或研究室，配备相应团队。

（五）受聘对象一般应为省级专业委员会主任委员、国家级专业委员会（副）主任委员、省级及以上重点学科（专科）带头人、省级及以上名老中医药专家学术经验继承指导老师、省级及以上名中医及临床专业相当级别名医。

（六）受聘对象一般应为省（部）级及以上人才或荣誉获得者，或省（部）级科技奖、省（部）级教学奖主要完成人。

（七）受聘对象学术专长应与聘请学科（专业）相同或相关。

（八）因医院工作、业务发展需要聘任的其他情况。

第四章　聘任程序

第六条　各学科（专业）所属科室根据医疗、教学和科研工作实际需要，对照聘请条件，提出拟聘人选。拟聘人选需提供相关证明材料并装订成册。

第七条　相关科室邀请两位相同或相近学科（专业）的正高专家，对拟聘人选的学术水平、学术声望提出推荐意见，并填写《医院特聘专家推荐意见表》。

第八条　相关科室填写《医院特聘专家聘请申请表》，提出聘请后工作职责及内容，由科室负责人、主管院领导签署拟聘意见。相关科室将上述材料交组织与人力资源部。

第九条　组织与人力资源部会同相关职能部门，对拟聘人选材料进行审核，报医院学术委员会评议，学术委员会评议同意聘请的拟聘人选，报医院党委审批。

第十条　医院统一发文，制作聘书，举行聘请仪式，医院负责人颁发聘书。

第五章　聘期与管理

第十一条　终身教授的聘期与管理

（一）终身教授只要能够正常工作，则不受年龄限制，终身为医院工作。

（二）终身教授为本院职工的，享受医院在编在岗职工的一切待遇，年满70周岁按国家规定办理退休手续，如因各种原因不能正常上班，则享有同期退休人员同等待遇。

（三）正常工作期间，医院按一定标准给外聘专家发放专项奖励。

（四）如有违纪违法或违反学术诚信规范，经确认，医院有权随时终止聘任。

第十二条　特聘教授的聘期与管理

（一）实行聘期制，聘期3年，到期不办理续聘手续，则自动终止聘任；如需续聘，由相关科室提前一个月提出书面报告，并对受聘者进行考核，提交聘期考核材料，并报组织与人力资源部备案；根据聘期内工作完成情况，医院决定是否续聘。

（二）聘任期内，医院按一定标准发放绩效，一般以来院实际开展相关工作为主，具体按协议和医院财务相关规定执行。

（三）如有违纪违法或违反学术诚信规范，经确认，医院有权随时终止聘任。

第六章　其他要求

第十三条　特聘专家不得因捐赠等原因授予（聘请）不具备条件的人士。

第十四条　相关科室应采取多种方式经常与特聘专家保持联系，充分发挥其在提高医院临床、教学、科研水平，促进医院改革和发展中的作用。

第十五条　本办法自颁布之日起执行，由组织与人力资源部负责解释。

为进一步做好本院中医药专家学术经验继承工作，推进本院中医药学术的研究、传承与发展，培养高层次中医临床人才和中药技术人才，根据《湖南省老中医药专家学术经验继承工作管理办法（试行）》的有关规定，结合本院实际情况，特制定本管理办法。

第一章 总 则

第一条 本办法所称的老中医药专家学术经验继承工作（以下简称继承工作）是指：遴选本院有丰富而独到学术经验和技术专长的老中医药专家为指导老师，选配具有专业理论和一定实践经验的中青年业务骨干为他们的继承人，采取师承的方式进行培养。

第二条 继承工作的任务是：继承整理老中医药专家的学术经验和技术专长，培养高层次中医临床人才和中药技术人才，推进中医药学术的研究、传承与发展。

第二章 指导老师和继承人的遴选

第三条 遴选条件

（一）指导老师必须同时具备下列条件：

1. 受聘担任主任医师或副主任药师以上专业技术职务的中医药（包括中医、中西医结合、民族医药）专家。

2. 从事中医药专业技术工作累计满 30 年以上。

3. 有丰富、独到的学术经验和技术专长，是本专业的学科带头人或专科专病的知名专家，医德高尚，在群众中享有盛誉，得到同行公认。

4. 身体健康，能够坚持临床或专业实践，能够完成继承工作教学计划和带教任务。

（二）继承人必须同时具备下列条件：

1. 具有大学专科以上学历，在本省医疗机构从事中医药工作。

2. 受聘担任中级以上专业技术职务 2 年以上。

3. 年龄 40 岁以下。

4. 从事中医药工作 7 年（硕士生 4 年）以上。

5. 品学兼优，热爱中医药事业，有志于研究和继承老中医药专家学术经验。

西医院校本科毕业生，从事医疗临床工作时间累计满 8 年，其中从事中西医结合或中医药工作满 4 年，并符合继承人的其他条件，可以申请参加继承人遴选。

第四条　遴选程序

遴选程序为：由符合指导老师和继承人遴选条件的人员自愿申请，填写《老中医药专家学术经验继承工作指导老师和继承人申报表》，医院党委评选推荐，报大学党委审核，报省中医药管理局审批。

第三章　教学方式和要求

第五条　根据省中医药管理局的要求，组织与人力资源部组织指导老师与继承人签订《老中医药专家学术经验继承工作教学协议书》，制定教学计划。

第六条　在教学过程中，指导老师既要通过口传面授、临床应诊和实际操作向继承人传授其学术经验和技术专长，又要注重继承人的开拓创新精神的培养和思维方法的训练，并指导他们学习和掌握本学科的新进展、新技术和新成果。

第七条　继承人既要全面继承掌握指导老师的学术思想、临床经验和技术专长，又要认真学习和掌握本学科的新进展和相关学科知识，不断更新、补充和拓宽知识面，提高运用和创新能力。

第八条　在教学过程中，要始终做到传授与自学、实践与理论、继承与整理相结合，发挥指导老师与继承人两方面的积极性。

第九条　继承人按时参加由省中医药管理局组织的集中授课 5～6 个月的（分 3 年）学习。学习中医经典、与所从事专业密切相关的专科著作及有关中医药的新成果、新技术、新理论和新方法；学习现代医学的急诊抢救、检验、影像、功能检查等方面的知识和技术。

第十条　目标和要求

（一）继承人基本掌握指导老师的学术思想、临床经验和技术专长，其临床疗效或技艺技能基本达到指导老师水平。

（二）中医专业继承人应提交反映指导老师学术经验和技术专长的专科（专病）病案 80 份。病案必须是跟师临床的真实记录。

中药专业继承人应提交反映指导老师中药加工、炮制、制剂及鉴别经验等方面的总结材料。总结材料必须系统完整、真实可靠。

（三）继承人必须撰写有关整理、总结指导老师学术经验和技术专长的论文 2 篇，其他专业论文 3 篇以上，并在公开发行的学术刊物上发表，其中在国家级刊物上发表 2 篇。同一指导老师所带各批各名继承人应分别选定不同的专题各自完成，避免重复整理。

（四）继承人在结业时，必须提交能全面反映指导老师学术经验和技术专长的结业论文。结业论文应具有较高的学术价值和临床实践意义，且文字通顺简练，内容真实有据。结业论文不少于 1 万字。

第四章　教学管理

第十一条　在教学过程中必须做到：

（一）继承人跟师学习（临床或实际操作）每周不少于 2 天。

（二）继承人独立从事临床或实际操作每周不少于 2 天。

（三）继承人跟师和独立从事临床或实际操作的时间要按月落实，并填写《湖南省老中医药专家学术经验继承工作教学平时考核表》，由组织与人力资源部核实后加盖公章，归入继承人教育档案，作为平时考核的依据。

（四）继承人应记录每次跟师情况，并及时整理和总结跟师学习心得。

（五）继承人应认真填写《湖南省老中医药专家学术经验继承工作教学月记》，真实反映每月跟师学习的主要内容和心得体会。

第十二条　继承工作教学和培养时间为连续 3 年，从继承人实际进岗跟师学习之日起计算，原则上不得中断或延期。

（一）跟师学习中断半年以上者，终止教学协议，并取消继承人资格。

（二）对确有原因中断学习，时间在半年以内者，经主管卫生行政部门批准同意，可继续跟师学习，但应补足所缺教学、实践时间。

（三）指导老师应检查、督促、指导继承人的学习和工作。未按教学协议书的要求履行职责者，取消其指导老师资格。

第十三条　在教学培养期间，继承人所在部门要保证继承人专心致志地完成继承学习任务，原则上不安排继承人行政管理事务和与继承学习无关的工作。

第五章　考核验收

第十四条　老中医药专家学术经验继承工作的考核分平时考核、阶段考核、年度考核、结业考核验收。

第十五条　平时考核主要由指导老师进行，组织与人力资源部负责督促检查。

第十六条　阶段考核每半年一次。由组织与人力资源部按照《湖南省老中医药专家学术经验继承工作阶段考核表》规定的内容和要求逐项检查和考核并填写归档考核表。

第十七条　年度考核每年一次。由省中医药管理局组织核查年内阶段考核结果，考核年度教学计划完成情况。继承人年度考核不合格者，取消继承资格。

第十八条　结业考核验收。学习期满后，继承人提出结业考核验收申请（填写《湖南省老中医药专家学术经验继承工作继承人结业考核申请审核表》)，接受省中医药管理局组织的专家的考核。结业考核合格者，省中医药管理局会同省卫生厅将对考核结果进行检查和验收。经验收合格的继承人，由省中医药管理局、省卫生厅颁发出师证书，同时对指导老师颁发荣誉证书。结业考核不合格的继承人不予出师。

第六章　组织管理

第十九条　医院党委行政负责老中医药专家学术经验继承工作的宏观管理和指导。组织与人力资源部负责日常工作的管理。

第七章　待遇和奖励

第二十条　指导老师在教学期间享受带教津贴，按照国家及湖南省文件规定的标准执行，不足部分由医院继续教育经费补足。继承人在学习期间，补助一定的进修培训及科研经费。3 年内发表关于整理、总结指导老师学术经验和技术专长的论文的版面费全部在医院继续教育经费中予以报销。

第二十一条　在教学学习期间，继承人完成学习任务且阶段考核合格者，每年可获中医药继续教育 I 类学分 25 分；指导老师每年可获中医药继续教育 I 类学分 18 分。

第八章　工作经费

第二十二条　指导老师的带教津贴、继承人学习经费和其他经费，根据省中医药管理局划拨经费情况，70% 用于继承工作的教与学（含带教津贴），20% 用于理论学习和学术交流，10% 用于继承工作的日常管理、检查考核、表彰奖励等，专款专用。

老中医药专家学术经验继承工作纳入医院继续教育管理，并在医院继续教育经费中配套一定额度作为继承工作经费，统一管理使用。

第九章　附　则

第二十三条　本办法由组织与人力资源部负责解释。

名老中医药专家传承工作室管理办法

第一章　总　则

第一条　为规范管理，按照国家中医药管理局《全国名老中医药专家传承工作室建设项目任务书》要求，特制定《医院名老中医药专家传承工作室管理办法》。

第二条　名老中医药专家传承工作室（以下简称"工作室"）建设旨在系统研究和传承名老中医药专家的学术思想、技术专长，充分发挥名老中医药专家的作用，积极推广名老中医药专家传承的有效方法和创新模式，加快推进"名院、名科、名医"战略实施。

第三条　工作室建设具体目标包括：（1）按照国家中医药管理局要求，结合医院实际情况，建立起规范的工作室（包括名老中医临床经验示教诊室、资料室和名老中医临床经验共享平台），为名老中医药专家学术经验整理、传承创造良好条件。（2）系统整理、研究名老中医学术思想、临床经验、技术专长，并推广应用于临床。（3）形成一支名老中医药专家学术经验传承团队，探索名老中医诊疗疾病经验和学术思想传承的有效方法和创新模式。

第二章　工作室团队基本条件

第四条　工作室以师承的形式开展工作，必须有合理的人才传承梯队和相对固定的继承人。

第五条　工作室第一继承人须具备本科以上学历、副主任医师以上职称，热爱中医药传承工作，与指导老师所从事的专业基本对口。具有扎实的中医理论基础和较丰富的临床经验，熟悉并掌握指导教师的学术思想和相关专业的国内外技术水平和发展趋势，具有严谨的治学态度、较好的组织协调能力、强烈的事业心和敬业精神。

第六条 工作室成员要热爱中医药继承工作，有团队协作精神和奉献意识，具有一定的中医药学术水平，在中医临床工作中勤奋努力。

第三章 建设任务

第七条 学习继承名老中医学术思想，整理总结名老中医临床经验，指导临床实践，提高中医学术内涵，弘扬中医特色。

第八条 强化中医临床实践。名老中医应定期门诊，参与临床疑难病例的中医诊断与治疗，逐步形成特色鲜明、疗效确切的相关病种的中医诊疗方案；开展中医特色诊疗技术，提高中医治疗水平；开展拓展中医内涵的新技术新项目；研制开发代表名老中医学术经验的中药自制制剂和经验方。

第九条 定期进行学术研讨，指导中青年医师学习中医理论与经验，整理和总结名老中医的学术经验，以医案、论文、课题和论著的形式开展学术研究，扩大影响，形成学术争鸣，推进中医药学术的发展。

第十条 钻研中医经典理论。继承人在名老中医的指导下，系统学习中医经典理论著作，结合临床实践，提炼和创新名老中医的学术思想。

第四章 实施与管理

第十一条 工作室实行项目负责人负责制，主持工作室日常管理工作。

第十二条 医院为工作室提供工作场地，配备相应的设施（如电脑、录音笔、摄像机或数码照相机、打印机等）。

第十三条 工作室应制定发展规划、建设规划、年度工作计划、工作人员的工作制度和考核要求。

第十四条 工作室在建设周期内因客观原因导致工作无法继续开展的，

应及时提交终止建设报告，报经医院同意并通知备案的主管部门。在建设周期内，继承人无法完成继承工作或者更换继承人的，需报经备案的主管部门同意。

第十五条　继承人凡违纪违规、严重违反工作室工作制度，或者拒不承担传承任务和义务的，取消继承人资格。

第五章　考核要求

第十六条　名老中医保证每周 3 个半天的门诊时间。每月应有 1 次学术研讨或讲座，定期批阅继承人的学习笔记和医案医话。

第十七条　工作室每 3 个月组织一次学术研讨会，每年将团队成员平时跟师书写的医案、医话整理成册。

第十八条　团队成员应系统学习《内经》《伤寒论》《金匮要略》《温病学》四大经典著作和专科名著，并在学习记录中体现自己的学习心得。

第十九条　工作室在一个建设周期内应建立门诊日志、查房记录、学术研讨或讲座记录等台账。形成或深化 1 ~ 2 个代表导师学术经验的中医诊疗规范或诊疗体系；开展 1 个有中医内涵的新技术新项目；结合临床，开展代表导师学术思想与临床经验的省、市级以上科研项目 1 项以上；研制、开发 1 项院内中药制剂或总结出 3 种以上导师经验方。

第六章　经费使用

第二十条　经费使用范围主要是工作室的硬件配置、工作人员的外出学习、论文发表、学术研讨等。

第七章　附　则

第二十一条　本管理办法依据国家中医药管理局《名老中医药专家传承工作室建设项目》要求制定。

第二十二条　本办法自下发之日起施行。

援藏援疆援非人员管理办法

第一章　总　则

第一条　根据上级主管部门有关援藏、援疆、援非（以下简称"三援人员"）的政策规定，为进一步加强"三援人员"的管理服务工作，结合本院实际，制定本办法。

第二条　本办法所称的"三援人员"是指按照省委、省政府的统一部署和要求，在省委组织部、省人力资源和社会保障厅、省卫生健康委员会的统筹安排和指导下，依照组织选派程序选派的专业技术人才。

第二章　选　派

第三条　"三援人员"的选派，应按照上级主管部门的要求，结合医院工作需要，由医院组织实施。

第四条　"三援人员"应具备以下基本条件：

（一）政治立场坚定，忠于党、忠于祖国、忠于人民，坚决执行党的民族和宗教政策，维护祖国统一和民族团结。

（二）有较强的工作能力和较丰富的实际工作经验，具备援助工作岗位所需的专业技能。

（三）有强烈的事业心和责任感，作风扎实，不怕吃苦、甘于奉献。

（四）年龄一般在 50 周岁以下。

（五）身体健康。

（六）符合受援方提出的条件。

（七）聘任现专业技术职务满5年（含）以上。

（八）符合医院结合工作实际提出的其他条件。

第五条 "三援人员"的选拔，原则上以专业技术骨干或后备人才为主，学科带头人不在选拔候选人之列。

第六条 "三援人员"的选拔必须符合程序，基本选派流程为：公布选派职位及资格条件、个人自荐与组织推荐、资格审查、体检、考核或考察、党委讨论研究、公示、确定拟选派人选报上级主管部门。各类专业技术人员的选派由医院组织与人力资源部审核把关。

第三章 管理与考核

第七条 "三援人员"派驻期间的管理和服务工作由组织与人力资源部具体负责。组织与人力资源部应及时掌握派驻人员的思想动态和工作表现，帮助解决实际问题，注重与派驻小组的常态联系，及时通报有关情况。

第八条 "三援人员"应认真贯彻党的政策，严守党的纪律，严格执行廉洁自律有关规定，凡违反党纪、政纪的，根据错误性质和情节严重程度，经受援单位与医院沟通后，给予批评教育直至纪律处分。

第九条 "三援人员"派驻期满应按照要求及时返回医院工作岗位，原则上不延期，如提前返回、留任等必须按管理权限和规定程序报批。

第十条 "三援人员"的考核由受援单位结合实际情况组织实施，重点考核政治表现、工作实绩、工作作风，被评为优秀等次的，不占派出单位和受援单位优秀等次比例。

第四章 待遇保障

第十一条 医院根据上级主管部门的相关政策，认真落实"三援人员"职称晋升优惠待遇，"三援人员"在派驻期间保留其原聘任岗位。

第十二条 "三援人员"派驻期满且考核合格的,按照国家相关政策规定,在申报晋升、晋级方面同等条件下予以优先考虑。

第十三条 "三援人员"应按照正常程序进行选拔，非正常程序者不能享受一系列福利待遇。

第五章 附 则

第十四条 本办法由组织与人力资源部负责解释，自印发之日起执行。

第七章　医院人才培养培训管理制度

仁和弘道

——湖南中医药大学第一附属医院党建行政管理

专业技术人员继续教育管理办法

第一章　总　则

第一条　为进一步规范专业技术人员继续教育管理工作，根据国家和湖南省有关文件精神，结合医院实际，特制定本办法。

第二条　通过继续教育，可进一步提高各级各类专业技术人员的专业素养和政治觉悟，掌握相应学科的前沿知识和发展动态，不断研究和解决业务技术中出现的各种疑难问题，更好地继承和发扬祖国传统医学，突出中医特色，抓好专科建设，以适应社会发展的需要，满足人民群众就医需求。

第三条　专业技术人员继续教育纳入医院中长期发展规划。根据本学科、本专业建设与临床、教学、科研的需要，坚持实行专科专病对口、重点培训与全面提高相结合的原则，按需选派、注重实效。

第四条　专业技术人员继续教育实行医院和各科室共同管理。各科室是继续教育管理主体，负责人员选派、接收和日常管理工作，组织与人力资源部负责继续教育的统筹规划。

第二章　继续教育形式

第五条　专业技术人员继续教育的主要形式包括岗前培训、岗位培训、各类人才培养项目、学术交流、进修、国内外访问学者、攻读学历（学位）、申请从事博士后研究工作等。

第六条　岗前培训。上级主管部门及本院规定参加的岗前培训，培训合格后方可从事相关工作。

第七条　岗位培训。各级各类专业技术人员，在各职能科室的指导下进行岗位训练，主要包括业务理论学习、技能强化训练、及其他与所从事岗位工作相关的技能培训和轮岗培训、考试、考核等。

第八条　各类人才培养项目。如入选国家和省级老中医药专家学术经验继承工作培养对象、入选全国优秀中医临床人才研修项目培养对象、入选院内各类培养计划人选（如"青苗计划"）等，根据要求在规定时间内完成各类学习，经考核合格授予相应证书。

第九条　学术交流。参加国内外各学术团体、权威机构组织的各类学习与学术交流活动。

第十条　进修。到国内外医疗机构或科研院所进行学习培训，分为短期、中期及长期进修。短期进修时间为3个月以内（含3个月）；中期进修时间为3～6个月（含6个月）；长期进修时间为6个月以上。

第十一条　访问学者。到国内外临床、教学、科研实力雄厚的医院或大学访学和研修，时间为6～12个月。

第十二条　攻读学历（学位）。含脱产或不脱产攻读学历（学位）以及同等学历申请学位等。

第十三条　申请从事博士后研究工作，指脱产进入博士后流动站从事研究工作的人员。

第三章　申请条件

第十四条　岗前培训、岗位培训是由医院相关职能科室统一安排的培训项目，相关人员必须按规定参加。

第十五条　各类人才培养项目申请条件按照相关文件要求执行。

第十六条　参加学术交流、进修和攻读学历（学位）的专业技术人员，应热爱卫生教育事业，认真履行岗位职责，近两年在医院本专业承担临床、教学、科研工作，完成规定工作量且无事故，年度考核为称职及以上。学习研修内容应结合本人所从事的岗位、本学科和专业发展的需要，有具体明确的任务和目标要求。

第十七条　参加中长期进修、国内外访学的专业技术人员，回院工作后，原则上需承担临床、教学或科研工作满3年以上方可再次申请外出进修学习。

第十八条　申请国内外访问学者，必须符合所在专业技术队伍建设目标，符合学科和专业发展以及科研需要，具有副高及以上专业技术职称，或博士学历、中级专业技术职称，原则上在本专业连续工作3年以上，并符合接收单位及主管部门规定的条件。

第十九条　攻读学历（学位）者，应符合以下条件：

（一）具有良好的职业道德和敬业精神，安心在医院工作，遵守国家法律和医院规章制度。

（二）在医院工作时间满1年，且年度考核为称职及以上者，可提出报考申请。

（三）攻读学历（学位）的人员必须选择攻读与所在岗位相符合专业。

（四）不影响正常临床、教学、科研、管理及其他各项工作。

第二十条　申请从事博士后研究工作者，应取得博士学位，由申请者本人向博士后流动站提出进站申请。

第四章　审批程序

第二十一条　计划申报。各科室根据学科、专业建设或岗位工作需要，于每年10月上报科室各类继续教育计划，主管领导签字后交组织与人力资源部备案。

第二十二条　个人申请

（一）个人在OA系统填写《干部职工因公外出审批表》。

（二）攻读学历（学位）者，申请时效为当年有效。

第二十三条　审核批准

（一）参加国内进修、访学或不脱产攻读学历（学位）者由分管院领导批准；出国（境）进修、访问学者需报医院党委会批准。

（二）副科级以上的专业技术人员申请培训，应逐级向科室负责人、主管职能科室、分管院领导报告并获同意，经医院党委会批准后方可办理相关手续，其在脱产进修或访学期间，保留任职资格。

第五章　经费管理

第二十四条　岗前培训、岗位培训，学术交流和进修的培训费、资料费、差旅费及住宿费等凭票参照相关规定从医院继续教育经费中开支。开支凭据根据权限经所在科室主任、分管院领导、主管人事工作领导签字后，到组织与人力资源部登记盖章后方能报销。

第二十五条　各类人才培养项目。其学习经费、差旅费和住宿费等凭票从专项拨款中支出。报销途径同"第二十四条"。

第二十六条　访问学者

（一）由国家有关单位和部门派出的，其培训费、差旅费和住宿费等凭票按规定从专项拨款中支出，专项拨款不够的根据具体情况由医院承担。

（二）由举办方邀请或个人自费申请,经医院同意出国（境）参加访学者,医院不承担相关费用。

第二十七条　攻读学历（学位）者学费自理。

第二十八条　申请从事博士后研究工作者医院不承担相关费用。

第六章　人员管理

第二十九条　签订协议。脱产进行继续教育的专业技术人员，需与医院签订培养协议，协议规定培养期起止时间、双方的权利和义务、约定服务期限和违约金等内容。

第三十条　交纳保证金。出国（境）参加继续教育的人员需交纳 20000

元保证金，按期回国后如数返还。

第三十一条　继续教育内容、时间及形式的调整。在培训期间，遵守规章制度，不得自行调整培训内容、时间及形式。确需调整的，应事先提出申请，说明原因，经所在业务科室和组织与人力资源部同意，并报主管领导审批。未经批准更改培训内容、时间及形式的，按违反培训协议处理，一切费用由个人承担，并按时间扣回医院所发的工资等待遇。

第三十二条　岗位培训由各职能科室具体安排实施，医技人员参照医务部相关规定执行。培训期间有违法、违纪行为或学习成绩不合格者，年度考核不得确定为称职及以上等次。

第三十三条　参加国内外继续教育的专业技术人员必须在培训期满5天之内（国外培训期满7天之内）回院，并向所在业务科室、主管职能科室和组织与人力资源部报到，回院后一周内需向组织与人力资源部提供有关培训考核材料。

第三十四条　继续教育培训原则上不延长期限。如确因培训需要，应提前一个月按程序向医院申请延长时间，特殊情况者可事先口头向科室负责人请示，回医院报到后补交书面申请。逾期不办理报到或延期手续的，按旷工处理。旷工15天及以上的，按自动离职处理。

第三十五条　参加长期进修、国内外访学的专业技术人员，必须在回院后一个月内，作与培训内容相关的学术报告，报告由当事人所在科室负责人负责组织，由职能科室负责监督实施。完成学术报告者方可进入费用报销程序。

第三十六条　专业技术人员培训结束后，其学习成绩、学习总结、学历证明等有关材料应及时交医院组织与人力资源部，归入本人人事及技术档案。

第三十七条　长期进修学习期满后，回院服务期限国内进修者不得少于5年、国外进修者不得少于8年。服务年限未满，调离或辞职者，退还进修期间医院支付的进修费用及工资福利待遇，并按照协议向医院交纳违约金。

第三十八条　攻读学历（学位）者的管理。

（一）报考全日制脱产攻读研究生学历（学位）者，应在来医院服务满5年后才能提出申请，录取后医院与其解除聘用关系，由被录取者向医院提出书面辞职申请，并将本人人事档案转出。

（二）不脱产攻读研究生学历（学位）者，其人事关系及管理仍在医院，在读期间，应妥善处理学习与工作的关系，服从科室主任工作安排。

1. 入学考试合格被录取者，开学前持录取通知书原件到组织与人力资源部备案及办理相关手续。

2. 学习期间必须遵守所读学校研究生管理的相关规章制度，因个人原因被取消学籍的，自取消学籍当年起3年内不得再次申请报考。

3. 在读期间年度考核为称职及以上，可享受在职职工同等待遇。符合参评专业技术职务条件的，可以同步参加专业技术职务评审。

4. 各科室应加强对学习者的日常管理和工作考核，妥善安排学习者的工作，为其读书期间的课程学习、考试及完成学位论文提供方便，但不得因此而要求增加编制及补贴。

第七章　待遇

第三十九条　参加岗前培训、岗位培训、各类人才培养项目、学术交流等人员的工资福利按在岗人员同等待遇发放；中长期进修（护理专业进修时间满1个月）、国内外访问学者（公派）奖金按照医院当年经管方案执行；短期进修人员（护理除外）奖金由所在业务科室发放。

第四十条　由举办方邀请或个人自费申请的非公派访问学者，经医院同意出国（境）参加访学的，应到组织与人力资源部办理相关手续，停发工资及福利。

第四十一条　不脱产攻读学历（学位）者，在其学习期间，应完成所聘岗位职责，工资待遇按在岗人员同等待遇发放。获得学历或学位证书者，经学历认证后给予适当的奖励：获硕士学历（学位）者奖励 5000 元，获博士学历（学位）者奖励 10000 元。

第四十二条　申请离开医院从事博士后研究的工作人员，进站期间停发工资、奖金等一切福利待遇，保留其他待遇。

第八章　附　则

第四十三条　党政管理人员的培训办法参照此办法执行。

第四十四条　本办法自颁布之日起实施，由组织与人力资源部负责解释。既往相关政策与本办法不相符的，以本办法为准。

1.严格遵守国家法律法规及本院各项规章制度。遵守医院各项规章制度、操作规程、服从医院和所在科室的领导和工作安排。遵守医德规范，不得索要及收受病人红包、礼品等。

2.进修学员由毕业后医学教育办公室统一安排，主管职能部门（毕业后医学教育办公室、药学部、护理部）协同临床科室管理。

3.临床科室根据具体情况制定进修带教计划，安排资深带教老师专人带教，进行入科教育、小讲课、操作示范、业务查房或教学查房等，严格落实带教计划。出科考核由科室主任（护士长）负责，内容为专科理论知识及专科技能，成绩纳入鉴定表中。

4.进修学员应尊师爱友、团结同事，应着装整洁、佩戴胸牌、仪表端庄，认真做好本职工作。必须爱护医院的公共财产、设施和科技资料。积极参加医院组织的各种业务学习、学术活动及考试考核。

5.进修学员进科后，必须由本科室指导老师带领，连续工作4周后，经任职科室同意，毕业后医学教育办公室及主管院领导批准取得处方权后，方可作为经治医生主管患者。无单独值班权限者，所有诊疗操作必须在带教老师指导下进行。不按规定执行造成后果者追究本人、上级医师及科室负责人责任。

6.进修学员在院进修期间的学习、工作表现记入进修鉴定表中。如有下列情形之一，医院将视情节轻重给予批评惩处、通报原单位、取消进修资格、由当事人及原单位承担全部经济损失及后果等处理：

（1）严重违反本院劳动纪律、规章制度和诊疗护理常规。

（2）因工作责任心不强或服务态度不好导致投诉、纠纷或医疗事故。

（3）利用工作之便收受患者财物等。

（4）因擅自操作导致贵重仪器损坏、医疗纠纷等情况发生。

7. 进修学习按专科计划，不转科、不延长、不中途退学，不私自调换科室，严格服从医院工作安排。每个进修科室轮转时间不得少于3个月，如有特殊情况需报经主管职能科室同意后方可调换。如选送单位原因需终止进修，应由单位出具公函说明情况。各种原因提前或中途终止进修者，不予办理进修结业证书及学分证，且不退还进修费用。

8. 进修期内学员无年度公休假和探亲假，节假日及公休按本院规定执行。如有特殊情况需要请假，须由选送单位开具书面证明，写明请假原因和天数，再由本人提出书面申请，三天以内由科室批准，三天以上由科室批准后再报主管职能部门审批，办好请假手续后方能离院。病假者需将疾病证明书交科室负责人及主管职能科室审核，病休半月以上者回原单位休息，病愈后视情况决定是否继续学习。一年病事假超过一个月者，按中途退学处理。进修期间所有请假天数均计入本人进修鉴定表内。

9. 进修期满前一周，由进修人员填写《进修学员手册》（包括最后的自我总结），由带教老师鉴定，科主任（护士长）签字，科室盖章后，交主管职能科室（护理部、药学部）给予评价，再交回毕业后医学教育办公室办理进修结业手续。按规定时间办理离科手续后，方可发放结业证。对中途离院、未到医院办理离院手续、提前离院者，则不予鉴定和不发放结业证。

10. 按湖南省卫生健康委员会相关文件规定：进修学员不论时间长短，学习期间的工资、福利、医药费、晚夜班费、住宿费等，均由选送单位负责。

11. 进修学员身为具有正常民事能力的成年人，对本人财物及人身安全负责，医院不承担此类事件的责任及后果。

临床医务人员培训考试考核管理办法

医疗质量是医院发展的生命线，为了提高医务人员业务素质，加强全院医务人员的能力建设，提高医疗质量，根据医院实际情况，特制定本办法。

一、培训考核目标

通过系统培训，使临床医务人员掌握扎实的基本知识、基本理论、基本技能和专科能力，独立胜任各级临床工作，医务人员能力素质明显增强，医疗行为更加规范，医疗质量持续改进，不断提升。

二、组织管理

1.成立由医院领导、毕业后医学教育办公室、组织与人力资源部、医务部、质控科、教学与学生工作部负责人组成的临床医务人员培训考试考核领导小组，主要负责医务人员培训，考试考核工作的领导、管理与监督，协调实施过程中有关工作，确保培训、考试考核工作顺利进行。

2.成立由医院学术委员会临床科主任为主组成的临床医务人员培训考试考核专家小组，负责指导与审核培训考试考核方案，指导、检查培训与考试考核实施情况等，确保培训考试考核质量。

3.毕业后医学教育办公室具体负责制定临床医务人员培训考试考核方案及培训考试考核日常工作。

三、培训实施

（一）培训考试考核对象

培训对象：医院所有临床医务人员；考核对象：考核当年不满45周岁、

副高及以下专业技术职称临床医务人员（本办法涉及的职称以组织与人力资源部聘用时间为准）。

（二）培训考试考核内容

中医、西医"三基"及专科知识，危急重症处理常规、相关法律法规、中医经典、名家学术思想、西学中培训内容等。

（三）培训形式及基本要求

1.培训形式

（1）岗前培训：医德医风、医学人文、法律法规、传染病防治、院感防控、急诊急救、医疗风险防范等。

（2）自学："三基"知识。

（3）院内学术讲座：组织举办院内讲座，主题分别为：医学新技术、新进展，专科专题讲座，中医经典，名家学术思想，医疗风险防范等。

（4）科内学术讲座：科主任根据本科室实际情况，安排每月2次，内容为中西医基础、专科知识、中医经典、专科新技术、专科新进展等。

（5）外出短期专题学习和进修（进修详见医院相关制度）。

（6）模拟训练：集中分时分段在技能训练中心进行各项操作技能模拟训练。

（7）网络教学（线上培训）：详见网络教学方案。

（8）西学中培训：西医类别人员必须参加西学中培训，内容为中医院校大学本科教材：中医基础理论，中医诊断学、中药学、方剂学；中医内科、中医专科（内科、外科、妇科、儿科、骨伤科）。

2.基本要求

（1）培训对象按照本方案培训考核，本单位参加住院医师规范化培训的医务人员，按住院医师规范化培训政策及本方案培养。

（2）医务人员参加院内组织的线下、线上学术讲座培训每年不少于12次，其中线下培训每年不少于8次，外出进修、下乡、产假等按实际在岗时间同比折算。

（3）外出短期专题培训与进修人员回院后必须进行院内或科内讲座。

（4）副高及以下西医执照人员须参加西学中课程培训。

四、考试考核

考试考核采取理论考试与操作考核相结合方式。由毕业后医学教育办公室组织，成绩记入业务技术档案，作为职称评聘条件之一。

（一）考试考核形式

每季度一次，分为理论考试与临床能力考核两类。

（二）考试考核内容

1. 理论考试

医院建立中西医基础理论考试试题题库，采用人机对话的考核形式。医师提前报名，选择考试时间，在规定时间段内必须完成机考，考试内容为中西医"三基"、中医经典等。

2. 临床能力考核

（1）成立临床能力考核专家组对培训人员进行考核，每年一次。

（2）考核内容：

①主治及主治以下专业技术人员：体格检查、心肺复苏术、简易呼吸器使用、胸膜腔穿刺术、腹膜腔穿刺术、骨髓穿刺术、腰椎穿刺术、导尿术、洗手、穿脱手术衣、穿脱隔离衣、创伤急救、机械通气呼吸机的使用、实验室检查报告分析、基本心电图及医学影像结果的判读等。

②副高职称专业技术人员：胸膜腔穿刺术、腹膜腔穿刺术、骨髓穿刺术、腰椎穿刺术、高级生命支持、专科诊疗能力等。

③所有参加临床能力考核人员均应参加中医技能考核，包括：针刺、艾灸、拔罐等。

（三）考试考核要求

1. 理论考试：考核当年不满 45 周岁、副高及以下职称临床医务人员须参加理论考试，由于特殊原因不能参加考试者，必须在考前 2 天履行正规请假手续并参加补考。

2. 临床能力考核：主治及以下医师每年进行临床能力考核；副高职称医师每 2 年参加一次考核，晋升高一级职称者必考。

五、其他

（一）毕业后医学教育办公室负责该办法的实施，医院定期督查方案实施情况，按时按质按量落实方案。

（二）将科室及个人培训、考试考核情况，列入科室绩效考核及个人晋升晋级中，根据医院相关文件进行奖惩。

（三）本管理办法由毕业后医学教育办公室负责解释。

第一章　总　则

第一条　为贯彻落实《关于建立住院医师规范化培训制度的指导意见》（国卫科教发〔2013〕56 号）、《关于印发住院医师规范化培训管理办法（试行）的通知》（国卫科教发〔2014〕49 号）、《关于印发〈中医住院医师规范化培训实施办法〉（试行）等文件的通知》及《湖南省建立住院医师规范化培训制度实施意见》（湘卫科教发〔2014〕5 号）文件精神，切实加强本院住院医师规范化培训师资队伍建设，确保培训质量，结合医院实际情况，修订本办法。

第二条　本办法适用于本院（含协同单位、基层培养基地）承担住院医师规范化培训工作的各级各类师资。

第二章　师资遴选聘用

第三条　带教老师的遴选条件及聘用程序

（一）遴选条件

1. 具有良好的职业道德和医患沟通能力、团队合作能力，能以身作则，为人师表，能认真履行带教老师职责。

2. 具有中医学类（中西医结合类）专业本科及以上学历、中医主治医师及以上专业技术职称，或具有大学专科学历并取得副主任医师及以上专业技术职称，或本科及以上学历并通过 1 年以上系统西学中培训的主治医师及以上专业技术职称。

3.系统熟悉本专业理论知识，具有丰富的临床经验，较强的带教指导能力，严谨的治学态度，熟悉住院医师规范化培训的相关政策、规定。

4.具有一定的科学研究能力，能够指导培训对象撰写学术论文和开展基于临床问题与需求的科学研究。

5.必须通过院级师资培训，取得师资培训合格证书。

6.教学查房考评合格。

（二）聘用程序

1.符合遴选条件并承担住院医师规范化培训工作的科室医务人员自愿申报，填写并提交《住院医师规范化培训带教老师申请表》及相关资格证明材料。科室住院医师规范化培训管理小组推荐，住院医师规范化培训办公室审核，医院审定后予以聘用。

2.聘期一般为3年，聘任带教老师1年以上且年度考评合格，作为续聘中级、晋升副高级专业技术职称的必备条件和晋升正高专业技术职称的优先条件。

3.特殊专业需降低职称要求聘任带教老师的，报医院住院医师规范化培训领导小组审批同意后予以聘任。

第四条　师承指导老师的遴选条件及聘用程序

（一）遴选条件

1.具有高尚的医德，严谨的治学态度，热心于中医规培师承带教工作，熟悉住培医师跟师学习要求，能认真履行师承指导老师职责。

2.从事中医内科（外科、妇科、儿科、针灸推拿科（含康复）、骨伤科、眼科、耳鼻喉科）临床工作8年以上，中医临床学术专长具有特色。

3.具有副高以上专业技术职称。

4.熟悉住院医师规范化培训的相关政策、规定，掌握先进教学理念和教学方法，具有较强的教学意识和带教能力。

5.具有较强的科研学术能力和创新与传承能力，能够指导培训对象开展科学研究，撰写学术论文及师承总结。

6. 在本院门诊时间不少于半天／周，全年门诊安排不少于 40 次。

（二）聘用程序

1. 院级及以上名医直接予以聘用。

2. 符合遴选条件的医务人员自愿申报，填写《中医住院医师规范化培训师承指导老师申请表》及相关资格证明材料，科室住院医师规范化培训管理小组推荐，住院医师规范化培训办公室审核，医院审定后报湖南省中医药管理局备案，确定各科室师承指导老师名单后予以聘用。

3. 聘期一般为 3 年，作为晋升正高专业技术职称的优先条件。

第五条　规培专干的遴选条件及聘用程序

（一）遴选条件

1. 具有良好的沟通协调能力，热心住院医师规范化培训工作，熟悉住院医师规范化培训的各项政策规定，能认真履行规培专干职责。

2. 聘任主治医师 2 年及以上专业技术职称。

3. 担任规培专干时间至少连续 1 年，用于住院医师规范化培训工作的时间不少于 30%。

4. 注重学习，接受院级及以上师资培训并考核合格。

（二）聘用程序

1. 科室住院医师规范化培训管理小组负责推荐各科室规培专干人选，住院医师规范化培训办公室审核，医院审定后予以聘用。

2. 聘期为 1 年，作为晋升高一级专业技术职称的必备条件。

第三章　师资职责

第六条　带教老师职责

1. 熟练掌握本专科的培训标准、培训流程和管理规定，严格按照标准要求，完成培训带教和考核工作，不得随意调整培训计划、培训流程和培训内容。

2. 负责落实住培医师培训计划，将医德医风、医患沟通和职业素养等内容贯穿培训全过程，及时检查并批阅住培医师的医疗文书书写情况，指导督促住培医师完成培训内容。

3. 督促住培医师参加各项医疗、教学活动及相关学术活动。

4. 关心住培医师的思想、学习、工作和生活，帮助解决实际问题和困难，注重培养住培医师的敬业精神、责任意识、质量意识、安全意识、人性化服务意识、沟通及团队协作精神等综合素质。

5. 负责认定并及时审核培训记录，确保培训内容的真实性，对完成情况予以评价并提出建议，出科前完成对住培医师的评价。

6. 每名带教老师每周应至少有 1 天时间用于从事住培工作，带教学员月份数不少于 10 个月 / 年（乳腺科、肛肠科、皮肤科、男性病科、外科杂病科、健康管理科、中药房不少于 6 个月 / 年），因下乡、进修、产假等情况不在医院的按实际在院时间折算，开展教学查房不少于 2 次 / 年，小讲课不少于 2 次 / 年，病例讨论不少于 2 次 / 年，具有副高专业技术职称的带教老师开展科室专题学术讲座不少于 2 次 / 年。

7. 按要求参加师资培训，提高自身教学能力和学术水平。

8. 完成毕业后医学教育办公室、科室布置的其他住培任务。

第七条　师承指导老师职责

1. 按照《中医住院医师规范化培训标准（试行）》规定的跟师学习要求，指导、督促住培医师按计划开展跟师学习。

2. 每周门诊带教时间不得少于半天，全年门诊实际带教不得少于 30 次。

3. 指导住培医师学习 1 部中医典籍、经典著作，负责对住培医师撰写的跟师心得、学习中医典籍体会和临床医案等学习材料及时进行认真的批阅与指导。

4. 注重中医临床思维与学术思想传承。

5. 定期与住培医师的沟通交流，及时解答住培医师的各种疑问与困惑。

6. 按要求参加师承指导老师带教能力培训学习。

第八条　规培专干职责

1. 负责协调处理科室住院医师规范化培训的各项工作，协助科室主任完成工作计划、工作总结、过程管理相关工作。

2. 监督并指导住培医师完成培训计划。

3. 负责对住培医师进行安排、日常考核，组织实施出科考核等日常管理，组织参与住培医师综合评价工作。

4. 协助带教老师指导住培医师。

5. 负责科室规培档案资料管理。

6. 按照本科室实施方案开展住培医师的各项培训教学活动。

第九条　科室主任职责

1. 作为科室第一责任人，全面负责科室的住培工作，有条件的科室可指定副主任分管住培工作。

2. 严格落实基地住培计划，负责拟订或审批科室住培工作方案、计划、总结，提出工作建议。

3. 加强科室师资队伍建设，审核推荐带教老师和规培专干。

4. 定期组织检查本科室住培各项工作制度落实情况，严格完成各项培训任务。

5. 建立师资奖励机制，将师资教学工作数量、质量与绩效考核、评优奖励等紧密挂钩。

6. 完成医院布置的其他工作。

第四章　师资管理

1. 各级各类师资由医院统一发放聘书。

2. 医院通过分析住培医师对带教老师的评价情况，及时了解各科室师资带教情况，定期召开会议进行反馈，指导整改。

3. 各科室应将各级各类师资的规培带教情况纳入科室绩效考核指标，对按照规定完成带教任务的老师，给予适当带教补贴；表现优秀的带教老师，在科室评优评先方面优先考虑。

4. 对带教老师实行动态管理，带教老师需完成教学任务，并按要求参加师资培训。医院将带教工作完成情况及教学评价纳入教学质量评价中。每年7月，各科室住院医师规范化培训管理小组对科室所有带教老师进行1次教学质量评价，按照《湖南中医药大学第一附属医院住院医师规范化培训带教老师教学质量评估表》的内容开展，毕业后医学教育办公室监督并指导，汇总后反馈给科室，确保规培带教质量持续提高，年度考核不合格者取消带教资格。年度内有2次住培医师评价不合格者取消带教资格。

5. 制定优秀带教老师的评选办法，每年组织1次评选活动，根据住培医师、科室评价和医院专家督导情况，评选年度优秀带教老师，并予以奖励。

6. 科室规培专干原则上需连续工作满1年，如确有特殊情况，不能担任者，科室需填写《湖南中医药大学第一附属医院科室住院医师规范化培训专干更换申请表》，提前2周上报住院医师规范化培训办公室，医院同意后做好工作交接。

7. 有长期外出进修计划的带教老师、师承指导老师在该时间段不允许安排规培带教任务，确实因工作需要或因病等原因超过5天不能带教者，科室应及时安排符合条件的老师接替，确保带教的连续性。

8. 医德医风不良，医疗事故或事件、教学事故发生者不得担任带教师资，对于缺乏责任心、带教不认真，存在医德医风、师德问题和年度师资评价不合格的师资予以淘汰。

9. 出现住培工作管理混乱、未按培训标准开展培训、编造虚假培训记录、出具虚假考核成绩等情况的轮转科室主任、规培专干，应视情节轻重予以扣除相应绩效、通报批评、取消科室带教资格等处罚。

10.将住培出科考核结果、结业考核结果，作为师资及科室考核评价的重点内容。

第五章 保障措施

1.医院制定住院医师规范化培训师资培训工作计划，定期开展院内师资培训，选送骨干人员参加国家级、省级师资培训班，不断提升带教老师的带教水平。

2.医院每年对培训工作管理规范、培训质量优秀、有创新特色的科室及带教老师给予表彰和奖励。

3.按规定，带教老师、专干、科主任享受带教及教学活动补助。

4.医院、科室制订绩效考核方案，加强对科室及带教老师考评。

第六章 附 则

本办法由医院住院医师规范化培训办公室负责解释，自发文之日起实施。

中医住院医师规范化培训基地师承教学培训方案

中医师承教学是中医药人才培养的传统而行之有效的途径。学员在中医住院医师规范化培训阶段采取跟师学习方式，学习和整理带教老师的学术经验和临床思维，培养临证思维能力，为继承和发展中医药学术奠定基础。根据中医知识传授和人才培养特点，按照《中医住院医师规范化培训标准（试行）》有关要求将师承培养方式融入到中医住院医师规范化培训之中，结合本院实际，制定本教学培训方案。

一、培训目标

通过跟随具有一定专长及临床特色的指导老师学习，使学员在全面学习各学科基本理论和基本知识的基础上，结合自身预期发展方向，通过师承方式，学习和整理指导老师的学术经验和技术专长，熟悉指导老师的临床经验和基本技能、技艺并形成自身相对稳定的中医临床辨证思维。

二、教学培训内容

结合指导老师的专长及特色，熟练运用中医望、闻、问、切的诊断方法，以中医辨证论治为指导，密切结合中医的理、法、方、药，发挥中医药特色和优势，掌握对某类疾病具有特色的诊断和治疗方法。学习1部以上指导老师推荐的中医典籍、经典著作。

三、教学培训方法及要求

（一）教学培训方法

学员根据所学专业及后期发展方向自由选择本院符合条件的指导老师。

每位学员可选 1 名指导老师。在培训期内每周跟师学习半天，每年不少于 30 次，以门诊为主。

（二）师承指导老师遴选及职责

1. 师承指导老师遴选

遴选本院临床学术专长具有特色，从事中医临床工作 8 年以上、聘任副高以上专业技术职称的医师，经湖南省中医药管理部门组织专家进行资格认定后，正式聘任作为医院中医住院医师规范化培训指导老师。在带教人选的选配上，以双向选择为原则，每位指导老师带教学员原则上不超过 3 名，省级及以上名中医、专家等，可根据门诊次数适当放宽带教学员数量，原则上每次门诊带教学员不超过 3 名，以保证教学质量。

2. 导师职责

（1）按照《中医住院医师规范化培训标准（试行）》规定的跟师学习要求，指导、督促住培医师按计划开展跟师学习。

（2）每周门诊带教时间不得少于半天，全年门诊实际带教不得少于 30 次。

（3）指导住培医师学习 1 部中医典籍、经典著作，负责对住培医师撰写的跟师心得、学习中医典籍体会和临床医案等学习材料及时进行认真的批阅与指导。

（4）注重中医临床思维与学术思想传承，遇到典型病例，予以讲解点拨。

（5）定期与住培学员沟通交流，及时解答住培学员的各种疑问与困惑。

（6）按要求参加师承指导老师带教能力培训学习。

（三）住培医师师承学习要求

1. 不同学历层次的学员应在培训期内合理确定跟师时间，上报医院住院医师规范化培训办公室统筹安排跟师进度，如跟师时间有变化，需及时上报医院规培办。

2. 收集整理反映指导老师临床经验和专长、体现疾病诊疗全过程的临床医案，每年不少于 10 份。

3. 做好跟师笔记，撰写跟师心得或学习中医典籍体会，每年不少于 3 篇。

4. 在培训结束时提交一篇总结论文（3000 字以上），内容能基本反映指导老师的临床经验。

（四）考核内容

1. 医院对住培医师跟师学习督查记录。

2.《中医住院医师规范化培训管理手册》、《跟师学习情况登记表》填写情况及指导老师签名情况。

3. 定期抽查跟师学习笔记本，予以评分。

4. 反映指导老师临床经验和专长、体现疾病诊疗全过程的临床医案、跟师心得或学习中医典籍体会的年度完成情况及导师评分。

5. 反映指导老师的临床经验总结论文的完成情况及导师评分。

住院医师规范化培训师资培训制度

为切实加强本院住院医师规范化培训师资队伍建设与管理，结合医院实际情况，制定本制度。本制度适用于本院（含协同单位、基层培养基地）承担住院医师规范化培训工作的各级各类师资。

1. 医院制定住院医师规范化培训师资培训工作计划，院级师资培训每年至少组织 2 次，有计划、方案、组织、考核、登记统计，培训率应达到100%。

2. 院级师资培训内容始终围绕提高岗位胜任力开展，重点对住院医师规范化培训相关制度、要求、常用教学方法与理念、常用教学技巧、常见教学活动组织、教学评价反馈方法等展开培训，不断提升带教老师带教水平。

3. 院级师资培训考核合格后发放师资合格证书，持证上岗。

4. 医院应选拔科室主任、主管教学的副主任、规培专干、部分副高以上职称骨干师资每 3 年至少参加 1 次国家级、省级培训，骨干师资应发挥辐射影响作用，指导临床带教，开展质量监控，提高全科室师资教学学术能力。

5. 将协同单位和全科基层培养基地师资纳入培训基地统一培训计划，提高带教能力，满足工作要求。

住院医师规范化培训管理暂行规定

第一章　总　则

第一条　为保障医院住院医师规范化培训工作的正常进行，促使参加住院医师规范化培训学员（以下简称住培医师）的临床理论和实践水平达到培养目标，为各级医院培养、输送优秀的住院医师，依据国家、湖南省关于住院医师规范化培训的文件精神，结合本院实际情况，特制定本规定。

第二条　本规定适用于在本院参加住院医师规范化培训的所有人员。

第二章　管理机构与职责

第三条　医院（培训基地）成立住院医师规范化培训管理委员会，设立住院医师规范化培训领导小组，组长由医院院长、党委书记担任，毕业后医学教育办公室、医务、教务、人事、财务、后勤保障等部门负责人共同参与；设立住院医师规范化培训专家小组，由业务院长担任组长，小组成员由医院核心专家组成；设立毕业后医学教育办公室，配备专职管理人员；各临床科室成立住院医师规范化培训管理小组，组长由科室主任担任，部分副高以上职称医师组成小组成员；各科室设立住培管理专干，要求主治2年及以上职称，任职时间至少连续1年，用于住院医师规范化培训的工作时间不少于30％。

住院医师规范化培训领导小组全面负责住院医师规范化培训工作，研究部署住院医师规范化培训总体工作，制定全院住院医师规范化培训的工作计划，审定住院医师规范化培训方案、保障措施等；定期召开会议；履行住院医师规范化培训工作监督职能。

住院医师规范化培训专家小组负责对住院医师规范化培训制度建设、师资队伍培养，培训实施情况等进行指导、检查；负责住院医师规范化培训的技术指导；负责住院医师培训、考试、考核与培训质量的评估。

住培医师由毕业后医学教育办公室、医务部、教务与学生工作部、组织与人力资源部、财务部及后勤部门协同管理。毕业后医学教育办公室负责组织协调完成基地住培领导小组部署的任务；制订基地住培工作计划并组织实施；依据国家住培政策和要求，建立健全基地管理制度并落实；组织开展统招培训对象招收，全体住培医师入院教育、轮转培训、考试考核、院级督导、公共理论学习等日常管理工作；加强带教师资队伍建设。医务部负责住培医师的执业注册（变更）及授予处方权，为住培医师管床、值班等医疗活动提供保障。教务与学生工作部负责协调在读专业学位硕士研究生（以下简称专硕研究生）进入住培工作，负责全体住培医师的临床技能培训和考核，负责专硕研究生管理并使之与住培工作相衔接。组织与人力资源部主要负责住培医师的工资、生活补贴发放和社会保险交纳。财务部负责专项资金管理与核发。后勤部门负责培训对象的后勤保障工作。

临床科室住院医师规范化培训管理小组，科室主任为本科室住培工作第一责任人，科室管理小组根据医院住院医师规范化培训领导小组的总体部署，在国家《住院医师规范化培训标准（试行）》基础上，制订科室住院医师规范化培训方案，并组织实施，对培训质量分析、总结，持续改进；配合医院住院医师规范化培训办公室开展工作；科室住培管理专干负责对所在科室轮转的住培医师进行日常管理，组织入科教育，组织、实施住培医师的出科考试考核，对带教老师的带教能力、教学质量以及住培医师的学习态度、工作表现、学习效果进行评估。

第三章　学员权利与义务

第四条　住培医师的权利

（一）学员可以参加医院、科室安排的各项学习，在遵守相关制度的前提下，可以使用医院、科室现有的设备、图书等各种资源。

（二）培训期间，学员享受国家政策规定的生活补贴。

（三）培训结束时达到住院医师规范化培训的各项要求，能获得《住院医师规范化培训合格证》。

（四）对医院给予的处分或处理有异议时，有权向医院毕业后医学教育办公室提出申诉。

（五）法律、法规规定的其他权利。

第五条　住培医师的义务

（一）自愿以单位人、社会人、专硕研究生身份参加住培，并保证如实向医院提供个人信息与相关资料。

（二）自觉服从医院安排和科室管理，认真履行职责，完成培训和工作任务。

（三）参加并通过国家执业医师资格考试，并在规定时间内注册（变更）到医院,注册（变更）后参加处方权考试,进入专科阶段前须通过处方权考试。

（四）因健康问题、不可抗力等原因不能完成培训任务，应终止住培，解除协议。

（五）培训期间，因学员原因引起医疗纠纷、差错或造成医疗事故，学员须依照有关法律法规及医院规章制度承担相应责任。

（六）因故需终止住培，须与医院协商并妥善处理相关事宜后，方可正式解除协议，同时退还医院为辅助学员完成培训任务提供的相关费用。

（七）按规定时间与医院签订《住院医师规范化培训协议书》。

第四章　学员待遇

第六条　住培医师是医院住院医师队伍的一部分，依照规定享受相关待遇。

（一）单位人住培期间原人事（劳动）、工资关系不变，委派单位、培训基地和培训对象三方签订委托培训协议，委派单位发放的工资如低于培训基地同等条件住院医师工资水平，不足部分由培训基地负责补齐发放，并根据住培医师学习、工作表现发放生活补贴，金额视其工作学习情况而定。

（二）社会人与培训基地签订培训协议，其人事档案关系由培训基地所在地政府人才交流服务机构代理，培训期间的生活补贴由培训基地负责发放，标准参照培训基地同等条件住院医师工资水平并结合培训过程考核情况发放，相应的社会保险费由培训基地按照国家和省有关政策规定代扣代缴。培训结束后协议自然终止，培训对象自主择业。

（三）以专硕研究生身份参加住培的学员执行国家研究生教育有关规定。

第七条　暂停住培、延期和休训期间，不享受在院住培医师的相关待遇。

第五章　劳动纪律

第八条　住培医师应自觉遵守国家法律法规和医院规章制度，实行24小时住院制度，每周培训时间不应少于60小时。应至少于交班前30分钟到达轮转科室，完成预查房，做好晨交班和上级医师查房准备。

第九条　按时参加医院和科室组织的各类学习，医院组织的培训课程，每年参训率不少于80％。

第十条　按时提交过程考核资料。

第十一条　按时参加医院和上级部门组织的考试考核，遵守考试考核纪律。

第十二条　住培期间原则上不得请假。如有特殊情况，住培医师应提出书面申请，请假3天以内（含），由带教老师和科室主任审批同意，《请假审批表》交科室住培管理专干存档；3 天以上报医院审批同意，专硕研究生还需导师、教务与学生工作部同意，《请假审批表》交毕业后医学教育办公室存档。请假情况同时应在住培信息系统中提交。

第十三条　确因特殊情况申请暂停住培或医院认为应当暂停者，由医院批准，可以办理休训手续，医院保留其住培资格 1 年。休训期满，住培医师应及时向毕业后医学教育办公室提出复训申请，经医院同意方可复训。

第六章　培训期限与延期

第十四条　完成 5 年医学类专业本科教育及科学（学术）型硕士毕业生，培训期限为 3 年；已获得医学类相应专业学位的硕士研究生，年限不少于 2 年；已获得医学类相应专业学位的博士研究生，年限不少于 1 年。后两类将根据学员临床经历和诊疗能力，按照医院制定的轮科计划住培。

第十五条　每月累计请假 7 天（含）以上的，重新轮转该科室 1 个月；请假累计超过 15 天不足 3 个月者，顺延 3 个月；超过 3 个月不足 6 个月者，顺延 6 个月；超过 6 个月不足 1 年者，顺延 1 年。出科考核补考 1 次仍不合格者，重新轮转该科室 1 个月；第一阶段考核不合格者，延长住培时间 3 个月；因事假、病假未完成相关科室住培内容的，根据请假时间进行顺延。

第十六条　所有类别学员的住培时限必须保证。专业硕士学位研究生参加住培的不享受寒暑假。

第七章　考试考核

第十七条　在规定年限内，完成住院医师规范化培训规定内容，经培训基地初审合格并报省级卫生行政管理部门核准，可申请参加结业考核。

第十八条　为更好地评价培训效果，根据国家、省内相关文件，住培医师在培训期内，需要通过以下考核：

（一）日常考核

1. 平时考核：由轮转科室根据培训对象日常考勤、医德医风、工作数量与质量，对相关中西医知识掌握程度及参与科内医疗、教学活动等情况进行综合评价。

2.出科考核：住培医师要严格按照培训基地制定的轮转方案进行学习，出科考核合格后方能进入下一科室轮转。

（二）年度考核

年度考核每年组织1次，采取综合评定的方式进行，包括日常考核、年度理论考试、年度实践技能考核等。

（三）师承考核

对中医专业住培医师跟师学习过程进行综合评价，包括临床跟师考勤、跟师笔记、典型医案总结和指导老师临床经验总结论文等。由培训基地负责组织实施，定期进行，省级行政管理部门负责对考核结果进行复核。

（四）阶段考核

完成第一阶段培训后，医院根据住培医师日常考核、年度考核、师承考核等综合情况，进行阶段考核。考核分为理论、技能、临床综合能力三个方面，通过考核后，方可进入第二阶段培训。

（五）结业考核

结业考核是衡量培训整体效果的结果性综合评价，由省级中医药管理部门组织实施，分为专业理论考核和临床实践能力考核两部分。

（六）其他必须完成的考核

住培医师需在培训期内通过国家执业医师资格考试，并取得医院处方权，是否取得单独值班医师资格将作为培训期满考核合格的必备条件；同时达到国家对教学、科研和公共科目的住培要求。

第八章　学员的奖惩

第十九条　根据考核情况,每年度组织"评先评优"活动,给予一定奖励。

第二十条　如考核不合格,将根据具体情况扣发部分生活补贴,甚至停发。

第二十一条　有下列情形之一者，予以通报批评，并扣罚一定绩效。

（一）未履行请假手续，由科室上报或医院抽查发现擅离岗位或迟到的。

（二）不按科室要求参加培训学习的。

（三）不按要求提交业务学习记录、跟师学习笔记等资料或未及时按要求上传过程考核资料，以及提交的资料不符合要求的。

（四）与上述情况类似的情形。

第二十二条　有下列情形之一者，予以警告处分，并扣罚一定绩效。

（一）1年内未履行请假手续，由科室上报或医院抽查发现擅离岗位或迟到3次（含）的。

（二）1年内参加医院组织的培训课程少于80％的。

（三）不按医院统一安排参加临床轮训和跟师学习的。

（四）超过医院规定期限未注册（变更）且无正当理由的。

（五）无故不参加考试考核或以任何形式违反考试考核纪律的。

（六）1年内出现1次有效投诉的。

（七）过程考核资料不合格未按要求及时整改的。

（八）与上述情况类似的情形。

第二十三条　有下列情形之一者，予以严重警告处分，暂停住培，并扣罚一定绩效。

（一）1年内累计旷工7天以内的。

（二）1年内出现2次有效投诉的。

（三）上级部门检查时，发现未按要求完成住培任务的。

（四）年度过程考核资料不合格3次未按要求及时整改的。

（五）住培期间对医院造成负面影响的其他情况。

第二十四条　有下列情形之一者，终止住培。

（一）违反国家法律，构成刑事犯罪的。

（二）违反治安管理规定受到处罚、性质恶劣的。

（三）违反诊疗常规，造成医疗事故，住培医师负有主要责任的。

（四）1年内累计旷工7天（含）以上的。

（五）不与医院签订《住院医师规范化培训协议书》的。

（六）违反医院管理规定，受到严重警告处分，经教育仍不改正的。

（七）考核未达到住培要求，或者在国家规定年限内（含休训）仍未完成轮训计划的。

（八）休训期满，7天内未提出复训申请或者申请复训后仍无法完成住培任务的。

（九）弄虚作假取得住培资格的。

（十）住培医师申请终止住培，经有关部门批准的。

（十一）其他须终止住培的情况。

第二十五条　暂停住培的处理，根据情况决定是否恢复培训，终止住培的处理，由医院住院医师规范化培训管理委员会研究决定，并出具终止住培通知书送交本人，同时报省级卫生行政管理部门备案。

第二十六条　终止住培的学员，按医院规定期限办理手续，退还国家发放的生活补贴和医院为辅助住培医师完成住培任务提供的各项经费。专硕研究生由教务与学生工作部退回研究生院。

第二十七条　奖惩记录均计入个人档案。

第九章　附　　则

第二十八条　基地每年度将住培医师培训、学习情况书面反馈至委培单位及研究生院。

第二十九条　对港澳台学生、国外留学生等参加住培的人员参照本规定管理。

第三十条　本规定自下文之日起执行，由医院住院医师规范化培训办公室负责解释。

住院医师规范化培训沟通反馈制度（试行）

1.为保障医院住院医师规范化培训工作的正常进行，及时了解住培医师工作、学习情况，保障住院医师规范化培训对象（以下简称住培医师）的合法权利，提高培训质量和水平，依据国家、省内关于住院医师规范化培训的文件精神，结合本院实际情况，特制定本制度。

2.本制度适用于在本院参加住院医师规范化培训的所有人员。

3.建立住培党支部、班委会，发挥培训对象党（团）组织、班委会的作用，加强与培训对象的沟通与交流，互相理解与支持。

4.对新招录的住培医师进行全面心理健康评估，建立心理健康档案，设立重点关注对象，定期与重点关注对象一对一谈话，发现问题及时处理。

5.每个年级设立一名班主任，班主任应通过多种途径，如深入规培公寓、电话随访等，及时了解所负责的住培医师学习、工作、生活情况。

6.建立培训对象与基地之间、基地与委派单位之间的多种沟通反馈途径。

（1）日常反馈

建立住培医师QQ群、微信群、微信公众号，在毕业后医学教育办公室门口设立意见箱，住培医师可通过短信、QQ、微信、微信公众号、邮箱、意见箱等形式反馈；也可以采取一对一或个别谈话的形式，直接到毕业后医学教育办公室现场反馈沟通。毕业后医学教育办公室应及时记录并处理，在职责范围内，尽力为学员解决学习、工作、生活中碰到的问题；不能解决的，报主管领导、院务会讨论决定。

（2）座谈会

毕业后医学教育办公室定期组织住培医师座谈会，进行集体交流，及时了解其学习、工作、生活情况。在职责范围内，尽力为住培医师解决学习、工作、生活中碰到的问题；不能解决的，报主管领导、院务会讨论决定。

（3）师生间沟通反馈

科主任、带教老师应关心带教的住培医师的学习、工作、生活情况，可采取座谈会、个别谈话的形式。建立轮转出科沟通反馈制度，住培医师每次轮转出科时，带教老师在住培信息系统对住培医师进行评价，轮转科室和带教医师均应对其轮转整体表现进行一次面对面沟通，指出优缺点，指导其不断改进；住培医师出科时在住培信息系统对带教老师、轮转科室进行评价，基地及时对评价情况进行分析、反馈，指导轮转科室、带教老师整改。

（4）对第三方反映的问题应及时沟通。在培训过程中患者、同伴、护士、管理人员等第三方发现的问题也应及时沟通。

（5）满意度调查

基地运用住培信息系统，每年组织全体住培医师进行年度满意度调查，从住培整体情况满意度、住培科室满意度、带教老师满意度3个方面评价，基地及时对评价情况进行分析、反馈并整改。

（6）基地与委派单位之间沟通反馈

基地和委派单位、研究生院之间可通过短信、电话、微信公众号、邮箱等形式沟通，基地每年以书面形式将住培医师上一年度住培学习情况反馈至委派单位和研究生院。

7.培训结束时，基地通过结业座谈会、调查问卷等形式全面征求培训对象意见，以便对工作进行改进。

8.其他专业住培参照本制度执行。

住院医师规范化培训人事管理制度

第一章 总 则

第一条 根据《关于建立住院医师规范化培训制度的指导意见》（国卫科教发〔2013〕56号）、《关于印发住院医师规范化培训管理办法（试行）的通知》（国卫科教发〔2014〕49号）、《关于印发〈中医住院医师规范化培训实施办法〉（试行）等文件的通知》及《湖南省建立住院医师规范化培训制度实施意见》（湘卫科教发〔2014〕5号）文件精神，特制订医院住院医师规范化培训人事管理制度。

第二条 本办法适用于在本院进行住院医师规范化培训的所有学员。

第二章 学员身份

第三条 住院医师规范化培训对象根据其培训招收来源，可分为单位委派人员（单位人）、面向社会招收人员（社会人）和专业学位硕士研究生（专硕研究生）三类。

（一）单位人是指已与用人单位确立了人事（劳动）、工资关系，再参加住院医师规范化培训的人员。

（二）社会人是指未与用人单位确立人事（劳动）、工资关系，而只是与培训基地签订培训协议的人员。

（三）专硕研究生是指通过国家全日制医学硕士专业研究生考试、"5+3"一体化等方式招录，以专硕研究生身份参加住院医师规范化培训的人员，具有住院医师、院校学生双重身份。

第四条　参加规范化培训的住院医师是本院住院医师队伍的一部分，应遵守本院的有关管理规定。单位人、社会人须与医院签订《住院医师规范化培训协议书》；专硕研究生由湖南中医药大学统一派出，按照大学有关规定管理。

第三章　学员待遇

第五条　在本院参加住院医师规范化培训的学员依照规定享受相关待遇，具体要求如下：

（一）单位人培训期间原人事（劳动）、工资关系不变，委派单位、培训基地和培训对象三方签订委托培训协议，委派单位发放的工资如低于培训基地同等条件住院医师工资水平，不足部分由培训基地负责补齐发放，并根据住培医师学习、工作表现发放绩效津贴，金额视其工作学习情况而定。

（二）社会人与培训基地签订培训协议，其人事档案关系由培训基地所在地政府人才交流服务机构代理，其培训期间的生活补助由培训基地负责发放，标准参照培训基地同等条件住院医师工资水平并结合培训过程考核情况发放，相应的社会保险费由培训基地按照国家和省有关政策规定代扣代缴。

（三）专硕研究生参加住院医师规范化培训的待遇执行国家研究生教育有关规定。

第六条　基地确保单位人、社会人工资水平与本院住院医师工资水平一致，科室根据学员工作表现情况，发放值班补贴和绩效。

第七条　休训期间，不享受在院培训人员的相关待遇。

第四章　学员管理

第八条　参加住院医师规范化培训的学员进入基地后，实行院、科两级管理，按照《湖南中医药大学第一附属医院住院医师规范化培训管理暂行规定》执行，以科级管理为主。

第九条　单位人、社会人的师承指导老师在门诊带教期间，具有协助管理职责。

第十条　教务与学生工作部及硕士研究生指导老师对参加住院医师规范化培训的专硕研究生具有协助管理职责。

第十一条　送培单位应积极配合基地，加强对单位人的管理，培训期间不得安排单位人日常工作。

第十二条　培训结束后协议自然终止，单位人按要求回原单位工作，基地不留用委派单位人其培训年限连续计算工龄；社会人、专硕研究生按要求自主择业。

第五章　附　　则

第十三条　本办法由医院住院医师规范化培训办公室负责解释，自发文之日起实施。

1. 为保障医院住院医师规范化培训工作的正常进行，规范住培医师档案管理，保障档案的系统性与完整性，依据国家、省内关于住院医师规范化培训的文件精神，结合本院实际情况，特制定本制度。

2. 本制度适用于在医院参加住院医师规范化培训的所有人员。

3. 医院按照档案建设与管理相关规定与要求，为所有培训对象建立培训档案。

4. 培训档案应包括个人培训申请报名表、健康体检表、个人身份证复印件、学历证书复印件、学位证书复印件、执业医师资格证书复印件、执业医师执业证书复印件、原单位收入证明（委培单位人）、培训协议、轮转计划、跟师临床医案、跟师心得或学习中医典籍体会、跟师总结论文、过程考核结果、师承考核结果、结业证书复印件等。

5. 毕业后医学教育办公室指定专人负责档案的建设与管理，确保档案的完整性、真实性。不得伪造和遗失。

6. 培训结束后，基地对档案进行审核、整理和密封，作为住培期间的资料证明。

7. 个人因需查阅档案时，须经主管副院长批准。

教学管理规范要点和工作程序

（一）开学阶段

1.开学前一周检查教学准备工作，召开教学会议。内容包括：执教老师、教学日程、教学地点、教学设备、电化教学及教材的供应、安排和落实情况。

2.开学后一周内确保教学秩序稳定，教学管理职能部门应组织检查教学实施情况。

（二）日常教学运行

1.教学执行情况：教研室各项教学活动、病区教学查房、小讲课、病例讨论等。

2.教学质量评价：在教师执教过程中组织专家听课，结束或实习轮转结束后组织学生进行评价。

3.学生学习质量评价

（1）学生学习过程评价：教师在学生考试完毕后一周内将成绩单交至教研室。

（2）学生实习过程考核：临床科室带教总负责老师在学生考核完后留科室保存。

4.学生思想政治教育工作

（1）结合业务教学过程和课余生活的信息反馈，开展针对性的思想政治工作和班级讲评。

（2）组织学生学习党章，定期组织党、团生活。

（三）期末工作

1.考试工作：

（1）按学校规定及要求准备试题工作。

（2）安排考试日期、地点、监考人员。

2.登记学生考试成绩。

3.安排下学期教学计划。

4.教学工作总结：

（1）各类教学资料归档。

（2）教研室工作总结。

（3）教学行政管理小结。

5.教师实绩考核：

（1）统计教学工作量。

（2）发放教学津贴。

（3）评选、奖励教学先进教师。

临床教研室教学活动管理制度

1. 教研室实行主任负责制，由教研室主任根据上级下达的教学任务，组织好课堂教学和见习、实习带教工作。

2. 严格把好教师选派质量关，教研室选派热爱教学的主治医师以上（含主治）担任教学秘书，任期不少于半年。课堂临床理论课 60％ 的讲解任务必须由讲师及以上职称教师担任。见习、实习带教工作需由高年资（3年以上）住院医师担任。

3. 教研室应根据教学大纲制定教学计划、教学规程；根据毕业实习基本要求制定实习计划、确定小讲课内容、组织教学查房及教学病例讨论。

4. 教研室每学期对本学科部分章节进行集体备课，共同交流、研讨教学工作，提高教学效果。对新担任教学工作的青年教师要实行试讲制、培养性讲课，第一学期全程听课。

5. 教研室督导小组要定期深入任课教师课堂听课，进行质量评价和教学效果分析，提出改进意见或建议。

6. 教研室要定期召开教学工作会议，讨论教学工作，交流教学经验，开展教学研究。

7. 教研室要建立本学科教学考试题库，严格执行教、考分离。负责制定毕业实习出科考核的内容。

8. 学年结束时，教研室进行教学工作总结，并由各教研室归档。

教学督导制度

1. 为提高教学质量，客观公正评价教学情况，医院聘请教学督导委员会和指导委员会成员作为教学顾问，督导教学工作。

2. 课堂教学质量督查以提高教师教学水平和教学质量为目的，定期深入课堂听课，填写统一的听课记录表。进入病房评估临床见习和实习，对于存在的不足及时提出整改意见。探索教学改革新思路，提出新举措。

3. 课堂教学质量督查采取校级督查、院级督查、教研室督查三级督查形式。其中院级督查由学院教学督导委员会、教学副院长、教务与学生工作部、教研室正副主任、秘书、教研室教师参与。教研室督查由教研室具体组织实施。

4. 课堂教学质量督查对象包括所有担任课堂教学任务的教师。每学期院级督查不少于 8 人次，教研室督查不少于 4 人次。

5. 职称晋升需要申请校级教学督导，申报教师系列高级专业技术职称的教学人员必须近 5 年有不少于 2 次校级教学督导，且综合评价等级均为 B 等及以上；申报教师系列中级专业技术职称的教学人员必须近 5 年有校级教学督导 1 次，院级教学督导 1 次，且综合评价等级为 B 等及以上。获得校级教学竞赛二等奖及以上、省级教学竞赛三等奖及以上和参加全国教学竞赛的教师 5 年内可免院级教学督导要求，获得院级教学竞赛三等奖及以上的可作为本年度院级督导 1 次，其中二等奖及以上督导等级为 A 等，三等奖督导等级为 B 等。

6.课堂教学质量督查采取随堂听课形式。听课时应提前到达,并详细记录听课时间、地点,课程名称、讲授内容,授课教师姓名、职称、授课班级（年级、专业）以及到课学生人数,听课后应检查教师的教案与讲稿。

7.课堂教学质量督查评价包括督查组成员对上课老师教学评估评分和学生对上课老师的问卷评分。

8.课堂教学质量督查结果分为 A（优秀）、B（良好）、C（合格）、D（不合格）四个水平等级。综合分在 86 分及以上为 A,76 ~ 85 分为 B,60 ~ 75 分为 C,59 分以下为 D。

9.课堂教学质量督查结果及时反馈给受督查的教师及所属教研室和学生,并向教师提出教学指导性意见,其中校级和院级督查结果作为年度评奖评优、年度绩效考核、晋级晋升、岗位聘任的参考依据之一。

10.课堂教学质量督查结果为 C 等级和 D 等级者,该授课教师和所属教研室必须在两周之内制定具体的整改措施和方案,并认真落实,两次督查均为 D 等级者,不能继续担任教学工作。

11.教务与学生工作部负责每学期院级教学督查的时间安排、督查人员通知及具体协调工作。

师资培养制度

1. 凡毕业分配到本教研室的研究生、本科毕业生，以及其他调入本教研室的教师，均应进行在岗培训，边学习边实践。

2. 培养的内容包括：爱岗敬业精神、政治素质、思想品德和行为举止、修养、教学水平、科研能力等。

3. 制定师资培养规划时要根据本教研室师资构成情况，注意年龄结构合理，有利于职称结构形成梯队。

4. 不同职务的教师连续工作不同年限后，均可得到进修培训机会。教研室每年派 1～2 名教师参加一次校外教学培训和学习，副高及以上职称的临床教学人员每 5 年须参加一次校外教学培训和学习。

5. 政治素质、思想品德等方面的培养，可遵循上级组织部门的有关规定进行轮流培训学习。

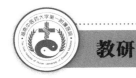

教研活动制度

1. 教研活动以教研室为单位组织实施，教研活动每月开展1～2次，教研室全体教师参加。

2. 教研活动包括集体备课、教案设计、教学法研究、试讲、预讲、示范教学、听课评课等多种内容。

3. 每次教研活动都必须认真讨论，详细记录。

4. 注意及时总结经验，探索新方法，每学期向学院教学管理部门汇报教研活动开展情况。

教研室听课制度

1. 全院性的教学活动、示范性的教学课，要求全体老师参加听课。

2. 教授、副教授听低年资教师的课，低年资教师听教授、副教授的课，每学期至少两次。

3. 新进教师上课，教研室必须组织预讲，全体老师听课，并提出意见，第一学期原则上要求全程听课，所有听课记录要求被听课者手写签名。

4. 新教师必须坚持系统性听课，虚心向有经验的教师学习。

5. 刚出版的新教材，必须由教授或讲师作指导性上课，全体老师参加，并讨论新科技知识的传授方法。

6. 教材中的重点、难点，教研室应组织讨论，共同研究授课方法。

7. 对晋升职称的老师，要求教授听课，评估教学效果，为晋升职称提供依据。

8. 对学生反映差的教师，教研室须组织老师听课，集体查找失败的原因，帮助解决教学问题。

9. 听课教师必须按时到达教室，不得影响课堂纪律并做好听课笔记。

教研室试讲制度

1. 所有新上课老师必须进行试讲。

2. 新上课教师向教研室提出申请,经教研室主任面试合格后再安排试讲,并由教研室秘书上报教务与学生工作部。

3. 教务与学生工作部组织教学督导专家参加每位新上课教师的试讲评审,教研室全体老师也参加试讲评审。

4. 对新上课教师试讲的评审从教学态度、教学内容、教学方法、教学效果等方面进行。

5. 试讲内容由教研室主任指定,教师按1学时(40分钟)讲课内容准备。

6. 只有通过试讲评审,新上课教师才能正式上课。

7. 试讲情况及评审意见由教务与学生工作部及教研室秘书分别记录存档。

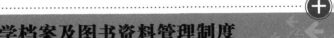

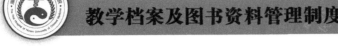

教学档案及图书资料管理制度

1. 各教研室必须按照《教研室工作评估标准及细则》建立健全教学档案，并有专人保管。

2. 各教研室必须对上级下达的教学工作、文件进行登记，文件精神对科室人员传达后传达者应有签名和时间记载并将文件立即归档，以备检查。

3. 各科室每学期结束时应对本学期教学资料如教学任务书、教学进度表、周历表、备课记录、教学业务讨论等资料分门别类归档。每学年应对教学资料进行一次整理，并按类别妥善保存。

4. 医院每年对各教研室教学档案进行一次检查，指出档案管理中存在的问题，督促教学资料的完善。

5. 教学档案必须经教研室主任或副主任同意方可借出。

6. 教研室所有图书资料应专人专柜管理。

7. 所有图书资料分类归档并进行登记。

8. 借阅实行详细登记，借出时间一般不得超过一周，特殊情况需超过一周者，由教研室主任签字批准。

9. 图书资料限于本教研室人员，特殊情况须由教研室主任签字，借阅时限不超过一周。

10. 教研室人员应爱护供阅的图书杂志，若有损坏或丢失，照价赔偿。

教学会议制度

1. 教学会议是教研室根据学校及学院各阶段教学计划，拟订具体安排实施方案。会议由教研室主任主持。每学期至少安排两次。

2. 教学会议内容包括如下几个方面：

（1）传达学校和学院有关教学工作方面的会议或文件精神。

（2）安排布置教学计划，讨论和拟订本学期教学实施计划方案。

（3）分析教学中存在的问题及其原因，研究和提出解决问题的方法和具体措施。

（4）布置临时性教学工作。

（5）教学工作总结会议：期末对照教学计划和学院的要求完成总结报告。

3. 参加会议的人员：教研室主任、业务科室主任、教学秘书、有教学任务的教师。

4. 教研室教学秘书对每次教学会议内容进行记录。

5. 必要时应及时将会议重要内容向领导汇报。

6. 重要会议一律不准请假，不准请人代替开会，特殊情况须报告上级部门批准。

7. 遵守会场纪律。

教学档案及图书资料管理制度

　　集体备课是确保提高课堂效果，帮助任课老师按照教学大纲要求备好课，为上大课做好充分准备的必要环节。各教研室主任应定期组织集体备课（凡承担本学期大课讲授和见习带教教师都要参加），具体要求如下：

　　1. 每位上课老师必须熟悉教材和教学大纲，掌握本课程的内容和要求。

　　2. 明确本课程的重点、难点和一般内容。

　　3. 注意理论与临床的结合，一般与特殊的结合。

　　4. 备课内容与新知识、新技术、新进展相结合。

　　5. 备课中应注意结合医德医风和职业道德教育，抓住讲课契机，教导学生先学会做人，才能做一个好医生。

　　6. 每次集体备课应有记录。

师生座谈制度

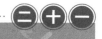

一、指导思想

为进一步加强教师作风建设，提高教师的服务能力和水平，及时了解学生学习、生活状况，做学生成长的领路人和知心朋友，增强师生间的心理沟通和交流，进一步融洽师生关系，提高办学质量与水平，特制订本制度。

二、谈心原则

任课教师每学期进行不少于一次与学生的谈心活动。

根据医学生的特殊性，应注重如下几项原则：

1. 准备性原则。谈话前一定要做好准备，对学生要做充分的了解和调查研究工作，并结合谈话对象的心理特点和个性，考虑好适当的语言表达，这样才能使学生愿意听、渴望听。

2. 情感相融原则。教育就是追求教育者和受教育者情感融合的过程。教师必须以宽厚的爱赢得学生真挚的爱，以深沉的师爱激起学生对生活的热爱，以高尚的爱教会学生怎样去爱。只有这样，师生的心才会贴近、融合，谈话才能有好的效果。

3. 反馈性原则。谈话之前，教师的心理、想法可能跟实际情况有偏差，因此，在谈话过程中，教师要根据学生的心理、爱好以及对实际情况的了解及时调整自己的心理、情感和语言，灵活多变，具体问题具体分析，让与学生的"摩擦力"减到最小。

三、谈心内容

谈心内容包括多方面，可以是学生心理、生活、学习、安全、思想、控流、身体健康状况等，教师发现学生的思想等方面的动态，就要及时和学生交流，并反馈给班主任，共同帮助学生解决问题。

四、谈心要求

谈心时间每次不少于 10 分钟，并做好详细记录。

对"八类特殊学生"，要倍加关注，给予心理关怀，多谈心多引导，经常与其监护人联系，注意学生思想动态，给予人文关怀。

1. 除了规定谈话外，应利用课余时间等一切可以利用的时间和机会主动和学生谈心交友，走进学生的内心世界倾听学生的心声，交流思想、密切感情，并及时记录谈话要点，及时进行反思。

2. 每学期末教师将与学生交流谈心情况形成小结，上交教研室，用于经验交流和存档。

五、定期检查，强化考核

教务与学生工作部定期检查谈话情况和相关记录，结果纳入教师绩效考核。

临床见习生管理制度

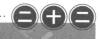

临床见习，是临床教学过程中的重要环节。通过见习，加强理论联系实际，其目的是巩固和加深临床医学理论知识的掌握，熟悉了解临床各科常见病、多发病的特点及治疗常规，训练学生的临床思维能力。临床见习生要求如下：

1.学生临床见习时，必须在带教老师或医生指导下，进行学习和诊治工作。

2.临床见习生，必须遵守医院各项规章制度和临床各科室制订的各项规范。

3.进入临床病区必须穿着白大衣，严格执行相关消毒隔离制度。

4.发扬救死扶伤的革命人道主义精神，要关心病人，体贴病人。

5.对病人询问病史、进行体检时，保护病人隐私。

6.进行临床各科的见习操作，要爱护病人，不增加病人的痛苦。

7.在老师指导下，理论联系实际，认真进行病例分析，积极参与讨论。

8.见习期间，同学之间要发扬团结友爱、互相谦让的协作精神。

9.见习期间不得迟到、早退，不能随意走开。如有事，须先向带教老师报告，经老师同意方可离去。

10.临床见习生所写的临床记录，只作为学习资料使用，不作正式病历。临床见习生无处方权。

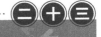

实习生管理制度

1.实习期间，实习生接受学校和实习医院的双重领导，医院对实习生实行教务与学生工作部—教研室（医院业务科室）—带教老师三级管理。教务与学生工作部按照实习计划和实习大纲要求，制定具体实习实施方案（包括轮换安排、学术讲座计划、临床技能强化训练）。

2.入院教育：由教务与学生工作部组织入院教育，由分管领导和有关科室负责人介绍医院基本情况、医疗特点、重点专科，宣讲医院的规章制度，强调实习要求、劳动纪律和请假制度，对实习生进行医德医风等方面教育。

3.入科教育：由教研室（业务科室）组织入科教育，介绍本科室基本情况，常见病、多发病的诊疗特点，护理常规，科室特色与要求等。强调本科室的各项规章制度与考勤要求。

4.实习带教：选派责任心强，工作认真负责，具有一定临床实践经验和教学经验的3年以上住院医师及以上人员作为带教老师。1名带教老师限带1～3名实习生。带教老师要认真带教，精心指导，放手不放眼。

5.教学活动：

（1）教学查房：科主任组织教学查房每周至少一次。查房完毕后由实习学生以背诵的方法报告病例，提出治疗方案。带教老师以讲评的形式进行指导、补充、修改和完善。

（2）专题讲座：教务与学生工作部每年邀请名医进行课堂教学或讲座不少于两次。

（3）技能培训：各科室请具有丰富临床经验并操作娴熟的带教老师进行本科室专业技术操作演示。

（4）病案讨论：各教研室（业务科室）组织典型病例或疑难、危重、死亡病案讨论，至少每月一次，并组织不同形式的学生读书报告会。

（5）小讲课：各科室每月组织不少于两次的有关本科室常见病、多发病及本专业新技术、新发展、新动态等内容的小讲课。

6. 出科考试：对学生在本科室实习结束前要组织出科考试。出科考试可以是理论考试，亦可进行技能操作考核，成绩填写到《实习生管理带教记录册》。教研室建立临床操作考核和出科考试试题库，并对各实习生进行抽查考试。

7. 考评鉴定：根据规定要求，对每个实习生在本科室实习的情况进行实事求是的考评鉴定。整个实习结束后，由医院教务与学生工作部盖章统一交学校教务处实习科。

8. 实习监督：实习生在实习期间，要严格执行《湖南中医药大学学籍管理办法》《实习生手册》和医院各项规章制度。

（1）实习生请假制度：详细参考《实习生手册》

①实习期间一般不准请事假，若有特殊情况（直系亲属病危、病故）需请假者，填写《湖南中医药大学实习生请假申请表》，并附原始请假依据，经审批同意方可休假，并附请假条在考核册上。1 天以内事假，由带教老师审批；3 天以内事假，经带教老师同意，由教务与学生工作部审批；7 天以内事假，经带教老师、教务与学生工作部同意，由该生所在学院审批；7 天以上事假，经带教老师、教务与学生工作部、该生所在学院同意，由教务处实习科审批。1 天以内病事假，由带教老师及科室带教负责人审批。

②凡请病假者，应提供就诊医院疾病证明书。1 天以内病假，由带教老师审批；3 天以内病假，经带教老师同意，由教务与学生工作部审批；7 天以内病假，经带教老师、教务与学生工作部同意，由该生所在学院审批；7 天以上事假，经带教老师、教务与学生工作部、该生所在学院同意，由教务

处实习科审批。7 天以内病事假，经带教老师、医院科教部门同意，由该生所在学院审批（书面请假，市内须返校请假、市外须传真请假）。

③实习生病、事假期满应及时销假，如仍不能实习者，应及时办理续假手续。否则，以实习缺勤论处。

④在实习期间各单位、部门、医院需实习生履行公务，因参加体育竞赛、文娱训练、党团社会活动等而占用实习时间者，应持相关证明文件报医院教务与学生工作部同意后，报教务处实习科备案。

⑤联系就业或报考研究生请假的有关规定：学生在实习期间准予适当的假期用于参加人才招聘、联系就业及参加研究生考试。联系就业请假由学生本人写出书面申请，并提供面试通知、试工通知，按照规定程序请假后方可休假；报考研究生的学生凭参考通知书由学校统一安排备考假期。

⑥假期超过 1 个月，须延长实习时间。

⑦实习期间不放寒、暑假，医院根据实际情况，比照职工休假办法适当给学生春节假，一般在 7 至 10 天。

⑧学生须严格遵守医院的劳动纪律和工作制度，上班不能迟到、早退和无故旷工。

⑨医护类学生在实习期间累计请假时间不超过 6 周。若确因特殊情况需要超过限定时间，须延长实习期以完成实习任务。

（2）带教老师和科室做好学生日常考勤记录检查工作，实习结束时如实记录学生出勤及实习成绩。

（3）实习生进行临床工作要向带教老师负责，一切医疗活动须得到带教老师允许后才能实施，特别是：不可擅自开处方、下医嘱；实施创伤性处置、手术；单独告诉病人、家属病情和处置；签写各种医疗证明和诊断书等。

（4）医院主管领导、教务与学生工作部将定期下科室检查学生实习情况，如有违纪者，进行批评教育，并及时通报学生所在学院、教务处实习科，由学院、教务处、学生处共同研究处理。

临床技能中心承接培训、考核管理制度

二十四

一、承接湖南中医药大学本科生和医院住培生临床技能培训、考核管理制度

（一）湖南中医药大学本科生医学类临床实践课程和医院住培生临床技能培训课程是临床技能中心承担的主要任务，常规工作包括教室安排、课前物品准备、课中协助及课后整理等。

（二）本科生医学类临床实践课程由各教研室于每学期期末将下学期开设的所有临床技能课程表交临床技能中心，电子版、纸质版各一份，临床技能中心审核后确定最终课表；医院住培生临床技能培训课程由临床技能中心制定课表。

（三）课程所用物资、耗材、模型损耗维护等，由教务与学生工作部相关预算经费报销，临床技能中心负责领取、使用及管理。

（四）侵入性操作由教研室实施上报制度，说明课程名称、目的、注意事项，教研室主任、二级学院教务科科长、二级学院主管教学院长审批后报大学教务处备案。

（五）本科生相关的临床技能竞赛、训练、考核等任务由教务处提前2周下达至临床技能中心，临床技能中心负责完成相关分工任务。

二、承接医院院内非本科生临床技能培训、考核的管理办法

（一）申请部门提前填写《技能中心使用审批表》，并提交给临床技能中心审批，临床技能中心审批通过后，院内其他培训需申请部门再就项目

的必要性、相关人员培训费及用物耗材费用等做好预算报告，提交医院相关领导批准后方可进行。

（二）申请部门负责制定总体计划及学生管理，并按照医院规定发放培训相关人员授课或监考费用；临床技能中心负责场地、模型及用物准备，所需耗材物品费用由技能中心做出预算提交给申请部门。

（三）培训和考核时不得损坏仪器设备，发现仪器设备运行状态异常需及时向临床技能中心报备，操作结束后清点器械数量、判定仪器运行状态，及时填写《设备使用情况登记表》。

临床技能中心学生管理制度

为确保临床技能教学任务顺利完成，不断提高临床技能教学水平，努力培养学生严谨的科学态度和分析、解决问题的能力，特制订本制度。

1. 按规定的时间到临床技能中心参加临床技能课，不得迟到、早退。上课前应做好预习。

2. 遵守临床技能中心的一切规章制度，上课过程中保持安静，禁止大声喧哗，禁止吸烟，不准随地吐痰，不准乱扔纸屑杂物等，禁止带食物进入临床技能中心。

3. 学生进入临床技能中心，应穿好工作服，着装整洁、大方，忌奇装异服、浓妆艳抹、佩戴夸张首饰、涂指甲油等。

4. 不准动用与本次临床技能操作无关的仪器设备和室内其他设施，不得擅自在临床技能中心多媒体设备内下载或安装软件等。

5. 各项临床技能训练要按有关制度和操作规范进行。学生应爱护临床技能中心各种模型，在指导教师的指导下，按操作规程进行学习，操作过程中不得擅自离开操作岗位。

6. 必须严格无菌操作，避免交叉感染，对有毒、有害物品及医疗废弃物必须在教师指导下进行处理，不准乱扔、乱放。

7. 临床技能操作过程中切实注意安全，出现事故时要保持镇静，迅速采取措施（包括切断电源、水源等），防止事故扩大，要注意保护现场并及时向指导教师报告。

8. 凡损坏或丢失仪器、设备、器皿、工具或临床技能材料超额消耗者，应主动说明原因并接受检查，写出损坏情况报告或填好报废单，根据规定和损坏具体情况及时接受处理。

9. 学生进入临床技能中心，应严格遵守临床技能中心管理条例，服从临床技能指导教师和管理人员的安排。进行临床技能操作时，要爱护仪器设备，除指定使用的仪器外，不得随意乱动其他设备。临床技能用品不准挪作他用，临床技能中心内一切物品，未经临床技能中心工作人员批准，严禁携出室外。

10. 课外时间到临床技能中心进行临床技能训练，要提前预约，经临床技能中心主任批准，并报教务与学生工作部备案，在指导教师的指导下进行操作。

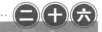

临床技能中心教师管理制度

1.临床技能教师应本着严谨、认真、负责的态度，严格按临床技能计划和临床技能中心管理要求进行工作，严禁随意调整临床技能课时间或缩短课时，凡未办理相关手续而串课、误课者，按教学事故处理。

2.首次上课必须向学生宣读学生守则及临床技能中心各项规章制度。

3.经常对学生进行临床技能操作的安全教育和爱护临床技能中心财产的教育。

4.按照教学大纲和临床技能教学大纲，认真写好临床技能课教案，指导学生进行一般临床技能操作，亲自示范难度较大的临床技能操作，及时做好各项准备工作，保证临床技能训练顺利进行。

5.对学生进行临床技能培训时，应提前一周通知临床技能中心工作人员并提出培训方案及必要的器材清单，并协助临床技能技术中心工作人员做好准备工作。

6.各教研室于每学期期末将下学期开设的所有临床技能课程表及临床技能要求交临床技能中心。若临床技能中心因教学场地冲突，应服从临床技能中心统一安排；各教研室临时课程必须提前两周与临床技能中心联系，并将临床技能课表上交临床技能中心。

7.提前10分钟到达临床技能中心，检查临床技能准备工作，进入临床技能中心应穿工作服，着装整洁、大方。严格要求学生，培养学生的临床技能动手能力，使学生养成良好的工作习惯。

8.学生操作培训时，教师应主动和耐心地指导，坚守岗位，巡回指导，不得擅自离开临床技能中心，不得做与本次临床技能训练无关的事。上课认真讲解和指导，讲授简明扼要，突出重点，示教规范准确，指导应耐心细致，发现问题及时纠正。

9.为加强临床技能中心安全管理，对侵入性操作实施上报制度，说明临床技能课程名称、目的、注意事项，经教研室主任、二级学院教务与学生工作部科长、二级学院主管教学院长审批后报大学教务处备案。

10.临床技能培训结束时，应督促学生保养仪器，整理内务，清扫场地，关好水电，清点设备器材。

11.临床技能操作使用仪器、设备交接手续要清楚，下课后及时做好《临床技能教学记录本》的填写工作，及时督促学生填写《仪器设备使用登记本》。

12.认真批阅学生临床技能操作评分表并保存相关资料。

临床技能中心安全管理制度

1. 操作人员要牢固树立"安全第一"的思想，把安全保障放在各项工作的首位。

2. 临床技能中心主任全面负责临床技能中心的安全管理工作，定期组织相关人员学习有关安全方面的文件、法规，制定有关安全防范措施。

3. 临床技能中心技术人员兼任安全员，具体负责本室的安全工作，及时消除事故隐患。

4. 临床技能中心使用化学危险品要严格执行《临床技能中心化学危险品管理制度》的规定。

5. 临床技能中心工作人员应熟练掌握消防器材的使用方法，并将消防器材安放在消防专用箱内，严禁消防器材挪作他用，过期消防器材要及时更换。

6. 临床技能中心环境要求整洁，走道畅通，严禁占用走廊堆放杂物。

7. 临床技能中心的钥匙应有专人保管，不得私自配备或转借他人。双休日、节假日及夜间进行临床技能操作，须经中心主任批准。

8. 操作训练结束后切断电源、水源、气源，锁好门窗，保管好贵重物品，清理用品和场地。寒、暑假做好通风和防护，以防仪器设备锈蚀和霉变。

9. 大型精密贵重仪器要有专人保管，仪器所在房间的门窗要有防盗措施，钥匙由专人保管。

10. 非临床技能中心人员未经允许禁止进入临床技能中心。

11. 为加强学生安全管理，对侵入性操作实施上报制度，说明临床技能课程名称、目的、注意事项,经教研室主任、二级学院教务与学生工作部科长、二级学院主管教学院长审批后报大学教务处备案。

12. 严禁非工作使用电炉、电磁炉、微波炉,因教学、科研工作需要使用时须经安全员同意。使用时要注意安全,停电或停用后要及时切断电源。

13. 临床技能课需用的易燃、易爆试剂(药品)和化学危险品,以所需最小量为标准领取,操作人员操作时应严格、谨慎,防止发生意外。临床技能中心剩余药品必须立即送回,不得在临床技能中心存放。

14. 爱护设备和器材,严格按照仪器操作规程进行操作。加热、烘干、蒸馏所用仪器的电源、导线要经常检查。加热加压过程须专人看管,以防发生火灾或爆炸事故。临床技能中心发生被盗、爆炸等重大事故时,应保护好现场,并立即向有关部门报告。

15. 临床技能中心内和楼道内配备灭火器材,如发现电闸、电线、仪器漏电起火时,应先切断总电源,严禁用水灭火。

16. 临床技能中心保存的乙醇等试剂,应加强管理,由临床技能中心技术员进行经常性的检查。

硕士、博士研究生导师管理制度

为了加强本院硕士、博士研究生导师队伍的建设和管理，保证研究生导师队伍的质量和水平，提高研究生培养质量，根据有关文件精神，结合实际，特制定本制度。

1. 各个学科参与制定本学科研究生培养方案，并根据专业培养方案的要求和研究生的具体情况，制定每位研究生的培养计划。

2. 全过程指导研究生培养工作：指导和检查研究生的课程学习、科学研究、教学实践、专业实践、临床训练、论文（包括确定课题、组织开题报告、拟定课题计划、定期检查和指导课题、修改学位论文、综述等），并做好研究生的考核工作。

3. 审定研究生外出学习计划（包括社会调查、搜集资料、参加学术会议及外出听课等）。

4. 导师组织召开小组会议，共同解决研究生培养过程中的有关问题。

5. 协助教研室和科室做好研究生毕业的鉴定工作，对自己指导的研究生作出实事求是的评价。

6. 教书育人，为人师表。传授学术专长，在治学、为人、作风、道德等方面以身作则，言传身教，全面关心学生的思想、学习和生活。同时，对研究生严格要求，培养其严谨治学的科学态度和高尚的职业道德，并使研究生自觉地遵守各项规章制度，发现问题及时解决。确保研究生综合素质的提高，并经常了解、关心研究生的学习状况。

7. 在教研室和医院教务与学生工作部领导下，实施对研究生德育考评、教学实践和临床轮转综合能力考核，对不及格或违纪的学生，可根据学校规定提出终止学业或给予处分的建议。

8. 研究生导师应积极申报各类科研课题，并将是否有在研课题及在账经费纳入招生资格认定条件。

9. 导师应与研究生经常保持联系，定期指导和检查研究生的课程学习、科研及培养计划规定的各培养环节的实施情况。认真听取研究生的学习和科研工作汇报，做到有布置、有检查，发现问题及时采取措施加以解决。并及时了解研究生的思想动态和学习状况，帮助他们端正学习态度，树立良好的学风。要求至少每月和学生谈话一次。

10. 研究生论文和科研成果反映了导师的指导业绩，生均科研成果反映了导师所培养研究生的整体水平，导师在指导研究生发表论文时，要注重对通讯作者的说明。

11. 本制度自下发之日起执行，由教务与学生工作部负责解释。

第八章　医院财务资产管理制度

仁和弘道

——湖南中医药大学第一附属医院党建行政管理

财务管理制度

第一章　总　则

第一条　为了适应社会主义市场经济和医疗卫生事业发展的需要，加强医院财务管理和监督，规范医院财务行为，提高资金使用效益，根据国家有关法律法规、《事业单位财务规则》（财政部令第8号）、《医院财务制度》（财社〔2010〕306号）、《医疗机构财务会计内部控制规定（试行）》（卫规财发〔2006〕227号）、《政府会计制度》（财会〔2017〕25号、财会〔2018〕24号）以及国家关于深化医药卫生体制改革的相关规定，结合本院特点制定本制度。

第二条　医院财务管理的基本原则是：执行国家有关法律法规和财务规章制度；坚持厉行节约、勤俭办事的方针；正确处理社会效益和经济效益的关系，正确处理国家、单位和个人之间的利益关系，保持医院的公益性。

第三条　医院财务管理的主要任务：科学合理编制预算，真实反映财务状况；依法组织收入，努力节约支出；健全财务管理制度，完善内部控制机制；加强经济管理，实行成本核算，强化成本控制，实施绩效考评，提高资金使用效益；加强国有资产管理，合理配置和有效利用国有资产，维护国有资产权益；加强经济活动的财务控制和监督，防范财务风险。

第四条　医院财务管理的组织机构：医院应按财政部、卫生部《医院财务制度》（财社〔2010〕306号）、《政府会计制度》（财会〔2017〕25号、财会〔2018〕24号）要求，设立总会计师和专门的财务机构，按国家有关规定配备专职人员，会计人员须持证上岗。医院财经工作的领导体制实行院长负责制，总会计师协助院长管理医院财经工作。财务部具体组织实施全院经济管理和财务、会计核算工作。

第五条　医院实行"统一领导、集中管理"的财务管理体制。医院的所有财务经济活动在医院负责人及总会计师领导下，由医院财务部集中管理。

第二章　财务预算管理

第六条　预算是指医院按照国家有关规定，根据本单位事业发展计划和目标编制的年度财务收支计划。

医院预算分部门预算和科室预算，由收入预算和支出预算组成。部门预算按项目编制，科室预算按科室分项目编制。科室预算是部门预算的明细和补充，两者应该一致。医院所有收支应全部纳入预算管理。

第七条　国家对医院实行"核定收支、定项补助、超支不补、结余按规定使用"的预算管理办法。

第八条　医院要实行全面预算管理，建立健全预算管理制度，包括预算编制、审批、执行、调整、决算、分析和考核等制度。

第九条　预算的编制原则：预算编制坚持"以收定支、收支平衡、略有结余、统筹兼顾、保证重点"的总原则，不得赤字预算。收入预算坚持稳健性原则，没有把握的收入只能积极争取，不能纳入收入预算；支出预算坚持统筹兼顾、保证重点、勤俭节约的原则，没有可靠资金来源的支出不能纳入支出预算。预算应设立一定的预备费，作为不可预见的开支。

第十条　预算编制的时间、内容和方法

编制时间：医院预算应在下一预算年度来临前的上一年度的11月份开始编制。

编制内容和方法：对以前年度预算执行情况进行全面分析，根据年度事业发展计划以及预算年度收入的增减因素，测算编制收入预算；根据业务活动需要和可能，编制支出预算，包括基本支出预算和项目支出预算。医院预算采取全员参与、综合平衡的办法编制。

医院预算编制程序：各科室填写本年度预算执行情况分析表，对当年预算执行情况进行分析、评价；同时填报下年度收入计划、工作计划及正常经费、专项经费申请表，并附送项目支出的有关论证资料，上报财务部。财务部根据各科室申报的收支计划及医院下年度总体工作方案进行综合平衡，编制出医院下年度的总预算。

第十一条　预算审批：财务部完成医院总体预算编制并提出预算建议方案后提交院长审定，院长审定后报院党委，通过后上报省卫生健康委员会（以下简称卫健委）规划财务处，由规财处审核汇总报省财政厅审核批复，省卫健委规划财务处根据省财政厅部门预算的批复下文给医院执行。

第十二条　预算执行：医院要严格执行批复的预算。经批复的医院预算是控制医院日常业务、经济活动的依据和衡量其合理性的标准，医院要严格执行，并将预算逐级分解，落实到具体的责任单位或责任人。医院在预算执行过程中应定期将执行情况与预算进行对比分析，及时发现偏差、查找原因，采取必要措施，保证预算整体目标的顺利完成。

各级领导应加强预算意识，增强预算的严肃性，确保预算的完整性。

预算批复下达后，由财务部将预算数下达给各科室使用，各科室应积极组织预算收入，按照时间进度和事业进度报销开支，但一般不得超进度和赤字支付。

各科室按"包干使用、超支不补、节余留用、自求平衡"的办法和医院的审批权限管理使用各项经费。

医院专项经费按照"定额包干、超支不补、专款专用、分级负责、权责结合"的办法及医院的审批权限管理使用。

第十三条　预算调整：医院应按照规定调整预算。财政部门核定的财政补助等资金预算及其他项目预算执行中一般不予调整。当事业发展计划有较大调整，或者根据国家有关政策需要增加或减少支出，对预算执行影响较大时，医院应当按照规定程序提出调整预算建议，经省卫健委审核后报省财政厅按规定程序调整预算。

预算项目调整必须按原预算批准程序由医院党委会及院长办公会审定，任何部门或个人均不得超越权限作出减收或增支的决定。

在预算的执行过程中，因有特殊情况，出现未列入预算、而在年度中又必须开支的项目，应先由使用科室提出报告申请和详细支出概算，在医院财力允许的情况下，报主管副院长签署意见，财务部提出建议、经院长审定、院党委会讨论通过后报省卫健委和财政厅审核，批复后才能开支。如属于财政年度计划外专项经费或者属各科室向外争取的新项目专项经费，财务部在收到相应资金后调增相关科室预算经费指标，报院长审定后即可开支。

收入预算调整后，相应调增或调减支出预算。

第十四条　预算监督与控制、分析与考核：在院长的领导下，各主管副院长、各科室负责人和财务部负责人对全院各级预算的执行进行共同监督控制，并按时向院领导报告预算执行情况。

医院财务部要加强各科室预算执行结果的分析和考核，并将预算执行结果、成本控制目标实现情况和业务工作效率等一并作为内部业务综合考核的重要内容。逐步建立与年终评比、内部收入分配挂钩的机制。

第十五条　预算经费结余的管理：包干经费年终结余实行"节余留用"，结转下年度使用，或者报院领导同意后按比例实行奖励。

专项经费原则上使用至该项目完成，个别项目需作调整的，由有关科室与财务部协商，并报院领导审批。专项经费使用较好，给医院创造了较好的经济效益和社会效益，并且项目专项经费有结余的，报院领导批准后可适当给予奖励。

各科室按绩效方案核发的奖金数额不能超过该科室的奖金前收支结余数额。

第三章　收入管理

第十六条　医院收入是指医院为病人提供医疗服务过程中依法取得的或者医院在科研教学及其他活动中依法取得的非偿还性资金。主要包括：事业收入、财政拨款收入、上级补助收入、附属单位上缴收入、经营收入、非同级财政拨款收入、投资收益、捐赠收入、利息收入、租金收入、其他收入。

（一）事业收入：医院开展医教研等业务活动取得的收入，包括医疗收入、科教收入。

1.医疗收入：医院开展医疗服务活动取得的收入，包括门、急诊收入和住院收入。

（1）门诊收入是指为门诊病人提供医疗服务所取得的收入，包括挂号收入、诊察收入、检查收入、化验收入、治疗收入、手术收入、卫生材料收入、药品收入、药事服务费收入、其他门诊收入等。

（2）住院收入是指为住院病人提供医疗服务所取得的收入，包括床位收入、诊察收入、检查收入、化验收入、治疗收入、手术收入、护理收入、卫生材料收入、药品收入、药事服务费收入、其他住院收入等。

2.科教收入：医院取得的除财政拨款收入外专门用于科研、教学项目的非财政拨款收入。

（二）财政拨款收入：医院按部门预算隶属关系从同级财政部门取得的各类财政补助收入，包括基本拨款收入和项目拨款收入。基本拨款收入是指由财政部门拨入的符合国家规定的离退休人员经费、政策性亏损补贴等经常性补助收入。项目拨款收入是指由财政部门拨入的主要用于基本建设和设备购置、重点学科发展、承担政府指定公共卫生任务等的专项补助收入。

（三）上级补助收入：医院从主管和上级单位取得的非财政拨款收入。

（四）附属单位上缴收入：医院取得的附属独立核算单位按照有关规定上缴的收入。

（五）经营收入：医院在医教研及辅助活动之外开展非独立核算经营活

动取得的收入。经营收入是一种有偿收入，以提供各项服务或商品为前提，是医院在经营活动中通过收费方式取得的。

（六）非同级财政拨款收入：医院从非同级政府财政部门取得的经费拨款，包括从同级政府其他部门取得的横向转拨财政款、从上级或下级政府财政部门取得的经费拨款等。

（七）投资收益：医院股权投资和债券投资所实现的收益或发生的损失。

（八）捐赠收入：医院接受其他单位或者个人捐赠取得的收入。

（九）利息收入：医院取得的银行存款利息收入。

（十）租金收入：医院经批准利用国有资产出租取得并按照规定纳入医院预算管理的租金收入。

（十一）其他收入：医院取得的除事业收入、财政拨款收入、上级补助收入、附属单位上缴收入、经营收入、非同级财政拨款收入、投资收益、捐赠收入、利息收入、租金收入以外的各项收入，包括培训收入、进修收入、职工餐饮收入、现金盘盈收入、按照规定纳入医院预算管理的科技成果转化收入、收回已核销的其他应收款、无法偿还的应付及预收款项、置换换出资产评估增值等。

第十七条　收入管理原则

（一）严格按照国家有关政策规定依法组织收入。

1.医院各科室必须保质保量完成医疗年度工作任务及相关的经济指标，都应当在国家法律、法规和政策规定允许的范围内，充分利用人才、技术、设备等条件，积极、合理地组织收入。

2.各科室组织收入，必须兼顾社会效益和经济效益。开展组织收入活动，必须有利于医院医疗事业的发展和扩大医院影响，在获得社会效益的同时获得较好的经济效益。不允许任何科室在组织收入过程中损害医院形象。

（二）医院各项收费必须严格执行国家规定的收费政策与标准，不得自立名目乱收费，不得提高收费标准或者分解收费，做到不多收、不漏收。

（三）医疗收入原则上当日发生当日入账，并及时结算。严禁隐瞒、截留、挤占和挪用。现金收入不得坐支。

第十八条　医院各项收入归财务部统一管理、统一核算、统一分配，任何部门和个人不得坐支和截留。

第十九条　正确处理好治病和收费的关系，坚持因病施治、合理用药、合理检查，不开人情方、大处方，不无故增加病人负担。

第二十条　各科室及其工作人员违反医院财务管理规定，截留、挪用、贪污、侵占医院收入的，按照《国务院关于违反财政法规处罚的暂行规定》和有关财务制度处理。

第二十一条　医院组织各项收入应执行国家和省政府规定的有关收费票据管理办法。

医院门诊、住院收费按规定使用省财政厅统一印制的医疗收费专用票据，严禁使用虚假票据。

第二十二条　医院的各种收入凭证，由财务部统一向财政部门购买、统一编号、统一管理。各使用单位按业务需要到财务部办理有关登记领用、销号手续。各票据使用单位不得私自印制和购买收据或发票，违者按国家有关票据管理办法处罚。

第四章　费用管理

第二十三条　费用是指医院为开展医疗服务及其他业务活动所发生的、导致本期净资产减少的、含有服务潜力或者经济利益的经济资源的流出。医院费用包括业务活动费用、单位管理费用、经营费用、资产处置费用、上缴上级费用、对附属单位补助费用、所得税费用、其他费用。

（一）业务活动费用：医院开展医疗服务及其辅助活动发生的费用，是医院为了提供医疗服务而发生的，按照成本项目、业务类别、支付对象等进行归集的直接费用。包括工资福利费用、商品和服务费用、对个人和家庭的补助费用、固定资产折旧费、无形资产摊销费等。

（二）单位管理费用：医院行政及后勤管理部门为组织和管理医疗、科研、教学业务活动所发生的各项费用，包括医院行政及后勤管理部门发生的工资福利费用、商品和服务费用、资产折旧（摊销）费等，以及医院统一负担的离退休人员经费、工会经费等。

（三）经营费用：医院在医疗、教学、科研及其辅助活动之外开展非独立核算经营活动发生的各项费用。包括发生的工资福利费用、商品和服务费用、对个人和家庭的补助费用、固定资产折旧费、无形资产摊销费等。

（四）资产处置费用：医院经批准处置资产时发生的费用，包括转销的被处置资产价值，以及在处置过程中发生的相关费用或者处置收入小于相关费用形成的净支出。医院资产处置的形式包括无偿调拨、出售、出让、转让、置换、对外捐赠、报废、毁损以及货币性资产损失核销等。

（五）上缴上级费用：医院按照财政部门和主管部门的规定上缴上级单位款项发生的费用。

（六）对附属单位补助费用：医院用财政拨款收入之外的收入对附属单位补助发生的费用。

（七）所得税费用：有企业所得税交纳义务的医院按规定交纳企业所得税所形成的费用。

（八）其他费用：医院发生的除业务活动费用、单位管理费用、经营费用、资产处置费用、上缴上级费用、对附属单位补助费用、所得税费用以外的各项费用，包括利息费用、坏账损失、罚没支出、现金资产捐赠支出及相关税费、运输费等。

基本建设项目支出按国家有关规定执行。

第二十四条　费用管理原则

（一）医院各项支出及费用，必须贯彻勤俭办院、厉行节约和量入为出的原则，合理安排资金、提高资金使用效益，做到少花钱、多办事、办好事。

（二）医院支出及费用，必须严格执行国家的有关方针、政策、财政规章制度和费用开支标准。对于违反财经纪律的开支，财务部应按会计法要求，不予支付。

（三）正确划分收益性支出和资本性支出的界限，严格划分成本支出和管理费用的界限。

（四）正确核算各类医疗成本，正确划分直接成本和间接成本。

（五）支出及费用都必须取得合法的原始凭证，做到有根有据，对支出凭证要认真审核，符合规定才能付款，非财政或税务部门监制的专用收款收据不能报账。

第二十五条　费用管理方法

（一）统一领导，集中管理，制定费用报销、款项支付审批权限。医院各项支出在院长的领导下，由财务部统一安排掌管使用。财务部在安排支出时要量入为出、先急后缓。

（二）严格预算管理。各科室支出及费用必须在医院预算下达的范围内，超过预算指标的不予报销。

（三）严格定额管理。各科室的支出及费用必须执行医院的定额标准。

（四）医院的支出应当严格执行国家有关财务规章制度规定的开支范围、开支标准、提取比例和审批手续；国家有关财务规章制度没有统一规定的，由医院规定。做到少花钱，多办事。

医院应严格控制人员经费和管理费用。按上级主管部门要求制定具体的工资总额和管理费用支出比率等控制指标。

大型修缮费的支出，应根据年度经费预算和维修计划按轻重缓急办理，加强维修工程预、结算审核和现场施工管理，控制修理费开支。为增加固定资产使用效能或延长其使用寿命而发生的改建、扩建或大型修缮等后续支出，费用超过原有固定资产金额20%且金额在10万元以上的，应当计入固定资产或其他资产总额。金额在10万元以下（含10万元）或其费用未超过原有固定资产金额 20% 的，应计入当期支出。

第二十六条　各经费归口管理单位年终必须向财务部提供事业发展的成果和经费使用的效果、效益评价方面的资料，财务部结合会计核算和各单位的经费使用效果，准确及时编报财务决算。

第五章　收支结余管理

第二十七条　收支结余是指医院收入与支出相抵后的余额。包括：业务收支结余、财政项目补助收支结转（余）、科教项目收支结转（余）。当期各类收支结余计算公式如下：

业务收支结余 = 医疗收支结余 + 其他收入 – 其他支出

其中：医疗收支结余 = 医疗收入 + 财政基本支出补助收入 – 医疗支出 – 管理费用

财政项目补助收支结转（余）= 财政项目支出补助收入 – 财政项目补助支出

科教项目收支结转（余）= 科教项目收入 – 科教项目支出

第二十八条　年终应根据有关规定从本年度非财政拨款结余或经营结余中提取专用基金，按照国家有关规定提取 40% 作为专用基金（职工福利基金），其余转入累计盈余。

国家另有规定的，从其规定。

第二十九条　医院应加强结余资金的管理，按照国家规定正确计算与分配结余。医院结余资金应按规定纳入单位预算，在编制年度预算和执行中需追加预算时，按照财政部门的规定安排使用。医院动用财政项目补助收支结转（余），应严格执行财政部门有关规定和报批程序。

第六章　流动资产管理

第三十条　流动资产是指可以在一年内（含一年）变现或者耗用的资产。医院的流动资产包括货币资金、应收款项、预付款项、存货等。

第三十一条　货币资金包括现金、银行存款、零余额账户用款额度等。医院应当严格遵守国家有关规定，建立健全货币资金管理制度。

第三十二条　应收及预付款项是指医院在开展业务活动和其他活动过程中形成的各项债权，包括应收医疗款、预付账款、财政应返还资金和其他应收款等。

医院对应收及预付款项要加强管理，定期分析、及时清理。

医院采用余额百分比法按月计提坏账准备，月计提比例为 2.5‰。年度终了，累计计提的坏账准备应等于年终应收医疗款科目余额的 3%。据此对坏账准备的年末账面余额进行调整。

对账龄超过 3 年，确认无法收回的应收医疗款和其他应收款可作为坏账损失处理。坏账损失经过清查，报经院长及主管部门批准后在坏账准备中冲销。

收回已经核销的坏账，增加坏账准备。

第三十三条　存货是指医院为开展医疗服务及其他活动而储存的低值易耗品、卫生材料、药品、其他材料等物资。

购入的物资按实际购入价计价，自制的物资按制造过程中的实际支出计价，盘盈的物资按同类品种价格计价。

存货要按照"计划采购、定额定量供应"的办法进行管理。合理确定储备定额，三个月盘点一次，年终必须进行全面盘点清查，保证账实相符。对于盘盈、盘亏、变质、毁损等情况，应当及时查明原因，根据管理权限报经批准后及时进行处理。盘盈以其价值冲减管理费用。盘亏、毁损的，属正常损失部分，扣除残值后，计入管理费用；属非正常损失部分，经管理部门及院长批准后，扣除过失人赔偿及残值后，计入其他支出。

低值易耗品实物管理采取"定量配置、以旧换新"等管理办法。物资管理部门要建立辅助明细账，对各类物资进行数量、金额管理，反映低值易耗品分布、使用以及消耗情况。低值易耗品领用实行一次性摊销。低值易耗品报废收回的残余价值，按照国有资产管理有关规定处理。

药品管理严格执行《中华人民共和国药品管理法》、药品价格政策和基本医疗保险制度，遵循"计划采购、定额管理、加速周转、保证供应"的原则。药品管理实行计算机管理，做到"金额管理、数量统计、实耗实销"。

药品的采购各病室医师要根据病人病情需要向药学部、制剂中心申报购药计划，药学部、制剂中心将各病室的购药计划汇总归类后报分管院长审定、院长批准。药学部、制剂中心根据院长批准后的药品采购计划进行采购，无计划药品非特殊情况不准任意采购，否则不予付款。

医院要建立健全自制药品、材料管理制度，按类别、品种进行成本核算。自制药品、材料按成本价入库。

第七章　固定资产管理

第三十四条　固定资产是指单位价值在 1000 元以上（其中，专用设备单位价值在 1500 元以上）、使用期限在一年以上（不含一年），并在使用过程中基本保持原有物质形态的资产。单位价值虽未达到规定标准，但耐用时间在一年以上（不含一年）的大批同类物资，应作为固定资产管理。

医院固定资产分四类：

1. 房屋及构筑物：指医院拥有或控制的房屋和建筑物及其附属设施。其中，房屋包括门诊、病房、影像室、制剂室等医疗服务用房、库房、职工宿舍、职工食堂、锅炉房等；建筑物包括道路、围墙、水塔等；附属设施包括房屋和建筑物内的电梯、通信线路、输电线路、水汽管道等。

2. 专用设备：指医院根据业务工作的实际需要购置的具有专门性能和专门用途的设备，如核磁共振、CT、化验检验设备等。

3. 一般设备：指医院持有的通用性设备，如办公家具、交通工具等。

4. 其他固定资产：指以上各类未包含的固定资产，包括图书等。照固定资产管理办法，加强实物管理，不计提折旧。

第三十五条　固定资产按实际成本计量。

（一）外购的固定资产，按照实际支付的购买价款，相关税费，使固定资产达到预定可使用状态前所发生的可归属于该项资产的运输费、装卸费、安装费、专业人员服务费和安装完毕交付使用前发生的利息等相关支出作为成本。

以一笔款项购入多项没有单独标价的固定资产，按照同类或类似资产价格的比例对购置成本进行分配，分别确定各项固定资产的成本。

（二）自行建造的固定资产，按照国家有关规定计算成本。

新建房屋建筑物：按交付使用前发生的实际支出计价。

改建扩建房屋建筑物：按原固定资产原值加改扩建支出减拆除部分的原值及其变价收入的余额计价。

其他自制固定资产：按自制过程中实际发生的支出计价。

（三）融资租入的固定资产，按照租赁协议或者合同确定的价款、运输费、运输保险费、安装调试费等作为成本。

（四）无偿取得（如无偿调入或接受捐赠）的固定资产，其成本比照同类资产的市场价格或有关凭据注明的金额加上相关税费确定。

（五）盘盈固定资产，按重置完全价值计价。

大型医疗设备等固定资产的购建和租赁，要符合区域卫生规划，经过科学论证，并按国家有关规定报经主管部门会同有关部门批准。

第三十六条　在建工程是指医院已经发生必要支出，但按规定尚未达到交付使用状态的建设工程。

医院工程项目包括医疗、教学、科研、办公业务用房；职工食堂、职工活动场所、职工浴室等用房；道路、围墙、水塔和污水处理等公用设施的新建、改建、扩建、装修和修缮工程，以及大型设备的安装、修理等。

医院应设置"在建工程"科目，核算医院建造、改建、扩建、修缮固定资产，安装设备而进行的各项建筑、安装工程，以及在建的信息系统项目工程所发生的实际成本。同时，医院应严格控制工程成本，做好工程概、预算管理，工程完工后应尽快办理工程结算和竣工财务决算，并及时办理资产交付使用手续。

第三十七条　医院原则上应当根据固定资产性质，在预计使用年限内，采用平均年限法计提折旧（医院固定资产折旧年限表见附录一）。计提固定资产折旧不考虑残值。当月增加的固定资产，当月开始计提折旧；当月减少的固定资产，当月不再计提折旧；固定资产提足折旧后，无论能否继续使用，均不再计提折旧；提前报废的固定资产，也不再补提折旧。

第三十八条　为增加固定资产的使用效能或延长其使用寿命而发生的改建、扩建或大型修缮等后续支出，应当记入固定资产及其他相关资产；为维护固定资产的正常使用而发生的修理费等后续支出，应当计入当期支出。

第三十九条　医院应设置专门管理机构或专人，使用单位应指定人员对固定资产实施管理，并建立健全各项管理制度。

建立健全三账一卡制度，即：财务部负责总账和一级明细分类账，资产装备部负责二级明细分类账，使用部门负责建卡（台账）。

对大型仪器设备的购置，要进行科学论证，并按国家有关规定报有关部门批准，同时实行项目负责制，指定专人管理，具体负责对大型仪器设备的经济效益、社会效益、操作规程、技术性能及使用情况的定期报告。

医院应当提高资产使用效率，建立资产共享、共用制度。

第四十条　建立固定资产的盘点制度，医院对固定资产应进行定期或不定期的清查盘点，每年 12 月 31 日前医院应抽调相关科室的人员组成医院固定资产清查小组对全院固定资产进行全面盘点，做到账实、账账、账卡相符。盘盈、盘亏固定资产，应及时查明原因，根据规定的管理权限，报院长及主管部门批准后方可处理。

固定资产管理部门要对固定资产采取电子信息化管理，定期与财务部核对，做到账账相符、账卡相符、账实相符。

第四十一条　医院出售、转让、报废固定资产或者发生固定资产毁损时，应当按照国有资产管理规定处理。单价 5 万元以下固定资产报废必须经院长批准同意，并做经济技术鉴定；单价 5 万元以上 20 万元以下的固定资产报废需报卫健委批准；单价20万元以上的固定资产报废需报财政厅批准。资产处置净收入应及时上缴财务入账。

第四十二条　固定资产管理原则和要求

房屋建筑物购建要符合政府招标采购规定，严格按照招标合同执行。

专业仪器、设备购置要符合政府招标采购规定，数量配置必须与医院发展规模、专业设置、科研方向等各项工作目标相适应，本着"保证重点，照顾一般"的原则安排。要认真制订采购计划，防止错购、重购、多购积压。专项经费和科研经费的设备购置，要经医院领导审批。

所有固定资产采购应办理有关入库验收手续（填写固定资产卡片和入库单）后方可报账。

第八章　无形资产及开办费管理

第四十三条　无形资产是指医院控制的没有实物形态的可辨认非货币性资产。包括专利权、著作权、版权、土地使用权、非专利技术、商誉、医院购入的不构成相关硬件不可缺少组成部分的应用软件及其他财产权利等。

购入的无形资产，按照实际支付的价款计价；自行开发并依法申请取得的无形资产，按依法取得时发生的注册费、聘请律师费等支出计价；接受捐赠的无形资产，按捐赠方提供的资料或同类无形资产估价计价；商誉除合作外，不得作价入账。

无形资产从取得当月起，在法律规定的有效使用期内平均摊入管理费用，法律没有规定使用年限的按照合同或单位申请书的受益年限摊销，法律和合同或单位申请书都没有规定使用年限的，按照不少于10年的期限摊销。

转让无形资产应当按照国有资产管理规定处理。

第四十四条　开办费是指医院筹建期间发生的费用，包括筹建期间人员工资、办公费、培训费、差旅费、印刷费以及不计入固定资产和无形资产购建成本的其他支出。开办费在医院开业时计入管理费用。

第九章　对外投资管理

第四十五条　对外投资是指医院以货币资金购买国家债券或以实物、无形资产等开展的投资活动。

对外投资按照投资回收期的长短分为长期投资和短期投资。投资回收期一年以上（不含一年）的为长期投资。

第四十六条　医院应在保证正常运转和事业发展的前提下严格控制对外投资，投资范围仅限于医疗服务相关领域。医院不得使用财政拨款、财政拨款结余对外投资，不得从事股票、期货、基金、企业债券等投资。

投资必须经过充分的可行性论证，并报主管部门（或举办单位）和财政部门批准。

第四十七条　医院投资应按照国家有关规定进行资产评估，并按评估确定的价格作为投资成本。

医院认购的国家债券，按实际支付的金额作价。

第四十八条　医院应遵循投资回报、风险控制和跟踪管理等原则，对投资效益、收益与分配等情况进行监督管理，确保国有资产的保值增值。

第十章　负债管理

第四十九条　负债是指医院过去的经济业务或者事项形成的、预期会导致经济资源流出医院的现时义务。包括流动负债和非流动负债。

流动负债是指偿还期在一年以内（含一年）的短期借款、应缴财政款、应付票据、应付账款、预收账款、应付职工薪酬、其他应付款等。

非流动负债是指偿还期在一年以上（不含一年）的长期借款、长期应付款等。

第五十条　医院应加强病人预交金管理。预交金额度应根据病人病情和治疗的需要合理确定。

第五十一条　医院应对不同性质的负债分别管理，及时清理并按照规定办理结算，保证各项负债在规定期限内归还。因债权人特殊原因确实无法偿还的负债，按规定计入其他收入。

第五十二条 医院原则上不得借入非流动负债，确需借入或融资租赁的，应按规定报主管部门（或举办单位）会同有关部门审批，并原则上由政府负责偿还。

医院财务风险管理指标和借款具体审批程序由各省（自治区、直辖市）财政部门会同主管部门（或举办单位）根据当地实际情况制定。

第十一章 净资产管理

第五十三条 净资产是指医院资产减去负债后的余额。包括累计盈余、专用基金、权益法调整、本期盈余、本年盈余分配、无偿调拨净资产、以前年度盈余调整等。

（一）累计盈余，是医院历年实现的盈余扣除盈余分配后滚存的金额，因无偿调入或调出资产产生的净资产变动额，按照规定上缴、缴回、医院间调剂结转结余资金产生的净资产变动额，以及对以前年度盈余的调整金额。

累计盈余包括财政项目盈余、医疗盈余、科教盈余、新旧转换盈余。

1.项目盈余，核算医院接受财政项目拨款产生的累计盈余。

2.医疗盈余，核算医院开展医疗活动产生的财政项目盈余以外的累计盈余。

3.科教盈余，核算医院开展科研教学活动产生的财政项目盈余以外的累计盈余。

4.新旧转换盈余，核算医院新旧制度衔接时转入新制度下累计盈余中除财政项目盈余、医疗盈余和科教盈余以外的累计盈余。

（二）专用基金，是医院按照规定提取或设置的具有专门用途的净资产，主要包括职工福利基金、医疗风险基金。

职工福利基金是指按业务收支结余（不包括财政基本支出补助结转）的

一定比例提取、专门用于职工集体福利设施、集体福利待遇的资金。

医疗风险基金是指从医疗支出中计提、专门用于支付医院购买医疗风险保险发生的支出或实际发生的医疗事故赔偿的资金。医院累计提取的医疗风险基金比例不应超过当年医疗收入的1‰～3‰。具体比例可由各省（自治区、直辖市）财政部门会同主管部门（或举办单位）根据当地实际情况制定。

医院应加强对职工福利基金和医疗风险基金的管理，统筹安排，合理使用。对于职工福利基金和医疗风险基金滚存较多的医院，可以适当降低提取比例或者暂停提取。

其他专用基金是指按照有关规定提取、设置的其他专用资金。

各项基金的提取比例和管理办法，国家有统一规定的，按照统一规定执行；没有统一规定的，由省（自治区、直辖市）主管部门（或举办单位）会同同级财政部门确定。

专用基金要专款专用，不得擅自改变用途。

（三）权益法调整，是医院持有的长期股权投资采用权益法核算时，按照被投资单位除净损益和利润分配以外的所有者权益变动份额调整长期股权投资账面余额而计入净资产的金额。

（四）本期盈余，是医院本期各项收入、费用相抵后的余额。

（五）本年盈余分配，是医院本年盈余分配的情况和结果。

（六）无偿调拨净资产，是医院无偿调入或调出非现金资产所引起的净资产变动金额。

（七）以前年度盈余调整，是医院本年度发生的调整以前年度盈余的事项，包括本年度发生的重要前期差错更正涉及调整以前年度盈余的事项。

第十二章　医院基本建设管理

第五十四条　基本建设支出是指医院列入基本建设计划，用国家基本建设资金或自筹资金安排的固定资产购建、新建、扩建和改建等所形成的支出，是医院维持正常医疗秩序、提高医疗水平的物质基础。

第五十五条　医院基本建设项目管理归口基建房产科负责，财务管理归口财务部负责。

第五十六条　基本建设的管理原则及要求

（一）严格遵守执行国家有关的方针、政策、法令法规及规章制度。

（二）制定规划、新建、扩建及有关配套项目要结合医院的总体规划，注意合理布局，提高整体经济效益。

（三）医院的基本建设实行计划管理，所有基建项目应执行基本建设程序。未经批准列入基建计划或未落实基建资金，不得安排施工。

（四）加强经济核算管理，把住"三关"（概算、预算、决算），实行工程招、投标制度。

（五）改革医院基本建设管理，实行并落实基建工程项目负责制和经济责任制，提高管理水平，降低工程成本。建立基建投资效果分析和经济效益考核及评价制度。

（六）基建工程所需材料物资及配套设备的购买，在不影响工程质量及使用安全的前提下，应贯彻勤俭节约的原则，实行招投标，择优购买。

第五十七条　基本建设程序管理

基本建设程序是指一个基本建设项目从酝酿、规划、决策、组织实施直到建成投产（交付使用）的整个全过程，以及各阶段的工作内容和次序。所有基本建设都必须按规定程序办事。基本建设的整个过程主要可分为设计计划阶段、施工建设阶段和竣工验收阶段。

（一）设计规划决策阶段：主要包括确定建设项目、调查勘察、进行可行性研究、编制计划任务书。

（二）施工建设阶段：本阶段是整个基本建设工作的中心工作，是对设计和计划的实施。基建房产科要加强对整个施工全过程的管理，并按国家规定委托工程监理。检查监督施工单位按设计文件和施工图纸施工，特别是隐蔽工程的检查和验收，并及时登记有关资料，作为工程竣工决算依据，同时还要进行设备、工器具等的购置及其他有关工作，确保工程质量。

（三）竣工验收阶段：工程项目竣工验收是考核基本建设成果和检查设计、施工质量的重要环节，保证建设项目能够按照设计要求的技术指标交付使用。工程竣工验收时，应会同设计单位、施工单位及有关部门按设计图纸、设计文件的要求一起进行验收。

第五十八条　基本建设预算管理

基本建设预算是设计概算和设计预算的统称，它是通过对工程各个构成部分的各项费用逐个计算、层层汇总而编制的技术经济文件。基本建设预算是确定和控制基本建设投资、编制基本建设计划、选择设计方案及与施工单位签订合同的依据；是节约建设资金、降低工程成本的一项重要工作。因此，医院基本建设管理单位要根据国家的有关政策和工程预算的具体规定，认真组织和积极做好基本建设预算的编制工作并对施工单位报送的工程预算进行认真细致审核，特别是对预算定额没有的，需要换算、套算的项目更应认真审核，防止施工单位多算、重算、错算。

第五十九条　基本建设财务管理的任务

（一）反映和监督基本建设概预算、基本建设计划和财务计划的执行情况。

（二）反映和监督基本建设资金的使用情况及其经济核算，提高投资效益。

（三）维护国家财政制度和财经纪律及财经法规。

第六十条　基本建设资金的管理

对各项基本建设资金来源必须加强管理，及时进行反映和监督。

（一）经批准立项并列入基本建设计划的工程，其资金收入归口财务部管理和控制，财务部根据工程进度和资金情况统筹安排供应。

（二）加强核算和监督，控制和降低基本建设造价，进行经济核对分析，提高基本建设投资效益。

第六十一条　基本建设支出的管理

（一）坚持计划控制总支出原则。所有基建项目各个分项（包括主体工程、配套工程及应分摊其他基建支出）不能突破总计划。基建房产科应加强施工过程的修改和增项工程的控制，在不突破总计划的前提下，工程项目的修改和增项工程造价在1万元以上的，须经院长办公会议审批，并须向财务部报送工程调整预算。

（二）基本建设支出正常开支控制

基本建设投资按照投资额构成的不同内容，主要分为建筑安装工程投资、设备投资和其他基本建设投资。

1.建筑安装工程支出主要体现为基建工程款的支付。由现场施工人员根据合同和工程进度提出预付款建议，报基建房产科、审计科及主管院长审核同意，院长批准，财务部核对合同后付款。预付工程款超过70％时，原则上一律不再支付预付款，待工程决算审计后，再凭工程发票办理结算手续。

2.工程设备投资包括需要安装设备和不需要安装设备，其中部分设备由医院购置，部分设备由施工单位根据设计图纸采购。对工程所需的配套设备，从采购到安装调试，基建房产科现场管理人员应加强管理，检查设备的产地厂家、规格型号、功能、价格等指标是否符合设计图纸要求；设计图纸没有明确规定的，应及时向领导汇报请示。

3.其他基本建设支出，在不影响工程质量和使用的前提下，坚持勤俭节约的原则，管理费用的开支应严格控制。

第十三章　财务报告与分析

第六十二条　财务报告是指反映医院一定时期的财务状况和业务开展成果的总括性书面文件，包括资产负债表、收入费用表、医疗活动收入费用明细表、净资产变动表、现金流量表、医院各科室直接成本表、医院临床服务类科室全成本表、医院临床服务类科室全成本构成分析表、有关附表、会计报表附注以及财务情况说明书。

财务情况说明书主要说明医院的业务开展情况、预算执行情况、财务收支状况、成本控制情况、负债管理情况、资产变动及利用情况、基本建设情况、绩效考评情况、对本期或下期财务状况发生重大影响的事项、专项资金的使用情况、其他需要说明的事项。

第六十三条　医院应通过相关指标对医院财务状况进行分析，具体分析参考指标详见附录二。

第六十四条　医院应当按月度、季度、年度向主管部门（或举办单位）和财政部门报送财务报告。

医院年度财务报告应按规定经过注册会计师审计。

第六十五条　医院在办理年度决算前，应对财产物资、债权、债务进行全面清查盘点，并编制盘存表，对盘盈、盘亏、报废、毁损等按本制度规定及时处理。

第十四章　财务监督

第六十六条　财务监督是由监督主体（单位或个人）依据国家的财经法规及有关规章制度为标准，采用一定的方法，对被监督客体单位活动进行监察、检查、评价和督导的活动总和。

财务监督是国家经济监督的重要组成部分，是财务管理的一个重要职能，对医院加强经济管理具有重要意义和作用，可以保证医院财务预算的实现和事业计划的完成。

（一）保证国有资产的完整性，维护国家利益。

（二）保证医院的一切财务活动符合国家财经法规，贯彻执行有关财务规章制度。

（三）促进医院财务管理水平和医院"两个效益"的改善和提高。

（四）促进医院增收节支工作的开展，堵塞管理上的漏洞，提高资金的使用效益。

（五）保证会计信息的真实性、准确性、可靠性，为财务决策的科学化提供可靠的基础。

第六十七条　医院必须接受国家有关部门组织实施的财务监督，并建立严密的内部监督制度。

（一）有关部门的监督

1.审计监督：国家各级审计机关或院内审计部门对医院各项财务收支活动和业务活动的真实性、正确性和合法性进行审计。

2.财政监督：医院的上级业务主管部门或财政机关对医院的财务收支及其资源配置进行全面监督。包括财务管理体制监督、预算监督、投资监督、信贷监督、财务监督和会计监督等。

3.税收监督：指国家税务机关依照有关法律对医院的有关经济活动进行检查、督促，要求医院按章纳税。

4.银行监督：各类银行和金融机构对医院的货币资金运转进行的全面监督。

5.物价监督：国家各级物价管理部门对医院的各种收费项目进行的监督。

（二）医院内部监督，是指医院根据有关法规建立的内部财务牵制制度和对院内核算单位的财务活动进行的监督。在实行内部监督时应处理好如下几种关系：

1.监督与服务的关系。

2.重点与一般的关系。

3.专业与群众的关系。

4.原则性与灵活性的关系。

第六十八条　医院的财务监督包括事前监督、事中监督和事后监督。

（一）财务监督的形式

1.事前监督，是指对医院财务活动实施以前的准备阶段所进行的监督。主要检查和审核被监督单位制定的计划、方案、预算开展以及项目实施的效果是否符合国家有关方针政策，对资金的使用效益作出分析和评价，避免重大的财务决策失误。具体来说，事前监督就是财务参与医院的设备与物资购置及工程项目的计划、分析、预测。

2. 事中监督，是指对财务活动在实施过程中所实施的监督，以便了解和掌握财务计划执行过程中的不足与偏差，及时采取措施，解决问题。具体来说，就是财务参与医院重大设备与物资的采购，深入基建与重大维修项目现场了解情况。

3. 事后监督，是指一项业务活动或一定时期的财务实施完成后，对其财务收支、成本、费用、效益等多方面的情况实施全面的评价监督。以便分析问题，找出原因，总结经验和教训，提出改进意见与建议。

（二）财务监督的内容

1. 监督医院综合财务计划的编制和实施。

2. 监督医院经费收入与分配的管理。

3. 监督医院经费的合理开支。

4. 监督货币资金和实物资产的管理。

第六十九条　建立健全各级经济责任制和建立健全财务负责人离任审计制度是实施财务监督的保障。

（一）建立和健全各级经济责任制是实施财务监督的一个重要内容。

（二）建立和健全离任审计制度是对医院各级财务工作领导（包括院长）任期届满即将卸任之时，对其工作业绩、经济责任和相应时期内财务状况的变动情况予以审计。使每位任职责任人员能对其岗位负责，在任期内强化约束，使其管理下资金和财务管理与事业发展相平衡，强化经济责任人财务监督的主动性和责任心，将医院的财务监督工作抓紧抓实抓好。

第七十条　医院财会人员有权按《中华人民共和国会计法》（以下简称《会计法》）及其他有关规定行使财务监督权。对违反国家财经法规的行为，有权提出意见并向上级主管部门和其他有关部门反映。依照《会计法》的要求，医院财务人员在执行财务监督中必须做到：

（一）依法办事，坚持原则。

（二）实事求是，具体分析。

（三）总结经验，不断提高。

第十五章 附 则

第七十一条 医院举办非独立法人分支机构的收支是医院财务收支的一部分，必须纳入医院财务统一管理，合并编制财务报告。

第七十二条 本制度由财务部负责解释。

第七十三条 本制度自发文之日起执行，凡与本制度不一致的，以本制度为准。

附录：1. 医院固定资产折旧年限表

2. 医院财务分析参考指标

附录一

医院固定资产折旧年限表

设备分类名称		折旧年限	备注
一、房屋及建筑物			
1. 业务用房	钢结构	50 年	—
	钢筋混凝土结构	50 年	—
	砖混结构	30 年	—
	砖木结构	30 年	—
2. 简易房		8 年	围墙、货场等
3. 其他建筑物		8 年	—
二、专用设备			
1. 医用电子仪器		5 年	心、脑、肌电图、监护仪器、除颤器、起搏器等
2. 光学仪器及窥镜		6 年	验光仪、裂隙灯、手术显微镜、内窥镜等
3. 医用超声仪器		6 年	超声诊断仪、超声手术刀、超声治疗机等
4. 激光仪器设备		5 年	激光诊断仪、激光治疗仪、激光手术设备等

设备分类名称	折旧年限	备注
5. 医用高频仪器设备	5 年	高频手术、微波、射频治疗设备等
6. 物理治疗及体疗设备	5 年	电疗、光疗、理疗、生物反馈仪等
7. 高压氧舱	6 年	—
8. 中医仪器设备	5 年	脉象仪、舌象仪、经络仪、穴位治疗机、电针治疗仪器
9. 医用磁共振设备	6 年	永磁型、常导型、超导型等
10. 医用 X 线设备	6 年	X 射线诊断、治疗设备、CT、造影机、数字减影机、X 光刀
11. 高能射线设备	8 年	医用加速器、放射治疗模拟机等
12. 医用核素设备	6 年	核素扫描仪、SPECT、钴 60 机、PET 等
13. 临床检验分析仪器	5 年	电泳仪、色谱仪、生化分析仪、血氧分析仪、蛋白测定仪、肌肝测定仪、酶标仪等
14. 体外循环设备	5 年	人工心肺机、透析机等
15. 手术急救设备	5 年	手术床、麻醉机、呼吸机、吸引器等
16. 口腔设备	6 年	牙钻、综合治疗台等
17. 病房护理设备	5 年	病床、推车、婴儿暖箱、通信设备、供氧设备等
18. 消毒设备	6 年	各类消毒器、灭菌器等
19. 其他专用设备	5 年	以上未包括的医药专用设备等
三、通用设备		
1. 计算机设备	6 年	服务器、计算机、打印机及存储设备等
2. 通信设备	5 年	电话、传真等
3. 办公设备	6 年	—
4. 车辆	10 年	—
5. 图书档案设备	5 年	—
6. 机械设备	10 年	锅炉、电梯、空调机组、冷藏柜等
7. 电气设备	5 年	发电机、冰箱、空调、洗衣机等
8. 雷达、无线电和	10 年	卫星导航设备
9. 广播、电视、电影设备	5 年	—
10. 仪器仪表	5 年	电表、万能表、显微镜等
11. 电子和通信测量设备	5 年	彩电、摄像机等
12. 计量标准器具及量具、衡器	5 年	—
13. 其他通用设备	5 年	—

设备分类名称	折旧年限	备注
四、家具、用具及装具		
1. 家具	15 年	−
2. 用具、装具	5 年	−

附录二

医院财务分析参考指标

指标名称	计算公式	反映内容
一、预算管理指标		
（一）预算执行率	预算收入执行率 = 本期实际收入总额 / 本期预算收入总额 ×100% 预算支出执行率 = 本期实际支出总额 / 本期预算支出总额 ×100%	预算执行率反映医院预算管理水平
（二）财政专项拨款执行率	财政专项拨款执行率 = 本期财政项目补助实际支出 / 本期财政项目支出补助收入 ×100%	财政专项拨款执行率反映医院财政项目补助支出执行进度
二、结余和风险管理指标		
（一）业务收支结余率	业务收支结余率 = 业务收支结余 /（医疗收入 + 财政基本支出补助收入 + 其他收入）×100%	业务收支结余率反映医院除来源于财政项目收支和科教项目收支之外的收支结余水平，能够体现医院财务状况、医院医疗支出的节约程度以及医院管理水平
（二）资产负债率	资产负债率 = 负债总额 / 资产总额 ×100%	资产负债率反映医院的资产中借债筹资的比重
（三）流动比率	流动比率 = 流动资产 / 流动负债 ×100%	流动比率反映医院的短期偿债能力
三、资产运营指标		
（一）总资产周转率	总资产周转率 =（医疗收入 + 其他收入）/ 平均总资产	总资产周转率反映医院运营能力。周转次数越多，表明运营能力越强；反之，说明医院的运营能力较差
（二）应收账款周转天数	应收账款周转天数 = 平均应收账款余额 ×365/ 医疗收入	应收账款周转天数反映医院应收账款流动速度
（三）存货周转率	存货周转率 = 医疗支出中的药品、卫生材料和其他材料支出 / 平均存货	存货周转率反映医院向病人提供的药品、卫生材料、其他材料等的流动速度以及存货资金占用是否合理

指标名称	计算公式	反映内容
四、成本管理指标		
（一）每门诊人次收入、每门诊人次支出及门诊收入成本率	每门诊人次收入 = 门诊收入 / 门诊人次	门诊收入成本率反映医院每门诊收入耗费的成本水平
	每门诊人次支出 = 门诊支出 / 门诊人次	
	门诊收入成本率 = 每门诊人次支出 / 每门诊人次收入 ×100%	
（二）每住院人次收入、每住院人次支出及住院收入成本率	每住院人次收入 = 住院收入 / 出院人次	住院收入成本率反映医院每住院病人收入耗费的成本水平
	每住院人次支出 = 住院支出 / 出院人次	
	住院收入成本率 = 每住院人次支出 / 每住院人次收入 ×100%	
（三）百元收入药品、卫生材料消耗	百元收入药品、卫生材料消耗 = 药品、卫生材料消耗 /（医疗收入 + 其他收入）×100%	百元收入药品、卫生材料消耗反映医院的药品、卫生材料消耗程度，以及医院药品、卫生材料的管理水平
五、收支结构指标		
（一）人员经费支出比率	人员经费支出比率 = 人员经费 /（医疗支出 + 管理费用 + 其他支出）×100%	人员经费支出比率反映医院人员配备的合理性和薪酬水平高低
（二）公用经费支出比率	公用经费支出比率 = 公用经费 /（医疗支出 + 管理费用 + 其他支出）×100%	公用经费支出比率反映医院对人员的商品和服务支出的投入情况
（三）管理费用率	管理费用率 = 管理费用 /（医疗支出 + 管理费用 + 其他支出）×100%	管理费用率反映医院管理效率
（四）药品、卫生材料支出率	药品、卫生材料支出率 =（药品支出 + 卫生材料支出）/（医疗支出 + 管理费用 + 其他支出）×100%	药品、卫生材料支出率反映医院药品、卫生材料在医疗业务活动中的耗费
（五）药品收入占医疗收入比重	药品收入占医疗收入比重 = 药品收入 / 医疗收入 ×100%	药品收入占医疗收入比重反映医院药品收入占医疗收入的比重
六、发展能力指标		
（一）总资产增长率	总资产增长率 =（期末总资产 − 期初总资产）/ 期初总资产 ×100%	总资产增长率从资产总量方面反映医院的发展能力
（二）净资产增长率	净资产增长率 =（期末净资产 − 期初净资产）/ 期初净资产 ×100%	净资产增长率反映医院净资产的增值情况和发展潜力
（三）固定资产净值率	固定资产净值率 = 固定资产净值 / 固定资产原值 ×100%	固定资产净值率反映医院固定资产的新旧程度

差旅费管理办法

第一章 总 则

第一条 为贯彻落实《党政机关厉行节约反对浪费条例》，加强和规范本院差旅费管理，参照《财政部关于印发〈中央和国家机关差旅费管理办法〉的通知》（财政部文〔2013〕531号）（以下简称《办法》）、《湖南省省直机关差旅费管理办法》（湘财行〔2014〕15号）和《湖南省省直机关差旅住宿费标准明细表》（湘财行〔2016〕7号）文件精神，结合医院实际，制定本办法。

第二条 本办法适用于全院各级各类在岗在职工作人员。

第三条 本办法所指差旅费是指医院工作人员离开本地城区（不含出国出境）开展公务活动所必需的费用（包括公务出差及参加会议、进修培训、调动工作、挂职锻炼、实习等所必须的费用）。其开支范围包括城市间交通费、住宿费、伙食补助费和市内交通费等。差旅费实行凭据报销与定额包干相结合的办法。

第四条 各科室要切实贯彻勤俭节约的原则，严格执行出差报销审批制度，从严控制出差人数和天数；严格差旅费预算管理，控制差旅费支出规模。

工作人员出差前必须通过医院 OA 系统按要求填写《干部（职工因公外出（国内境内）审批表》并上传会议通知、讲学邀请函等材料进行审批，由相关领导或部门核准后方能成行。如情况特殊事前无法及时办理，务必在第一时间向所在科室、职能部门、主管院领导及经费管理部门口头报备，并在返院三个工作日内补办有关手续。

第五条　出差人员不得向接待单位提出正常公务活动以外的要求，不得在出差期间接受违反规定用公款支付的宴请、游玩和非工作需要的参观，不得接受礼品、礼金和土特产品等。严禁无实质内容、无明确公务目的的差旅活动，严禁以任何名义和方式变相旅游，严禁异地部门间无实质内容的学习交流和考察调研。严肃财经纪律，加强党风廉政建设，对违反差旅费报销规定的按照有关要求严肃处理。

第六条　各科室工作人员出差及差旅费用报销审批规定如下：

（一）副处级领导出差由院长和书记审批，院长和书记出差互相进行审批。

（二）临床医技科室主任（含主持工作的副主任）出差，须由医务部部长、主管院领导、总会计师、院长和书记审批，并报党委（医院）办公室备案；其他部门科室负责人出差须由主管院领导、总会计师、院长和书记审批，并报党委（医院）办公室备案；护理人员出差须由护理部主任、主管院领导、总会计师、院长审批，护士长出差还须加报书记审批，并报党委（医院）办公室备案；其他人员出差须由科主任、主管院领导和总会计师审批。凡未经批准擅自出差的，差旅费用不予报销。

（三）报销差旅费用时，按《医院财务报账与支付规定》的要求进行审批，出差前已签批的不重复审批。

（四）由专项资金开支的出差审批也属此范畴。

第二章　城市间交通费和住宿费

第七条　出差人员要按照规定等级乘坐交通工具和住宿。未按规定等级乘坐交通工具和住宿的，超支部分自理。

第八条　出差人员出差乘坐交通工具等级标准，参照湖南中医药大学目前差旅费管理办法中的等级标准。

（一）乘坐交通工具等级标准：

级别	交通工具	火车（含高铁、动车、全列软席列车）	轮船（不包括旅游船）	飞机
省部级及相当职务人员		火车软席（软座、软卧）、高铁／动车商务座、全列软席列车一等软卧	一等舱	头等舱
厅局级及相当职务人员		火车软席（软座、软卧）、高铁／动车一等座、全列软席列车一等软卧	二等舱	经济舱
其余人员		火车软席（软座、软卧）、高铁／动车二等座、全列软席列车二等软卧	三等舱	经济舱

（二）院士比照"省部级及相当职务人员"差旅费标准执行；正教授、研究员、由单位聘任相应职级的，比照"厅局级及相当职务人员"差旅费标准执行（人员名单由院组织与人力资源部提供）。

省部级及相当职务人员出差，因工作需要，随行一人可乘坐同等级公共交通工具。

（三）工作人员同时具有行政职务和专业技术职称的，报销交通费和住宿费时就高不就低。

第九条　城市间交通费开支办法

（一）到出差目的地有多种交通工具可选择时，出差人员在不影响公务、确保安全的前提下，应当选乘经济便捷的交通工具。

（二）乘坐火车，从当日晚8时至次日晨7时乘车6小时以上，或连续乘车超过12小时的，可购同席卧铺票，凭票报销。

（三）院领导出差，因工作需要，随行人员可乘坐同等级交通工具，但应本着节约原则尽量控制随行人员。

（四）出差人员乘坐飞机要从严控制。出差路途较远或出差任务紧急的，经总会计师批准后可乘坐飞机。

（五）出差人员乘坐飞机的，其乘坐往返机场（包括出发地和目的地）的专线车费用、民航发展基金、燃油附加费（限每人每次一份），可凭票报销。

（六）出差人员从出发地或目的地，往返机场、车站、码头的出租车票可凭票报销。

（七）乘坐飞机、火车、轮船等交通工具的，每人次可以购买交通意外保险一份，凭票报销。如医院统一购买交通意外保险的，不再重复购买。

（八）凡符合本条第一款的规定而未购买卧铺票的，按实际乘坐的硬座票价的80％给予补助。可以乘坐软卧而改乘硬卧的，不再给予补助。

第十条　住宿费开支办法（开支标准见附表2）

（一）出差人员在住宿费开支标准上限以内选择安全、经济、便捷的宾馆住宿，凭票报销。

（二）单人出差或男、女出差人员为单数，其单个人员可选择单间或标准间住宿，其住宿费按照不超过上述规定限额标准两倍凭票报销，超过部分自理。

（三）出差人员无住宿费发票一律不予报销住宿费。出差人员由接待单位免费接待住宿的，不予报销住宿费。

第三章　伙食补助费和市内交通费

第十一条　出差人员的伙食补助费和市内交通费以城市间交通票据或住宿费票据为凭据，按出差自然（日历）天数实行定额包干补助，不再凭票报销。不分途中和住勤，伙食补助费每人每天的补助标准为：省内、省外100元（另：西藏、青海、新疆均为120元），市内交通费每人每天的补助标准为：省内、省外80元。

出差人员当天往返的（不含往返长沙城区至黄花机场），按一天计算核报伙食补助费和市内交通费。

工作人员被上级部门抽调、外借等，不报销伙食补助费，如上级部门有明文规定，则从其规定。

第十二条　出差人员由接待单位统一安排伙食的，如不需个人负担伙食费，无论有无住宿费票据，不再报销住勤期间伙食费；如需个人负担伙食费的，出差人员应在伙食补助费定额包干标准内向接待单位交纳伙食费，出差人员凭接待单位开具的伙食费收据回单位报销住勤期间伙食费。

第十三条　出差人员自带公务交通工具或由其他单位免费提供交通工具的，应如实申报，不予补助市内交通费。由接待单位或其他单位提供交通工具的，应按规定标准向接待单位或其他单位交纳相关费用，凭收费票据回单位报销。自带私人交通工具出差的，按第九条规定计发市内交通补助，城市间往返油费按城市间经济便捷交通工具票价标准计发，过路过桥费凭票实报。

第十四条　为鼓励出差人员乘坐火车，对连续乘坐火车超过10小时（含10小时）的，可凭车票增加伙食补助费40元；在此基础上连续乘火车时间每满6小时可再增加40元，依此类推。

第十五条　从当日晚8时至次日晨7时乘坐长途汽车或轮船最低一级舱位超过6小时的，可加发伙食补助费40元。

第四章　参加会议、培训和外派的差旅费

第十六条　工作人员离开本地城区参加会议、非脱产短期培训（半个月以内），视同出差，其交通费、住宿费、伙食补助费凭会议、培训通知及相关票据在本办法规定的标准上限内报销；在途期间的市内交通费按本办法规定标准报销；会议、培训期间的市内交通费减半报销。会议统一安排食宿（即非食宿自理）的，不予报销会议期间的住宿费、伙食补助费。会议费用中包括食宿时不再享受食住费用。

第十七条　经医院批准，离开本地城区带薪参加各类脱产培训学习并在培训机构食宿的，学习期间每人每天伙食补助费标准为：省外50元，省内40元，在途期间伙食补助费按本办法第九条出差标准报销，往返交通费同出差标准凭票据报销，学习期间发生的交通费和市内交通费不予报销，若进修培训期间跨学期，则每学期报销一趟往返车、船费。出省脱产培训学习，原则上先由培训机构安排住宿，培训机构不能安排住宿需由本人自己安排的，应事先报总会计师批准，按每晚50元标准凭票报销。在本地城区参加脱产培训学习的不予报销伙食补助和住宿费，往返交通费（不含出租车）凭票据实报销。经医院批准参加学历（学位）学习的（含高等学校、研究生课程进

修班、专业证书班、函授面授等脱产与不脱产学习），一律不补发伙食补助和市内交通费。

第十八条　经组织批准，工作人员到常驻地以外地区实（见）习、挂职锻炼、跟班学习、支援工作（如医生下乡）等，在途期间（仅指首次前往和期满返回）的城市间交通费、住宿费、伙食补助费和市内交通费，按照本办法差旅费规定回原单位报销。工作期间每人每天伙食补助费标准为：省外50元，省内40元，伙食补助费回原单位报销，工作期间住宿费和市内交通费不得报销。工作期间出差的差旅费，按照当地差旅费管理规定执行，由接收单位承担。

第十九条　援藏援疆人员休假及配偶探亲差旅费的报销，按照湖南省援藏援疆干部有关待遇规定执行。相关差旅费标准低于本办法规定的，从本办法规定。

第五章　调动、搬迁的差旅费

第二十条　工作人员调动工作在途期间的交通费、住宿费、伙食补助费和市内交通费，按上述差旅费规定，由调入单位报销。其行李、家具等托运费由调入单位凭据报销。托运费只能报销一次。

第二十一条　与工作人员同住的父母、配偶、子女和必须赡养的家属，如果随同调动的，其差旅费和托运费按照第十八条办理；经调入单位同意，暂不随同调动的，以后迁移时的差旅费仍由调入单位报销。

第二十二条　按有关规定，并经组织批准，将原未随本人同住的父母、配偶、子女和必须赡养的家属迁至工作单位所在地的，由工作人员所在单位按第十九条规定报销差旅费。

第二十三条　由部队转业到医院工作的人员，其差旅费按第十八条规定报销。

第六章　报销的基本程序及注意事项

第二十四条　报账的基本程序

（一）凡出差报销须填写《旅差费报销单》，所列项目应填写清楚。其中，大小写金额不得涂改、刮擦。

（二）将有关原始票据按要求整齐地粘贴于报销单后，单据较多时可另附纸粘贴。

（三）因公外出（国内境内）均在外出前通过医院 OA 系统按要求填写《干部（职工因公外出（国内境内）审批表》进行审批。外出回院后，可携 OA 系统打印的审批表及需报销的票据、相关书面通知至财务部报销。

未尽事项按照《医院财务报账与支付规定》执行。

第二十五条　原始凭证的基本要素及报销要求

原始凭证在这里是指车船票、购买物品或支付费用等取得的税务发票和财政部门统一制定的行政事业性收费收据等。

1. 原始凭证的基本要素：①凭证的名称；②填制凭证的日期；③填制凭证单位的名称或者填制人的姓名；④经办人员的签名或盖章；⑤接受凭证单位的名称；⑥经济业务事项的内容、数量、单位、金额。

2. 原始凭证的报销要求：①原始凭证填制的基本要素应齐全，内容要真实；②原始凭证必须盖有填制单位的公章（财务专用章或发票专用章）；③大写金额和小写金额必须相符；④原始凭证所记载的各项内容均不得涂改，若记载的内容有错误，应由出具单位重开或更正，更正后必须由出具单位在更正处加盖公章。如金额出现错误则不得更正，只能重开；⑤所有报销票据必须符合国家有关票据报销规定，否则不予报销。

第二十六条　差旅费报销有关注意事项

1. 报账人须在报销单上填写清楚出差人数、姓名和职称、出差事由、起讫时间及地点。

2. 差旅费报销按本文件规定办理，出差人员不得超标准住宿和乘坐飞机。

因公确需乘坐飞机、软席卧铺或超标准住宿的，须在财务审核计算前，报总会计师在机票、软席卧铺及住宿发票背面签批后方可报销，否则一律按火车票价或住宿基本标准执行。

3. 出差地市内出租车票按规定一般不予报销；科级及副高职称以上人员因公确需乘坐出租车的，须在财务审核计算前，报总会计师在出租车票背面签批后方可报销。已报销出租车票的，将不再享受市内交通费补助。

4. 出差参加会议的须将会议通知附于报销单后。

5. 一事一单，不得将数次出差合并一单报销。

6. 出差期间购买物品、资料的费用及业务招待费等，需加填费用报销单并按照《医院财务报账与支付规定》的要求报销，不得合并在差旅费中报销。

7. 订票手续费不得超过车船等票价的 15%，退票费一般不予报销。但确属因公需要退票的，由经办人写明原由凭退票单据报主管院领导和总会计师签批后报销。

8. 车船票遗失的必须书面说明情况（注明乘坐的交通工具、起讫地点、时间、票价等）并由科主任签字证实，主管院领导和总会计师签字审批，由会计人员审核报销，如遗失票票价在出差者应该享受的交通工具的等级票价以内，则按实报销，否则按应该享受的交通工具的等级票价报销。

9. 出差人员回单位后一周之内，应到财务管理办公室报账。

10. 报销票据上出现单位盖章或盖章有效字样时，必须加盖出票单位印章方可报销。印章不清晰，视同无印章不予报销。

11. 所贴车票必须与差旅费报销单上所填写的起止日期、出差路线一致。如果所附车票没有明确标明起止地点的，应自己写上。

12. 对非同一次乘车却出现票号相连的票据现象，将不予报销。

13. 发票必须是印有"全国统一发票监制章"的正规发票，发票的户名必须写全称。跨行业（住宿发票、餐饮发票、商业零售发票等）发票不可相互混用。

14. 出差借款后如果借款事由没有发生，应在确认借款事由不会发生之日起 3 个工作日内退回所借款项。

15. 工作人员出差借款额，应根据出差预计天数和出差包干标准及路费预计数借支。出差借款，本着"前账不清、后账不借"的原则，上一次借款未清的一般不再办理借款，特殊情况须由院长特批后方可再次借支。财务经办人员要对此严格把关控制。

16. 无特殊情况时，每周一、三、五为财务报销时间。

17. 职工按规定探望父母、配偶的，只报销城市间交通费（飞机票除外），由组织与人力资源部按规定审核计算，不报销住宿费、伙食补助费和市内交通费等其他费用。

18. 工作人员出差或调动工作期间，经医院主管领导批准就近回家省亲办事的，其绕道城市间交通费，扣除出差直线单程交通费，超出部分由个人自理。绕道和在家期间不予报销住宿费、伙食补助费和市内交通费。

第七章　监督问责

第二十七条　财务部和各业务科室应当加强工作人员出差活动和经费报销的内控管理，对出差审批制度、差旅费预算及规模控制负责，相关院领导、财务人员等应对差旅费报销进行审核把关，确保票据来源合法，内容真实、完整、合规。对未经批准擅自出差、不按规定开支和报销差旅费的人员将进行严肃处理。发现问题要及时处理，重大问题应首先向院长和总会计师报告。

第二十八条　财务部和各业务科室应当自觉接受监察、审计部门对出差活动及相关经费支出的审计监督。每年由监察、审计部门组织相关人员对差旅费管理和使用情况进行监督检查，主要内容包括：

（一）差旅审批制度是否健全，出差活动是否按规定履行审批手续。

（二）差旅费开支范围和标准是否符合规定。

（三）差旅费报销是否符合规定。

（四）差旅费管理和使用的其他情况。

第二十九条　工作人员出差期间，应按本办法规定标准自觉向接待单位交纳住宿费和伙食补助费。出差期间，因非工作需要的参观而开支的费用，均由个人自理。出差人员不得向接待单位提出正常公务活动以外的要求，不得在出差期间接受违反规定用公款支付的宴请、游玩和非工作需要的参观，不得接受礼品、礼金和土特产品等。

第三十条　违反本办法规定，有下列行为之一的，依法依规追究相关部门和人员的责任：

（一）出差审批控制不严的。

（二）虚报冒领差旅费的。

（三）擅自扩大差旅费开支范围和提高开支标准的。

（四）不按规定报销差旅费的。

（五）其他违反本办法行为的。

有前款所列行为之一的，由院纪检监察会同有关部门责令改正，违规资金应予追回，并视情况予以通报。对直接责任人和相关负责人，报请院党委、纪委按规定给予党纪、政纪处分。涉嫌违法的，由院纪委移送司法机关处理。

第八章　附　则

第三十一条　各项差旅费用凡有专项经费的要优先从专项经费列支。

第三十二条　因公临时出国和因公短期出国培训人员国外差旅费报销分别按财政部、外交部《因公临时出国经费管理办法》（财行〔2013〕516号）和财政部、国家外国专家局《因公短期出国培训费用管理办法》（财行〔2014〕4号）的规定执行。

第三十三条　本办法自发文之日起实行，原相关管理办法同时废止。其他有关差旅费管理规定与本办法不一致的，按照本办法执行。

第三十四条　本办法由医院财务管理办公室负责解释。

成本核算管理办法

第一章　总　则

第一条　为了规范医院成本管理工作，加强成本核算与控制，提高医院绩效，依据《医院财务制度》《关于加强公立医院财务和预算管理的指导意见》《事业单位成本核算基本指引》（财会〔2019〕25号）、《公立医院成本核算规范》《政府会计制度》《关于医院执行〈政府会计制度〉的补充规定》和《关于医院执行〈政府会计制度〉的衔接规定》及有关财经法律法规，结合医院财务管理实际情况，特制定本办法。

第二条　本办法适用于全院各科室开展成本核算及管理工作。

第三条　本办法所称成本管理包括成本核算、成本分析、成本控制、成本考核与评价等管理活动。

第四条　成本核算与管理遵循统一领导、分步推进、分工负责、科学有效、控制合理、成本最优化原则。

第二章　成本管理的组织机构与职责

第五条　医院成立成本管理工作领导小组，医院院长任组长，总会计师任副组长，成员由党委（医院）办公室、财务部、运营与绩效管理部、医疗保障部、组织与人力资源部、信息中心、基建房产科、资产装备部、动力中心、后勤保障部、医务部、护理部、药学部、制剂中心等相关部门负责人组成。领导小组是成本管理的决策和监督机构，其主要职责是：

（一）明确医院各部门在成本管理中的职责，督促各部门落实工作任务。

（二）制订医院成本管理工作制度和工作流程，督促提高成本数据的准确性和及时性。

（三）确定成本核算对象，包括核算单元（核算科室）、核算项目及核算病种等。

（四）结合成本分析数据及成本管理建议，确定年度医院成本控制方案。

（五）建立成本管理考核制度和考核指标，纳入医院绩效考核体系。

第六条　医院成本管理工作办公室设在财务部，作为成本管理工作领导小组的日常办事机构。医院财务部设立成本核算工作岗位，配备 2 名专职成本会计。成本管理工作办公室的主要职责是：

（一）依据《医院财务制度》《政府会计制度》和本办法要求，制定医院内部成本管理实施细则、岗位职责及相关工作制度等。

（二）收集、处理成本数据，按照有关规定定期编制和报送成本报表。

（三）开展成本分析，提出成本控制建议，为医院成本管理工作领导小组管理、决策提供支持和参考。

（四）组织落实医院成本管理工作领导小组的决定，监督实施成本控制措施。

（五）主持成本考核制度的制定，并组织实施。

（六）开展院内成本管理业务培训和工作指导。

（七）建立健全成本管理档案。

第七条　医院各业务科室需确定兼职成本核算员；其他职能部门需确定成本专管员。医院各业务科室和其他职能部门的主要职责是：

（一）按照成本管理工作领导小组的部署，在成本管理工作办公室的指导下，按照相关规定和要求定期完成本科室和本部门成本核算相关信息及资料的记录、统计、核对与报送等工作。

1.财务部、运营与绩效管理部：做好定额、预算的制定和修订工作，严格按照国家和上级规定设置会计科目，正确划分业务支出和其他支出、经常性支出和非经常性支出、直接费用和间接费用、固定成本和变动成本、可控成本和不可控成本、本期费用和下期费用，以及各成本核算对象之间的界限。凡从财务部直接报销支出的成本的初次归集由财务部负责统计和报送。

2. 组织与人力资源部：统计各部门人力成本（包括职工薪酬、社会保障等）和人员分布变动情况。开展医疗服务项目成本核算时，需在医疗服务项目成本核算期间，细化采集科室人员相关数据，包括科室代码、科室名称、人员代码、人员姓名、人员职称，以及各项人员经费明细内容。

3. 党委（医院）办公室：负责各科外线电话费及其他通信费用的统计和报送。

4. 动力中心、后勤保障部、基建房产科等部门：负责各部门水、电、气、油耗用（量、额）、房屋维修保养、维修工作量等，以及建筑物面积丈量等与成本计量有关的信息统计和报送。

5. 资产装备部：负责与财务部共同确定财产物资的计价方法，建立各项财产物资收发、领退、转移、报废、清查盘点制度，健全与成本核算有关的各项原始记录；统计和报送各部门领用或消耗的材料、低值易耗品等成本信息。负责各部门固定资产（含专用设备、一般设备及其他固定资产）使用分布与变动状态、设备维修保养等费用或其他与成本计量有关的信息统计和报送。

6. 供应室、血库、氧站：负责各部门实际领用有关物品的数量或发生的相关费用，及其他与成本计量有关的信息统计和报送。

7. 麻醉手术科：负责手术麻醉用品实际消耗数量及其他与成本计量有关的信息统计和报送。

8. 药学部、制剂中心：负责各部门从药库或药房领用药品的统计和报送。开展病种、DRG 等成本核算时药品费采集应细化到每份病历。

9. 统计部门：负责与成本有关的数据统计和报送。

10. 信息中心：负责成本核算与相关信息系统的衔接。

11. 其他相关成本核算单位及有关人员：按照本办法规定及内部成本核算管理制度的有关要求报送成本信息。

（二）执行成本管理工作领导小组的决定，实施成本控制。

第三章　基础工作与信息系统

第八条　基础工作

医院应加强成本核算的各项基础工作。核定各科室实际在岗人员数量，确定财产物资的计价方法，建立各项财产物资的收发、领退、转移、报废、清查盘点制度；健全与成本核算有关的各项原始记录；制定费用开支分配标准，明确费用审批程序与权限；做好定额、预算的制定和修订工作；建立内部结算制度；明确核算单位与成本项目编码。

第九条　信息系统

医院应根据成本核算要求，逐步完善成本核算管理信息系统，按照规范的路径准确采集工作量数据和其他相关信息。

（一）为避免数据的人工传递或二次录入，由产生数据的部门和相关责任人根据原始记录单负责将数据输入到电脑系统中，从业务发生的源头采集数据。

（二）为避免过多分摊造成数据失真，从业务发生的最小单位采集数据。

（三）为满足成本管理控制的需要，从业务发生的最明细项目采集数据。

成本核算管理系统必须满足内部信息系统和上级部门建立数据接口的需要，实现成本分摊的自动计算，并确保成本归集与分摊后成本核算与会计核算结果的一致性、可追溯性；须按规范输出不同核算对象的成本账簿与报表，进行成本分析，满足科室核算与绩效考核的需要。

第四章　成本核算

第十条　医院成本是医院为开展医疗服务活动而发生的各种消耗，其核算范围包括：

（一）人员经费：是指医院业务科室发生的工资福利支出、对个人和家庭的补助支出。工资福利支出包括基本工资、绩效工资（津贴、补贴、奖金）、社会保障缴费、伙食补助费和其他工资福利支出。对个人和家庭的补助支出包括离休费、退休费、退职费、抚恤金和生活补助费、救济费、医疗费、住房公积金、住房补贴、助学金和其他对个人和家庭的补助支出。

（二）卫生材料费：是指医院业务科室发生的卫生材料耗费。

（三）药品费：是指医院业务科室发生的药品耗费。

（四）固定资产折旧费：是指按规定提取的固定资产折旧。

（五）无形资产摊销费：是指按规定计提的无形资产摊销。

（六）提取医疗风险基金：是指按规定计提的医疗风险基金。

（七）其他运行费用：行政及后勤部门发生的人员经费、公用经费、医院统一负担的离退休人员经费、坏账损失、利息支出、汇兑损益、办公费、印刷费、咨询费、手续费、水电费、邮电费、取暖费、物业管理费、差旅费、维修维护费、租赁费、会议费、培训费、公务接待费、其他材料费、低值易耗品费、福利费、工会经费、公务用车运行维护费及其他商品和服务支出等。

成本项目核算数据应当与《政府会计准则》"业务活动费用""单位管理费用"等科目的有关明细科目数据保持衔接，并确保与财务报表数据的同源性和一致性。

第十一条　不属于成本核算对象的资源耗费，不计入该成本核算对象的成本。与开展医疗服务业务活动无关的费用，如经营费用、资产处置费用、上缴上级费用、对附属单位补助费、所得税费用等；以及不是直接为满足开展医疗服务业务活动需要所控制资产的折旧（摊销）费用，如公开基础设施折旧（摊销）费、保障性住房折旧费等，一般不计入成本。同时，根据《医院财务制度》规定，以下支出不得计入成本范围：

（一）不属于医院成本核算范围的其他核算主体及其经济活动发生的支出。

（二）在各类基金中列支的费用。

（三）国家规定不得列入成本的其他支出。

第十二条　成本的分类

（一）按成本计入的方法可分为直接成本和间接成本。

1. 直接成本：成本核算单元为进行医疗服务活动而直接发生的各项成本费用，无论能否直接计量都作为直接成本计入该成本核算单元。

2. 间接成本：为开展医疗服务活动而间接发生的各项成本费用，按照"谁受益、谁负担"的分配原则和分配标准分摊至该成本核算单元。

（二）按成本形态可分为固定成本和变动成本。

1. 固定成本：在一定时期、一定业务范围内，成本相对固定，不受业务量变化影响的成本项目。如固定资产折旧及无形资产摊销，人员经费中的对个人和家庭的补助支出及工资福利支出中的基本工资、津贴补贴、社会保障缴费、伙食补助费等。

2. 变动成本：在一定时期、一定业务范围内，成本总额与业务量呈正比例变化的成本项目。如人员经费中的奖金、绩效工资和其他工资福利支出，卫生材料费，药品费，提取医疗风险基金等。

第十三条　成本核算的分类

（一）根据成本核算目的，分为医疗业务成本、医疗成本、医院全成本和医疗全成本。

1. 医疗业务成本是指医院业务科室开展医疗服务活动自身发生的各种耗费。不含医院行政及后勤管理部门的耗费，不包括财政项目拨款经费、非同级财政拨款项目经费和科教经费形成的各项费用。

医疗业务成本＝临床服务类科室直接成本＋医疗技术类科室直接成本＋医疗辅助类科室直接成本＝临床、医技、医辅类科室直接成本之和（人员经费＋卫生材料费＋药品费＋固定资产折旧费＋无形资产摊销费＋提取医疗风险基金＋其他费用）

2.医疗成本是指医院为开展医疗服务活动，医院各业务科室和行政及后勤各部门自身发生的各种耗费。不包括财政项目拨款经费、非同级财政拨款项目经费和科教经费形成的各项费用。

医疗成本＝业务活动费用（不包括财政项目拨款经费、非同级财政拨款项目经费、科教经费形成的各项费用）＋单位管理费用（不包括财政项目拨款经费、非同级财政拨款项目经费、科教经费形成的各项费用）＝医疗业务成本合计＋行政后勤类科室直接成本（管理费用）＝∑临床服务类科室医疗成本

3.医疗全成本是指医院为开展医疗服务活动，医院各部门自身发生的各种耗费，以及财政项目拨款经费、非同级财政拨款项目经费形成的各项费用。

医疗全成本＝医疗成本＋财政项目拨款经费、非同级财政拨款项目经费形成的各项费用

4.医院全成本是指医院为开展医疗服务业务活动，医院各部门发生的所有耗费。

医院全成本＝医疗全成本＋科教经费形成的各项费用、资产处置费用、上缴上级费用、对附属单位补助费用、其他费用等各项费用

上述各科目含义应与会计核算口径一致。

（二）根据核算对象，分为科室成本、医疗服务项目成本、病种成本、诊次和床日成本。

1.科室成本核算，是指将医院业务活动中所发生的各种耗费，按照科室分类，以医院最末级科室作为成本核算单元进行归集和分配，计算出科室成本的过程。

2.医疗服务项目成本核算，是指以临床服务类、医疗技术类及医疗辅助类科室开展的医疗服务项目为对象，归集和分配各项支出，计算各项目单位成本的过程。

3.病种成本核算，是指以病种为核算对象，按一定流程和方法归集相关费用，计算病种成本的过程。

4.诊次和床日成本核算，是以诊次、床日为核算对象，将科室成本进一步分摊到门急诊人次、住院床日中，计算出诊次成本和床日成本的过程。

第十四条 医院成本核算应遵循相关性、真实性、适应性、及时性、可比性、重要性等原则。

（一）相关性原则。医院选择成本核算对象、归集分配成本、提供成本信息等应当与满足成本信息需求相关，有助于成本信息使用者依据成本信息作出评价或决策。

（二）真实性原则。医院应当以实际发生的经济业务或事项为依据进行成本核算，保证成本信息真实可靠、内容完整。

（三）适应性原则。医院进行成本核算，应当与医疗服务行业特点、特定的成本信息需求相适应。

（四）及时性原则。医院应当及时收集、处理、传递和报告成本信息，以便于信息使用者及时作出评价或决策。

（五）可比性原则。相同行政区域内不同医院，或者同一医院不同时期，对相同或相似的成本核算对象进行成本核算所采用的方法和依据等应当保持持续性和一致性，确保成本信息相互可比。

（六）重要性原则。医院选择成本核算对象、开展成本核算应当区分重要程度，对于重要的成本核算对象和成本项目应当力求成本信息精确，对于非重要的成本核算对象和成本项目可以适当简化核算。

第十五条 成本核算单元的确定

成本核算单元是基于医院业务性质及自身管理特点而划分的成本核算基础单位。每个核算单元应能单独计量所有收入、归集各项费用。财务部应为每个核算单元建立会计核算账户。成本核算单元具体分以下四类：

1.临床服务类（以下简称临床科室），指直接为病人提供医疗服务，并能体现最终医疗结果、完整反映医疗成本的科室，包括门诊科室、住院科室等。

2.医疗技术类（以下简称医技科室），指为临床服务类科室及病人提供医疗技术服务的科室，包括放射、超声、检验、血库、手术、麻醉、药剂、实验室等科室。

3. 医疗辅助类（以下简称医辅科室），是服务于临床服务类和医疗技术类的科室，为其提供动力、生产、加工、消毒等辅助服务，包括消毒供应、病案、门诊挂号收费、住院结算、医务、护理、质控等。

4. 行政后勤类，指除临床、医技和医辅科室之外的、从事行政后勤业务工作的科室，包括行政、后勤、科教管理等科室。

第十六条　成本核算单元的设置及编码原则

（一）医院成本核算单元的设置原则

1. 临床科室和医技科室以国家《医疗机构诊疗科目名录》（2012 版）为基础，依据本办法设置成本核算单元。医辅和行政后勤科室依据上级主管部门统一规定和本办法设置。医院设置的科室应满足成本管理需要，并与财务核算要求保持一致。

2. 临床科室中含有医技或医辅性质的实验室、检查室等，应按以下情况分别处理：

（1）如果该实验室等仅为所属科室服务，则不作为单独的核算单元，其成本直接计入其所属科室。

（2）如果该实验室等为多个科室服务，则应按其性质划归为医技或医辅的独立核算单元。例如：呼吸内科设实验室，且该实验室仅为呼吸内科服务，则其成本计入呼吸内科；神经内科设实验室，该实验室同时为神经内科、神经外科等多部门服务，则其归为医技科室。医技科室、医辅科室参照临床科室方法执行。

各临床、医技、医辅科室下设的办公室不作为单独的行政管理类核算单元，其成本直接计入其所属科室。

3. 医院中独立核算的法人单位不应列入医院成本核算单元。医院设置的成本核算单元应与会计核算范围一致。

4.医院成本核算单元设置应与本原则一致,如有差异需按本原则进行对应。医院各项与成本核算相关数据应按统一的核算单元进行归集,包括收入、工作量统计信息、物资领用、固定资产折旧、人员支出等数据。

(二)医院成本核算单元编码

成本核算单元的编码分为四级,前三级依据成本核算四类分类代码和《医疗机构诊疗科目名录》(2012版)中的诊疗科目一、二级代码设定,四级编码由医院自行设置。

第十七条 医院成本核算的主要流程是:各核算单元(核算科室)先进行医疗业务支出耗费归集,划分直接成本和间接成本,直接成本直接计入,间接成本分配计入,归集形成科室业务成本。再按照分项逐级分步结算的三级分摊方法,依次对行政后勤类科室耗费、医疗辅助类科室耗费、医疗技术类科室耗费进行结转,形成临床服务医疗成本。同时,根据核算需要,对财政项目补助支出形成固定资产折旧和无形资产摊销、科教项目支出形成固定资产折旧和无形资产摊销,进行归集和分摊,分别形成临床服务医疗全成本、临床服务医院全成本,在此基础上,通过归集和分摊,计算项目成本、诊次和床日成本、病种成本等。

第十八条 各部门应按规范路径采集成本核算的基础数据。

(一)耗费数据

1.人员经费:应按支出明细项目、会计分期和权责发生制采集到担任相应角色的人员。其中,基本工资、绩效工资按计提发放项目采集到个人;社会保障缴费按养老、医疗保险等项目采集到个人;住房公积金按实际发生数采集到个人。对在同一会计期间内服务于多个核算单元的多重角色人员,应根据其实际出勤情况将其人员经费分摊到相应的核算单元。

2.卫生材料消耗:应根据重要性原则,建立二级库房卫生材料管理制度,分别按计价收费与非计价收费、可计量与不可计量、高值与低值、植入人体与非植入人体、门诊与住院、一次性使用与可循环使用等因素对卫生材料进行分类核算，优先选择个别计价法，按单品种卫生材料采购成本和二级库房实际用量归集各科室的卫生材料成本。

3. 药品消耗：以"临床开单、药房发药"信息为基础，分别按计价收费与非计价收费，西药、中成药与中草药，门诊用药与住院用药，医保病人与非医保病人等因素对药品进行分类核算，优先选择个别计价法采集各会计期间单品种药品的采购成本。

4. 固定资产折旧：医院应按规定的固定资产分类标准和折旧年限建立固定资产管理制度，按会计期间、固定资产类别和品种将固定资产折旧核算到每一个成本核算单元，房屋折旧按科室占用面积计算。

5. 无形资产摊销：医院应按成本核算单元采集。

6. 提取医疗风险基金：医院应按成本核算单元采集。

7. 其他费用：均按照权责发生制原则，从业务发生源头、按成本核算单元进行采集。

（二）收入数据

1. 医疗服务收入：根据权责发生制原则，分别按门诊与住院，临床医生、护理与医技执行单元，医保病人与非医保病人，不同结算方式和医疗服务项目采集医疗服务收入数据。

2. 卫生材料收入：根据权责发生制原则，分别按门诊与住院，临床医生、护理与医技执行单元，医保病人与非医保病人及不同结算方式采集计价收费的卫生材料收入。为使卫生材料收入与成本配比，医院应建立卫生材料收费项目与物料编码的对应关系，以便根据收益原则核销不同材料、不同病人（病种）、不同成本核算单元的卫生材料成本。

3. 药品收入：根据权责发生制原则，分别按药品品种、门诊与住院、临床医生与药房、医保病人与非医保病人及不同结算方式采集药品收入数据。

（三）服务量数据

1.对外服务计量

（1）门诊人次：按就诊日期、挂号类别（普通、专家）、医保类型、专科、责任医生进行明细统计，医院应将工作量采集到医生。

（2）住院占用床日：按住院日期、病区、专科、责任医生、医保类型等进行明细采集。

（3）出院人次：按出院日期、病区、专科、医保类型等进行明细统计。

（4）处方量：按病人、专科、医生、门诊、住院、病区、药房、发药人员统计处方张数和处方记录数。

（5）手术工作量：按手术日期、病人、专科（病区）、医生、手术参与人员等进行明细统计。

（6）大型医用设备检查工作量：按日期、专科（病区）、病人、设备编号、检查项目、技师等进行明细统计。

2.外部服务计量：对用水、用电、用气、用氧、洗涤、保洁、维修等外部服务，按服务时间、服务对象（科室）、服务项目进行明细统计。

3.内部服务计量：按提供服务的科室，接受服务的核算单元、服务日期、服务项目等进行明细统计。

第十九条　科室成本的归集

科室为开展医疗服务活动发生的直接成本，直接计入或采用按内部服务量、内部服务价格等方法计算后计入科室成本；间接成本按照一定原则和标准分配后计入科室成本。具体计量方法如下：

（一）人员经费：按核算科室对全院人员进行定位，将员工发生的各项工资福利性支出直接计入该核算科室的成本。

（二）药品费：按药品进价计入核算科室的药品成本。

（三）卫生材料费：按各核算科室消耗的材料费用直接计入其成本；领用而未消耗的材料，视同库存管理，不计入成本。

（四）固定资产折旧：按会计核算方法计提固定资产折旧，不考虑预计净残值。其中，房屋类固定资产按核算科室的实际占用面积计提折旧；设备类固定资产按核算科室使用的固定资产计提折旧。

（五）无形资产摊销：医院无形资产应当自取得当月起，在预计使用年限内采用年限平均法分期平均摊销，按受益科室确认无形资产摊销费用。

（六）提取医疗风险基金：以临床、医技科室当期医疗收入的 3‰ 计提。

（七）其他费用

1. 房屋、设备维修费：常规维修费用按科室（房屋、设备实际占用科室）实际发生数记录；设备维保费用按维保期间分期计入（符合大型修缮标准的固定资产维修支出增加固定资产原值，计提折旧）。

2. 水电费：按核算科室实际水、电用量计算确认费用；无实际计量的，可按照核算科室占用面积或收入或人数等参数计算确认。

3. 办公费、印刷费：按实际发生的办公性费用直接计入或按领用记录计量计入。

4. 其他：按核算科室的实际消耗量直接或采用一定方法计算后计入费用。例如，物业管理费可以按照占用面积，洗涤、交通费用可以按照工作量，计算取得各核算科室的费用。

第二十条　科室成本的分摊

各类科室发生的间接成本应本着相关性、成本效益关系及重要性等原则，按照分项逐级分步结转的方法进行分摊，最终将所有成本转移到临床科室。具体步骤是：

（一）一级分摊：行政后勤类科室的费用分摊

将行政后勤类科室的费用按人员比例向临床科室、医技科室和医辅科室分摊，并实行分项结转。

核算科室（临床、医技、医辅科室）分摊的某项行政后勤类科室的费用 = 该科室职工人数 / 除行政后勤类外全院职工人数 × 当期行政后勤科室各项总费用。

（二）二级分摊：医辅科室成本分摊

将医辅科室成本向临床科室和医技科室分摊，并实行分项结转，分摊参数可采用收入比重、工作量比重、占用面积比重等。

1. 按收入比重分摊，适用于门诊挂号收费、住院结算室等成本分摊。

某临床科室（或医技科室）分摊的某医辅科室成本 = 该科室医疗收入 / 全院总医疗收入 × 当期某医辅科室各项总成本

2. 按工作量分摊，适用于门诊挂号收费、住院结算、洗衣、消毒、水、电、气等保障部门，医疗材料库房、病案部门等成本分摊。

某临床科室（或医技科室）分摊的某医辅科室成本 = 该科室消耗工作量（或医疗工作量）/ 某医辅科室待分摊的工作总量 × 当期某医辅科室各项总成本

3. 按占用面积分摊，适用于物业管理部门分摊。

某临床科室（或医技科室）分摊的某医辅科室成本 = 该科室实际占用建筑面积 / 全院临床、医技科室建筑总面积 × 当期某医辅科室各项总成本

（三）三级分摊：医技科室成本分摊

将医技科室成本向临床科室分摊，分摊参数采用收入比重，分摊后形成门诊、住院临床科室全成本。

某临床科室分摊的某医技科室成本 = 该临床科室确认的某医技科室收入（按开单科室归集）/ 某医技科室总收入 × 当期医技科室各项总成本

全部分摊后，应满足如下平衡关系：

医疗成本 = 临床服务类科室直接成本 + 医疗技术类科室直接成本 + 医疗辅助类科室直接成本 + 行政后勤类科室直接成本 = Σ临床服务类科室医疗成本

行政后勤类科室直接成本 = 单位管理费用

第二十一条 医院可根据不同核算目的，分别计算出医疗业务成本口径、医疗成本口径、医疗全成本口径、医院全成本口径下的各类成本。

（一）科室成本计算科室成本＝科室直接成本＋科室间接成本

（二）诊次、床日成本计算

诊次、床日成本的核算方法是将临床科室成本按门急诊人次和住院床日进行分摊。

1.全院平均诊次成本＝∑临床科室门诊成本／全院门急诊总人次

2.某临床科室诊次成本＝某临床科室门诊总成本／该科室门急诊总人次

3.全院平均实际占用床日成本＝∑临床科室住院成本／全院住院病人实际占用总床日数

4.某临床科室实际占用床日成本＝某临床科室住院总成本／该科室住院病人实际占用总床日数

（三）服务项目成本计算

医疗服务项目成本是在科室成本核算的基础上，将临床科室、医技科室和医辅科室的医疗成本向其提供的医疗服务项目进行归集和分摊，分摊参数优先采用项目收入比、工作量等，并以上述二级分摊后的结果为基础。

临床科室（或医技科室）某医疗服务项目总成本＝该项目服务医疗收入／（科室医疗总收入－单独收费卫生材料收入－药品收入）×（二级分摊后的科室总成本－药品成本－卫生材料成本）

某科室医疗服务项目单位成本＝某项目总成本／该项目工作量

条件成熟时，可以在科室成本核算的基础上，以"服务项目消耗作业，作业消耗资源"为指导思想，依据医院的医疗业务流程和财务数据，引入作业成本法，归集项目直接费用，以成本动因作为间接费用的分配依据，采用各自不同的分配标准，追踪资源消耗过程，分配计算项目间接成本，对医院开展的医疗服务项目进行核算，提高成本的可归属性和成本信息的客观性。

某医疗项目的单位成本＝直接成本＋∑间接成本

（四）病种成本计算

按病种核算服务成本，应包括患者从诊断入院到按治疗标准出院所发生的各项费用支出。病种成本核算办法是将为治疗某一病种所耗费的医疗项目成本、药品成本及单独收费材料成本进行叠加。其主要核算方法是：

1. 历史成本法，即通过较大样本的病例回顾性调查，以调查资料为依据，计算服务项目成本，同时将间接成本按一定的分摊系数分配到病种医疗成本中，最后归集为病种成本。其计算公式如下：

某病种总成本 = ∑（该病种出院病人核算期间内各医疗服务项目工作量 × 各该项目单位成本）+ ∑药品成本 + ∑单独收费材料成本

某病种单位成本 = 该病种总成本 / 该病种出院病人总例数

以上医疗服务项目工作量可以从收费系统取得，各项目单位成本可以项目成本核算结果为准。

2. 标准成本法，即对每个病种按病例分型制订规范化的诊疗方案，再根据该病种临床路径所需医疗服务项目的标准成本核算病种成本。

某病种标准成本 = ∑（临床路径下该病种各医疗服务项目工作量 × 该项目单位成本）+ ∑药品成本 + ∑单独收费材料成本

以上项目工作量可从主管部门确定的病种临床路径所包含的项目计算得出，各项目单位成本可以项目成本核算结果为准。

条件成熟时，医院可在临床路径规范、治疗效果明确的常见病和多发病领域开展病种成本核算。

第二十二条　医院应当按国家规范统一要求定期编制成本报表，按统一格式和要求，随年度财务报表一并向卫生部门和财政部门报送以下报表。主要包括：

（一）医院各科室直接成本表（医疗成本）：反映管理费用和医疗技术、医疗辅助科室成本结转分摊前各科室医疗直接成本，包括医疗业务支出及管理费用。

同时，在本表基础上，根据财政补助、非同级财政拨款支出形成固定资产折旧和无形资产摊销、科教项目支出形成固定资产折旧和无形资产摊销科室结转分摊前的各科室直接成本，填报医院各科室直接成本表（医疗全成本和医院成本）。

此表可根据医院会计核算体系数据填报。

（二）医院临床服务类科室全成本表（医疗成本）:反映医院将管理费用、医辅科室和医技科室成本逐步分摊转移到临床科室成本后，各临床科室的医疗成本情况，包括科室直接成本和分摊转移的间接成本。

同时，在本表基础上，根据财政补助、非同级财政拨款支出形成固定资产折旧和无形资产摊销；科教项目形成固定资产折旧和无形资产摊销在分摊转移到临床科室成本后，各临床科室的医疗全成本和医院全成本情况，填报医院临床服务类科室全成本表（医疗全成本和医院成本）。

此表可根据会计核算体系数据和科室成本核算结果填报。

（三）医院临床服务类科室全成本表（医疗成本）:用于对医院临床科室全成本要素及其构成进行分析与监测。

同时，在本表基础上，根据财政补助、非同级财政拨款支出形成固定资产折旧和无形资产摊销、科教项目形成固定资产折旧和无形资产形成的成本，填报医院临床服务类科室全成本表（医疗全成本和医院成本）。

此表可根据科室成本核算结果填报。

医院可根据本单位成本管理需要制定其他成本报表。

第五章　成本分析

第二十三条　要结合医院运行等相关信息，定期开展对成本核算结果的分析，把握成本变动规律，寻找成本控制的途径和潜力，提出有效管理和控制成本的合理化建议，降低医院运营成本，提高医院的经济效益和社会效益。

第二十四条　医院可根据自身管理需要选择不同的分析方法，分析成本变动、成本差异及产生原因，主要方法包括：

（一）趋势分析。针对医院和科室的收入、成本相关指标，通过对若干个连续期间的报告资料进行相关指标的比较分析，说明成本变化过程及其发展趋势。

（二）结构分析。分析医院（或科室）人员经费、卫生材料费、药品费、固定资产折旧、无形资产摊销、提取医疗风险基金等成本要素占医疗成本的比重；各核算科室成本占医院总成本的比重，以及直接成本、间接成本占总成本的比重，管理费用占总成本的比重等，找出影响成本的重要因素及其关键控制点。

（三）本量利分析。研究分析医院结余为零的业务量（保本点业务量）及其影响因素。

单位边际贡献 = 单位收费水平 − 单位变动成本

结余 = 医疗收入 − 变动成本 − 固定成本

保本点业务量 = 固定成本 / 单位边际贡献 = 保本点医疗收入 / 单位收费水平

保本点医疗收入 = 固定成本 / 边际贡献率 = 固定成本 /（1− 变动成本率）

边际贡献率 = 单位边际贡献 / 单位收费水平

变动成本率 = 单位变动成本 / 单位收费水平

（四）比较分析。确定目标成本，并采用历史最好水平、历史同期水平、同类医院平均水平、同类科室平均水平、预算目标、定额目标等，计算医院（科室、项目）会计期间的成本数据与目标成本的差异，找出产生差异的因素。

第二十五条　医院应当健全成本分析的指标体系，通过对各指标分析，反映医院的成本水平和管理状况。其指标主要包括：门诊收入成本率、住院收入成本率、百元收入药品消耗、百元收入卫生材料消耗、人员经费支出比率、管理费用率等。

第二十六条　定期编制成本分析报告，并上报医院成本核算工作领导小组和主管部门。

第六章　成本控制

第二十七条　医院应在保证医疗质量和医疗安全的前提下，按照经济性原则、因地制宜原则以及全员参与的原则，利用有效管理方法和措施，按预定成本定额、成本计划和成本费用开支标准，对成本形成的全过程进行控制，努力实现成本最优化的目标。

第二十八条　医院成本控制主要方法

（一）标准成本法：制定成本标准或计划，比较实际成本与标准成本的差异，分析产生的原因并予以纠正。

（二）定额成本法：制定合理的消耗定额，比较实际成本与定额成本的差异，分析产生的原因并予以纠正。

第二十九条　医院成本控制的具体措施

（一）预算约束控制。医院应以成本数据为依据，实施全面预算管理，做好营运成本分析与预测，将全部成本纳入管理范围，对各项经济活动进行统筹安排和全面控制。

（二）可行性论证控制。医院重大经济行为必须建立集体决策审议责任制度，经过充分的可行性论证，利用核算结果指导经济管理决策，避免决策的主观性和盲目性。

（三）财务审批控制。医院应建立健全成本费用审核制度，加强内部控制，纠正、限制不必要的成本费用支出差异。

（四）执行过程控制。医院应加强经济活动的内部审计监督，落实招标采购相关制度，对成本控制关键点进行检查、评价，不断改进成本管理水平。

（五）优化资源配置。医院应当结合成本效益分析，提高医疗设备利用率，减少卫生材料、办公用品等资源浪费，节约成本，增强自身的市场竞争力。

（六）加快技术革新。积极推动医疗技术革新，加强信息化建设，优化医院各项工作流程，提高劳动效率，降低运行成本。

第七章　成本考核与评价

第三十条　为有效控制成本，医院必须强化成本考核，建立成本控制考评制度，评价成本控制效益，建立相应的绩效激励体系，将成本控制效果纳入科室绩效考核体系，做到奖惩分明，促使其能够自觉控制可控成本，减少资源浪费，降低费用。

第三十一条　湖南省卫生健康委员会、中医药管理局、财政厅对医院的成本控制情况进行综合考核评价，并将成本控制效果作为对医院决策和管理层进行绩效评价考核和部门预算安排的重要依据。

第八章　附　则

第三十二条　本办法由医院财务部负责组织实施。

第三十三条　本办法由医院财务部负责解释。

第三十四条　本办法自发布之日起执行。

收支业务管理制度

第一章　总　则

第一条　为加强和规范医院收支管理内部控制，强化廉政风险防控机制建设，提高单位管理水平，根据《中华人民共和国会计法》《事业单位财务规则》《医院财务制度》《党政机关厉行节约反对浪费条例》《行政事业单位内部控制制度》等规定，结合医院实际，制定本制度。

第二条　收支管理内部控制任务

（一）建立健全收支管理内部控制制度。

（二）合理设置收支管理岗位。

（三）对收入业务实施归口管理。

（四）严格执行"收支两条线"管理规定。

（五）加强票据及印章管控。

（六）加强支出事前申请控制。

（七）加强支付控制。

（八）加强支出分析控制。

第三条　本制度适用于医院收支业务管理工作，下属单位参照执行。

第二章　管理机构及职责

第四条　收入和费用管理机构的设置

（一）决策机构：医院党委会和院长办公会

1.审议、审定年度部门预算。

2. 负责重大项目大额资金的审批。

3. 听取收入、支出状况分析的报告。

4. 审定单位收支管理相关政策、制度。

5. 负责审定单位内部支出范围、支出定额及支出标准等经费管理办法。

（二）收支归口管理部门：财务部

1. 财务部分别设置出纳和会计审核岗。会计审核人员负责按规定对各项经济收支业务进行审核；出纳人员对签批手续完备的单据办理收付工作。

2. 负责各项收入统计、核算、上缴，确保所有收入纳入医院财务管理。

3. 负责拟定医院收支管理相关制度及管理办法。

4. 负责确定医院各经济活动的支出事项标准，包括支出事项的定义、开支范围、开支标准及所涉及的表单和票据。

5. 负责日常会计核算、报表编制和收支情况分析。

（三）支出执行部门：各业务科室

1. 负责按职责及工作任务编报年度项目计划及资金安排计划。

2. 负责按分解下达的预算指标、项目安排计划，分解、细化支出事项，并组织实施。

3. 对经办事项经费支出合规性、合法性负责，办理经费支出财务单据收集、整理、报备等工作。

4. 结合经办事项实施情况，提出项目及资金调整申请。

5. 接受纪委监察科、审计科对经费支出的监督检查。

第三章　收入管理

第一节　收入定义与内容

相关内容详见"财务管理制度"第三章"收入管理"。

第二节　票据管理

第八条　财政票据和税务发票管理

（一）财务部应当建立健全票据管理制度。财政票据、发票等各类票据的申领、启用、核销、销毁均应履行规定手续。应当按照规定设定票据专管员对票据实行归口管理，建立票据台账，做好票据的保管和序时登记工作。票据应当按照顺序号使用，不得拆本使用，做好废旧票据管理。负责保管票据的人员要配置单独的保险柜等保管设备，并做到人走柜锁。

（二）财政票据和税务发票应按相关规定开具，按照号码顺序填开，填写项目齐全，内容真实，字迹清楚，全部联次一次复写或打印，保证内容完全一致。填写错误的，应当完整保存各联次并加盖作废印章。

（三）财政票据和税务发票应按规定用途、规定使用范围开具，不得违反规定超范围使用，各类票据不得互相串用，不得转让、出借、代开、买卖财政票据、发票等。

（四）已经开具的财政票据和税务发票存根联，应当按规定保存；保存期满，报经财政、税务机关查验后销毁。

第四章　费用管理

第一节　费用定义与内容

相关内容详见"财务管理制度"第四章"费用管理"。

第二节　执行方式及经费开支审批管理

相关内容详见"财务管理制度"第四章"费用管理"。

第三节　借款管理

第十五条　属于银行转账、公务卡支出范围且收款单位可以提供相应服务的，不得办理现金借款。

第十六条　借款办理程序为：由借款人填写《借款单》，经借款人、借款人所在科室负责人签字后，经主管院领导、总会计师签批，3万元以上（含3万元）还须院长签批后方可办理。

第十七条　各执行科室经办人借款须提前一天通知财务部备款，并最迟在三个月内结算完毕。逾期没有结算且无正当理由的，由财务部下发催促结算通知，限期结算。对催促后仍不结算的，向分管财务领导报告。

第十八条　记账管理。借款发生后财务应及时登记账务。借款人经济业务完成后应及时办理报销手续，并结清借款。

第四节　费用报销管理

第十九条　报销程序

（一）科室经办人填制费用报销单。费用报销单应按规定填写项目名称、支出内容、支出金额等，确保要素齐全，内容真实完整，并附相应单据。执行科室经办人应对经济业务、单据的真实性、合规性负责。

（二）科室负责人审核。执行科室负责人根据工作计划、科室职能、预算指标，对支出事项的合理性、合规性、是否有预算指标等方面进行审核。报销单据经由科室负责人审核签字后交分管院领导审核。

（三）财务部审核。报销单据交财务部后，由会计人员复核，会计人员主要复核报销单据是否有资金来源、预算额度；单据填制的正确性，包括金额计算是否准确、支付方式是否合规等；原始单据的完整性、合理性和合规性；支出是否符合规定的开支范围与标准；签批手续的合规性。会计人员复核后交财务部负责人审核签字。

（四）有限额管理要求的经费应按照相关限额管理程序进行审批。

（五）报销。报销人将签批手续完整的报销单据交出纳人员，出纳人员审核签批手续完整合规后方可办理报销。

第二十条　经费支出报销票据的总体要求

（一）发票应为单位全称。

（二）定额发票必须有对方单位盖章，无签章的发票不予报销。

（三）收据（财政票据及经费转拨收据除外）及白条不予报销。

（四）不合规票据、超开支范围内及不符合经费支出相关规定的票据，不予办理报销。

（五）批量购买办公用品的发票后需附办公用品明细清单，清单上应有供货单位签章，签章与发票不一致不予支付。

第二十一条　核算和归档管理

财务部根据实际发生的经济业务，按照《事业单位财务规则》《政府会计准则》《政府会计制度》《关于医院执行〈政府会计制度〉的补充规定》和《关于医院执行〈政府会计制度〉的衔接规定》的规定及时进行会计核算，填制会计凭证、登记会计账簿、编制财务会计报告；要严格按照经济科目的支出范围、核算内容和要求对支出事项进行归集核算，确保财务信息真实完整。

第五章　收入和费用分析

第二十二条　收入和费用报告。每季末、半年末、年末，由财务部对全院及各科室业务收支和成本费用控制情况进行全面分析汇总，形成收支分析报告，报送总会计师和院长审核后，报院长办公会审定。

第二十三条　财务部应每季度组织召开一次财务经济分析会议，通报各科室收支情况及存在的主要问题，提出切实可行的解决措施，为领导正确决策提供客观依据；规范各项收支活动和各科室收支行为，控制成本费用，提高资金使用效率和效果。

第六章　附　　则

第二十四条　本制度由财务部负责解释。

第二十五条　本制度自发布之日起执行。

财务报账与支付规定

第一章 总 则

第一条 为了加强医院内部财务管理，规范医院财务报销行为和审批流程，合理控制费用支出，确保财务安全和干部职工廉洁自律，维护医院会计信息的真实性、可靠性和完整性，更好地服务于医疗、教学和科研，促进医院业务又好又快发展，根据《中华人民共和国会计法》《中华人民共和国预算法》《中华人民共和国个人所得税法》《会计基础工作规范》《行政事业单位内部控制制度》《医疗机构财务会计内部控制规定》《医院财务制度》和中共中央"八项规定"及国家其他相关财经法律法规，结合本院实际情况，特制定本规定。

第二条 本规定将费用报销分为借款支出、采购支出、工资福利和对个人家庭补助支出、日常商品和服务支出、专项支出等五个部分。

第三条 本规定适用医院全体职员。

第四条 支付方式及规定

（一）银行转账支付

现金结算起点1000元以上（含1000元）的支付业务，须采用转账结算方式；长期业务往来单位，无论金额大小，均须采用转账结算方式支付。

（二）现金支付

1.按照国务院《现金管理暂行条例》的规定，结算起点为1000元。

2.现金支付仅限于结算起点以下小额零星开支，以及不具备转账结算条件的其他支出。

3. 现金支付从严控制，因特殊情况需超范围支付现金的，须由经办人写明原因，按以下权限进行审批后以现金支票形式支付：

（1）1000 元以上（含 1000 元）至 3000 元的，由财务部部长进行审批。

（2）3000 以上（含 3000 元），由总会计师审批。

第五条　报账要求

（一）报销票据要求

1. 报销必须提供真实、合法的原始凭证。

（1）原始凭证分为两种：自制原始凭证和外来原始凭证

自制原始凭证是指医院财务填写的报账单据，包括借款单、差旅费报销单等。

外来原始凭证是指从外单位取得的各类发票和收据。

（2）各部门在开展业务活动和消费时，必须严格按照业务活动和消费内容索取发票，发票必须具有税务机关统一印制的发票监制章；行政事业单位往来结算收据必须有财政部门统一印制的收据监制章并加盖开票单位财务专用章或发票专用章。

（3）财务部应按要求严格审核票据，防止电子发票重复报账支付。

2. 报销发票应具备以下基本内容：

（1）应填写单位全称。

（2）报销票据上的发票专用章、财务专用章名称与收款单位名称必须一致。

（3）日期、金额填写应准确无误，大小写金额必须相符。

（4）购买实物的，要载明品名、数量、单价和金额等。

（5）报销票据不得涂改、挖补，否则一律视为废票不予办理。

3. 报销票据签字要求

（1）凡报销的票据，应有经手人、经费审批人签字，购买实物的，还须有验收人签字。

（2）经手人、验收人和经费审批人的签字必须使用蓝色或黑色墨水笔，不能使用圆珠笔。

（3）票据须进行整理粘贴。报销差旅费应先到财务报账会计核签，再进入审批流程。

4. 发票的有效报销期限

（1）发票日期应在税务机关规定的使用有效期内，原则上应在经济事项发生当年报销。特殊情况的，应在第二年4月1日之前报销完毕。

（2）超出有效报销期限的特殊事项，需由经办人书面说明，报总会计师审批，报财务部审核后方可办理。

5. 发现的虚假发票，不得作为有效凭证入账。

6. 加班费、劳务费发放表必须交财务纸质明细和电子档明细各一份，由财务通过网银发放到个人。发放表格式：姓名＋身份证号＋银行卡号＋金额，用 Excel 的形式报送，表格中不能包含空格、符号等。

7. 卡拉 OK 厅、洗（脚）浴、按摩中心及会所等休闲娱乐发票，烟酒、礼品、食品、土特产和有价证券发票，健身房发票，旅游发票，美容美发店发票，景点门票等一律不予报销。

（二）下列票据报销时须附清单：

1. 购买办公用品、书籍及资料，复印打印、印刷资料等。

2. 培训费须附培训通知，会议费须附会议通知，会员费须附协会缴款通知书。

3. 咨询费须附相关咨询合同或协议，个人咨询须附个人咨询协议。

4. 本院职工加班费和院外人员劳务费发放都必须附文字报告说明，院外人员劳务费支付还需提供税务部门增值税普通发票。

5. 实验材料、动物检验费须附检测物品明细及检测报告。

6. 有合同、协议的货款预付或进度款支付，须附经相关科室审批后的合同价款支付审批表。

7. 党员活动费、离退休职工活动费等需附合同或协议，并附参与人员签字的名单。

8. 神州专车、滴滴打车等打车软件公司开具的约车服务费发票，须附打车明细。

9. 印章费必须加盖印章印模及刻制印章的审批报告。

10. 招待费必须附接待公函、党委（医院）办公室接待审批登记单（注明接待事由、用餐总人数、陪餐人数）、用餐人员名单、菜单明细等。

（三）因特殊情况导致原始票据丢失的处理

1. 出差人员乘坐的交通票据丢失无法提供复印件的，由个人写出书面说明，由同路人或知情人证明，按程序依次报科室负责人、主管院领导和总会计师签批后方可报销。

2. 购置物品、进修、培训、会议等发票丢失一般不予报账，特殊情况，由个人写出书面说明，同事证实，科室负责人签字，由开具发票单位提供原件的复印件，加盖开具单位的财务专用章，由财务部查实，按规定审批流程签批后方可办理报账手续。

（四）报账时间规定

为了协调医院对内、对外的业务工作安排，方便职工费用报销，财务管理办公室将报账时间具体安排如下：

1. 报账时间：每周一、三、五为财务报账日；每周三下午为院领导接待日。

2. 病人退费、医疗纠纷补偿、紧急事项借支及其他经院领导签批的特殊情况不受以上时间限制，可随时办理。

第二章　主要经济业务报销规定及审批流程

第六条　借支管理规定

（一）因公出差借款：出差人员凭审批后的《出差申请表》按批准额度办理借款，出差返回 5 个工作日内办理报销还款手续。

（二）其他因公临时借款，如业务费、周转金等，借款人员应及时报账，除周转金外其他借款原则上不允许跨月借支。

（三）现金借款金额超过1000元的要开具支票（现金或转账）或网上银行支付。因特殊情况现金借支超过5000元的应提前一天通知财务管理办公室备款。现金借款金额在5万元以上（含5万元）的应提前一天通知财务管理办公室向银行预约，并办理大额取现审批手续。

（四）借款销账规定：（1）借款销账时应以借款申请单为依据，凭票按规定的审批流程签批后据实报销，多退少补；（2）借款者原则上应在借款事项完结后5个工作日内办理报账手续，归还借款。

（五）前款未清后款不借，逾期未归还借支，经财务管理办公室催还仍未及时办理销账手续的，其借款转为个人欠款从工资中扣回。

（六）借款人必须是本院正式职工或工作满一年由财务发放工资的合同制聘用人员，借款事由必须是公务活动或事项，任何私人活动或事项不予借支。

第七条　借支流程

（一）借款人按规定填写《借支单》，注明借款事由、借款金额（大小写须完全一致，不得涂改）、支票或现金。

（二）审批流程：借款3万元以内，科室负责人审核签字→分管院领导签批→总会计师签批→财务付款。借款3万元以上（含3万元）的，按上述流程签批后还须加报院长签批。

第八条　设备与存货采购支付管理规定

（一）购买或自制的各类设备，无论其经费来源如何，均应到资产装备部办理固定资产验收入库手续，财务管理办公室根据采购计划及合同、发票、资产验收入库单审核付款。

购置进口设备必须凭以下原始票据付款：①国外发票；②国内报关报检费、商检费、仓储费、运费、代理手续费原始发票；③银行水单及银行手续费原始票据，如银行水单为复印件，必须加盖银行公章。

（二）设备款、物资款和西药、中成药款原则上压5个月（从入库日期算起至付款月的对日止满 5 个月）后付款，中草药款（含饮片、亘货、颗粒）和化学试剂款原则上压 3 个月后付款。

（三）设备款、物资款、药款除个别特殊情况外，每月集中支付一次，具体时间由财务部根据医院资金情况确定。

（四）设备、物资和药品款及设备、物资的预付款必须先通过审计科审核签字后，才能进入审批流程。

（五）设备、物资和药品款有合同的，财务管理办公室必须严格按合同付款，仔细核对收款人或单位的名称、账号、印章与合同或协议上标明的是否相一致，不一致的拒绝付款。如有更改收款人或单位的情况，必须由合同签订方的法人代表当面办理委托书并签字加盖公章，由总会计师审批后才能更改，如收款人或单位未变，仅变更银行账号或开户行的，则须由合同或协议签订方出具变更函。

（六）药品、制剂、设备、物资（含试剂）款支付流程：会计审核制单→审计审核→财务核票→专人送签→主管院领导、总会计师签批→财务付款。

当月如另有符合付款情况的零星和急付款票据，应交由财务审核后，财务统一报院领导签批后再付款。

（七）质保金支付，必须由使用科室和职能管理科室负责人提供质保意见，财务管理办公室核实后，再按规定流程签批付款。

（八）院内各类报销及院外往来付款

按照内部控制制度要求，由各科室的工作人员办理，先由科主任审批，然后交主管院领导签批。各科室工作人员将主管院领导签批后的票据于每周一、三、五报账日交至财务审核。财务每周二、四将审核完的票据统一交总会计师及院长签批后再付款。

总会计师、院长一般情况下不签批未经财务审核后的票据，医疗纠纷类需紧急处理的特殊情况可直接送至相关院领导签批后交由财务付款。

第九条　设备与存货采购支付审批流程：符合规定付款期限的设备款、

物资款和药品款的支付（含质保金），不论金额大小，报分管院领导签批→总会计师签批→财务管理办公室付款。压票期短于规定付款期限，需提前支付的，不论金额大小，除遵守上述审批流程外，还需报院长签批。

第十条　所有物资材料（含高值耗材）、电脑及其耗材、生活用小家电、空调、办公桌椅等采购审批流程：采购上述物品需报发生科室分管院领导签批→主管院领导签批→总会计师签批，其中，电脑还须经信息科审批、空调还须经水电管理中心审批后，分管院领导才能签批；新进的医用材料及行政物资的价格还须报院长签批。

第十一条　工资福利和对个人家庭补助支出报销制度：工资福利和对个人家庭补助支出包括工资、奖金、伙食补助、误餐费、加班费、社会保险、住房公积金、职工福利费、生活补助费、抚恤金、离退休费用及医疗费等。此类费用的原始凭证主要来自院内，由组织与人力资源部和财务部共同把关，并遵守货币资金内部控制规定。

第十二条　工资福利和对个人家庭补助支出报销支付审批流程

（一）工资支付审批流程

1. 每月 15 日前由组织与人力资源部将上月人员及工资变动情况报财务管理办公室。

2. 财务管理办公室据此编制工资表，报财务部负责人初审。

3. 将初审后的工资表报组织与人力资源部复核。

4. 工资表复核后报总会计师签批。

5. 每月 25 日由财务管理办公室通过银行代发形式支付工资。

6. 每月 25 日后由财务发送工资短信给员工或员工到财务管理办公室领取工资条与工资卡内资金进行核对。

（二）招聘及临时人员工资支付审批流程同上。

（三）社会保险及住房公积金支付审批流程

1. 组织与人力资源部设专人负责审核社会保险缴费通知单，若有差异应查对调整。组织与人力资源部审核无误签字确认后,报总会计师签批并送财务付款。

2. 住房公积金由财务管理办公室根据工资汇总表计算结果报请总会计师审批后付款。

(四)奖金支付审批流程:每月 25 日～28 日由经管办编制奖金发放表依次报财务部长、医疗业务副院长、总会计师和院长签批后,送财务管理办公室并经网银转发。

各科室于次月 7 日前严格按网银支付格式要求填制本科室奖金发放明细表,将纸质版和电子版各一份报送经济管理办公室(以下简称经管办),纸质版明细需科主任和护士长签字。运营与绩效管理部及时对各科报送的奖金发放明细电子表进行审核整理无误后,交财务管理办公室并经网银发放到个人。因报送不及时导致个税纳税基数加大多缴个税的由科室自己负责。

(五)职工医疗费支付审批流程

1. 职工门诊检查、治疗费返还金额,由医疗保障部计算造表→财务管理办公室审核→分管院领导签批→总会计师签批。

2. 职工住院医药费自费部分因特殊情况需要减免的,应先向所在科室分管院领导、主管医疗的院领导和院长报告同意后,再由本人或家属提出减免申请,连同住院结算收据和汇总清单原件及复印件(原件用于核对,复印件用于财务记账原始凭证)报医保住院科核签(须注明工会已从医疗互助基金报销的金额)→主管医疗院领导签批→总会计师签批。减免金额在 1 万元以上(含 1 万元)的,应提交院长办公会集体研究决定后报院长签批。

3. 职工在本院住院医疗除特殊情况外,应及时结清自费部分,如有未结清的,在出院手续完结后的下个月开始从本人工资中分月扣除;本人已死亡的,从丧葬抚恤金中一次性扣除。住院结算中心应负责把控职工住院自费部分的收回,如有特殊情况,自费部分金额较大,不能全部收回的,应及时向总会计师和院长报告。

（六）加班费支付审批流程

日常工作加班原则上不予报销加班费，但因医院临时指令性任务、突发事项需要在正常工作时间以外加班的，应先向分管院领导报告，再由加班科室提交申请报告，写明具体加班事由、参加人员、时间、金额，并附相关通知、图片、确认科室签字等证明材料。加班标准：每个班100元（含加班误餐），每2个小时算一个班。支付了加班费的，不重复报销加班用餐费发票。加班时间没超过2小时，需用餐的，可以按30元标准报销误餐费或餐费发票，所附明细要求同加班费报销要求。

报销审批流程：由科主任签批申请报告，金额在5000元以下的，报分管院领导签批→总会计师签批→财务管理办公室报销；5000元以上（含5000元）的，按上述流程签批后还须加报院长签批。

（七）晚夜班费支付审批流程：由各科室提出申请，由主管部门及主管领导和总会计师审核同意后报运营与绩效考核管理部在奖金中一起核发。

（八）其他工资福利和对个人家庭补助支付流程：由经办人按标准填写相应报销单据→科室负责人签字确认→分管院领导签批→总会计师签批→财务管理办公室报销付款。

第十三条　日常商品和服务支出报销制度

日常商品和服务支出主要包括办公费、印刷费、水费、电费、邮电费、取暖费、物业管理费、差旅费、会议费、培训费、工会经费、交通工具运行维护费、日常设备和泥木维修费等。各项费用的年累计支出原则上不得超出年度预算经费。

第十四条　日常商品和服务支出费用报销的一般规定

（一）按规定的审批程序报批。严禁费用报销化大为小、化整为零，躲避应遵守的审批权限和审批流程。

（二）因特殊原因，报销金额在5万元以上（含5万元）且需要提取现金的，应提前一天通知财务管理办公室向银行预约，并办理大额提现审批手续。

（三）院领导在签批单据及发票时，应认真审核并按各自权限依次签批，非最终审批的，前手应向后手加注"报请×××签批"字样。

第十五条　费用报销的一般流程：报销人整理报销单据并填写对应费用报销单（须办理申请或出入库手续的应附批准后的申请单或出入库单）→所在科室负责人审核签字→领导签批→财务管理办公室复核报销（验证发票真伪、核实发票内容和金额）

第十六条　发票报销审批流程（本条不含招待费发票报销）：单张发票金额或同一经济事项单次累计金额在10万元以下的，报分管院领导签批→总会计师签批→财务管理办公室报销；10万元以上（含10万元）的，按上述流程签批后还须加报院长签批。

第十七条　招待费发票报销审批流程：单张发票实报金额或同一接待事项单次累计实报金额在1500元以下的，报分管院领导签批→财务管理办公室报销记账；在1500元（含1500元）～3000元的，报分管院领导签批→总会计师签批→财务管理办公室报销记账；在3000元以上（含3000元）的，按上述流程签批后还须加报院长签批。各科室招待费须记入发生科室成本或费用。

财务要对照《医院公务接待管理办法》的标准和合规用餐人数计算实际应报销金额，超标准的一律不予报销。同城公务接待活动不予安排用餐。

所有公务接待归口党委（医院）办公室统一管理，公务招待费发票按上述流程签批后，报党委（医院）办公室审核登记。公务接待应符合中共中央"八项规定"和"六项禁令"的要求。

第十八条　因公需要支付院外人员劳务费审批流程：由科主任签批申请报告，金额在5000元以下的，报分管院领导签批→总会计师签批→财务管理办公室报销；5000元以上（含5000元）的，按上述流程签批后还须加报院长签批。

招投标管理办公室（以下简称招标办）评标劳务费标准按相关文件要求执行，金额在2000元以下的报分管院领导签批→财务管理办公室报销；

2000元（含2000元）以上，按本条所述权限和流程签批。

第十九条　进修、培训、出差、会议报销审批流程

本人携带从OA系统中打印的《干部（职工）因公外出（国内境内）审批表》及需报销的票据、相关书面通知至财务管理办公室填写报销单，交会计审核计算报销。如存在经费超预算及专项经费需核实的情况，须按要求完善签批程序后方可报销。

业务进修与培训费全额从继续教育经费列支，不记入科室成本，学术会议费用50%记入科室成本，50%从继续教育经费列支。每人每年超过三次以上的省外学术会议费用70%计入科室成本。

差旅费报销标准及相关规定按《医院差旅费报销管理办法》执行。

第二十条　设备及日常泥木付小型维修费用报销制度与审批流程

（一）设备及日常泥木付小型维修费用管理规定

1. 设备维修：归口资产装备部管理。设备出现故障需要维修时，由发生科室提出申请并向主管院领导报告，资产装备部现场查验决定维修执行单位或执行人，凡是医院有能力解决的问题尽量自己维修，保修期未过的必须充分利用保修期，需外请专家或外送维修的，由资产装备部向分管院领导报告。单一大型设备出现故障需要维修时，或者维修金额预计超过1万元时，除向分管院领导报告外，还应同时向总会计师和院长报告。

发生设备维修业务时，应提供详细维修清单，外请或外送维修的还应同时取得维修发票。

2. 房屋及泥木付小型维修：归口维护维修中心管理。发生维修业务时，由发生科室提出维修申请并向主管院领导报告，维修维护中心现场查验，估算维修规模和维修费用，并向主管院领导报告。10万元以上（含10万元）改扩建和新增维修项目，除向分管院领导报告外，还应同时向总会计师和院长报告，并按医院招标管理办法执行。

小型维修工程（30万以下）不付进度款，工程完工审计结算后付款。

支付房屋及泥木付维修款项时，应同时取得维修发票和工程造价计价表或结算单原件，并报送审计科审核后才能进入审批程序。

（二）维修费用报销审批流程：单张发票金额或同一经济事项单次累计金额在10万元以下的，报主管设备或后勤的院领导签批→总会计师签批→财务管理办公室报销付款；10万元以上（含10万元）的，按上述流程签批后还须加报院长签批。

第二十一条　住院医药费用减免审批流程

住院医药费用减免审批流程：单人次减免金额在2000元以下的，报主管医疗的院领导签批→财务管理办公室或住院结算中心报销（已办出院结算手续的到财务管理办公室，未办的到住院结算中心），在2000元（含2000元）～5000元的，报主管医疗的院领导签批→总会计师签批→财务管理办公室或住院结算中心报销（已办出院结算手续的到财务管理办公室，未办的到住院结算中心）；在5000元以上（含5000元）的，按上述流程签批后还须加报院长签批。

第二十二条　研究生经费报销审批流程

本院导师带研究生，经费报导师签批→财务管理办公室报销付款；外院导师带研究生，经费报导师签批→教务与学生工作部负责人审核签字→财务管理办公室报销付款。

第二十三条　资产盘盈盘亏、报废报损与领用消耗审批流程

（一）资产盘盈盘亏审批流程：发生资产盘盈盘亏时，在未查明原因前，盘盈盘亏表报科室负责人审签→分管院领导签批→总会计师签批→财务挂账，单次或单项盘亏金额在5万元以上（含5万元）的，还要加报院长签批。查明原因后，属人为因素造成的非正常亏损由个人负责赔偿，非人为因素造成的，盘亏金额在1万元以内的，由发生科室写明情况报告和处理意见，科室负责人审签后报分管院领导签批→总会计师签批→财务做账核销（按财务制度规定进行账务处理）。处理盘亏金额在1万元以上（含1万元），5万元

以下的，还须加报院长签批核销，报省卫健委财务处、省财政厅备案；5 万元以上的按相关规定上报省卫健委、省财政厅批准核销。

（二）资产报废报损审批流程：固定资产报废报损遵守国有资产处置管理规定，每月办理一次，单价 5 万元以下固定资产报废由资产装备部出具固定资产报废报损情况报告和处理意见，并附明细清单，报科室负责人审签→分管院领导签批→总会计师签批→院长签批→财务做账核销，报省卫健委财务处备案；单价 5 万元以上固定资产报废须按相关规定上报省卫健委、省财政厅审批，资产处置净收入应及时上缴财务入账。

（三）存货领用消耗审批流程：存货（含药品、试剂、材料物资等）正常领用由使用科室和存货管理科室共同审批，特殊情况的非正常领用报分管院领导签批→总会计师签批→院长签批。每月的材料物资和药品进销存月报表报分管院领导审签→总会计师审签→财务做账。

第二十四条　专项支出主要包括财政项目经费、科研经费、药研经费支出和基本建设工程支出等。

专项支出的各项支出必须全部凭发票报销。

第二十五条　科研课题经费报销审批流程

单张发票金额在 10000 元以下的，报课题负责人签批→科研科负责人审核签字→财务管理办公室报销；在 10000 元以上（含 10000 元）的，报课题负责人签批→科研科负责人审核签字→主管科研的院领导签批→总会计师签批→财务管理办公室报销。

科研课题经费报销按医院《科研经费管理办法》执行。

第二十六条　药研经费报销审批流程

单张发票金额在 10 万元以下的，报科室负责人签批→分管院领导签批→总会计师签批→财务管理办公室报销；单张发票金额在 10 万元以上（含 10 万元）的，按上述流程签批后还须加报院长签批。均须加盖药研经费支出专用章。

第二十七条　财政项目经费报销审批流程

（一）管理规定

1. 重点学科经费、重点专科经费归口基地办管理，其他财政专项归口对应的科室管理。财政项目经费使用接受项目办督导。

2. 实行经费本管理制度，经费本由财务管理办公室发放，用于登记经费拨入和使用情况，供经费使用科室和使用人备查。

3. 实行"专款专用、专账核算、专人管理"的原则。

4. 专（学）科经费的使用由专（学）科负责人负责，严格遵守国家和医院有关专（学）科经费的使用规定。对经费使用不当的专（学）科，将暂停经费使用与报销，并追究专（学）科负责人责任。

（二）报销审批流程：单张发票金额在 10 万元以下的，报科室负责人签批→分管院领导签批→总会计师签批→财务管理办公室报销；单张发票金额在 10 万元以上（含 10 万元）的，按上述流程签批后还须加报院长签批。

使用财政项目经费购买设备、物资的，必须按医院相关制度执行招标采购并办理相关出入库手续等。

第二十八条　基本建设工程和大型维修改造工程款支付审批流程

1. 工程预付款和进度款，由工程承包方凭工程概算及施工合同、工程发票或收款收据和工程量完成进度表报基建房产科（或维修维护中心）审签→审计科审签→分管院领导签批→总会计师签批→院长签批→财务管理办公室付款。

2. 工程决算款，由工程承包方凭工程项目结算审核定案表（或结算审计报告）、工程施工合同、工程计价取费表（外审项目包含在审计报告中）和决算工程发票报基建房产科（或维修维护中心）审签→审计科审签→分管院领导签批→总会计师签批→院长签批→财务管理办公室付款。

3. 工程质保金支付，必须由基建房产科（或维修维护中心）负责人出具质保意见，财务管理办公室核实后，报分管院领导签批→总会计师签批→院长签批→财务管理办公室付款。

第二十九条　总会计师本人及其所管辖科室借款和费用报销的规定

总会计师本人因公借款和费用报销必须报院长签批。总会计师所管辖科室因公借款和发生费用报销时，除本规定规定允许总会计师一人签批的情况外，其余均要报总会计师和院长共同签批。

第三十条　内部审计与财务监督规定：充分发挥审计科的内审职能，审计科须不定期对医院财务报账和支付情况进行专项审计，形成审计报告，报送总会计师、纪委书记和院长。

财务管理办公室应加强财务制约与监督，明确各岗位的职责、权限，确保不相容会计职务相互分离。货币资金业务至少有2名以上会计人员办理，出纳不得兼任稽核、票据管理、会计档案保管和收入、支出、债权、债务账目的登记工作，银行预留印鉴章和空白支票由出纳和2名会计分开保管，支票付款实行密码控制，所有费用报销与付款实行事前、事后双重审核，财务部长最后审核把关，现金和银行存款业务日清月结月对，保证货币资金账账、账款相符。财务报账和款项支付要严格按本规定执行，在执行过程中遇到的新情况、新问题应及时向总会计师和院长报告。

第三章　附　则

第三十一条　本规定解释权归医院财务部。

第三十二条　本规定从下文之日起开始生效。

固定资产管理制度

第一章 总 则

第一条 为加强医院固定资产管理，保证医疗、教学、科研工作的顺利进行，提高资产使用效益，根据《中华人民共和国会计法》《中央行政事业单位国有资产管理办法》《医疗机构财务会计内部控制规定》《医院财务制度》《政府会计制度》（财会〔2017〕25号）（财会〔2018〕24号）等相关规定，结合医院实际，制定本制度。

第二条 固定资产管理实行全员管理、分级负责、责任到人的三级管理模式，即：第一级，资产管理领导小组；第二级，各资产管理职能部门；第三级，固定资产使用科室。医院领导、各行政职能部门及使用部门全员参与，对固定资产从购建到处置进行全过程管理，自觉接受主管部门和财政部门的监督、检查和指导。

第二章 定义与分类

相关内容详见"财务管理制度"第七章"固定资产管理"。

第三章 管理机构与职责分工

第五条 成立医院资产管理领导小组，组长为院长，常务副组长为总会计师，副组长为其他院领导，成员为相关行政职能部门负责人，负责贯彻国有资产管理的政策法规和制度，监督、检查医院资产管理制度的建立和实施情况。设立固定资产管理办公室，隶属于财务部，负责全院固定资产日常管理和效益分析等工作。

第六条　职责分工

（一）固定资产管理办公室负责全院固定资产购置预算制定、采购、报废及其他变动情况的审批、医疗设备效益分析、资产清查盘点与核对及有关院内外固定资产报表编制等工作。

（二）财务管理办公室根据国有资产管理的有关规定，完善医院资产管理办法并组织实施，负责全院固定资产的会计核算、账卡管理、统计报告及财务监督。

（三）基建房产科负责房屋建筑物及其各种附属设施、在建工程资产的实物管理。

（四）资产装备部根据国家有关政府采购、招投标、资产管理的规定，组织各相关部门进行各项设备资产的招标、采购及验收，负责办理大型设备购置的报批和使用许可手续；负责各类医疗设备、医疗器械、电子仪器、大型成套机电系统、各种车辆、机电设备、锅炉、水暖及有关医疗、教学、科研等专用设备的实物管理，并负责全院设备购置的可行性分析及论证、入出库与建卡销卡管理、维护维修保养、使用调剂及报废审批。

（五）物资配送中心负责小电器、家具、被服及其他不属于医疗仪器设备的其他设施设备的管理。

（六）信息中心负责计算机、打印机、交换机、服务器以及其他信息化资产的管理。

（七）资产使用部门负责其占有、使用的固定资产的申购使用、登记盘点、维护保养等日常管理工作，确保固定资产及相关附件资料安全完整。

（八）监察科、审计科负责对全院固定资产的购建新增、维修改造、验收、报废处置等全过程进行监督检查，评价固定资产全过程管理的质量及效果。负责督查医院资产管理制度的执行情况，防止违规违纪行为发生。

第四章　目录与编码

第七条　编制固定资产目录及对固定资产统一编号，是实行固定资产归口分级管理与建立岗位责任制的重要基础工作，是建立固定资产卡片与台账、进行维修、编制统计报表及进行固定资产核算与管理的依据。

第八条　固定资产目录按每一固定资产项目进行编制。

第九条　固定资产项目是指一个完整的独立物体，或者连同其必不可少的附属配套的综合体。

第十条　编制目录时，要注意划清两个界限：

（一）划清固定资产与低值易耗品界限。

（二）划清医疗用和非医疗用固定资产界限。

第十一条　编制固定资产目录及统一编号时应注意以下几点：

（一）进行固定资产编号时应遵循统一规定的编号方法。

（二）号码一经编定不能随意变动。

（三）新增固定资产应从现有编号依次续编。

（四）每一固定资产编号确定后，实物标牌号应与账面编号一致。

（五）编号只有发生固定资产处置，如固定资产调出、报废等情况时才能注销，并且编号一经注销不能补空。

第五章　申购、论证与审批

第十二条　医院固定资产的购置、原有固定资产的大型修缮、改建、扩建必须遵循医院发展与财力相结合的原则，严格根据年度预算，按照相关部门权限及相应的审批程序办理。

第十三条　医院自行或者委托其他单位所进行的建造、安装工程，应遵循国家有关工程项目管理规定，由基建房产科统筹安排并组织实施，做好工程概、预算管理，严格控制工程成本。

第十四条　重大工程项目的立项，基建房产科应根据医院发展战略和年度投资计划，提出项目建议书，编制可行性研究报告，组织相关部门及专家对项目可行性进行充分论证和评审后，报医院党委会集体审议批准。

第十五条　不属于工程项目范畴的仪器设备的申购，由使用部门或科室根据临床、科研、教学和业务发展需要提出年度采购计划，单价 5 万元以上设备须附申购理由，10 万元以上须附医院设备配置可行性评价报告，经业务主管领导、设备主管领导、总会计师和院长审核签字后，于年底 12 月 31 日之前报资产装备部。资产装备部将申购计划汇总审核后，组织相关部门及专家召开年度设备购置论证会，最终上报院长办公会或院党委会研究决定，形成下一年度全院设备采购计划，由总会计师和院长审核签发后加盖医院公章，一式三份，一份留资产装备部用于采购，一份报招标办用于招标，一份报财务管理办公室纳入下年度财务预算。

第十六条　申购大型医疗设备可行性论证与效益分析的主要内容

（一）申购大型医疗设备的主要依据。

（二）申购设备的技术优势和目前使用现状及发展前景。

（三）申购设备在医疗、教学、科研及新项目开展工作中的具体作用。

（四）申购设备预计使用情况，包括：估计使用年限、开机率、计划检治人次、预计运转能力等。

（五）成本效益分析，包括：收费标准（以省物价部门规定为准）、预计年收入、预计年支出（物耗、人力、水电等）、预计年收益率、预计投资回收期等。

（六）设备配套条件，包括：耗材供应能否保证、有无排污放射等需要特殊设置的问题等。

（七）科室人员配备情况，包括:有无专业操作人员、操作人员上岗资质、是否需要参加操作培训等。

第十七条　大型医疗设备等固定资产的购建和租赁，要符合区域卫生规划，经过科学论证，并按国家有关规定报经主管部门会同有关部门批准。

第十八条　临时新增的计划外购建项目，申购部门先行可行性论证和分析，由具备相应审批权限的职能部门审批后，报主管院长、总会计师和院长审批后办理，重大项目根据《医院"三重一大"决策制度实施细则》的规定执行，并按规定履行预算调整程序。

第六章　招标与采购

招标与采购相关管理规定内容详见"招投标管理办法"。

第十九条　设备申购审批流程

（一）设备单价不超过 1 万元（不含 1 万元），或者采购数量超过一台，但总价不超过 1 万元：使用科室申请，设备主管副院长签批后，由资产装备部组织使用科室和供应商谈价办理；如果单次采购总价超过 1 万元：由招标办组织监察科、资产装备部、使用科室和供应商谈价办理。

（二）设备单价 1 万～ 5 万元（含 1 万元，不含 5 万元），或采购数量超过一台但总价不超过 5 万元：使用科室申请，设备主管副院长、总会计师和院长签批后，由招标办组织监察科、资产装备部、使用科室和供应商谈价办理。

（三）设备单价 5 万～ 10 万元，或者单次采购数量超过一台，且金额合计达到 5 万元以上，10 万元以内（含 5 万元，不含 10 万元），可按招标或邀请招标等形式，但需经院领导批示同意后才能办理。

（四）设备单价达到 10 万～ 120 万元（含 10 万元，不含 120 万元）：使用科室论证，资产装备部核实，并经设备主管副院长、总会计师和院长审批同意后，报院务会研究决定；单价超过 120 万元（含 120 万元），或者设备单价不超过 120 万元，但同一事件、一次性采购的设备总金额超过 120 万元，需报院党委会审议；设备单价超过 300 万元以上（含 300 万元），严格按大学"三重一大"文件精神执行。

10 万元以上的设备采购必须采取公开招标形式招标采购，若采取其他采购形式，必须经院领导批示同意，并符合国家招投标法及医院相关规定才能办理。

（五）设备追加采购（续购）的条件及程序：①第一次采购的时间至本次计划采购的时间不超过1年；②设备的原产地、规格、型号及各技术参数和价格均不发生任何变化；③不同单价设备续购审批程序：1万元以内（不含1万元），由资产装备部核实，经设备主管副院长签批同意后执行；1万～10万元（不含10万元），由资产装备部核实，经设备主管副院长、总会计师和院长签批同意后执行；10万元以上（含10万元），由资产装备部核实，经设备主管副院长、总会计师和院长签批同意后，报院务会讨论决定。

第二十条　设备采购要求

（一）需公开招标的设备，任何部门或个人不得限定或者指定特定的品牌、原产地或者供应商。

（二）使用科室提供的技术要求，必须经资产装备部综合论证，确保设备参数能满足三家或三家以上的投标方参与投标，确保招标文件公平、公正，同时报院领导签批同意后，才能按招标程序办理。

（三）如果所需设备技术复杂、有特殊要求，可采取邀请招标或单一来源形式谈价，但需院领导签批同意后才能办理。

（四）如果资金来源为财政专项资金，则严格按医院《招投标管理办法》及国家有关招投标和财务制度的规定执行。

第二十一条　资产装备部应建立科学的供应商评估和准入制度，对供应商提供产品的质量、价格、交货及时性、供货条件及其资信、经营状况等进行实时管理和综合评价，并根据评价结果对供应商进行合理选择和调整。

第二十二条　资产装备部应当根据市场情况和采购计划，合理选择采购方式，合理确定采购价格与供应商，并按照规定权限和审批流程签订采购合同。大型医用设备购置根据《大型医用设备配置与使用管理办法》执行。

第二十三条　资产装备部应加强采购过程管理，做好采购业务各环节的记录及归档，确保采购业务的可追溯性，及时跟踪合同履行情况，对异常情况提出解决方案。

第七章　竣工验收与入库领用

第二十四条　审计科、基建房产科应根据《医院基本建设管理制度》加强工程建设全过程监控，确保工程项目的质量与进度，严格按工程进度或合同约定支付工程款项。

第二十五条　严格控制工程变更，确需变更的，应严格按照规定的权限和程序进行审批。重大项目的变更应当按照项目决策和概预算控制的有关程序和要求重新履行审批手续。

第二十六条　因工程变更等原因造成价款支付方式和金额发生变动的，相关部门必须提供完整的书面文件和其他相关资料，并经审计科审计、财务部审核后方可付款。

第二十七条　收到承包单位递交的工程竣工报告后，基建房产科应组织相关技术部门及时编制竣工决算，监察审计部门应及时组织相关专业人员开展竣工决算审计，未实施竣工决算审计的工程项目，不得办理竣工验收手续。

第二十八条　基建房产科及时组织设计、施工、监理等有关单位及医院审计、监察、财务等相关职能科室依据施工合同、竣工决算、审计报告和质量报告进行竣工验收，验收合格的工程项目，应当及时编制交付使用财产清单，办理资产移交手续。财务管理办公室则根据决算审计报告或验收报告及时将在建工程结转入固定资产。

第二十九条　基建房产科应按照国家有关档案管理的规定，及时收集、整理工程建设各环节的文件资料，建立完整的工程项目档案。

第三十条　不属于工程项目范畴的新购固定资产，由采购部门组织相关技术部门、审计监察部门、相关职能部门、使用部门按照国家有关专业标准、合同条款进行共同验收，并出具验收报告。

设备验收时间：第一次验收：设备到达使用科室；第二次验收：设备安装调试正常运行 10 个工作日以上。

设备验收内容：包括外包装检查、开箱验收、数量验收、性能质量及运行状况验收。

设备验收要求：必须按经济合同规定的内容严格验收、清点，防止以劣充优、以少充多。发现实物与经济合同规定不相符时，要及时和供货单位或建设单位联系，并通知财务部办理拒付手续。所购置固定资产出现质量问题应及时处理，并将处理情况详细记录备案。对大型设备的验收，归口管理部门要及时根据订货合同和发票装箱单与使用部门一起开箱验收，并做好验收记录，如发现质量问题，要及时办理退货和索赔手续。

设备验收参加科室：10万元以下（不含10万元）的设备验收：由资产装备部组织使用科室和厂商代表共同参加；10万元以上（含10万元）的设备验收：由资产装备部组织使用科室、监察科、审计科、招标办和厂商代表共同参加；如需要申请进口商检的设备，必须由当地商检部门的商检人员参加；大型医疗设备的技术质量验收，应由省（市）卫生行政部门授权的机构进行。完成验收后，对验收结果应做好详细记录，形成文字报告，并作为技术档案保存。

第三十一条　已验收合格的固定资产应及时办理固定资产编号、建账建卡和入、出库手续。组织验收的部门要根据收货单和领物单，设置分户账和固定资产卡片，贴好固定资产条形码；财务部负责登记固定资产总分类账；归口管理部门负责登记固定资产明细分类账；使用部门负责登记固定资产分户账（登记卡）。

第三十二条　固定资产应由使用部门负责人和保管人填写领物单，经归口管理部门批准后领用。领物单应标明固定资产名称、型号、厂牌、规格、数量。领物单一式三联，一联交会计记账，一联交归口管理部门保管，一联交使用部门存查。

第八章　计量与折旧计提

第三十三条　固定资产按实际成本计价。

（一）外购的固定资产，按照实际支付的购买价款、相关税费以及使固定资产达到预定可使用状态前所发生的可直接归属于该项资产的运输费、装卸费、安装费和专业人员服务费等相关支出作为成本。

（二）以一笔款项购入多项没有单独标价的固定资产，按照同类或类似资产市场价格的比例对购置成本进行分配，分别确定各项固定资产的成本。

（三）自行建造的固定资产，按照国家有关规定计算成本，包括该项资产完工交付使用前所发生的全部必要支出。

（四）在原有固定资产基础上进行改建、扩建、大型修缮后的固定资产成本，按照原固定资产账面价值加上改建、扩建、修缮发生的支出，减去改建、扩建、修缮过程中的变价收入，再扣除固定资产拆除部分的账面价值后的金额确定。

（五）融资租入的固定资产，按照租赁协议或者合同确定的价款、运输费、安装调试费，以及融资租入固定资产达到预定可使用状态前发生的借款费用等作为成本。

（六）无偿取得（如无偿调入或接受捐赠）的固定资产，其成本比照同类资产的市场价格或有关凭据注明的金额加上相关税费确定。

（七）盘盈的固定资产按重置完全价值入账，重置完全价值是指医院在取得无法确定原值的固定资产时，根据当时的市场情况以同类固定资产市场价计价。

第三十四条　已经入账的固定资产，除发生下列情况外，不得随意变动其价值：

（一）根据国家规定对固定资产价值重新估计。

（二）增加补充设备或改良装置。

（三）将固定资产的一部分拆除。

（四）根据实际价值调整原来的暂估价值。

（五）发现原固定资产价值记账有误。

第三十五条　医院固定资产在预计使用年限内，采用平均年限法计提折旧，计提固定资产折旧不考虑残值。当月增加的固定资产，当月开始计提折旧；当月减少的固定资产，当月不再计提折旧；固定资产提足折旧后，无论能否继续使用，均不再计提折旧；提前报废的固定资产，也不再补提折旧。

年折旧率 =1 ÷ 固定资产折旧年限 × 100％

月折旧率 = 年折旧率 ÷ 12

月折旧额 = 固定资产原值 × 月折旧率

第三十六条　计提折旧的范围及年限，详见"财务管理制度"附录一。

第九章　保管与使用

第三十七条　使用部门指定专人任资产管理员，切实做好固定资产的防火防盗、防尘防锈、维护保养等日常管理工作，并做好固定资产的运转、维修、改造、盘点等相关记录。

第三十八条　使用部门及时办理新增固定资产的验收、领用手续，妥善保管好固定资产及相关附件资料，按照操作规程合理使用，并及时贴上固定资产标签。

第三十九条　使用部门每季度对本部门的固定资产盘点一次，且与资产管理系统中固定资产清单核对，账实不符则查明原因，及时办理相应的报损、报废或转移手续。

第四十条　单价达 10 万元的仪器设备，或单价虽不足 10 万元，但属于国外进口，根据国家有关规定明确为贵重、稀缺的仪器设备，应列为大型精密贵重仪器设备，指定专人管理，并实行使用情况报告及维修记录制度。

第四十一条　各资产管理职能部门（即基建房产科、资产装备部、信息中心）应当严格执行固定资产日常维修和大修理计划，定期对固定资产进行预防性维护保养，切实消除安全隐患。

第四十二条　各资产管理职能部门应当强化大型、精密、贵重仪器设备运转的监控，严格操作规程，实行岗前培训和岗位许可制度，并建立大型精密仪器设备技术档案。

第四十三条　加强固定资产信息化管理，健全三账一卡制度，财务管理办公室负责财务总账和一级明细分类账，协助各资产管理职能部门建立二级明细分类账，协助使用部门建卡（台账）。

第四十四条　各相关部门应根据固定资产的新增及减少及时办理固定资产的领用、变更手续，确保账账相符、账卡相符、账实相符。

第十章　效益分析与评价

第四十五条　资产管理部门要指定专人对医疗设备定期开展效益分析和评价，对大型设备编制医疗设备使用效益情况进行月报和年报。

第四十六条　医疗设备效益评价体系包括社会效益和经济效益。

（一）社会效益评价指标

1.年检治人次数、累计检治人次数。

2.阳性率。

3.年均开机天数。

4.设备成新率。

5.设备完好程度。

6.应用成果、新技术及科研论文数量。

（二）经济效益评价指标

1.设备年收入额、累计收入额。

2.设备累计回收额：设备累计回收额＝设备累计年净收入＋设备累计折旧额。当设备累计回收额＞设备投资成本，表示设备成本已全部收回。设备成本收回所需时间越短效益越好，一般来说，设备成本能在折旧年限内收回说明效益是不错的。

3.设备投资收益率：投资收益率=（医疗设备收入－设备支出）/该医疗设备投资总额×100％。其中，设备支出包括设备耗材料、维修保养费用、管理操作人员工资、设备折旧、水电费、筹资利息等。

4.保本业务量：保本业务量=设备固定支出/（平均收费标准－单位变动成本）。实际工作量超过保本业务量越多，说明效益越好。

第十一章　调配与转移

第四十七条　医院的固定资产未经批准，任何部门不得擅自出租、出借和出售。

第四十八条　在用仪器设备技术指标下降，但未达到报废标准时，应在各资产管理职能部门的协调下，在可用范围内进行降级调配使用。

第四十九条　由于工作任务变更造成的固定资产闲置，应在各资产管理职能部门的协调下进行院内调剂使用，确定接收部门后及时办理资产转移手续。

第五十条　各部门之间固定资产的转移，应由转出部门及时填写《医院固定资产转移审批表》按程序报批后，方可进行实物转移，并及时报财务管理办公室进行转科处理。

第五十一条　确实无法确定接收部门的，由原使用科室列出固定资产清单报资产管理职能部门，经主管院领导批准后，暂存设备库房。

第五十二条　医院因业务需要临时下达的固定资产调配决定，可先进行实物转移，事后再补办资产转移手续。

第十二章　清查盘点与核对

第五十三条　每年末，成立固定资产清查盘点小组，对全院固定资产进行全面清查盘点。财务负责人任组长，归口管理部门负责人任副组长，组员由财务人员、资产管理人员、使用保管人员、监察人员和审计人员组成。

第五十四条　明确盘点内容。包括固定资产的实有数与账面结存数是否相符；固定资产的保管、使用、维修等情况是否正常。

第五十五条　盘点准备。固定资产管理员根据盘点计划准备盘点表，并预先编号。盘点表一式二份，一份固定资产管理部门存查，一份送财务部核算盘点盈亏。盘点前，资产管理部门召开盘点准备会议，向使用部门和财务部传达盘点计划，进行人员的安排和动员；发放盘点表，提前做好盘点的各项准备工作。

第五十六条　进行盘点。实地盘点时，应由财务人员、资产管理人员、使用保管人员、监察人员和审计人员共同参与，进行盘点。资产管理人员负责现场点计，财务人员负责盘点记录，使用保管人员负责资产引导和搬运，监察和审计人员负责资产清查全程监督。坚持以静态盘点为准则，盘点开始后，禁止一切固定资产进出和移动。

第五十七条　盘点结果差异及存档。盘点结果和差异应由固定资产管理员、会计和固定资产使用部门三方签字确认。固定资产盘点表及盘点差异表分别由资产装备部和财务部归档保存。

第五十八条　固定资产盘盈盘亏处理审批。对固定资产的盘盈和盘亏，应由资产管理部门和使用部门分析差异原因，及时形成处理意见，落实责任人，报财务部负责人审核后，报总会计师和院长审批。

第十三章　维修保养与后续支出

第五十九条　资产装备部和厂家应协助使用科室制订好设备操作流程，指导使用科室做好医疗设备的日常保养工作。

第六十条　对使用科室提出的设备维修申请，维修人员应及时予以响应和处理。维修完毕后，维修工程师应详细填写维修记录，并及时通知使用科室恢复使用。

第六十一条　设备维护人员应按维护保养要求对固定资产进行巡视、检查、维护，并做好记录。做到及时发现问题，消除事故隐患，确保设备完好安全。

第六十二条　建立固定资产维护保养计划，以预防为主，重在日常维护，制定切实可行的仪器设备保养维修制度。由各归口管理部门组织相关人员按时执行，并做好详细记录。

第六十三条　固定资产管理责任人，应每周对维护保养工作的质量、进度和记录情况进行检查，并做好相关检查情况记录。特别是大型设备的维护保养情况，应做好详细记录，以便为医院对外签署大型设备维护保养合同时提供有关参考资料。

第六十四条　各归口管理部门的负责人每月要有计划地对固定资产的维护保养工作进行抽查，发现问题及时通知有关人员整改。

第六十五条　年末应对固定资产维护保养情况进行大检查，根据固定资产运行状况，提出年度维护保养计划和大修计划。

第六十六条　大型医疗设备购置后，应建立维修合同签约制度。

第六十七条　定期对固定资产的安全使用情况进行检查，并提出安全使用的意见及建议。

第六十八条　设备使用时间已超过质保期，出现故障并发生维修费时的办理程序如下：

（一）维修费预计在 1 万元以下（不含 1 万元），使用科室向资产装备部提交《设备维修申请表》，经设备主管副院长签批后，由资产装备部组织使用科室、维修公司谈价办理。

（二）维修费预计在 1 万～2 万元（不含 2 万元），设备主管副院长和总会计师批示后，由招标办组织纪委监察科、资产装备部、使用科室和维修公司谈价办理。

（三）维修费在 2 万～10 万元（不含 10 万元），由设备主管副院长、总会计师和院长签批后，由招标办组织纪委监察科、资产装备部、使用科室和维修公司谈价办理。

（四）维修费在 10 万元以上，经设备主管副院长、总会计师和院长审核并签批后，报院长办公会研究决定是否办理。

第十四章　处置与报废

第六十九条　固定资产的处置，是指医院对其占有、使用的各类固定资产进行产权转移、变更或注销的行为，包括无偿划转、对外捐赠、出售、置换、报损、报废等。

第七十条　固定资产因技术性能落后而强制淘汰的，或已损毁且经厂家和资产装备部维修工程师及相关技术部门现场鉴定后确无修复价值的，出具鉴定意见，由使用科室填写《医院资产报损报废申请表》，报请院领导批准同意后，方可办理相关报废手续。未经批准，任何科室和个人不得擅自处置医院固定资产，否则，医院将追究相关科室或个人的责任。由于人为因素造成丢失或毁损的，应追究相关人员责任。

凡符合以下条款，不能继续用于临床使用的医疗设备，应予以报废。

1. 经检测，维修后技术性能仍无法达到临床应用基本要求。

2. 仪器设备老化、技术性能落后、超过使用年限。

3. 严重污染环境、危害患者或工作人员安全及健康。

4. 虽可以修复，但维修费用太高。

5. 按《计量器具管理制度》规定，已无法满足计量基本标准要求的计量器具。

6. 国家明文禁止继续使用的医疗器械及相关的设备。

第七十一条　固定资产的处置，由使用部门提出意见，资产管理职能部门组织相关技术部门审核鉴定，经医院审批后，按照《中央行政事业单位国有资产处置管理办法》的规定报批后处置。

第七十二条　资产管理职能部门应及时填制《医院资产处置收入清单》，将处置收入及时交财务管理办公室；资产处置收入在扣除相关税金、评估费、拍卖佣金等费用后，按照《湖南省非税收入管理条例》规定执行。

第七十三条　财务管理办公室应根据上级主管部门和财政部门出具的资产处置批复文件，核销相关固定资产，调整有关固定资产账目。

第十五章 监督与检查

第七十四条 加强固定资产管理的监督与检查，坚持内部监督与外部监督相结合，事前监督、事中监督、事后监督相结合，日常监督与专项检查相结合。

第七十五条 纪委监察科、审计科定期或不定期组织相关行政职能部门对固定资产的管理情况进行内部审查，发现问题及时提出整改意见，对逾期不整改的部门，有权提出处罚意见，按管理权限逐级上报后处理。

第七十六条 财务管理办公室会同各资产管理职能部门对各部门的固定资产管理情况进行督导和不定期抽查，每年组织一次全院性的固定资产清查，并出具固定资产清查报告，按规定的权限及程序报批后处理。

第七十七条 各部门负责人加强本部门固定资产管理工作的监督与检查，督促资产管理员做好固定资产的保管使用、登记盘点、维护保养等日常管理工作，及时办理固定资产的报修、报损、报废或转移手续。

第七十八条 资产装备部应根据相关法律法规制定切实可行的医疗设备的质量监控制度和措施，并认真落实。对医疗设备在临床使用中出现的涉及操作、技术或质量方面的问题，应及时组织讨论，提出改进意见和措施，属于不良事件的应按规定及时上报资产装备部和医院感染办公室，并如实提供有关情况和数据，使用科室不得拒绝或隐瞒。同时，各职能科室和临床、医技科室要积极配合食品药品监督管理部门的监督检查。

第七十九条 使用部门凡有下列行为，一经查实，财务管理办公室或资产管理职能部门有权提出赔偿、罚款、责令改正等处理意见，按管理权限逐级上报并建议追究部门负责人、资产管理员或直接责任人的责任。情节严重构成犯罪的，移送司法机关依法追究刑事责任。

（一）不如实进行固定资产登记、盘点及对账，不配合医院固定资产清查，隐瞒真实情况的。

（二）不及时办理固定资产的报损、报废、转移手续，固定资产账、物管理混乱的。

（三）没有指定专人担任资产管理员，或是资产管理员工作发生变更，不及时做工作交接的。

（四）部门发生拆分或合并调整时，不及时按规定程序办理资产转移变更手续的。

（五）因维护保养不当或违反操作规程等人为因素导致固定资产损坏或提前报废的。

（六）对所管辖的固定资产造成损坏、丢失，不反映、不报告、不采取相应管理措施的。

（七）部门固定资产盘点不清或长期流入个人使用，部门负责人不督查、不追究的。

（八）未经医院同意，擅自出租、出借、出售固定资产和用于经营性投资，不服从医院调剂决定的。

第十六章　附　则

第八十条　本制度自发布之日起施行，由财务部负责解释，其他未尽事宜参照国家相关制度执行。

总会计师管理办法（试行）

第一章　总　则

第一条　为完善医院治理结构，强化经济责任，加强医院财务管理和监督，规范医院财务行为，防范财务风险，提高财务管理水平，根据《中华人民共和国会计法》《中华人民共和国总会计师条例》《医院财务制度》《政府会计制度》等法律法规，结合本院实际，制定本管理办法。

第二条　本办法所称医院总会计师（以下简称"总会计师"），是指协助院长负责医院财务、会计和经济管理工作的行政副职领导，享受副院长待遇。总会计师列入医院领导班子职数和党委成员，设立总会计师以后，医院不再设置分管财务、会计和经济管理工作的副院长。

第三条　总会计师协助院长管理医院财务、经济工作，承担相应的领导和管理责任，直接对院长负责。

第四条　总会计师协助院长实行"统一领导、集中管理"的财务管理体制。医院的财务、经济活动在医院院长及总会计师领导下，由医院财务部统一管理。

第五条　总会计师的职权受国家法律法规保护，医院主要负责人和其他班子成员应支持并保障总会计师依法行使职权。

第二章　任职条件

第六条　担任总会计师必须同时具备下列条件：

（一）基本条件

1. 坚持原则，具备较高的政治素养。

2. 廉洁奉公，具备良好的职业操守。

3. 熟悉财经法规，精通会计、财务、税收等专业知识，具有较强的组织能力、决策能力、创新能力和财务管理能力。

4. 具有大学本科以上文化程度，身体健康，能胜任本职工作。

（二）专业资格要求

1. 具备高级会计师专业技术资格。

2. 具有会计从业资格并按规定完成继续教育。

（三）从业资历要求

从事财政、财务、会计、审计、资产等专业性管理工作 8 年以上且担任上述相关部门负责人 3 年以上。

符合下列条件之一的，在同等条件下优先任用：

1. 荣获省级以上先进会计工作者称号。

2. 全国会计领军（后备）人才。

3. 荣获省级以上有突出贡献管理专家称号、并在行业内有较大影响的学术带头人。

（四）职业道德要求

1. 遵纪守法，认真执行国家法律法规、财经政策和财经纪律。

2. 未发生过违反法律法规的行为，未受过党纪处分、行政处分和行政处罚。

第七条　有下列情形之一的，不得担任总会计师：

（一）曾严重违反法律法规和国家有关财经纪律，有弄虚作假、贪污受贿、挪用公款等重大违法违纪行为，被判处刑罚或者受过党纪政纪处分的。

（二）曾因渎职或者决策失误造成单位重大经济损失的。

（三）对单位经济管理混乱或者财务信息严重不实负有责任的。

（四）法律法规规定的其他情形。

第三章　任免

第八条　总会计师由湖南中医药大学，依据干部管理权限，按照《湖南中医药大学党政干部选拔任用工作条例》（校发组字〔2014〕21号）有关规定和程序进行任免。任免和调整前应征求省财政厅意见。

第九条　总会计师实行任期制，每届3年，连续任职原则上不超过两届，任期届满，由大学安排交流轮岗。

第四章　职责和权利

第十条　总会计师应按国家有关法律、法规、规章和制度的要求组织领导医院的财务管理、会计核算、成本核算、经济运行、绩效分析等工作；参与医院重大财务、经济事项的决策，并对执行情况进行监督。主要职责如下：

（一）负责组织本单位会计核算、成本核算和财务报告的编制，确保会计、成本信息和财务报告的真实性和完整性。

（二）负责搞好本单位财务管理。包括全面预算管理、筹资管理、投资管理、收支管理、资产管理、财务报告分析和经济运行绩效评价等；负责组织本单位成本预测、计划、控制、核算、分析和考核，督促医院各部门降低消耗、节约成本费用，提高经济效益。

（三）参加本单位重大财经管理活动和重要经济问题的研究与决策。

（四）加强会计监督，负责本单位财务风险管理、偿付能力管控，确保医院正常运转和财产安全完整。

（五）加强财务会计基础工作，规范财务管理。领导本单位会计机构、会计人员正确执行国家财经法律、法规、规章和制度，组织建立并实施本单位财务会计管理制度、经济核算分析制度和内部财务监控制度，并检查落实执行情况。

（六）组织本单位清产核资，加强资产管理，保护国有资产完整、保值增值和安全有效使用。

（七）负责对本单位财会机构的设置和会计人员的配备、聘任、培训和考核，支持会计人员依法行使职权。积极推行先进适用的财务信息化管理系统和管理方法，努力提升医院现代化管理水平。

（八）参与医院新业务开展、技术创新、科技研究、服务价格、结余分配、工资福利等方案的制定以及经济合同的审查，协助单位负责人对医院的经营管理、业务发展、基本建设以及资本运营等重大事项作出决策。

（九）组织落实审计意见，监督执行审计决定。

（十）法律法规和主管部门规定的其他职责。

第十一条　总会计师具有以下履行职责的工作权利：

（一）参加重大经济事项决策，参与医院大额资金的使用、调度、大额借款、担保、投资、合作经营、产权改制、资产重组等重大经济事项决策，参与重大经济合同的财务可行性评审。

（二）对重大决策和财经法规的执行情况进行监督，对内部控制制度实施监督检查。

（三）对设置医院财会机构、配备会计人员提出建议。对医院会计机构设置、财务部负责人和会计人员的配置、会计专业技术职务的设置和聘用提出建议和意见。

（四）主管审批全院日常财务收支工作。对重大财务收支和大额资金的使用建立总会计师与医院主要负责人联签制度，总会计师拥有大额资金流动与支付的联签权。

（五）财务预算、财务收支计划、成本和费用计划、信贷计划、财务专题报告、会计决算报表，须经总会计师签署。涉及财务收支的重大业务计划、经济合同、经济协议等，在单位内部必须经总会计师会签。

（六）对违反国家法律、法规、方针、政策、制度和有可能在经济上造成损失、浪费的行为，有权制止或纠正，并报告医院主要负责人。制止或纠正无效时，应及时向主管部门报告。

（七）接受省财政厅关于总会计师专业技术资格的认定、继续教育和业务素质提升培训。

第五章　组织管理

第十二条　依照医院领导干部管理办法，主管部门对总会计师履职情况进行监督、考评。省财政厅参与对总会计师履行职责情况的监督检查。

第十三条　总会计师应参加医院领导班子年度考核，并向主管部门提交述职报告。总会计师年度述职报告应就医院重大经济活动、财务状况、资产质量、财务风险、内控机制、运行绩效等履职情况进行全面报告，并提出改进措施。

第十四条　主管部门应对总会计师进行任期经济责任审计和离任审计，对总会计师任职期间的履职情况进行评估。审计事项包括：

（一）医院会计核算、成本核算规范性、会计信息质量，以及医院财务预算、决算和财务动态编制工作质量情况。

（二）医院财务状况及结果，资金管理和成本费用控制情况。

（三）医院财会内部控制制度的完整性和有效性，医院财务风险控制情况。

（四）在医院重大经营决策中的监督制衡情况，有无重大经营决策失误。

（五）其他需考核的事项。

第十五条　总会计师对下列重大事项负有管理责任或直接责任：

（一）医院提供或公开的会计信息不真实、不完整。

（二）医院的成本等会计核算、财务管理不规范。

（三）医院内部财会控制机制不健全、财会制度执行不力。

（四）医院违反国家法律法规造成严重后果的财务会计事项。

（五）管理不当及决策失误造成经济损失。

（六）负责审批、联签、实施的事项造成经济损失。

第十六条　出现本办法第十五条情形的，应当依照国家法律法规和有关规定追究总会计师相应的责任。医院负责人或者其他有关人员阻碍总会计师依法行使职权构成犯罪的，依法追究刑事责任；尚不构成犯罪但造成重大损失的，由主管部门依法依规追究行政责任。

第十七条　对造成重大经济损失或严重后果的事项，总会计师未参与决策或在集体决策过程中提出明确反对意见并记录在案的，总会计师可以免责。

第十八条　总会计师工作业绩突出的，由医院或主管部门给予表彰奖励，并作为提拔任用的重要依据。总会计师年度考核评议或履职评估较差，经认定不合适继续任职的，按照有关管理权限免除职务或调整其工作。

第六章　附　则

第十九条　本办法由医院财务部负责解释和修订。

第二十条　本办法自发布之日起施行。

预算管理办法

第一章 总 则

第一条 为了加强和规范医院预算的管理，节约成本，提高经济效益，建立科学的预算管理机制，根据《中华人民共和国预算法》《医院财务制度》等相关法律法规，结合本院实际，特制定本办法。

第二条 预算编制的原则

（一）统一领导、分级管理原则。

（二）以收定支、收支平衡原则。

（三）统筹兼顾、保证重点原则。

（四）收支统管原则。

（五）完整性原则。

（六）依法理财原则。

第二章 管理机构与职责

第三条 成立医院预算管理委员会，主任为书记、院长，常务副主任为总会计师，副主任为其他院领导，成员为财务部、党委（医院）办公室、人力与组织资源部、资产装备部、医务部、护理部、药学部、制剂中心、审计科、监察科等相关职能部门负责人，负责贯彻实施预算管理的政策法规和制度，监督、检查医院预算管理制度的建立和实施。自觉接受上级主管部门和财政部门的监督、检查和指导，财务部负责处理预算管理日常事务。

第四条　职责分工

（一）财务部：负责全院预算日常管理和预算分析等工作。

（二）职能部门：贯彻实施预算管理的政策法规和制度，负责相关预算的编制、审核监控和分析等工作，协助财务做好医院总预算的综合平衡。

（三）监察科、审计科：监督、检查医院预算管理制度的建立和实施情况。

第三章　预算编制的要求

第五条　根据医院总体发展规划和年度事业发展计划，全面掌握单位财务收支和业务范围的变化情况，预测预算年度的收支增减趋势，科学编制预算。预算年度与会计年度相同，为每年1月1日至12月31日。

第六条　预测医院投资项目资金的需求，按规定做好项目投资的可行性研究和评价。

第七条　收支预算的编制应分析国家对医疗卫生机构的政策影响及医院自身发展的要求，参考上年决算、成本核算和本年度业务量、成本核算、物价调整、改革方案等多方面因素。

第八条　核实医院人员、资产、业务量等基础数据，如门、急诊人次，住院床日，手术例数，床位数，编制人数等。

第九条　保证预算的综合平衡，实现统筹安排。

第四章　预算编制内容

第十条　收入预算编制

收入预算包括财政拨款收入预算、事业收入预算（医疗收入预算、科教收入预算）和其他收入预算等。收入预算根据预算年度事业发展计划、医疗业务增减、服务价格变化和上年度实际收入水平等因素编制。医疗收入中的门诊收入应以计划门诊人次和计划门诊人次费用结合上年实际门诊收入编制；住院收入应以计划病床占用日数（或计划出院病人数）和计划床日费用水平（或每出院病人医疗费水平）结合上年实际住院收入编制；药品收入按照新的政府会计制度的管理办法和药品上年实际销售额及药品比例编制；财政拨款收入应根据主管部门分配补助款额的计划编制；科教收入按照从财政部门以外的部门或单位取得的、具有指定用途、项目完成后须经决算和书面报告的项目编制；其他收入根据上年收入情况，结合本年的相关因素，分不同的服务项目，确定不同的总额编制。

第十一条　支出预算编制

支出预算包括业务活动费用、单位管理费用，其中：财政拨款经费预算、科教经费预算、其他经费预算和其他费用预算。人员经费支出预算根据医疗业务科室计划年度平均职工人数、上年度人均支出水平、国家有关工资福利政策等计算编制；〔商品和服务费用支出预算以各类公务费用预算应以上年度实际支出水平为基础，按计划年度医疗业务科室业务发展计划、经费开支定额编制，其中卫生材料费预算按收入预算的一定比例编制，维修（护）费预算可根据需要和财力可能编制。药品销售成本预算应根据药品收入预算和上年度的药品综合加成率（或综合差价率）及药品价格政策等因素编制〕。科教经费按当年科研课题拨款及课题申报计划编制。财政拨款经费预算的编制应根据计划年度财政预计安排的专项补助，结合项目的完工程度编制。其他费用预算的编制，参考上年度实际开支情况，考虑计划年度内可能发生的相关因素，正确预计编制。

第十二条　资本性支出预算编制

购置设备、改造医疗环境、修缮房屋、自筹基本建设资金等项目，根据业务发展需要，进行可行性论证，须上报院委会、党委会按医院制度执行。资本性支出应本着保证重点、兼顾一般、先急后缓、先重后轻的原则编制预算。

第五章　预算编制程序

第十三条　预算编制

（一）财务部每年10月底前，应确定医院业务收支的总体框架，并将业务收支的主要指标下达到预算职能部门。

（二）由预算职能部门根据业务工作开展情况，对财务部下达的预算指标提出调整意见，并申报所需预算。重大支出项目需经过可行性分析论证程序后方可申报。科主任审查后，报主管院长审查。

（三）由财务部汇总并提交医院的总体收入预算和支出预算。

（四）与有关预算职能部门协商后，将预算初稿报总会计师审查。

（五）提交院长办公会讨论通过，预算批复后，由财务部向预算职能部门下达。

第十四条　预算审批

（一）按程序编制预算，上报审查，院长办公会讨论通过。

（二）财务部应严格执行已批复的预算。

（三）监察、审计部门有权对预算的真实性、可靠性进行监督。

第十五条　预算执行

（一）预算执行的原则

年度预算指标下达后，各预算执行部门应严格执行预算，一般情况不得突破预算，特殊情况需执行相应的预算调整程序后方可调整预算；在预算调整未被批准前，归口职能部门不得自行改变预算，应按原预算执行。

预算职能部门负责人应对本部门的预算资金负责，严格执行财务支出审批制度和程序，根据年度业务工作需要，坚持厉行节约原则，合理安排和使用预算资金，同时接受监督和检查。

在预算执行中，预算内金额超过20万元（含20万元）的项目经费，具体实施前须事先提请主管院长审核，总会计师、院长审批，经同意后方可组织实施，否则，财务部可以拒绝办理资金支付。

（二）预算执行的程序

预算管理是医院管理的基础和重要组成部分，预算执行过程实际上是医院整体经营过程的体现，因此预算执行是各个职能部门共同的职责。预算执行不应仅仅依靠财务部，应遵循"谁花钱谁算账"的原则，增强预算渗透率，同时精打细算，财务部作为预算落实的监管部门，对预算的编制和执行负有不可推卸的责任。各职能管理部门作为预算的实际执行部门，应该对本部门的各项支出做到心中有数、先算账后花钱，在执行过程中，要严格按照预算，逐项、逐笔自行核销，并定期与财务部核对预算的执行结果。

财务部将院长办公会批复的预算按类别和用途下达至预算执行部门。

各预算执行部门严格按计划进度执行预算。

财务部设专人负责监督、统计预算的执行情况，定期向主管领导汇报预算的执行情况，每年度向职工代表大会报告。

第六章 预算调整

第十六条 预算调整是预算执行过程中由于政策的变动、临时事项的发生和差异分析等原因，需要对后期的预算数据进行调整或追加，以达到加强财务管理、更加合理配置资源的目的。

第十七条 预算调整的原则

年度预算指标下达后，应严格执行预算，一般情况下不得突破预算指标，如遇医院重大政策调整措施、财务收支情况发生变化、事业计划和收支标准调整或发生其他特殊情况，对经院长办公会、财政部和主管部门批准的收支预算发生较大影响时，须经批准后方可进行调整。

第十八条 预算调整的程序

一般情况下，预算调整需经过申请、审议和批准三个主要程序。

（一）预算职能部门提出预算调整申请，说明理由及初步方案。财务部根据预算执行情况辅助提供调整前后的预算指标。

（二）财务部负责对提出的预算调整申请进行审核。

（三）将预算调整方案提交主管院长、总会计师审核，经审核后的调整方案交由院长办公会审核通过。

第十九条 为了贯彻预算工作的"刚性"要求，预算一经批复，原则上不再另行追加预算。如因特殊原因确需追加预算的，无论金额大小，均须提交正式申请报告，并结合全院预算执行进度进行统筹考虑，按程序审查，经院长办公会批准后方可组织实施。

第七章　预算分析

第二十条　为了考核归口管理部门预算执行情况，为下年度预算的编制提供参考依据，财务部根据年度预算，以各预算职能部门为单位对预算执行情况进行考核分析。

第二十一条　预算分析的内容

（一）充分考虑影响支出的各种因素，对预算执行差异进行分析，并找出原因。

（二）将当期预算执行数与上年同期支出数进行比较，分析产生差异的原因。定期向主管领导、总会计师、院长汇报预算的执行情况，每年度向职工代表大会报告。

第八章　预算考核

第二十二条　通过预算绩效考核，全面总结评价各部门预算的编制是否准确、执行是否合理、调整是否合规等内容，以提高资金的使用效益。

第二十三条　预算绩效考核的内容

（一）管理措施、制度建设评价。主要包括各部门预算编制、执行、调整过程中的规范化、程序化建设等方面。

（二）资金使用情况评价。主要包括资金的申请、批复、使用范围、使用效益等方面。

（三）预算执行情况和执行效率。

第九章　附　　则

第二十四条　本办法自发文之日起开始实施。

第二十五条　本办法由医院财务部负责解释。

财务资产管理

第一条 医院经费来源为财政拨款收入、上级补助收入、医疗收入、科研教学项目收入和其他收入等。医院资产为国家所有，医院对占有、使用的国有资产依法依规实施管理。任何个人不得侵占、挪用医院资产。

第二条 医院财务收支、预算决算、会计核算、成本管理、价格管理、资产管理等必须纳入医院财务部统一管理。建立健全全面预算管理、成本管理、财务报告、第三方审计和信息公开机制，确保经济活动合法合规，提高资金资产使用效益。

第三条 医院依照相关财经法律法规和制度，结合医院宗旨，制定本院财务会计管理制度、财务会计内部控制制度、国有资产管理制度和对外投资合作制度等；依法按章进行会计核算，实行财务监督，加强经济管理，提高经济效益，实现国有资产保值增值。

第四条 医院按规定设置总会计师，配备财务部负责人和财务人员，按规定向财政和卫生行政主管部门报送年度财务预决算报表。由总会计师全面负责医院财经管理和会计核算工作，强化医院财务风险管理，不断提高财务管理水平。

第五条 医院执行国家统一的会计制度，依法进行会计核算，建立健全内部会计控制与监督制度，依法接受税务、会计、审计等部门监督，保证会计资料合法、真实、准确、完整。医院除法定的会计账簿外，不得另立会计账簿、账外账和"小金库"。

第六条　医院接受捐赠须严格遵守国家法律法规，坚持自愿无偿、非营利性、公益性和公开性原则。捐赠的使用须按照医院宗旨、捐赠协议约定和相关规定开展公益非营利活动；建立机制，保障捐赠管理公开透明，并接受有关部门监督。

第七条　医院自觉接受财政、审计以及主管部门对医院进行的预算执行及财务收支情况等方面的监督与审计，强化医院内部审计监督。

党建工作经费管理办法

为进一步规范党建工作经费管理，根据中组部有关文件精神，参照《中央和国家机关基层党组织党建活动经费管理办法》（财行〔2017〕324 号）《湖南省省直机关基层党组织党建活动经费管理办法》（湘财行〔2018〕7 号）《中共湖南中医药大学委员会党建工作经费管理办法》（校发组字〔2020〕2 号），结合医院实际，制定本办法。

一、经费来源

1. 专项经费。医院每年年初根据各支部上年度党员人数，按照职工党员 200 元 / 人 / 年，学生党员 100 元 / 人 / 年的标准核定。

2. 返还经费。大学组织人事部每年年初根据上年度医院全体党员交纳的党费按一定比例返还。党费返还经费在年初一次性划拨至医院党费专项账户。

3. 奖励经费。基层党组织在创先争优和党建各专项活动中表现突出，有关单位和部门按照规定拨付发放一定经费予以奖励。

二、经费使用范围和支出标准

（一）使用范围

1. 支持脱贫攻坚。

2. 教育培训党员和入党积极分子、党务工作者等。

3. 开展"三会一课"、主题党日活动、创先争优、党组织换届以及党内集中学习教育等。

4. 编印、订阅或购买用于开展党员学习教育培训的教材、报刊、书籍、音像制品和设备等。

5. 党内表彰。

6. 修缮、新建基层党组织活动场所、为活动场所配置必要设施等。

7. 走访慰问老党员、优秀党员，探望生病住院的党员，补助生活困难的党员和遭受严重自然灾害的党员，根据情况适当帮扶补助特困群众。

8. 其他与党建工作相关的活动。

（二）开支项目和标准

党建工作经费支出项目包括：支持脱贫攻坚费、租车费、城市间交通费、伙食费、住宿费、场地费、讲课费、资料费、电影票费、门票费、讲解费、表彰奖励费、慰问补助费、工本费和其他费用。

1. 支持脱贫攻坚费是指重点对贫困地区年久失修、因灾受损的基层党组织活动场所修缮以及党员教育设施更新进行适当补助。其他各项经费原则上不得从党费中列支。

2. 租车费是指开展党建活动需集体出行发生的租车费用。

租车费使用审批严格对照公车改革方案实施办法有关条目执行。原则上租车费不得超过1200元/天/辆；租车到常驻地以外的，租车费可以适当增加。

3. 城市间交通费是指到常驻地以外开展党建活动发生的城市间交通支出，个人不得领取交通补助。

4. 伙食费是指开展党建活动期间发生的用餐费用。在差旅伙食补助费标准内据实报销。一天仅一次就餐的，人均伙食费不得超过40元，个人不得领取伙食补助。

5. 住宿费是指开展党建活动期间发生的租住房间的费用。

6. 场地费是指用于党建活动的会议室、活动场地租金。每半天人均不得超过50元。

7. 讲课费是指为党员授课所支付的师资费用，参照中央和国家机关培训费有关标准发放。

8. 资料费是指为党员和入党积极分子、党务工作者学习教育培训集中购买的培训资料费用。

9. 电影票费是指与党员和入党积极分子、党务工作者学习教育培训有关的电影票费用。

10. 门票费和讲解费是指参观爱国主义教育基地、革命纪念地、警示教育基地等所支出的门票费用和讲解费用。有关票据原则上需加盖爱国主义教育基地等字样的印章。

11. 表彰奖励费是指在校党委及医院党委统一指导下围绕创先争优等开展的党内表彰、专项活动给予奖励支持所需的费用。

12. 慰问补助费是指走访慰问老党员、优秀党员，探望生病住院的党员，帮扶补助生活困难或遭受严重自然灾害的党员所支出的费用。

13. 工本费是指编印党员教育培训教材和印制入党志愿书、党员组织关系介绍信、党员证明信、流动党员活动证、党费证、党员档案等所产生的费用，以及购买党徽党旗、党费财务管理中发生的购买支票和转账手续费等相关费用。

14. 其他费用是指开展党建工作中产生的会议费、必要的保险费等。

交通费、伙食费、住宿费严格按照《医院差旅费管理办法》规定标准执行。

三、党建活动组织

党建活动是指基层党组织开展的"三会一课"，主题党日活动，党员和入党积极分子、党务工作者学习教育培训等活动。

1. 开展党建活动，要突出增强党员的"四个意识"，坚定党员的"四个自信"，同时注重与医院及支部、科室中心工作结合，注重质量效果，防止形式主义。

2. 开展党建活动，必须坚持厉行节约、反对浪费的原则，统筹使用党建工作经费。各支部要充分听取党员意见，制定党建活动计划（包括活动内容、形式、时间、地点、人数、所需经费等），经支部委员会讨论后，提前报院党委审核批准。

3. 开展主题党日活动，应当有详细的活动方案，明确主题，注重活动的政治性和庄重感。

4. 开展党建活动，要充分发挥党员的主体作用，必须自行组织，不得将活动组织委托给旅行社等其他单位。

5. 开展党建活动，要充分利用本地本单位条件，严格控制到常驻地以外开展党建活动的规模、时间和数量；每个基层党组织到常驻地以外开展党建活动原则上每 2 年不超过 1 次；严格控制租用场地举办活动，确需租用的，要选择安全、经济、便捷的场地。

6. 开展党建活动,要根据实际情况集体出行。集体出行确需租用车辆的，应当视人数多少租用大巴车或中巴车、商务车,不得租用轿车（5 座及以下）。到常驻地以外开展党建活动，一般不得乘坐飞机。

7. 开展党建活动，要严格遵守中共中央"八项规定"精神，严格执行廉洁自律各项规定。严禁借党建活动名义安排公款旅游；严禁到党中央、国务院明令禁止的风景名胜区开展党建活动；严禁借党建活动名义组织会餐或安排宴请；严禁组织高消费娱乐健身活动；严禁购置电脑、复印机、打印机、传真机等固定资产以及开支与党建活动无关的其他费用；严禁套取资金设立"小金库"；严禁发放或领取任何形式的个人补助；严禁转嫁或变通开支党建活动费用。

四、经费管理和报销

1. 经费管理。党建工作经费由组织与人力资源部、财务部负责管理。各支部党建工作经费支出严格按预算管理，由支部委员会集体研究决定，报党总支、组织与人力资源部、财务院长审批。党建工作经费当年未用完部分结转至下年度。

2. 经费报销。报销党建活动费用须提供党建活动计划方案、参加活动党员签名表以及其他相关支撑证明材料等。报销党内表彰奖励金须提供表彰决定、受表彰个人或集体的奖励金领取签名表等材料；报销慰问补助费须提供慰问补助党员决定、慰问补助党员的签名表等；奖励金和慰问补助费原则上可以支取现金。报销资料费、电影票费、门票费、会议费、保险费、工本费等其他与党建工作相关的经费须附明细，经批准后据实报销。

3. 报销要求。经费报销必须严格执行医院相关财务管理制度，资金支付必须采用符合医院财务要求的支付方式。

五、工作要求

1. 医院党委以年度为单位对上一年度党建工作经费使用管理情况以适当方式公开；各支部要定期向本支部党员公布党建工作经费使用管理情况。

2. 各支部于每年 3 月 15 日前将上年度本单位党建工作经费管理使用情况（包括活动形式、内容、时间、地点、人数、经费开支等）形成报告，由党总支汇总后报组织与人力资源部。

六、其他

1. 本办法自发布之日起施行。

2. 本办法由组织与人力资源部会同财务部负责解释。

专项经费管理办法

科研经费管理办法

医院各部门及个人取得的所有各类项目经费必须全部纳入医院财务统一管理、专款专用；项目负责人应严格按照项目批复的经费预算依法依规合理使用资金，接受上级单位和本院相关部门的监督检查；科研部负责科研经费的管理与预算及开支审核，财务部负责科研经费的财务管理与会计核算。如项目来源单位实际拨付的项目经费与申请时预算的经费不一致，按其比例对应折算执行；原则上项目经费预算不得调整，确有需要调整的预算，参照大学项目预算管理执行。

一、纵向项目经费开支管理

纵向科研项目经费是指医院通过承担或与其他单位合作/协作的国家、地方政府部门和公益性行业的各类科研计划（含基金等）所取得的项目（或课题）经费以及政府间国际科技合作项目经费。

（一）纵向项目经费使用范围

1. 直接费用是指项目研究开发过程中发生的与之直接相关的费用，主要包括设备费、材料费、测试化验加工费、燃料动力费、差旅费、会议费、国际合作与交流费、出版/文献/信息传播/知识产权事务费、劳务费、专家咨询费和其他支出等。

（1）设备费：项目实施过程中购置或试制专用仪器设备，以及对现有仪器设备进行升级改造或租赁使用外单位仪器设备而发生的费用。凡是以项目经费购买仪器设备的均须提出购买申请，并召开仪器购买咨询论证会，就购买仪器的性能参数、购买的必要性进行充分论证，避免重复购置和闲置浪费。利用项目经费购置的仪器设备，归医院所有，并按医院仪器设备管理有关规定办理固定资产报增手续。

（2）材料费：项目实施过程中由于消耗各种必需的原材料、辅助材料等低值易消耗品而发生的采购、运输、装卸和整理等费用。

（3）测试化验加工费：项目实施过程中支付给外单位发生的检验、测试、设计、化验及加工等费用。

（4）燃料动力费：项目研究过程中相关大型仪器设备、专用科学装置等运行发生的可以单独计量的水、电、气、燃料等费用。

（5）差旅费：项目相关人员临时到常驻地以外地区因公出差所发生的城市间交通费、住宿费、伙食补助费和市内交通费。

（6）会议费：项目实施过程中为组织开展相关的学术研讨、咨询以及协调任务等活动而发生的会议费用。

（7）国际合作与交流费：项目实施过程中相关人员出国及外国专家来华工作而发生的费用。

（8）出版/文献/信息传播/知识产权事务费：项目实施过程中，需要支付的出版费、资料费、专用软件购买费、文献检索费、专业通信费、专利申请及其他知识产权事务费用等。

（9）劳务费：参与项目研究的研究生、博士后、访问学者以及项目聘用的研究人员、科研辅助人员等劳务性支出，以及项目聘用人员的社会保险补助费用。

项目聘用人员的劳务费开支标准，参照当地科学研究和技术服务业从业人员平均工资水平，根据其在项目研究中承担的工作任务确定，其社会保险补助纳入劳务费开支科目。劳务费预算应据实编制，不设比例限制。

（10）专家咨询费：项目实施过程中支付给聘请的咨询专家的费用。专家咨询费不得支付给参与项目研究及其管理相关的工作人员，纵向科研项目经费不能列支研究生因学位论文答辩、论文评审、论文修改发生的费用。

①中央财政资金支持的科研项目专家咨询费发放标准

高级专业技术职称人员1500～2400元/人/天（税后），其中，院士、全国知名专家，可按照高级专业技术职称人员标准上浮50％执行；其他专业人员900～1500元/人/天（税后）。专家咨询活动的组织形式主要有会议、现场访谈或者勘察、通信三种形式。

以会议形式组织的咨询，是指通过召开专家参加的会议，征询专家的意见和建议。

以现场访谈或者勘察形式组织的咨询，是指通过组织现场谈话，或者查看实地、实物、原始业务资料等方式征询专家的意见和建议。

以通信形式组织的咨询，是指通过信函、邮件等方式征询专家的意见和建议。

形式	会期		
	半天	不超过两天（含两天）	超过两天
会议	按照每天规定标准的60％执行	按照每天规定标准执行	第一天、第二天：按照每天规定标准执行；第三天及以后：按照每天规定标准的50％执行
现场访谈或者勘察	按照上述以会议形式组织的专家咨询费相关标准执行		
通信	按次计算，每次按照每天规定标准的20％～50％执行		

②湖南省各级财政资金支持的科研项目专家咨询费发放标准

执行国家会议费的开支标准：以会议形式组织的咨询开支标准为高级专业技术职称人员500～800元/人/天，其他专业技术人员300～500元/人/天；会期超过两天的，第三天及以后每天的咨询费标准为：高级专业技术职称人员300～400元/人/天，其他专业技术人员200～300元/人/天。

以通信形式组织的咨询，开支标准为高级专业技术职称人员60～100元/

人次，其他专业技术人员 40 ～ 80 元 / 人次。

（11）其他支出：是指在项目实施过程中除上述支出项目之外的其他合理性支出。

2. 间接费用是指医院在组织实施科研项目过程中发生的无法在直接费用中列支的相关费用，主要用于支付项目依托单位为项目研究提供的设施及其运行和科研管理的部分费用，包括房屋，水、电、气、暖消耗，图书网络资源和研究人员的绩效支出等。

国家和地方政府部门有关科研经费管理办法中明确了间接费用的纵向科研项目，其间接费用的分配及使用参照《湖南中医药大学科研项目间接经费管理办法》执行。

（二）纵向项目经费支出

1. 纵向项目经费支出规定

纵向科研项目经费的支出必须严格按批复的预算或签订的合同执行，按实际开展科研活动取得的真实、合法票据进行财务报销。严禁编造虚假合同、编制虚假预算；严禁购买与科研项目无关的设备、材料，严禁虚构经济业务，使用虚假票据套取纵向科研项目经费；严禁在纵向科研项目经费中报销个人家庭消费支出；严禁违反规定自行调整、挤占和挪用纵向科研项目经费；严禁超范围、超标准支出。

劳务费、专家咨询费的支出必须在批复的预算或合同约定范围内据实列支，原则上应当通过银行转账方式结算。差旅费、会议费按照湖南省财政厅颁布的相关文件执行，凭据实报实销，不得超标准、超范围开支。

科研项目应加强预算执行的管理，从时效性和均衡性方面，根据预算执行进度合理安排支出，最大限度地减少资金的结余结存。对于准备结题的科研项目，项目负责人应全面清理经费收支和应收应付等款项。暂付款尚未结清的，应在结题之前全部报销或归还。项目尚有应付未付账款的，应在经费结题前全部处理完毕。

科研项目完成验收、鉴定、结题后必须进行财务结算，项目负责人应在财务部的协助下清理账目，根据经费预算和开支情况如实编报经费决算。决算必须账实相符、账表一致。项目负责人应对决算报表的真实性负责，且需经科研部和财务部签章后方可上报上级部门。

2. 纵向项目经费转拨

经费转拨应为项目研究需要，在项目计划中有明确任务分工，并在项目经费预算中已有列支。经费转拨严格按主管部门批复的预算或项目合同书执行。项目负责人应如实提供科研项目批复、项目合同和其他必要的资料，至财务部办理经费转拨手续。项目负责人不得借协作科研之名，将项目经费挪作他用，或转入与项目负责人有直接经济利益关系的关联单位。

二、横向项目经费开支管理

横向项目申报时需在项目合同（或合作协议）中编制详细的经费预算说明，并在办理经费进账手续时递交科研部和财务部，经院务会讨论通过后的项目合同（或合作协议）内容不得再次调整。

（一）横向项目经费使用范围

1. 科研业务费：包括材料费（研究过程中实际消耗的各种原材料、试剂、药品等消耗品购置费，实验动植物的购置、种养殖费，标本、样品的采集加工费和包装运输费）、测试化验加工费、计算分析费、燃料动力费（项目执行过程中所耗用的煤炭、木材等固体燃料，汽油、柴油等液体燃料，电力、水和风力等）、图书资料和论文版面费、复印/印刷费；文献检索费、办公电话/网络费；差旅费/市内交通费、专家咨询费、学术会议费、国际合作与交流费；出版/文献/信息传播/知识产权事务费（含数据采集费）、实验设备运行维护费等；邮政/学术刊物订阅费；专利申请/维持专有技术使用费；技术合同公证/鉴定/评审费。

2. 设备费：项目实施过程中购置或试制仪器设备，对现有仪器设备进行升级改造以及租赁外单位科研仪器设备而发生的费用。

3. 劳务费：项目聘用人员（指参与项目研究的本科生、研究生、博士后、访问学者以及项目聘用的研究人员、科研辅助人员）的劳务费开支标准，参照本院相关规定或湖南省科学研究和技术服务业从业人员平均工资水平，根据其在项目研究中承担的工作任务确定，其社会保险补助纳入劳务费科目列支。

4. 协作费：合同履行过程中，委托给其他单位或者个人完成指定工作所支付的科研经费。

5. 仪器代办费：合同中明确的为委托方代购和加工的仪器设备费用。

6. 项目组成员绩效：绩效支出仅用于实际参加课题研究的项目组成员，严禁与课题研究无关的人员参与绩效分配。

7. 其他相关业务费：项目实施过程中发生的其他支出。包括税费、场地使用费、项目组人员业务培训费、办公用品、车辆维持费（燃料费、过路过桥费、维保费、停车费）、业务招待费、其他业务费等。

（二）横向项目经费支出

横向项目经费支出实行医院、科研部、项目组三级管理，由科研部对其项目执行情况和经费开支情况进行检查。每个项目均在医院财务部设立单独账号，项目经费入账后，由项目负责人按预算执行。横向项目负责人是经费管理和使用的直接责任人，对经费使用的合规性、合理性、真实性和相关性承担法律责任。设备购置按照医院国有资产管理的规定进行管理。合同中明确约定为委托方代购和加工的仪器设备不纳入医院固定资产管理。

因故不能继续开展的横向项目，项目负责人应及时向科研部提交项目终止申请报告，经科研部审核并报主管院领导、院长批准后，剩余经费方可由合同各方协商处理。

三、科研平台经费开支管理

1. 各科研平台应制定详细的建设目标、工作任务、工作内容、年度研究计划及经费预算表，经科研部审核后，严格按照预期的各项指标开展建设。

2.为充分发挥平台的影响和带动作用，推动本院临床诊疗水平及科研能力。平台须在其建设周期内和上级单位的拨款经费到账的半年之内，将项目经费总额的 10%（上级部门财政专项拨款总经费和医院年度配套总经费），用于设立科研平台专项开放基金，主要支持与本平台研究方向相关领域的基础研究和应用基础研究，一般执行期限为 2 年。

符合各级平台开放基金要求的申报人可填报项目申请书，由科研部组织专家进行评审，经院务会核准立项。该开放基金的实施、结题等管理参照本院科研项目管理办法。

项目经费管理办法

第一章　总　则

第一条　为了加强和规范医院项目经费的管理，明确部门职责，保障项目经费安全，提高经费使用效益，建立科学的项目经费运行机制，根据《中华人民共和国预算法》《医院财务制度》等相关法律法规，结合本院实际，特制定本办法。

第二条　本办法所称项目经费是指由上级财政部门、业务主管部门、行政主管部门或其他相关部门拨付给医院，用于医疗、教学、科研和管理活动，为完成专门项目或特定工作的专项经费。

第三条　项目经费的申报、分配、使用和管理应坚持以下原则：

（一）公开、公平、公正。

（二）科学、规范、高效。

（三）集中管理，突出重点。

（四）独立核算，专款专用。

（五）统一支付，严格把关。

（六）跟踪问效，责任追究。

第二章 管理机构与职责

第四条 财务部、科研部、项目业务管理部门和项目执行部门，按照职责分工，相互配合，共同做好项目经费的管理工作。项目业务管理部门主要包括医务部、组织与人力资源部、信息中心、质控科、院感科、教务部、护理部、发展改革部、党委（医院）办公室等。以上业务管理部门分线对项目经费进行统筹管理，并定期接受科研部和财务部的监督检查。

第五条 财务部应当履行以下管理职责：

（一）对项目经费的使用进行监督和审查，对各项目经费的使用情况进行汇总与分析。

（二）及时清理核对各项目经费到账情况，未到账的要及时催收；负责对项目经费进行财务管理和会计核算，按规定向省级财政和卫生主管部门报送项目经费使用情况，并对执行情况进行自查和自评。

（三）协助项目负责人完成项目决算、结题验收以及其他各项检查工作。

第六条 科研部应当履行以下管理职责：

（一）负责医院由中央财政及省级财政拨款的项目（除基建项目以外）的经费统筹、协调和管理。

（二）负责审核项目经费绩效目标，制定管理流程，明确责任主体，协助财务部规范经费管理。

（三）负责组织督促项目业务管理部门和项目执行部门做好各级各类的项目绩效评价工作。

（四）汇总项目经费预算，与财务部配合，发放项目经费本，并严格审核项目经费开支范围和使用，协助项目业务管理部门督促项目经费在规定期限内合理合规执行。

（五）负责督促项目责任执行部门及时建立项目档案，并提交至项目业务管理部门存档。

第七条 项目业务管理部门应当履行以下管理职责：

（一）负责项目可行性论证与可研编制，负责项目的申请与报批工作，负责项目评价与验收工作。

（二）负责落实项目计划和经费执行进度，在规定时间内完成项目规定的建设内容，严格审核项目经费开支范围和使用，并督促项目责任执行部门在规定期限内将经费有效、合规执行完毕。

（三）按经费使用时限，建立好项目档案，制定完善项目相关管理制度，同时积极配合科研部开展项目绩效评价与验收工作，组织开展自评并形成自评报告，重点评估项目执行情况、目标任务完成情况、项目实施效果、经费使用情况等，并及时向项目主管单位提交自评报告，提出项目验收的书面申请。

（四）负责设立项目经费绩效目标，制定管理流程，明确责任主体，协助财务部规范经费管理。

第八条 项目执行部门（项目负责人）应当履行以下项目经费管理职责：

（一）负责项目申报文书的制作，积极申报项目经费，按要求及时建立项目档案，具体包括：立项文件、经费预算、实施方案、绩效目标、项目实施过程证明材料、年度工作总结和计划，并保证申报材料的真实性和合法性，不得以虚报、冒领、伪造等手段骗取项目经费。

（二）负责在项目实施过程中开展自评并形成自评报告，重点评估项目执行情况、目标任务完成情况、项目实施效果、经费使用情况等，并及时向项目主管单位提交自评报告，提出项目验收的书面申请。

（三）负责制定项目经费使用计划，确保绩效目标的实现。

（四）按规定开支范围和标准使用好项目经费。

（五）配合项目主管部门做好项目相关的各项工作。

第三章 项目经费的使用与管理

第九条 所有项目经费纳入医院财务统一管理，由财务部进行核算及监控，审计科与监察科参与监督，实行单独设账核算、专款专用、按计划用款、项目结束后进行决算的管理原则，各部门不得以任何名义截留、挪用或挤占项目经费。项目经费只能用于特定的医疗、教学、科研和管理公务活动，不能用于个人。在遵守上级规定的情况下，医院有权对项目经费作适当调剂，留出一定比例的条件建设经费，用于医院硬件设施平台的建设和发展。

第十条 项目经费使用实行核发项目经费使用本管理制度。项目经费使用本由财务部和科研部共同负责签发。项目经费使用本仅供相关部门了解和掌握本项目经费来源、使用和结余情况及项目专项检查用。项目执行部门每次报销项目经费时请带好项目经费使用本，财务部要实时记录经费收支发生金额及余额。项目经费使用本请妥善保管，如不慎遗失，可按规定程序报批，经财务部、科研部核实后补发。

科研部签发项目经费使用本流程：

（一）提交立项文件

各项目业务管理部门及项目执行部门将收到的项目立项文件或者项目经费文件及时送交科研部，再由科研部统一汇总递交至财务部。

（二）确定执行部门和业务管理部门

1. 遵循"项目谁申报谁执行，资金谁使用谁负责"的原则，对有项目申报书和立项文件的，按照相关文件内容，由科研部上报总会计师后，确定项目执行部门和业务管理部门。

2. 无项目申报书和立项文件、无法明确执行部门和业务管理部门的，科研部协同财务部，在经费到账后及时以书面形式（附项目经费收账通知单复印件）上报总会计师，由总会计师初步审批后上报给院长。院长根据项目业务内容确定项目执行部门及业务管理部门，如有必要，上报院长办公会研究决定，形成院长办公会决议书。

（三）提交项目财务预算计划

科研部根据立项文件、经费指标文件或按总会计师、院长签批的项目经费下达意见，通知项目业务管理部门，再由业务主管部门通知项目执行部门，填写《项目财务预算表》。《项目财务预算表》经项目负责人、项目业务管理部门、科研部、财务部审核签字后，报送项目业务主管院领导、总会计师、院长签字确认。《项目财务预算表》由各项目执行部门统一交至科研部汇总，作为核发项目经费本的重要依据之一。

（四）核发项目经费使用本

科研部凭《项目财务预算表》核发项目经费使用本，并将该表贴到项目经费使用本封内首页上（项目经费使用本上的项目名称应与项目经费文件一致），由科研部负责人、财务部负责人签字并盖章确认后下发。

（五）项目经费使用本的保管

项目经费使用本根据实际需要，由项目业务管理部门或项目执行科室保管。

第十一条　科研部须按项目相关文件和经费计划，监督落实项目经费到达和执行情况，项目业务管理部门和项目执行部门每半年与科研部核对一次经费使用情况，以监督执行和按计划按进度用款，并上报财务部，由财务部向院长和总会计师报送项目经费来源及使用情况的半年报和年度决算报告。

第十二条　项目经费纳入预算管理。财务部、科研部、项目业务管理部门和项目执行部门依据上级文件要求，按照"量入为出、保障重点、统筹安排、留有余地"的原则，编制好项目经费使用预算和绩效预算。

第十三条　项目支出预算涉及基本建设投资的，应当按基本建设财务制度规定和程序办理。

第十四条　科研部及项目业务管理部门要严格按照项目经费文件和经费使用的范围及标准、比例审批项目责任执行部门的项目经费开支情况，严格控制劳务费和招待费的开支比例。

第十五条　项目经费应当专款专用，量入为出，注重发挥引导和杠杆作用。严格按照项目经费的开支范围和标准使用经费，严禁以任何方式挪用、侵占、骗取项目经费；严禁编造虚假合同；严禁违规将项目经费转拨、转移到利益相关的单位或个人；严禁购买与项目无关的设备、材料；严禁虚构经济业务套取项目经费；严禁在项目经费中报销个人家庭消费支出；严禁虚列、伪造名单，虚报冒领项目建设劳务性费用；严禁开支与项目研究活动无关的宴请费、娱乐场所消费、旅游费用、工资福利费用、罚款、捐款、赞助费等；严禁用项目经费私设"小金库"；严禁用于基本建设（项目经费有规定的除外）、对外投资、偿还债务，以及与项目无关的其他支出。

第十六条　在项目实施中，纳入政府采购的项目应按照政府采购的有关规定执行。

第十七条　凡使用项目经费购置的固定资产和形成的无形资产，均属于国有资产，必须纳入医院资产统一管理。须按国有资产管理相关规定办理手续，不得以任何方式隐匿、私自转让、非法占有国有资产或利用国有资产谋取私利。

第十八条　纳入财政部门绩效评价范围的项目经费，应按要求进行绩效评价。

第四章　项目经费的报销与审批

第十九条　项目经费的使用实行报账制，严格执行医院财务审批制度。项目经费报账必须附真实、有效、合法的原始单据，报账审批权限按医院相关制度执行。项目经费报销按《医院财务报账与支付规定》执行。

第二十条　自 2021 年 1 月 1 日起，所有财政项目经费支出均由国库集中支付核算中心统一支付。财政项目经费的报账既要符合医院财务报账与支付的规定，还要满足国库集中支付核算中心的报账支付要求。所有财政项目经费的报账，对公业务只能采用公对公的转账方式，对私业务采用对公务卡转账的方式。

第五章　项目经费的绩效考核

第二十一条　项目经费实行绩效评价制度。绩效评价的主要内容包括对项目实施内容、项目功能、经费管理效率、经济效益、社会效益和生态效益等方面进行全面、综合考评。

第二十二条　绩效评价实行"统一组织、分级实施"的管理方式，由科研部统一组织管理，主管业务管理部门、项目执行部门、财务部全面配合。

第二十三条　绩效评价结果应作为今后项目经费使用的重要依据。经费使用效果好的，可以继续申请财政支持或加大支持；经费使用效果差的，要责令其整改，整改不到位的要减少支持或不予支持。

第二十四条　项目经费的具体绩效考核方法参照医院科技奖励办法。

第六章　项目经费的监督检查

第二十五条　科研部及项目业务管理部门要定期对项目责任执行部门的项目工作实施进度和经费使用情况进行专项检查，加强事前、事中、事后的监督，发现问题，及时纠正，对项目经费的安全性、合规性和绩效情况跟踪问效，使监督检查经常化、规范化、制度化，确保项目经费的专款专用。

第二十六条　财务部应于每年末和科研部及项目业务管理部门核对项目经费使用账目，确保项目经费使用本余额与财务项目经费账余额一致，及时反馈项目经费使用情况。

第二十七条　将项目经费审计纳入内部审计的重点审计范围，对重大、重点项目开展全过程跟踪审计。审计科每年对上年度医院全部项目经费的分配、使用、管理和效益情况进行专项审计，并出具审计报告，上报总会计师和院长。

第二十八条　监察部门应依法对项目经费的分配、使用、管理中的违规违纪行为进行查处。

第二十九条　项目工作完成后，应根据有关要求及时向上级部门报送项目经费使用情况报告。

第七章　法律责任

第三十条　建立健全项目经费使用责任追究制度，项目执行部门是项目管理的第一责任人，项目执行部门对项目管理负主要责任。

第三十一条　对项目经费使用不合规、弄虚作假，截留、挪用、挤占项目经费的，一经发现，应追究有关人员责任；构成犯罪的，移交司法机关追究刑事责任。对工作人员在专项经费管理活动中滥用职权、玩忽职守、徇私舞弊，造成财政专项经费损失浪费或责任事故的，依法给予处罚，追究直接责任人员和主管人员的行政责任；构成犯罪的，依法追究刑事责任。

第八章　附　则

第三十二条　本办法自发文之日起开始实施，过去相关文件内容与本制度相悖的，按本制度执行。

第三十三条　本办法由医院科研部、财务部负责解释。

重点专科（专病）经费管理实施细则

为加强重点专科（专病）经费管理，提高经费使用效益，保证重点专科建设规划的顺利实施和建设目标的完成，根据《国家临床重点专科建设项目暂行管理办法》及《医院重点专科（专病）建设管理办法》等文件精神，特修订本细则。

第一条　重点专科（专病）建设经费（包括国家卫生健康委员会、国家中医药管理局、湖南省中医药管理局对重点专科（专病）建设项目的经费资助及医院下达的配套经费）是用于支持本院重点专科（专病）建设的专项资金，是重点专科（专病）顺利完成项目建设计划，加强重点专科（专病）临床能力建设，实现提高中医药临床疗效这一目标的重要保证。重点专科（专病）建设经费必须专款专用。医院财务部应对经费列账分专科（专病）管理，明确记录用于诊疗规范研究制定、人员培训（人才队伍建设）、学术交流与协作、适宜技术推广、信息收集整理及相关设备的购置等的开支项目。

第二条　重点专科（专病）建设经费适用范围

（一）诊疗规范研究制定：主要用于重点病种诊疗规范梳理、研究制定、临床验证、临床路径的试点与推广及与重点病种相关的科研课题和学术论文发表的经费补贴，重点支持对重点病种特色疗法及院内中药制剂的研究。此项经费使用所占比例不得少于总经费的 50％。

（二）专科人才梯队建设：主要用于人才引进、培养年青学术带头人和青学术骨干所需要的进修、培训、老中医学术继承，此项经费使用所占比例不得超过总经费的 20％，新上学科不得超过 15％。

（三）学术交流与协作：主要用于重点专科（专病）协作组学术交流及重点病种研究协作、围绕重点病种创新或引进中医药特色疗法、适宜技术推广；也可用于资助举办国际和全国性学术会议、省级以上继续教育项目。此项经费使用所占比例不得少于总经费的 20％，新上专科经费使用不得超过 15％。

（四）信息收集与整理：主要用于对本专科领域文献记载的诊疗方法、老中医学术思想及实践经验、民间有价值的诊疗经验与方法进行发掘、整理、应用、提高，建立文献库，加强图书资料的建设。此项经费使用所占比例不得超过总经费的 10％。

（五）基础设施条件建设：上级资助经费已注明用于设备购置的不得用于其他项目，主要用于购置重点病种研究必需的医疗设备，并优先中医诊疗设备。新增设备须进行效能论证，由院办公会审批后，由资产装备部统一采购，以避免重复购置。

（六）专科内部管理：专科负责人可根据病种研究方向设立明细账目，按需要划出一定经费给专科带头人、学术带头人、学术秘书，以用于专科内部管理开支，具体比例由专科负责人拟定并统一管理，但该项经费不得超过学科总经费的 5％。

第三条　重点专科（专病）建设经费不得用于基本建设（如土建、房屋装修等）、购买交通工具或大型通用设备，不得用于非学术性出国考察等开支，不得用于各种罚款、还贷、捐赠赞助等支出。

第四条　重点专科（专病）建设经费下达到医院后，须由重点专科（专病）负责人组织主要业务骨干讨论建设经费使用整体计划，报院长办公会审订通过后，方可将经费下达至重点专科（专病）专用账户。重点专科（专病）建设经费使用整体计划一经审批，应严格按计划执行。

第五条　严格执行经费预决算制度。各重点专科（专病）必须在每年1月份作出本专科（专病）上年度经费决算及本年度经费预算，并报送医院科研部备案。重点专科（专病）应确保建设经费年度预算按期完成，因特殊情况未完成年度计划，经费结转下年度使用，不得挪作他用；并做好项目经费审查的准备工作，重点专科（专病）建设计划完成后，必须及时提交上报经费总决算。

第六条　经费报销程序：专科经费的使用施行报账制，严格执行《湖南中医药大学第一附属医院项目经费管理办法》（院行发〔2014〕12号），由重点专科（专病）负责人负责，凡报销重点专科（专病）建设经费必须由专科负责人签字，票据须经医院科研部核实登记，正规单张票据金额在10000元以内者由院主管领导审批即可；非正规票据及正规单张票据金额在10000元及以上者由院长审批，院领导审批后到财务部报销。各重点专科（专病）实行专款分科目立账，医院财务部有权拒绝报销使用不当的经费开支。对经费使用不当的学科，将暂停拨款并追究专科负责人责任。

第七条　重点专科（专病）建设采取动态管理的办法。医院依据"国家中医药管理局重点专科（专病）项目建设目标与要求"每年对重点专科（专病）进行年度检查考核，对完成情况好的重点专科（专病）予以鼓励，对完成情况较差，则限期半年进行整改，整改后仍达不到要求，甚至无法完成建设规划的重点专科（专病）停拨建设经费，直至撤消建设任务。

第八条　属上级各部门资助的重点专科（专病）在建设过程中产生的科研成果、专著、论文以及购置的仪器设备，需根据建设经费的来源注明为"×××重点专科（专病）建设项目资助"。

第九条　重点专科（专病）在建设过程中产生的成果归湖南中医药大学第一附属医院所有。医院按照有关知识产权保护的法律、法规进行规范管理，形成的资产均属国有资产，纳入医院资产中统一管理。

第十条　重点专科（专病）建设经费必须专款专用，任何人不得挤占、挪用或虚报。医院定期对各重点专科（专病）的经费使用情况进行检查和审计，并对使用效益作出评估。如发现有截留、挪用、挤占专项经费的行为，由有关部门追究当事人责任，并视情节作出相应的处理。

第十一条　本细则自发布之日起试行，由科研部负责解释。

伦理审查经费管理制度

第一章 总 则

第一条 为了加强和规范医院伦理审查经费的管理，明确伦理审查收取和支付范围，确保伦理审查经费相关财务活动符合国家法律、法规和 GCP 原则要求，结合本院实际，特制定本制度。

第二条 本办法所称伦理审查经费是指由企业（包括申办方、CRO 公司）或研究者支付给医院，用于医院伦理委员会开展项目的初始审查、跟踪审查及复审的专项经费。

第三条 伦理审查经费统一归口医院财务部管理，按照"分类管理、单独核算、专款专用、严格审批"的原则使用。

第二章 管理机构与职责

第四条 财务部、伦理委员会办公室、审计科，按照职责分工，相互配合，共同做好伦理审查经费的收支管理工作。

第五条 财务部应当履行以下管理职责：

（一）负责伦理审查经费的使用、监督和审查。

（二）及时清理核对各项目伦理审查费到账情况；负责对经费进行财务管理和会计核算，每月清查项目伦理审查经费到账情况，并及时与伦理办沟通，开具正规税务发票。

第六条 伦理委员会办公室应当履行以下管理职责：

（一）负责伦理审查经费及伦理委员会年度培训费用的预、决算编制和经费预算的执行。

（二）负责由企业或研究者支付给医院的伦理审查经费的统筹、协调和管理，按照规定制定伦理审查的收费标准、审查劳务费的支出标准，并及时公开。伦理审查的经费及伦理委员会年度培训费用的预算应每年定期向财务部提交申请。

（三）负责与企业（包括申办方、CRO公司）或者研究者衔接交纳伦理审查费的相关具体事宜，根据每月伦理审查会议的具体情况合理申请伦理审查劳务费，审批后报送到财务部。

第七条　审计科应当履行以下管理职责：

（一）负责审计药物、医疗器械临床试验合同以及科研项目协作研究合同。

（二）负责对以上合同的合法合规性及研究经费的使用进行内部审计，并填写《临床试验项目合同审核单》。

第三章　伦理审查经费的管理与使用

第八条　为了确保伦理审查质量，由伦理办按照收费标准开具缴费通知，所有的伦理费用均以转账或现金的方式由企业（包括申办方、CRO公司）或研究者支付到医院财务部，伦理委员会、伦理委员会办公室及其他管理部门不得直接收取相关费用。

第九条　药物和医疗器械伦理审查费用由申办方或者CRO公司支付，对于项目的初始审查、修正方案审查、复审需交纳相应审查费，其余跟踪审查类别均免费。具体收费标准如下：

审查类别	审查费（元）	备注
初始审查	5350（含税费6%）	—
修正方案审查	2140（含税费6%）	获得伦理审查批件后第一次修正方案审查可免费
复审（会审）	3210（含税费6%）	—
复审（快审）	2140（含税费6%）	—

第十条　科研项目的伦理审查费从科研项目研究经费中划拨，根据项目立项金额收取伦理审查费，具体收费标准如下：

立项金额（元）	初始审查费（元）
100000 以上	3000
50000～100000（含 100000）	2000
10000～50000（含 50000）	1000
10000 及以下	0

注：1. 以上费用涵盖伦理初始审查、跟踪审查、复审；2. 如需开具发票，则另外加收 7% 的税费。

第十一条　伦理审查经费的支出主要用于审查劳务费和委员内部培训费（委员外出培训、伦理 CAP 认证以及伦理委员会日常运行的费用从医院其他相关经费开支）。审查劳务费支出主要用于支付委员审查费用，独立顾问咨询费、主要研究者劳务费。按照审查会议的次数来计算，伦理委员会委员、替补委员及秘书为 1000 元 / 人 / 次（税前），会审初始审查项目的主要研究者为 100～200 元 / 人 / 次（税前）。独立顾问根据咨询项目数发放，标准为 200 元 / 个（税前）。委员内部培训费用于支付主讲委员的劳务费，发放标准为 600 元 / 次（税前）。

第四章　伦理审查经费的报销与审批

第十二条　伦理审查经费的使用实行报账制，严格按《医院财务报账与支付规定》执行。

第十三条　伦理审查经费报账必须附真实、有效、合法的原始单据，由伦理委员会主任委员、主管院领导签批后统一交至财务部审核，再由财务交总会计师及院长签批付款。

第五章　附　则

第十四条　本制度由医院财务部、伦理委员会办公室负责解释。

第十五条　本制度自发文之日起开始执行。

综合绩效核算与考核管理办法

为贯彻落实党中央、国务院及湖南省卫生健康委员会关于进一步深化医院改革，推动医院现代管理制度建立的指示精神，加强和完善医院管理，优化收入结构，降低运行成本，提高医疗服务质量和效率，强化管理绩效、贡献绩效，结合医院实际，制定本办法。

一、总目标

推动医院质量效益提升，全方位加强管理，建立科学、完善的奖励性绩效工资考核与分配体系，促进医院综合改革落实见效。

二、基本原则

1. 以国家政策为导向，坚持公立性原则。

严格遵守国家政策、法律和法规，遵守医院财务会计制度，坚持推动医院公益性办院方向，为患者提供优质的医疗服务。

2. 以收入总量控制为导向，坚持按劳分配，效率优先，兼顾公平的原则。

在收入总量控制的前提下，调整医院收入结构，提高运营效率，坚持多劳多得、优绩优酬，按岗位、按工作量、按技术、按业绩和贡献、按风险和难度系数、按效率取酬。

3. 以岗位分类为导向，坚持工作效率、管理技能、服务质量优先的考核原则。

充分体现医、护、技、药、管等不同岗位差异，兼顾不同学科之间的平衡，向关键、高风险和高强度岗位、高层次人才、业务骨干及作出突出贡献的医务人员倾斜。

4.实行科主任负责制,加强科主任的管理权和分配权,科主任集责、权、利三位一体,根据医院指导意见合理分配科室奖金,确保奖金分配反映个人的实际工作努力程度,分配结果要有利于调动职工积极性,有利于优化收入结构、控制成本费用,促进科室可持续发展。

三、绩效核算办法

（一）奖励性绩效工资组成

奖励性绩效工资由月度基本工作量酬金、专项工作量酬金和年度绩效考核奖励三部分组成。

（二）绩效核算科室分类与管理

按照医院管理架构,将绩效核算单元分为以下几类：临床科室、医技科室、医辅科室、行政后勤科室。

（三）月度基本工作量绩效核算

1.临床科室月度基本工作量酬金计算

工作量酬金 = 挂号诊察收入 × 计奖比例 + 床位收入 × 计奖比例 + 检查收入 × 计奖比例 + 化验收入 × 计奖比例 + 治疗收入 × 计奖比例 + 中医特色治疗 × 计奖比例 + 护理收入 × 计奖比例 + 手术收入 × 计奖比例 + 麻醉收入 × 计奖比例 + 其他收入 × 计奖比例 + 中药饮片收入 × 计奖比例 + 自制药收入 × 计奖比例 + 颗粒剂收入 × 计奖比例 + 收治住院病人数 × 50 - 科室直接成本

2.医技科室月度基本工作量酬金计算

工作量酬金 = 挂号诊察收入 × 计奖比例 + 检查收入 × 计奖比例 + 化验收入 × 计奖比例 + 治疗收入 × 计奖比例 + 护理收入 × 计奖比例 + 手术收入 × 计奖比例 + 麻醉收入 × 计奖比例 + 其他收入 × 计奖比例 - 科室直接成本

3.部分医院政策扶持科室月度基本工作量酬金计算

（1）急诊科按急诊人次、收治住院病人数给予一定行政补助。具体计算如下：

工作量酬金 = 科室收支结余 + 一般急诊人次数 × 60 元 + 儿科急诊人次数 × 80 元 + 收治住院病人数 × 50 元

当人均奖金低于行政一般标准时，按当月行政一般奖金标准保底。

（2）重症医学科、新生儿科、心胸外科按病床使用率系数和医疗平均奖金给予一定行政补助。具体计算如下：

工作量酬金 = 科室收支结余 + 病床使用率系数 × 当月医疗平均奖 × 核定职工人数

当人均奖金低于行政一般标准时，按当月行政一般奖金标准保底。

附表：

政策扶持科室病床使用率系数

科室	病床使用率	病床使用率系数	备注
重症医学科	50％以下（含50％）	90％	补贴系数最高不超过120％
	50％以上	病床使用率每增加1％，补贴系数增加0.5％	
新生儿科	75％以下（含75％）	85％	补贴系数最高不超过100％
	75％以上	病床使用率每增加1％，补贴系数增加0.5％	
心胸外科	60％以下（含60％）	80％	补贴系数最高不超过100％
	60％以上	病床使用率每增加1％，补贴系数增加0.5％	

4.药学部月度基本工作量酬金计算

工作量酬金 = 中药饮片处方剂数 × 计奖单价 + 西成药处方张数 × 计奖单价 + 配液例数 × 计奖单价 + 煎药剂数 × 计奖单价 + 其他收入 × 计奖比例 − 科室可控成本

附表：

药学部工作量计奖单价

服务项目	计奖单价（元）
中药饮片处方剂数	3.6
西成药处方张数	1
配液例数	5
煎药剂数	3

5. 制剂中心月度基本工作量酬金计算

制剂中心工作量酬金由两部分组成。

（1）固定性奖励。制剂中心人员每月按行政一般人员标准的 80% 发放奖励性绩效，精制饮片包装人员按工作量计算奖励性绩效，计入生产成本。

（2）利润分成奖励。制剂中心成本核算以财务核算为准，每月按财务核算的本科室制剂利润总额的 12% 计算利润分成奖励。

6. 消毒供应中心月度基本工作量酬金计算

（1）收入按服务工作量及相应的价格计算。

（2）支出按可控成本计算。

（3）按行政一般人员标准保底。

7. 治未病中心月度基本工作量酬金计算

（1）医疗收入按照临床科室标准核算计奖收入。

（2）药品收入按实际收入的 87.5% 核算计奖收入。

（3）制剂收入按本科室加工制剂利润的 12% 核算计奖收入。

（4）科室成本按直接成本加药品成本计算。

8. 互联网云医院月度基本工作量酬金计算

（1）诊疗收入按照诊疗收入的 81% 核算计奖收入。

（2）药品收入按自制药、中药饮片、超微颗粒收入的 26% 核算计奖收入。

（3）检查、检验、治疗收入及其他收入参照临床科室核算办法核算计奖收入。

（4）科室成本按直接成本计算。

9. 门诊收费室月度基本工作量酬金计算

门诊收费室工作量酬金按发票工作量核算，每张发票按 0.75 元计奖。

10. 行政后勤人员月度基本工作量酬金计算

行政后勤工作人员以医院平均奖（系数 1）为基数，按岗位计奖。各类人员绩效系数如下：

岗位	绩效系数	岗位	绩效系数
正处	2.0	退二线正科	1.2
副处	1.8	主持工作副科	1.2
正科	1.3	退二线副科	1.0
副科	1.1	一般人员	0.7

备注：为鼓励行政后勤科室加强科室管理，提升服务质量，按科室一般人员实有人数核发 0.06 系数的奖励性绩效，用于科室二次分配。

11. 其他人员

（1）各类人员：进修学习、下乡扶贫、援藏援疆人员、医院因工作需要抽调的工作人员，按行政后勤同类人员标准由医院发放。进修学习、下乡扶贫人员由组织与人力资源部管理及相关职能科室管理，工作完成后一次性发到个人。借调人员、援藏援疆人员按月发放到个人。上述人员工资由医院负担。

（2）工伤人员奖金按行政同类人员奖金标准发放。

（3）离退休专家、特殊专家、学院专家教授和医院行政管理人员从事医疗工作的专家教授，统一由门诊部管理，单独核算，按工作量表由医院计算绩效奖励发放到个人。这部分人员发生的业务收入不纳入相应临床科室计奖。

（4）迪拜医院、衡阳医院驻外医生奖励性绩效发放标准：正高职称人员按行政一般人员标准的 1.6 系数发放，副高职称人员按行政一般人员标准的 1.4 系数发放，中级职称人员按行政一般人员标准的 1.2 系数发放。援非人员及集团外派人员参照此标准执行。

（5）自动离岗，受党纪、政纪处分撤职、免职、降级干部职工奖励性绩效发放标准：按处理后的职务或岗位标准发放。

（6）行政后勤退二线干部奖励性绩效发放标准：按在岗同类人员标准下调 0.1 系数执行。

（7）行政后勤部门退休返聘人员奖励性绩效发放标准：原则上按行政后勤一般人员标准发放，特殊情况报党委会讨论后定发放标准。

（8）临床医技科室退二线干部、退休返聘人员计奖办法：由所在科室根据职称、岗位、工作量情况计算发放。

（四）专项工作量酬金核算办法

专项工作量酬金是医院为了加强内涵建设，提高管理与服务，完成上级部门下达的专项任务，由相关职能科室发起或组织，根据业务性质邀请部分工作人员完成专项工作而核算的酬金。专项工作量酬金分阶段核算发放，由发起或组织科室根据相关文件标准执行。主要有以下内容：

1. 教学工作量奖：包括临床教师教学工作量奖、住培医生带教工作量奖、规培医生带教工作量奖、各类培训专家授课费等，按主管单位及医院相关文件执行。

2. 科研工作量奖：完成科研项目的工作量奖励，按主管单位及医院相关文件执行。

3. 新药临床观察工作量奖：完成新药临床观察项目的工作量奖，按主管单位及医院相关文件执行。

4. 湘中医联盟工作量奖：参加湘中医联盟活动的工作量奖，按医院相关文件执行。

5. 行政管理专项工作量奖：包括医保专项工作量奖、财政税收专项工作量奖、信息统计专项工作量奖、医务质控护理专项工作量奖、满意度调查专项工作量奖、绩效考核专项工作量奖、医疗安全工作量奖等。

（五）年度绩效考核奖励管理办法

年度绩效考核奖励按照医院统筹、总量控制、分类考核的原则，医院及各职能科室按照上级主管部门的规定，结合政策性、覆盖面、影响度等因素，对相关工作实行每年一次（特殊情况分次）绩效考核奖励，主要有以下内容：

1. 综合管理奖：包括统战工作奖励、名老中医奖励、中层干部奖励、支部活动与竞赛奖励、年终表彰奖励等。

2. 业务评比奖：德艺双馨奖，护理人员表彰奖励、教学工作评比奖励、质量控制管理奖励，传染病管理工作表彰奖励，医疗安全奖励等。

绩效考核奖励严格执行审批流程，年度新增奖项经主管院长、总会计师审批后经院长办公会审定。

四、绩效考核办法

（一）临床、医技科室考核管理办法

以工作量为主，结合成本控制和综合指标进行绩效考核。

1. 工作量指标使用科室收入指标进行考核。

2. 成本控制指标使用科室直接成本进行考核，部分科室按可控成本进行考核。

3. 综合指标按综合绩效考核指标体系进行评分考核。

（二）行政后勤考核管理办法

1. 综合指标考核按行政后勤科室综合绩效指标体系进行评分考核。

2. 科室根据岗位、职称、工龄、工作量等指标核定奖励系数，进行二次分配。

五、经费管理

奖励性绩效工资根据收入预算年度总费用，月度基本工作量酬金按月发放，专项工作量酬金、年度绩效考核奖励原则上每年年终发放一次，合理开支。经济活动创收上缴医院部分由医院统筹，科室留存部分按照相关文件合理分配。

六、组织管理

医院成立绩效考核管理委员会，对医院绩效考核工作进行总体安排和部署，各科室成立绩效考核管理小组。科主任参照《医院科室绩效二次分配方案指导意见》，组织制定本科室月度奖励性绩效二次分配方案，经本科室审议通过后报运营与绩效管理部备案。科主任对所在科室的综合目标管理全面负责。

各科室每月奖金发放电子表在次月 7 日之前报运营与绩效管理部经济管

理办公室，经审核无误后，报财务部通过网银发放到职工个人工资卡上，未及时报送，停发奖励性绩效性工资，并自行处理和承担相应问题及责任。

七、其他规定

1.人员调入、调出、退休，科室之间调动，每月由相关科室或部门将异动人员名单报组织与人力资源部统一管理。

2.特殊需要所发生的支出必须单独报告，经主管领导、总会计师、院长审批。

3.各科当月发生的医疗欠费从本科当月奖励性绩效中扣减50％，病人出院后到财务部补交的欠费，按50％的比例从奖励性绩效中返回科室。

4.专家奖励：按贡献度50％奖励到个人。

5.本办法没有明确规定的经济活动创收事项，另行制定管理办法。

6.本办法从公布之日起开始执行，医院其他相关规定与本办法相抵触的，以本办法为准；本办法与国家有关规定相抵触的，按国家有关政策实施。

附录：1.《科室比例收入、直接成本核算办法》

2.《科室绩效二次分配指导意见》

3.《医院综合绩效指标考核与评价办法（试行）》

附录一

科室比例收入、直接成本核算办法

（一）科室比例收入核算

1.本科室发生并执行的挂号费、诊疗费、床位费、护理费、治疗费等按100％计入科室收入。

2.检测费按3∶7比例分成，开单科室按30％计入科室收入，执行科室按70％计入科室收入。

3.临床科室之间跨科所发生的治疗费（含会诊费）按2∶8比例分成，即申请科室计20％，执行科室计80％。

4.手术费收入按7∶3比例分成，手术室按30％计入科室收入，开单科室按70％计入科室收入。

5. 住院病人退费，应按收入项目冲销科室收入。

6. 门诊收入在财务科退费的，应按收入项目冲销开单、执行科室收入。

7. 中药饮片按销售额17％计入科室收入；颗粒剂按销售额10％计入科室收入；自制药按销售额20％计入科室收入。

8. 西、成药收入不计入临床科室收入。

9. 非医院行为发生的医药费用的减免冲减科室收入。

10. 其他特殊情况，经主管副院长及总会计师审批同意，每月初汇总报到经管办，统一在奖金核算中处理。

（二）科室直接医疗成本核算

1. 人员经费

（1）基本工资、津贴补贴、岗位津贴、其他补贴等，根据每月核对的科室人数按实计入科室成本。各科室人员变动统一由组织与人力资源部管理。

（2）基础性绩效工资，根据实际发放数额计入科室成本。

（3）伙食费补贴，根据实际发放数额计入科室成本。

（4）社会保障缴费，包括养老保险、医疗保险、失业保险、其他保险等。单位承担部分根据实际发生金额计入科室成本。

（5）住房公积金，单位承担部分根据实际发放数额计入科室成本。

（6）其他人员经费，包括晚夜班费、加班费、二线班值班费、临时工工资等，根据实际发生金额计入科室成本。

2. 卫生材料费

（1）血费、氧气费。根据科室血费收入直接进科室支出，氧气费按实际发生额计入成本。

（2）放射、化验及其他卫生材料，根据实际购买或领用金额计入科室成本。

3. 药品费

仅指科室业务活动消耗的药品费，包括西药、中成药、中草药（含颗粒）等。根据实际领用数额计入科室成本。药学部药品费支出根据月末进销存报表核算的成本计入科室支出。对外销售的西药、成药、中草药（含颗粒）和自制药费用不计入临床科室支出。

4. 固定资产折旧

包括设备折旧、房屋折旧支出、无形资产折旧等。

5. 其他公用经费

（1）办公费、印刷费、咨询费、手续费、水电费、邮电费、交通费、差旅费、会议费、培训费、招待费、其他材料费、低值易耗品费、劳务费、物业管理费、洗涤费等，根据实际发生金额计入科室成本。

（2）工会经费、福利费。工会经费按工资总额的 2% 计提进入科室成本，福利费按工资总额的 2.5% 计提进入科室成本。

（3）日常维修维护。日常发生的小型维修根据实际发生金额计入科室支出。

（4）由医院派出，组织与人力资源部登记的从继续教育经费列支的会议培训费按 50% 计入科室成本，其他费用按 60% 计入科室成本。

（5）奖金（包括科室奖金、教学奖）、提取的医疗风险金、医疗赔偿和诉讼费，不计入科室直接成本。

（三）绩效计算表

绩效计算表中科室比例收入和可控直接成本以 HRP 系统财务核算数据为准，计奖比例按下表数据执行。各科绩效计算表从 HRP 系统中自动导入计算生成。

附录二

科室绩效二次分配指导意见

医院绩效分配实行院科两级管理体系，即医院核算科室可分配的奖励性绩效工资，科室自主进行二次分配。为了深化体制改革，促进绩效分配的公正、公平、公开，增强激励机制，现对奖金的二次分配提出如下指导意见：

一、基本原则

1. 奖励性绩效工资分配采取向临床一线工作人员倾斜，向脏、险、累岗位倾斜的方式，实行多劳多得，优绩优酬，充分考虑医疗技术含量和医疗技术风险的因素，兼顾科研、教学、对口支援、行政任务等方面工作性质来确定分配指导原则。

2. 在业务量达到饱和情况下，临床一线科室人均奖励性绩效高于医技辅助科室，医技辅助科室人均奖励性绩效高于行政后勤科室；医生个人分配高于护士；病房临床护士个人分配高于门诊护士。

3. 科室绩效管理考核由科主任负责，每月绩效考核完成后由科主任组织科室内部沟通，提出绩效改进建议，并根据绩效考核结果形成科室分配方案并进行二级分配，分配结果应公平、合理，争议部分按照民主集中制，少数服从多数的原则进行。各科室应有团队合作意识，凝心聚力谋发展，尽职尽责做业务，医生与护士之间要相互信任、支持和理解，共同制定分配方案，并按方案合理分配。

二、组织机构与职责

1. 各科室在所属党支部领导下，成立本科室绩效管理考核小组并开展工作，科室绩效考核管理小组成员包括：科主任、护士长、科室核算员、科室支部书记、工会小组长等，科主任和护士长必须参加，人数不少于5人，以单数为准。

2. 在严格执行医院分配基本原则的前提下，由绩效管理考核小组讨论后制定切实可行的二次分配考核办法。考核管理办法应明确考核成员与职责，经科室内部公示通过后交运营与绩效管理部备案。

三、考核与分配

（一）临床医技科室奖励性绩效工资分配

1. 临床科室医生、护士绩效考核与分配

医生绩效考核与分配：各科室应根据每个医生工作量完成情况、风险和贡献大小，公平、公正、公开、合理进行绩效考核与分配，具体包括门诊人次、治疗人次、检测人次、手术例数、住院床日、入出院人数、床位使用率、危重症抢救例数、带教工作情况、开展新技术情况及科室内部指定的各种专项工作完成情况等。

护理绩效考核与分配：按班次系数、岗位系数、工作质量系数等进行绩效考核与分配。

2. 临床科室奖励性绩效工资分配

原则上各科室从医院领取的奖励性绩效，扣除科室发展基金后，按科室医护人员总人数计算人均绩效，科主任（含主持工作的副主任）、副主任、护士长分别拿本科人均奖金的2倍、1.6倍、1.4倍。奖励性绩效总额在扣除科主任、护士长数额后,医生与护士之间按人均奖金1.5：1的比例进行分配。如科室有更合理、更公平公正的具体分配办法,则从其规定,但最终分配结果,医生人均奖金与护士人均奖金之比不能高于1.5：1的比例。

医生、护士按实有人数分配奖金。进修、下乡、援藏援疆人员由医院发奖,不计科室分奖人数,计生休假人员不算科室分奖人数。医院规培人员不计入科室分奖人数,科室根据其工作能力及承担的工作量情况适当发放值班费用。

根据国家有关领导干部不准兼职取酬的规定,临床医技科室在学术、业务上指导若干个有行政级别科室的大科主任及兼管单独核算无行政级别科室的科主任,奖金就高不就低,不重复取酬。其余指导科室可给予一定的兼职指导劳务费,每个指导科室劳务费按不超过2000元标准支付,但指导劳务费总额不得超过6000元。指导劳务费的发放,须由指导科室主任提出书面申请,报主管副院长、总会计师和院长审批后执行。

(二)行政后勤科室绩效考核与分配

1. 综合指标考核按行政后勤科室综合绩效指标体系进行评分考核。

2. 科室根据岗位、职称、工龄、工作量等指标核定奖励系数,进行二次分配。

3. 科主任奖励性绩效按医院规定的标准乘以考核系数发放,不参与科室二次分配。

四、监督检查

医院将根据《科室绩效二次分配指导意见》和科室二次分配方案,组织监察部、审计部、运营与绩效部、财务部等部门抽查科室奖励性绩效二次分配情况,年度内被抽检科室面不低于40％。

附录三

医院综合绩效考核指标评价办法（试行）

为进一步深化医院绩效改革,推进现代化医院管理制度建设,强化绩效考核导向,提高医疗服务能力和运行效率,结合医院主要工作目标,制定医院综合绩效考核管理办法。

一、综合绩效考核的原则与目标

1.综合绩效考核坚持公益性导向、提高医疗服务效率。各科必须结合本科实际情况，在科室管理上强化工作目标，切实将综合绩效考核指标分解到实际工作的各个环节，提高工作质量和效率，确保患者安全，加快学科建设，最终实现医院的整体目标。

2.综合绩效考核作为各科工作任务完成情况的具体考核标准，每月进行一次，依据当月综合绩效考核评分作为绩效性奖励考核系数，跟科室奖励性绩效挂钩。

二、综合绩效考核指标体系

综合绩效考核采用百分制，分临床科室、医技科室、药剂科、行政后勤科室四个类别实施分科考核。

(一)临床科室综合目标考核指标体系(含4个一级指标、35个二级指标)

1.医疗质量(占40%)(含12个二级指标)

(1)医疗工作质量检查情况(含医疗核心制度落实情况等)(5分)

考核责任科室：医务部

(2)中医药服务：发挥中医药特色优势和提高中医临床疗效检查(4分)

考核责任科室：医务部、质控科

(3)护理工作质量检查情况(5分)

考核责任科室：护理部

(4)医疗安全管理：要求事故发生率为零、医疗纠纷及投诉的接待处理率100%(服务投诉属实，每次扣1分)(4分)

考核责任科室：医疗安全管理办公室、护理部、门诊办

(5)病历质控管理：要求病案甲级率≥90%、丙级病历为零(4分)

考核责任科室：质控科

(6)院感控制管理工作落实情况(4分)

考核责任科室：院感科

(7)合理用药检查(4分)

考核责任科室：医务部、药学部、院感科

(8)出院患者平均住院日同比下降(2分)

考核责任科室：信息统计科

（9）日间手术占择期手术比例（2分）

考核责任科室：医务部

（10）大型医用设备检查阳性率（2分）

考核责任科室：医务部

（11）门诊患者平均预约诊疗率（2分）

考核责任科室：门诊部

（12）门诊患者预约后平均等待时间（2分）

考核责任科室：门诊部

2. 运营效率（占38%）（含13个二级指标）

（1）药品（不含中药饮片、院内中药制剂）收入＋材料收入在业务总收入中占比≤50%（4分）（每增长1%，扣0.2分，直至扣完）

考核责任科室：运营与绩效管理部

（2）材料收入占医疗收入比例（4分）

考核责任科室：运营与绩效管理部

（3）中药收入占药品收入比例（4分）

考核责任科室：信息中心、运营与绩效管理部

（4）中药饮片收入占药品收入比例（4分）

考核责任科室：信息中心、运营与绩效管理部

（5）院内中药制剂收入占药品收入比例（4分）

考核责任科室：信息中心、运营与绩效管理部

（6）医疗服务收入（不含药品、耗材、检查检验收入）占医疗收入比例（2分）

考核责任科室：信息中心、运营与绩效管理部

（7）中医服务项目收入占医疗收入比例（2分）

考核责任科室：信息中心、运营与绩效管理部

（8）门诊均次费用增幅（2分）

考核责任科室：信息中心、运营与绩效管理部

（9）出院均次费用增幅（2分）

考核责任科室：信息中心、运营与绩效管理部

（10）床位使用率（2分）（床位使用率基本要求≥90％，每下降1％，扣0.2分，直至扣完）

考核责任科室：信息中心、运营与绩效管理部

备注：①重症医学科不纳入此项考核；②春节当月床位使用率基本要求≥60％。

（11）医保日常管理（2分）

考核责任科室：医疗保障部

（12）医保违规拒付情况（2分）

考核责任科室：医疗保障部

（13）医保费用控制情况（4分）

考核责任科室：医疗保障部

3.持续发展（占12％）（含7个二级指标）

（1）科研工作（含论文、课题、成果及完成率）（2分）

考核责任科室：科研部

（2）教学质量检查：要求教学事故发生率为零（2分）

考核责任科室：教务部

（3）研究生培养质量（含学位论文、各阶段考核合格率）（2分）

考核责任科室：教务部

（4）住院医师培养质量（含出科、阶段考核通过率）（2分）

考核责任科室：毕业后医学教育办公室

（5）劳动纪律检查情况（2分）

考核责任科室：组织与人力资源部

（6）科室人才队伍建设检查情况（1分）

考核责任科室：组织与人力资源部

（7）临床专科建设检查情况（1分）

考核责任科室：机构办公室

4.满意度评价（10％）（含4个二级指标）

（1）门诊患者满意度（3分）

（2）住院患者满意度（3分）（满意度评价的问卷调查参与对象为门诊

患者、住院患者，满意度评价的满意率基本要求≥90%，每下降1%，扣0.2分，直至扣完）

考核责任科室：门诊部

（3）医院指令性任务完成情况（2分）（健康扶贫、对口帮扶、医联体建设、援疆援藏援外、突发事件卫生应急和医疗救治、重大活动及各类检查保障等）

考核责任科室：医务部、护理部、组织与人力资源部、党委（医院）办公室、发展改革部

（4）服务有效投诉（2分）

考核责任科室：门诊部

（二）医技科室综合目标考核指标体系（含7个指标）

1. 检查报告的准确率≥98%（20分）

考核责任科室：医务部

2. 检查报告的及时率为100%（10分）

考核责任科室：医务部、门诊部

3. 工作质量检查情况（含医疗核心制度落实情况等）（20分）

考核责任科室：医务部

4. 满意度评价（20分）（满意度评价的问卷调查参与对象为门诊患者、住院患者及医务人员等，满意度评价的满意率基本要求≥90%，每下降1%，扣0.2分，直至扣完）

考核责任科室：门诊部

5. 服务投诉属实（10分）（每1次，扣1分，直至扣完）

考核责任科室：门诊部

6. 医技科室每年开展的新检查、治疗项目≥2项（10分）

考核责任科室：医务部

备注：检验科此项年度考核指标包含"通过国家室间质量评价的临床检验项目数"。

7. 劳动纪律检查情况（10分）

考核责任科室：组织与人力资源部

（三）药学部、制剂中心综合目标考核指标体系（含6个指标）

1. 药品供应情况（20分）

考核责任科室：医务部、门诊部

2. 满意度评价（20分）（满意度评价的问卷调查参与对象为门诊患者、住院患者及医务人员等，满意度评价的满意率基本要求≥90%，每下降1%，扣0.2分，直至扣完）

考核责任科室：门诊部

3. 药事服务投诉属实（20分）（每1次，扣1分，直至扣完）

考核责任科室：门诊部

4. 工作质量检查情况（含医疗核心制度落实情况等）（20分）

考核责任科室：医务部

5. 人才梯队建设及继续教育情况（10分）

考核责任科室：组织与人力资源部

6. 劳动纪律检查情况（10分）

考核责任科室：组织与人力资源部

（四）行政后勤科室综合目标考核指标体系（含5个指标）

1. 满意度评价（20分）（满意度评价的问卷调查参与对象为门诊患者、住院患者及医务人员等，满意度评价的满意率基本要求≥90%，每下降1%，扣0.2分，直至扣完）

考核责任科室：门诊部

2. 服务投诉（20分）（每1次，扣1分，直至扣完）

考核责任科室：医务部（医疗线）、护理部（护理线）、门诊部（门诊病人）

3. 职责履行情况（20分）

考核责任科室：党委（医院）办公室（院领导）、医务部（医疗线）、护理部（护理线）

备注：此项权重分配：党委（医院）办公室（院领导）占50%、医务部（医疗线）占25%、护理部（护理线）占25%。

4. 工作执行力（20分）

考核责任科室：党委（医院）办公室（院领导）、医务部（医疗线）、护理部（护理线）

备注:此项权重分配:党委（医院）办公室（院领导）占50%、医务部（医疗线）占25%、护理部（护理线）占25%。

5. 劳动纪律检查情况（20分）

考核责任科室:组织与人力资源部

备注：上述考核指标的责任科室全部由监察科负责考核。

（五）加分项（0～10分）

1. 临床系列（含临床科室、医技科室、药剂科）（含5个指标）

（1）新技术拓展（含制剂研发）（0～2分）

考核责任科室：医务部

（2）专科（学科）建设能力（0～2分）

考核责任科室：机构办、科研部

（3）科研能力（0～2分）

考核责任科室：科研科

（4）教学能力（0～2分）

考核责任科室：教务与学生工作部

（5）工作执行力表现卓越（0～2分）

考核责任科室：党委（医院）办公室（院领导）

2. 行政后勤系列（含2个指标）

（1）岗位加权（按照岗位的重要性及特殊性赋予倾斜权重）（0～5分）

考核责任科室：党委（医院）办公室（院领导）

（2）工作执行力表现卓越（0～5分）

考核责任科室：党委（医院）办公室（院领导）

以上各项考核指标因医院总体目标变更、科室设置调整、房屋装修、科室购置大型设备等原因造成科室的工作性质、工作场所、工作范围、工作能力等发生变更的，医院将根据具体情况对指标进行合理调整，实施过程中发现问题随时修正。

三、工作要求

1. 各科要高度重视综合绩效考核工作，强化组织领导，明确责任落实，认真对照考核指标制定本科室的工作细则，确保综合绩效考核的结果达标，推动科室持续健康发展。

2. 综合绩效考核责任科室负责本部门考核分项指标的细则制订（含年度修订）、组织实施、评分及统计汇总等工作；负责对考核结果进行反馈，并帮助被考核科室制订改进计划；负责受理处理被考核科室对考核结果的申诉。

3. 综合绩效考核责任科室在每月10号前将上一月本部门组织实施的考核分项结果提交主管院领导审批后统一归集至运营与绩效部。

4. 严肃考核纪律，严禁编造、篡改考核资料等弄虚作假行为，确保考核工作客观、公正、有序地开展。

基本医疗保险管理考核办法

　　为进一步完善基本医疗保险管理，完成医保管理总体任务，保证基金安全和医院利益，根据《湖南省基本医疗保险基金监督管理办法》《长沙市基本医疗保险付费总额控制方案》（长人社发〔2016〕12号）和《关于明确我市基本医疗保险付费总额控制工作相关事项的通知》（长医险〔2018〕22号）文件精神，结合各级、各类保险医疗服务协议书和《长沙市基本医疗保险病种分值表》内容，制定本办法。

　　一、考核目的

　　进一步规范和强化医院医保管理工作，坚持以人为本的原则，旨在减轻医保患者的个人负担和降低医保患者自费比例，有效控制医疗费用，调动临床科室主动管理的积极性，促使医护人员自觉遵守医保政策，提高医护人员自我管理能力，督促临床合理检查、合理治疗、合理用药及合理收费，较好地完成医保考核指标。

　　二、考核对象

　　本考核办法适用于医院已签订医疗服务协议书的省、市及各级、各类医疗保险。

　　三、考核细则

　　（一）医保基金拒付

　　各级、各类医保监管系统（医保审核结果公示及申诉系统、创智系统、泰阳系统等）审核扣付，以及因个人原因漏报、错报导致的医疗保障基金拒付全额扣罚到当事人。

（二）月考核

1. 各级、各类医保付费总控平台月数据固化后，按各保险医疗服务协议书签订人均住院费用进行科控，医疗保障基金亏损部分按 20% 扣罚到科室，从下月奖金中扣罚。

2. 市医保付费总控平台月数据固化后，按上年度每分值所付金额 98% 进行核算，经过统计分析对因超分值造成的医疗保障基金亏损部分按 20% 扣罚到科室，从下月奖金中扣罚。年终数据固化后，再根据实际赋予分值金额进行调整，再行补扣或返还。

（三）年终考核

1. 各类医保年终数据固化后，本年度平衡无亏损，科室月考核扣罚部分予以返还。

2. 市医保付费总控平台年终数据固化后，根据再入院率、次均住院医疗费用增长比及医保实际报销比例三大系数进行年终考核，医疗保障基金亏损部分按 20% 扣罚到科室，从下年度奖金中分期扣罚。

年终考核中科室医保控费工作完成出色的科室，按照医院医保年终盈利情况予以表彰奖励。

四、诊疗过程如出现违反《湖南省基本医疗保险监督管理办法》中规定的协议医疗机构"十不准"行为的，一经查实，将提交医院纪委严肃处理，情节严重者移交司法机关。

五、医院设立医保科控目标管理账户，上述奖罚金额均由此专用账户出入。

六、本办法自 2019 年 10 月 1 日起开始执行，此前相关文件与本规定相抵触的，以本规定为准，本规定最终解释权归医疗保障部。

为进一步推进医疗保险付费方式改革，规范医疗服务行为，控制医疗费用不合理增长，提高医保基金使用效率，保障参保人员基本医疗需求，根据《关于在长部省属公立医院实施按病种收付费有关工作的通知》（湘发改价服〔2017〕1168号）、《关于省本级城镇职工基本医疗保险实施按病种收付费管理工作的通知》（湘人社发〔2018〕2号）等文件精神，结合医院基本医疗保险制度运行实际情况，制定医院基本医疗保险实施按病种收付费管理规定。

一、加强准入管理。凡接诊符合准入条件的病种，一律纳入按病种收付费管理，不得以变换主诊断等方式规避管理。医疗保障部将不定期进行抽查，发现符合条件而未纳入病种收付费管理的给予相应处罚；因符合条件而未纳入病种收付费管理导致的拒付医保统筹部分由科室全额承担。

二、建立退出机制。已纳入按病种收付费管理的患者因并发症、合并症或者其他原因，由主管医生提出申请，经医疗保障部审核并报上级主管部门备案，可退出按病种收付费管理，仍按原付费方式结算。

三、规范收费行为。按病种收付费标准包括患者住院期间发生的全部医疗费用（除外内容收费除外）。医院不得向患者另行收取其他药品、医用材料和诊疗费用；不得将住院手术前按病种诊疗规范所要求的必要检查、用药通过门诊就医方式分解收费；不得通过门诊或其他途径另外收取医疗费用；不得采用让患者外购药品、医用材料等方式分解收费。如发现以上违规行为的，按实际发生的违规金额全额扣罚当事人。

四、病种结算办法。按照"结余留用，超支不补"原则，将病种收费标准全部纳入住院合规费用管理，实行定额结算，不设起付线，由统筹基金和参保个人分担。患者出院结算时，结余部分暂由医院留用，超支部分暂由科室承担，年底结算平衡后，仍有结余按照60%的比例返还科室，亏损由科室全额承担。

五、病种的"除外内容"（高值耗材）。对按病种收付费管理规定可另行收取耗材费用的病种，耗材费用限额内按实由医保基金按比例支付，并计入年度最高支付限额；超限额部分由参保患者个人承担，不计入年度最高支付限额，但纳入年度完全自付比例考核。

六、诊疗过程如出现违反《湖南省基本医疗保险监督管理办法》中规定的协议医疗机构"十不准"行为的，一经查实，将提交医院纪委严肃处理，情节严重者移交司法机关。

七、本规定自公布之日起开始执行，此前相关文件与本规定相抵触的，以本规定为准，本规定最终解释权归医疗保障部。

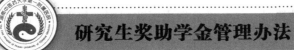

 十六

研究生奖助学金管理办法

第一章 总 则

第一条 为进一步贯彻落实《教育部国家发展改革委财政部关于深化研究生教育改革的意见》（教研〔2013〕1号）、《财政部国家发展改革委教育部关于完善研究生教育投入机制的意见》（财教〔2013〕19号）文件精神，深化研究生教育综合改革，完善研究生奖助体系，提高研究生待遇水平，充分调动研究生学习和科研的积极性，进一步提高研究生培养质量，结合财政部和教育部《普通高等学校研究生国家奖学金评审办法》（教财〔2014〕1号）、《研究生学业奖学金管理暂行办法》（财教〔2013〕19号）、《研究生国家助学金管理暂行办法》（财教〔2013〕220号）、《关于进一步加强和规范高校家庭经济困难学生认定工作的通知》（教财厅〔2016〕6号）、湖南省财政厅和湖南省教育厅《湖南省研究生国家助学金研究生学业奖学金管理暂行办法》（湘财教〔2014〕29号）以及本院实际，特制定本办法。

第二条 研究生奖助学金由国家奖学金、国家助学金、学业奖学金、学术之星奖学金、优秀新生奖学金、家庭经济困难研究生助学金、国家助学贷款、社会奖助学金、优秀毕业生奖学金等构成。

第三条 参评对象为基本修业年限内在读博士、硕士研究生。提前攻博研究生，根据当年所修课程的层次阶段确定身份参与奖助学金评定。在选修硕士课程阶段按照硕士研究生身份参与评定，进入选修博士研究生课程阶段按照博士研究生身份参与评定。

第二章 评审机构

第四条 成立研究生奖助学金评审委员会（以下简称评审委员会），由分管研究生工作的院领导任主任，教务与学生工作部负责人、研究生导师代表、研究生辅导员、研究生代表任成员。

评审委员会的职责是：负责研究生奖助学金的申请组织、初步评审等工作。

评审委员会下设办公室，挂靠在教务与学生工作部，具体负责研究生奖助学金申报、材料核查、初评材料公示及材料提交等工作。

评审委员会成员在履行评审工作职责时应遵循以下原则：

平等原则，即在评审过程中，积极听取其他委员的意见，在平等、协商的气氛中提出评审意见。

回避原则，即发生与评审对象存在亲属关系、直接经济利益关系或有其他可能影响评审工作公平公正的情形时，应主动向评审委员会申请回避。

公正原则，即不得利用评审委员的特殊身份和影响力，单独或与有关人员共同为评审对象提供获奖便利。

保密原则，即不得擅自披露评审结果及其他评审委员的意见等相关保密信息。

第三章 评审程序

第五条 本人申请。申请各类研究生奖助学金的研究生，根据本办法的申请基本条件，向评审委员会办公室提出申请，并提交相关申报材料。

第六条 初评与公示。评审委员会根据申报名额，负责对各类研究生奖助学金的申报材料进行审核和初评。

评审过程中应充分尊重学术组织、研究生指导教师的推荐意见。评审委员会确定各类研究生奖助学金初评名单后，将初评结果和申报材料公示5个工作日。公示无异议后，将初评名单及相关材料提交学校评审领导小组办公室审定，由学校再公示 5 个工作日，无异议后上报有关部门。

第七条　对奖助学金评审结果有异议的研究生，可在本院公示阶段向评审委员会提出申诉，评审委员会应及时调查研究并予以答复。如研究生对评审委员会答复仍存在异议，可在学校公示阶段向评审领导小组提请裁决。

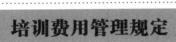

培训费用管理规定

为进一步规范医院培训授课管理工作，根据财政部、中组部和国家公务员局联合印发的《中央和国家机关培训费管理办法》（财行〔2016〕540号）及《湖南省省直机关培训费管理办法》（湘财行〔2014〕18号），并结合本院实际，制定如下规定。

一、适用范围

本规定适用于医院所有院内培训、授课及各类外院来本院进修、师承、研修学习培训等。

二、院内培训

1. 培训分类

（1）院级培训（A级）：学员来自医院各科室，参训人数不少于100人，授课内容年度重复率小于3次。

（2）专项培训（B级）：学员来自医院各科室特定人群，由职能科室或职能科室指定人员完成就某项知识的专科培训；或讲者授课内容重复者。

（3）科级培训（C级）：科室业务学习学员来自医院某科室或护理单元，讲师来自院内其他科室。员工多的科室，实际参训人数大于50人，授课费可参照专项培训标准由科室发放。

2. 授课等劳务费标准

（1）院内讲者授课费发放标准

院内讲者授课费发放标准

培训分类	湖南省名中医、全国名老中医药专家学术经验工作指导老师（在职）	正高/处级	副高/科级	中级
院级培训（A级）	600元/学时	400元/学时	300元/学时	200元/学时
专项培训（B级）	400元/学时	300元/学时	200元/学时	200元/学时

*注：45分钟为1个学时。

（2）知名专家及院外讲者授课费发放标准（税后）

知名专家及院外讲者授课费发放标准（税后）

院士、国医大师、全国名中医、国内外知名专家	正高或相当资历	副高或相当资历
1000元/学时 听众大于200人时： 1500元/学时	800元/学时 听众大于200人时： 1000元/学时	400元/学时 听众大于200人时： 500元/学时

（3）技能培训授课费发放标准

技能培训授课费发放标准

正高/正科级	副高/副科级	中级及以下	助教
120元/学时	100元/学时	80元/学时	50元/学时

（4）病友健康教育授课费发放标准（税后）

病友健康教育授课费发放标准（税后）

正高/正科级	副高/副科级	中级及以下	备注
400元/次	300元/次	200元/次	每次必须大于1个学时，由医院职能科室安排

（5）监考、出题劳务费发放标准

监考、出题劳务费发放标准

监考	出卷、审卷（本院）	出卷、审卷（外请专家）
200元/半天	200元/套	400元/套

（6）教辅人员（工作人员）劳务费发放标准（税后）

①正常上班时间，教辅人员（工作人员）不享受劳务费。

②非正常上班时间，不超过 400 元 / 天（不再享受补休）。

（7）主持、评委劳务费发放标准

正常上班时间，本部门或所管部门的主持不享受劳务费；评委及跨部门主持不超过 500 元 / 半天。

3. 授课费发放

由培训承办部门造册发放，经院领导审批后，通过医院财务部直接发放至各授课老师银行账户。

4. 不纳入授课费发放的情况

（1）医院及部门各类会议、学术活动等。

（2）管理层对本部门或科室人员开展例行的经验及知识分享、交流会。

（3）各部门或科室为提高职工技能，组织开展的现场指导等多种方式的培训。

（4）各种读书报告会、试讲、经验交流、座谈会、病历讨论（大型跨科室讨论除外）及查房等。

（5）外出学习、进修回来后所作各种形式的学习汇报。

三、院外培训

各级单位和个人至本院进修、学习培训。

1. 培训分类

（1）进修学习：由外单位选送来本院临床科室、管理科室进修学习。

（2）个人学习：个人需要来院学习、研修、跟师等。

2. 培训收费标准

（1）按照政府定价目录界定范围，医院对培训相关收费拥有自主定价权，本院根据成本及行业情况，制定以下收费标准。

培训收费标准

项目名称	收费标准	说明
进修学习	3 个月：1300 元 6 个月：1800 元 12 个月：2900 元	部分特殊科室牵涉到物料消耗，加收材料费若干
个人短期学习 （1 个月以内）	200 元／工作日 800 元／周 1500 元／半月 管理跟班学习：500 元／天	—
个人中长期学习 （1～3 个月内）	第一个月：2000 元／月 第二、三月：1000 元／月	—

（2）其他相关业务单位委托的专业培训：根据时间、人数及要求单独签订协议，原则上不低于进修学习标准。

（3）湘中医联盟、对口扶贫、对口帮扶人员培训等参照有关文件或项目要求执行。

3.经费管理

（1）所有进修及个人学习收费均由毕教办开出凭条，统一到财务科缴费。

（2）进修学员每月享受 100 元餐补（湘中医联盟学员不享受餐补），由毕教办提供名单至人力资源部，造册发放；每半年度由毕教办提供清单及明细，进修费总额的 50％用于进修培训授课、科室带教、考试考核、进修管理、购买资料等。

（3）个人学习不享受餐补，所缴费用 70％用于培训、师承带教、科室带教、管理、考试考核、购买资料等。

（4）单独签订协议的培训项目由对方直接转至医院对公银行账号。培训经费总额的 85％用于培训授课、带教、管理、培训、考试考核、购买资料、学员生活补贴、交通等，15％用于上交医院的管理费用。

（5）国家财政、省财政拨款的专项对外培训不纳入此文件管理，具体参照医院相关文件执行。

四、此文件的解释说明由毕教办负责，原有文件与该文件冲突之处以此文件为准。

第九章　基本建设和后勤管理制度

仁和弘道

——湖南中医药大学第一附属医院党建行政管理

医疗设备管理办法

一、医疗设备管理办法

为进一步加强和规范国有资产采购管理工作，依据国家及相关部门的法律、法规和有关文件精神，结合医院实际情况制定本管理办法。

（一）医疗设备申购

1. 计划采购的设备：各使用科室根据"年度计划申报通知"在规定的时间内填写并将年度设备计划申请表交至资产装备部，资产装备部按程序提交至医院医学装备管理委员会和院务会讨论审批制定医院年度设备购置计划。原则上不进行计划外采购，并严格控制采购金额，不超预算金额采购。单价5万元以上设备需附申购理由，10万元以上需附医院设备配置可行性评价报告，经业务主管领导、设备主管领导、总会计师和院长审核签字后，于每年12月31日之前报资产装备部。待申购计划汇总审核后，组织相关部门及专家召开年度设备购置论证会，最终上报院长办公会或院党委会研究决定，形成下一年度全院设备采购计划，由总会计师和院长审核签发后加盖医院公章，一式三份，一份留设备科用于采购，一份报招标办用于招标，一份报财务管理办公室纳入下年度财务预算。

2. 临时采购的设备：临时采购设备是指报废更新和情况特殊需紧急购置的设备，购置前必须详细填写《设备申购表》并进行可行性论证和分析，由具备相应审批权限的职能部门审批后，报主管院长、总会计师和院长审批后办理，重大项目根据《医院党委"三重一大"决策制度实施细则》的规定执行,并按规定履行预算调整程序(设备单件大于 1000 元的需请主管院长审批,新技术设备需由医务部确认审批和物价办确认收费项目,万元以上设备由院务会审批)。资产装备部汇总后提交医院审批,根据审批意见执行。临时新增的计划外购建项目,申购部门先行。

3. 科研类设备、耗材、试剂采购按照医院科研文件要求执行。

4. 按照国家规定进行采购。如超过 10 万元以上项目,必须按政府采购办法向社会公开招标采购,10 万元以内预算可在医院内进行公开招标采购。超过 50 万元以上的进口设备,必须组织专家召开"进口产品采购专家论证会议",相关部门及专家对项目可行性进行充分论证和评审后,方可进行采购。

5. 凡违反医院规定,未通过资产装备部程序,私自指定厂家(或公司)提供医疗设备的,或私自试用医疗设备,不得办理相关报账手续。

6. 安装完毕,使用科室正常使用一个月后方可验收。验收时公司方、使用科室、操作人员、主管工程师、采购员到现场,按照设备配置清单验收,并在验收报告上签字确认。若出现到货不齐或性能达不到标书要求应停止验收,采购员需督促公司方将问题彻底解决或进入商务索赔程序。

7. 医院固定资产的购置,原有固定资产的大型修缮、改建扩建必须遵循医院发展与财力相结合的原则,严格根据年度预算,按照相关部门权限及相应的审批程序办理。

(二)大型医疗设备可行性论证与效益分析的主要内容

1. 申购大型医疗设备的主要依据。

2. 申购设备的技术优势和目前使用现状及发展前景。

3. 申购设备在医疗、教学、科研及新项目开展工作中的具体作用。

4. 申购设备预计使用情况:估计使用年限、开机率、计划检治人次、预计运转能力等。

5. 成本效益分析:收费标准(以省物价部门规定为准)、预计年收入、预计年支出（物耗、人力、水电等）、预计年收益率、预计投资回收期等。

6. 设备配套条件：耗材供应能否保证、有无排污放射等需要特殊设置的问题等。

7. 科室人员配备情况：有无专业操作人员、操作人员上岗资质、是否需要参加操作培训等。

（三）医疗设备招标和采购

医疗设备招标和采购细则参见《招投标管理办法》。

（四）医疗设备的验收和入库

1. 验收时间：第一次验收：设备到达使用科室；第二次验收：设备安装调试正常运行 30 个工作日以上。

2. 验收内容：包括外包装检查、开箱验收、数量验收、性能质量及运行状况验收。

3. 验收要求：必须按经济合同规定的内容严格验收、清点，防止以劣充优、以少充多。发现实物与经济合同规定不相符时，要及时和供货单位或建设单位联系，并通知财务部办理拒付手续。所购置固定资产出现质量问题应及时处理，并将处理情况详细记录备案。对大型设备的验收，归口管理部门要及时根据订货合同和发票装箱单与使用部门一起开箱验收，并做好验收记录，如发现质量问题，要及时办理退货和索赔手续。

4. 验收参加科室：10 万元以下（不包含 10 万元）的设备验收由资产装备部组织使用科室和厂商代表共同参加；10 万元以上（包含 10 万元）的设备验收由资产装备部组织使用科室、纪委监察科、审计科、招投标中心和厂商代表共同参加，如需要申请进口商检的设备，必须由当地商检部门的商检人员参加；大型医疗设备的技术质量验收由省（市）卫生行政部门授权的机构进行。完成验收后，对验收结果做好详细记录，形成文字报告，并作为技术档案保存。

5. 已验收合格的固定资产及时办理固定资产编号、建账建卡和入、出库手续。组织验收的部门要根据收货单和领物单，设置分户账和固定资产卡片，贴好固定资产条形码；财务部门负责登记固定资产总分类账；归口管理部门负责登记固定资产明细分类账；使用部门负责登记固定资产分户账（登记卡）。

6. 固定资产由使用部门负责人和保管人填写领物单，经归口管理部门批准后领用。领物单标明固定资产名称、型号、厂牌、规格、数量。领物单一式三联，一联交会计记账，一联交归口管理部门保管，一联交使用部门存查。

（五）医疗设备的维修和使用

1. 资产装备部和厂家协助使用科室制订好设备操作流程，指导使用科室做好医疗设备的日常保养工作。

2. 对使用科室提出的设备维修申请，维修人员及时予以响应和处理。维修完毕后，维修工程师详细填写维修记录，并及时通知使用科室验收。

3. 设备维护人员按维护保养要求对固定资产进行巡视、检查、维护，并做好记录。做到及时发现问题，消除事故隐患，确保设备完好安全。

4. 建立固定资产维护保养计划，以预防为主，重在日常维护。制定切实可行的仪器设备保养维修制度，由各归口管理部门组织相关人员按时执行，并做好详细记录。

5. 固定资产管理责任人每周对维护保养工作的质量、进度和记录情况进行检查，并做好相关检查情况记录。特别是详细记录大型设备的维护保养情况，为医院对外签署大型设备维护保养合同时提供有关参考资料。

6. 各归口管理部门的负责人每月要有计划地对固定资产的维护保养工作进行抽查，发现问题及时通知有关人员整改。

7. 年末对固定资产维护保养情况进行大检查，根据固定资产运行状况，提出年度维护保养计划和大修计划。

8. 大型医疗设备购置后建立维修合同签约制度。

9. 定期对固定资产的安全使用情况进行检查，并提出安全使用的意见及建议。

10.设备使用时间已超过质保期，出现故障并发生维修费时的办理程序如下：

（1）维修费预计在 1 万元以下（不含 1 万元），使用科室向设备科提交《设备维修申请表》，经设备主管副院长签批后，由设备科组织使用科室、维修公司谈价办理。

（2）维修费预计在 1 万～ 2 万元（不含 2 万元），设备主管副院长和总会计师批示后，由招标办组织监察科、设备科、使用科室和维修公司谈价办理。

（3）维修费在 2 万～ 10 万元（不含 10 万元），由设备主管副院长、总会计师和院长签批后，由招标办组织监察科、设备科、使用科室和维修公司谈价办理。

（4）维修费在 10 万元以上，经设备主管副院长、总会计师和院长审核并签批后，报院长办公会研究决定是否办理。

（六）处置与报废

1.医疗设备报废条件

（1）严重损坏无法修复的医疗设备。

（2）医疗设备使用已到年限（5 ～ 8 年），且严重老化，修复后仍不能达到正常技术指标。

（3）严重污染环境或不能安全运转，可能危害人身安全与健康，又无改造价值的医疗设备。

（4）维修费用过高（一次大修费用超过其原价值 50％ 以上），继续使用在经济上不合算的医疗设备。

（5）计量检测不合格，无法维修，须强制报废的医疗设备。

2.医疗设备报废审批流程

（1）一般情况下医疗设备报废，使用部门须通过医院 OA 系统提出设备报废的申请，按照《固定资产报废审批表》表格要求的内容进行填写，在线提交给资产装备部国有资产管理办公室，经相关维修技术人员上门进行查验，确认设备达到报废条件后，填写技术鉴定意见，并提交报废鉴定技术小组审批，再由维修组长提交给资产装备部副部长审批。同时报废设备实物由使用部门上交医院维修中心库房待处理。

（2）1万元以下设备报废只需资装办主任签字审批。

（3）1万元以上5万元以下设备报废需资装办主任在《固定资产报废审批表》上签字审批后交主管院长签字审批。

（4）5万元以上50万元以下设备报废需资装办主任在《固定资产报废审批表》上签字审批后交主管院长签字审批。

（5）50万元以上设备报废，须资装办签字和主管院长在《固定资产报废审批表》上签字审批，院务会讨论通过后，填写《设备报废申请报告》，经专家认定后，报卫健委审批，其中200万以上设备报废需另报湖南省卫健委审批。

（6）报废申请经报废鉴定技术小组批准后，交资产装备部、主管院长审批，皆同意，使用科室方可报废设备。

（7）如遇特殊情况，例如：被盗、遗失、人为损坏等，由保卫处、资装办按规定酌情予以处理。

（8）报废申请审核批准后，经院长办公会审定，由国有资产办公室负责销账，再由维修班组织相关部门及单位对报废设备进行残值处理。单价200万以上的报废设备须由评估公司进行残值评估，按相关规定进行处理。

（9）报废设备由原使用部门、财务部、资产装备部根据报废设备的实际情况对其去向进行处理并做出书面处理意见。

为加强医用耗材质量监督管理，确保医用耗材使用安全，更好地规范医用耗材的申购流程，根据国家《医疗器械使用质量监督管理办法》和《医疗器械监督管理条例》，结合医院实际，特制定本办法。

一、申购、使用管理

1. 凡临床、医技科室使用的医用耗材，统一归口物资配送中心计划、采购，严禁其他科室和医务人员自行采购。

2. 一次性医用耗材不得重复使用，如果重复使用造成的后果，由使用科室承担全部责任。对已使用过的一次性医用耗材应当按照国家有关规定处理。

3. 医用耗材供货公司必须提供以下证明材料并加盖公章：①生产企业医疗器械生产许可证、经营许可证和营业执照的复印件、产品注册证（含附件）、产品检验报告、合格证及产品说明书；②经营企业的经营许可证、营业执照、产品授权书、销售人员授权书和身份证原件及其他证明材料；③进口产品应该为中文标识，并提供相应的海关报关手续。

4. 新进医用耗材的申购程序

（1）经常性使用医用耗材的申购程序：

①使用科室填写《新进医用耗材申请表》。

②物资配送中心、医保部物价办、院感科、护理部（限护理耗材）负责对供货公司及产品相关证件、收费项目及产品质量等进行核实和抽检，并签署意见。

③报主管副院长、总会计师和院长签署意见，最后经院长办公会集体讨论是否引进，并限定使用科室。每季度集中上会一次。

④招标办组织谈价。

（2）备注：限制使用科室的医疗耗材扩大使用科室的申购原则：

①需新增1～2使用科室：须新增科室单独或联合提交《已进院耗材扩大使用科室申请表》；报至物资配送中心主任论证：已通过院长办公会情况、被限制使用科室及使用情况、需新增科室同类产品的情况等；报主管副院长签批同意后交物资配送中心执行并存档。

②需增加到3～6个科室使用（含6个），在以上程序基础上还须加报院长签批同意。

③需扩大至6个以上科室使用，在以上程序基础上须再上报院长办公会审批通过。

（3）临床特需单次使用医用耗材（因单个疾病特殊需要,用完不再使用）走绿色通道申购：

①使用科室提交《单次使用医用耗材申请表》。

②物资配送中心、医保部物价办负责对供货公司及产品相关证件、收费项目及产品质量进行核实和抽检，并签署意见。

③报主管副院长、总会计师和院长签批同意。

④招标办组织谈价。

5. 医疗科室在申购医用耗材时，只能对产品的功能、疗效等方面提出要求，不允许指定配送公司。

6. 医院使用的同种类医用耗材，原则上不允许超过三个品牌，在既能满足临床治疗，又确保医疗安全的情况下，优先使用国产品牌或低价产品。

7. 严格控制单价在1000元以上，特别是3000元以上医用耗材的使用和引进，对于价格偏高的新进耗材，采购部门要严格把关。

8. 与设备配套使用的专机专用耗材一律纳入物资配送中心统一管理，在设备招标时一并招标进院，或按新进、经常性使用医用耗材申购程序办理。

9. 严禁未经报批手续的医用耗材直接进入临床使用（含高难度手术邀请外院专家随带和患者自购自带的医用耗材、实物与入库名称不一致医用耗材及未经批准跨科使用的医用耗材）。未按正常申购程序进院、进科使用的医用耗材，物资配送中心不得办理出入库等相关手续，如违反规定，医院将按相关制度追究科室和个人责任。

10. 不执行医院耗材管理相关规定的配送公司，原则上不允许在院内销售医用耗材，任何科室和个人都不能接受此类公司的产品推介。

11. 采购员采购医用耗材除遵守以上制度，还需按医院采购员职责执行。

二、入库验收、保管发放、盘存申购管理

凡进入物资配送中心库房的医用耗材，必须有库房保管员和公司送货人员双方现场验收才能办理入库手续；单进单出的收费医用耗材设置虚拟库，采用条码管理，在实际使用扫码付费后，自动办理入出库手续。使用科室安排专人负责验货并签收。

凡入库耗材，必须品牌、规格、批号、有效期、注册证号、生产企业、单价、数量与销售清单和实物完全相符，如果有一项不相符而入了库，医院将按相关制度追究个人责任。

医用耗材的库存和领用实行总量控制，按需领用，同时坚持先进先用的原则，避免医用耗材的积压、浪费、过期或流失。物资库房的库存量，最多不超过40天的使用量，各临床科室的二级库房不超过30天的使用量。

使用科室到物资库房领用医用耗材，未开通网上申领前必须凭领物本和科室负责人的签字才能办理相关手续。开通网上申领后，须准确填写规定的申领表，确认后发物配中心。

领用科室在领到或使用医疗耗材时应及时认真检查包装标识是否清晰，小包装有无破损，发现问题应及时向采购部门和院感科报告。

认真做好每月一次的盘存工作，确保账物相符，熟练掌握库存物资数量及时申报采购计划。

保管员管理除遵守以上制度，还需按保管员工作职责执行。

三、高值医用耗材管理

临床科室申购的五大类高值医用耗材，必须在《湖南省高值医用耗材集中采购目录》中选用，原则上只能采购中标产品。

院内首次使用，但不在目录中的五大类高值耗材，临床有使用要求的，按新进医用耗材审批程序执行。

所有植入性材料，在办理入库手续时，必须按要求填写《医用内植耗材信息登记表》，包括病人姓名、性别、床号、手术医生、科室主任签字等，并附产品条码，确保信息永久保存，以便可追溯。

四、质量管理

物资配送中心和院感科对一次性医用耗材使用环节的质量实施监督管理，同时要编制年度监督自查计划，对存在较高风险的医疗器械，有特殊储运要求的医疗器械，应当实施重点监管。

加强对侵入性医用耗材的监管。院感科要坚持每年对一次性医用耗材进行抽检，形成报告，及时发布医疗质量公告并纳入监督管理档案。

医护人员在使用一次性无菌医疗器械前，必须认真检查外包装，如发现包装破损、标示不清、超过有效期限等任何质量问题或其他不规范现象，必须立即向质量管理部门报告。

在使用过程中，如因质量问题导致医疗纠纷或被上级相关部门查处，必须立即停用，物资配送中心和院感科应主动协调处理相关事宜。

有不良信用记录的医疗器械或医疗器械公司，严禁在医院使用和销售医用耗材。

五、医疗器械不良事件监测管理制度

为加强医院医疗器械不良事件监测管理工作，依据国家《医疗器械监督管理条例》《医疗医械不良事件监测和再评价管理办法（试行）》制定本制度。

（一）建立健全组织结构，明确岗位职责

1. 成立医疗器械不良事件监测领导小组

领导小组全面负责全院医疗器械不良事件监测管理相关工作，并履行以下主要职责：

负责医院医疗器械不良事件监测管理工作的规划和相关制度的制定、修改、监督和落实；负责医院医疗器械不良事件监测管理的宣教工作。研究分析医疗器械不良事件监测管理工作的动态和存在问题，定期组织召开日常监测工作会议，讨论并提出改进意见和建议。制定与完善高风险医疗器械使用的操作规程，组织培训有关人员在使用高风险医疗器械时的规范操作。制定突发、群发的医疗器械不良事件尤其是导致死亡或者严重伤害不良事件的应急预案。对于上报的不良事件，于一周内组织讨论，制定应对措施。通报传达上级医疗器械不良事件监测机构的反馈信息。

2. 职能部门分工

日常监测：资产装备部负责医疗器械不良事件的日常监测工作。

定期总结：资产装备部每年1月15日前将上一年度的医疗器械不良事件监测工作的总结报告提交给领导小组，并保存监测的原始资料备查。

监督管理：领导小组通过每季度对后勤服务质量评价来监督资产装备部对医疗器械不良事件的监测实施情况。

3. 各相关科室设立医疗器械不良事件兼职联络员，并在领导小组及职能部门的领导下开展工作。

（二）建立医疗器械使用不良事件报告制度

1. 临床使用科室发现或可疑发生医疗器械不良事件，立即填写《可疑医疗器械不良事件报告表》一式三份，分别报医务部、护理部、资产装备部。

2. 经医务部、护理部、资产装备部调查核实后，及时上报医疗器械不良事件监测领导小组。

3. 资产装备部在科室上报发生医疗器械不良事件后，对导致死亡的事件于发现或者知悉之日起5个工作日内向市医疗器械不良事件监测机构报告；导致严重伤害、可能导致严重伤害或死亡的事件于15个工作日内向市医疗器械不良事件监测机构报告；对突发、群发的医疗器械不良事件，立即向市医疗器械不良事件监测机构报告，并在24小时内报送《可疑医疗器械不良事件报告表》，同时通告相关生产企业与供货企业。

4. 资产装备部保存医疗器械不良事件监测记录，对于引起不良事件的医疗器械的监测记录保存至医疗器械上标明的使用期限后2年，并且记录保存期不少于5年。

（三）建立医疗器械产品使用追溯制度

1. 对于植入性医疗器械实施追溯跟踪管理。

2. 各临床医技科室使用植入性医疗器械要严格执行国家有关规定并及时在资产装备部登记备案。植入性医疗器械包括骨科内固定植入器材、人工关节、眼科人工晶体、心内科心脏支架，以及其他金属或高分子植入器材等。

3. 临床医技科室对产品的追溯登记信息主要涵盖生产企业名称、生产地、产品规格型号、有效期、批号、医疗器械注册证编号、产品质量保证书等。

（四）医用耗材付款凭证管理

1. 所有医用耗材的付款凭证必须有完整配套的发票、送货单、入库单、出库单。

2. 送货单必须加盖单位出库专用章，且不能手工填制。

3. 送货单上必须有供货方经手人员和医院库房保管员、使用科室收货人员的签字。

4. 送货单、入库单、出库单所标明的品种、名称、规格、型号等信息必须相一致，且在时间上符合逻辑顺序。

行政物资管理办法

为保障医院后勤服务质量，库房内各项物资保管得当，调度与使用合理、及时、有效，特制定本办法。

适用范围：凡医院被服、办公用品、劳保用品、采暖五金、小电器设备、维修材料等均由行政库房保管，并适用本制度。

1. 库房管理要求

（1）库存物品要建账建卡，做到入库有验收，出库有凭证，登记账目及时，保证库存物品数字准确，账、卡、物相符，每月清点盘存。

（2）加强计划管理，严格控制库存，物资配送中心库房的库存量不超过40天的使用量，医技科室的二级库房库存量不超过30天的使用量。

（3）各种物资按类存放，按顺序编号建卡，凡经批准报残物品和账外物品，应登记明确，不得与其他物品混杂存放。

（4）严格执行物品验收入库手续，凡执行科内批准的计划凭实物到库房办理入库手续，验收人员须清点数字、检验质量后，方可签字办理入库手续。

（5）库内不得代存他人物品（除极特殊情况，经院领导特别批准外），其他一律拒绝存放。

（6）保管人员应了解掌握各类物品的性能用途、使用方法，按领用单限定的品名、数量、单价分发各类物品，做到计划供应、满足需要、防止浪费。

（7）各种物资不得外供和私用，特殊领用情况必须经院领导批准。

（8）库房要保持通风、干燥、清洁，注意安全，做到防火、防盗、防爆、防潮、防鼠，严禁烟火。

2. 出入库管理流程

（1）各科室申领物资，需注明物品名称、品牌、规格、型号及数量，领物人员必须持领物本并经科主任或护士长签字后方可领用，科室安排专人负责物资的申领，库管员见领物单方能出货，物资配送中心每月组织一次送货，成批成件的物资坚持送货上门，零散物资由使用科室自行领取。

（2）物资出库前应先填写出库单，领用人在出库单上签字，签字须清晰完整。

（3）库管员收货入库前认真核对采购清单，如发现数量不符、名称不符、质量明显不合格的拒收，并与采购员及时联系处理更换或退货事宜。

（4）物资采购入库严格填写入库单，做到账实相符。

3. 安全管理要求

（1）闲杂人员及领料者未经同意不得进入库房。

（2）库房内严禁烟火，严禁在库房内吸咽，不得以任何理由秉烛入库。

（3）库房严禁私拉乱接电源及使用电器。

（4）库管员应爱护库内外消防设施（临时库暂缺）；发现消防设施损坏及时上报。

（5）库管员下班离库前必须巡库一次，清查问题隐患。

（6）库房门窗应经常检查有无损坏（临时库应随开随关）。

国有资产管理办法

本办法涉及的国有资产主要是指固定资产和无形资产。其中固定资产包含房屋、树木、车辆、专用设备、通用设备、家电、家具、图书等，无形资产包含软件、信息系统等。主要涉及的管理部门有财务部、资产装备部（原设备科和物资配送中心）、基建房产科、动力中心、信息中心、院办等。

一、总则

国有资产办公室隶属资产装备部，国有资产的管理工作实行分级负责模式。医院领导、各行政职能部门及使用部门全员参与，对固定资产从购建到处置进行全过程管理，自觉接受主管部门和财政部门的监督、检查和指导。由资产装备部国有资产办公室组织，财务部、基建房产科、信息中心、院办、动力中心协同，固定资产使用科室参与，共同做好国有资产的管理工作。

二、国有资产管理专员

一级管理员：由资产装备部、财务部、基建房产科、信息中心、医院办公室、动力中心指定专职人员担任。

二级管理员：除以上部门外的其他所有部门的资产管理员，包括门诊、病房、医技、机关、后勤等各个部门。

三、职责分工

1. 国有资产管理办公室负责全院固定资产购置预算制定、采购、报废及其他变动情况的审批，医疗设备效益分析，负责组织各职能科室对资产进行清查盘点与核对；根据国家有关政府采购、招投标、资产管理的规定，组织各相关部门进行各项设备资产的招标、采购及验收，负责办理大型设备购置的报批和使用许可手续；负责全院设备购置的可行性分析及论证、入出库与建卡销卡管理、维护维修保养、使用调剂及报废审批。

2. 财务管理办公室，根据国有资产管理的有关规定，完善医院资产管理办法并组织实施，负责全院固定资产的会计核算、账卡管理、统计报告及财务监督及有关院内外固定资产报表编制等工作。

3. 基建房产科负责房屋建筑物及其各种附属设施、在建工程资产的实物管理。

4. 信息中心负责计算机、打印机、交换机、服务器、软件、信息系统以及其他信息化资产的管理。

5. 国有资产使用部门负责其占有、使用的固定资产的申购使用、登记盘点、维护保养等日常管理工作，确保固定资产及相关附件资料安全完整。

四、工作职责

1. 严格遵守国家有关规定，各科室对占有、控制和使用的国有资产安全、完整负责，国有资产办公室定期核对实物，要求账实相符，防止物资挤压、损坏、变质、被盗等情况的发生，积极指导协助有关人员管好、用好国有资产，实现国有资产的保质、增值。

2. 科室之间不准自行对国有资产转移、私自动用和任意拆卸。科室不用或使用效率不高的国有资产应向国有资产办公室提出申请，由国有资产管理办公室统一进行院内调剂使用，以充分发挥国有资产的整体效益。

3. 科室分科或负责人变动时，由国有资产管理办公室会同有关科室对国有资产进行分割和监交，并由资产装备部和财务部对国有资产做分户账调整。

4. 国有资产处置即国有资产无偿调拨、有偿转让、对外捐赠、置换、报废、报损等事宜。由使用科室提出申请，院领导审批，报上级主管部门批准；由资产管理部门按照《行政事业单位国有资产处置管理暂行办法》的相关规定，报财政局批准，并进行相应的账务处理。

5.资产管理部门至少每年对国有资产进行一次全面的清查核对，发现余缺及时记录、查明原因，提出相应处理意见，按报批手续报院领导批准后进行账面调整，按有关规定，追究相关责任。

6.固定资产的管理办法详见《医院固定资产管理制度》。

第一章 总 则

第一条 为规范医院招投标活动，提高资金使用效益，保证项目质量，维护医院利益，促进廉政建设，根据《中华人民共和国招标投标法》《中华人民共和国政府采购法》以及湖南省和湖南中医药大学关于招标和政府采购的相关法规和制度，结合医院实际，特制定本办法。

第二条 医院招投标工作坚持公开、公平、公正、择优和诚实守信的原则，切实维护国家、医院的利益，自觉接受医院纪检监察以及全院职工的监督。

第二章 组织机构及工作职责

第三条 医院设立招投标中心，为政府采购招投标工作的常设办事机构，负责医院招投标工作的统一管理和组织实施。其主要职责如下：

（一）执行国家、省招投标、政府采购和预算管理有关法律法规；结合医院实际情况，拟定医院招投标管理办法及相关规定，做到公平公正、规范有序。

（二）建立和管理医院评标专家库。

（三）管理招投标项目备案、立项等工作，并负责适用本办法的招投标项目管理。

（四）监督院外招投标工作，负责院外招投标文件的审定、评标办法的确定、招标代理机构的确定、外派评标专家的推荐。

（五）组织医院自主招标项目的招标，负责公告公示、公开报名、投标单位资格初审、招标文件审定、协调招标项目的踏勘、组织开标评审、中标公告公示等工作。

（六）负责对招标项目的评标结果及重大问题向院长办公会或党委会报告，确定中标单位，发出中标通知书。

（七）负责协助招标项目合同签署及项目验收。

（八）负责与招投标有关文件资料的整理和归档。

第四条　招标项目归口管理部门按部门职能归口管理货物、工程和服务项目院内招标。其主要职责如下：

（一）负责本部门自主招标项目的汇总、审核、论证、立项，落实经费渠道，制定项目概算或报审招标控制价等。

（二）根据招投标项目的性质，做好招投标工作的前期调研、编制招标文件和申请发布招标公告等前期准备工作。

（三）起草招投标项目合同的洽谈、审查与报批，并督促合同履行，组织项目预验收，报请审计科、招投标中心等部门。

（四）负责办理招标项目款项支付与结算。

（五）参与并协调答复采购过程中出现的询问、质疑、投诉等问题。

（六）负责归档采购活动的相关资料及文件。

第五条　根据招投标项目情况，医院纪检监察部门在评标专家库中抽取专家组建评标委员会。评标委员会由院内外有关技术、经济等方面专家，医院项目单位代表和相关职能部门代表组成，主要职责有：

（一）商定评标具体操作办法，负责审查投标文件是否符合招标文件要求，并作出评价。

（二）必要时，可向投标人进行质疑，并要求投标人对投标文件有关事项作出解释或者澄清。

（三）向招标人提出书面评标意见，推荐中标候选供应商名单。

（四）根据情况，确定是否对投标单位进行实地考察。

（五）熟悉有关招投标的法律法规。

第三章 招标范围

第六条 凡使用财政性资金采购的货物、工程和服务项目，属政府集中采购目录以内或者达到政府采购限额标准的，实行政府采购。

第七条 预算金额在 200 万元（含）以上的货物和服务、预算金额在 400 万元（含）以上的工程，按照政府采购流程执行公开招标。政府采购公开招标项目因特殊情况采取非公开招标采购方式需按文件《湖南省政府采购非公开招标采购方式审批管理办法》执行。

第八条 预算金额在 50 万元（含）以上 200 万元以下的货物、预算金额在 80 万元（含）以上 200 万元以下的服务、预算金额在 100 万元（含）以上 400 万元以下的工程，按照政府采购流程执行。

第九条 预算金额在 50 万元以下的货物、80 万元以下的服务、100 万元以下的工程，实行电子卖场或院内自主招标。

第十条 本章节涉及的招标限额标准以湖南省财政厅当年印发的相关文件通知为准。

第四章 项目审批

第十一条 采购计划的编报。每年规定时间各科室按照医院相关布置拟订科室下一年年度采购计划并填报财务预算系统，经医院组织论证、呈报医院党委会后形成医院年度预算采购计划。

第十二条 预算内项目需填写《预算计划内项目备案表》。

第十三条 使用部门应合理选择已应用的同类型国产设备。购置进口设备需填写《政府采购进口产品申请表》，经院外专家论证后上报上级主管部门（省卫健委和省财政厅）审批。

第十四条 采购任务下达。资产装备部、信息中心、基建房产科、后勤保障部、动力中心等归口管理部门承办年度采购计划并提交招投标中心。

第十五条 招投标中心按采购计划，组织实施招标活动，落实采购任务。

第十六条 申请预算外采购项目，由使用科室填写《预算计划外项目立项审批表》，按下列程序批准后执行：

（一）单项或批量 10 万元以下的预算外采购项目由预算委员会审批。

（二）单项或批量 10 万元（含）～ 120 万元的预算外采购项目由院长办公会审定。

（三）单项或批量 120 万元（含）以上的预算外采购项目由党委会审定。

第十七条　影响医院正常运行的重大应急处置建设项目及紧急维修项目，按医院相关规定执行。

第十八条　医院政府采购项目中的重大事项按《医院"三重一大"决策制度实施细则》执行。

第五章　招标方式和工作程序

第十九条　医院招标项目应严格按照国家及湖南省有关规定，根据采购项目的金额、数量、类型等规范实施，具体包含以下方式：

（一）公开招标。

（二）邀请招标。

（三）竞争性谈判。

（四）单一来源采购。

（五）询价采购。

（六）国务院政府采购监督管理部门认定的其他采购方式。

第二十条　实行院内自主招标的项目需按照以下采购方式：

（一）预算金额超过 10 万元（含）以上的货物、服务、工程项目原则上采取院内公开招标方式，如采取非公开招标方式需上报医院院长办公会审批后执行。

（二）预算 10 万元以下的货物、服务、工程项目根据项目情况按医院招投标规定实施。

第二十一条　公开招标是指医院或由医院委托招标代理机构以招标公告方式确定不特定供应商投标的采购方式。符合以下条件的采购项目，应当采用公开招标方式：

（一）存在市场竞争且合格供应商有一定数量的。

（二）采购的物资通用性强、有明确的技术标准和规格要求的。

（三）有充分的时间通过法定程序组织公开招标的。

第二十二条　医院公开招标的工作程序如下：

（一）招标项目归口管理部门编制招标文件，经分管院领导及总会计师审定签字后，报院长签批。

（二）审计科审核项目概算或招标控制价。

（三）财务部审核经费渠道。

（四）招投标中心审定招标文件、发布招标信息，招标信息公示原则上不少于五个工作日。

（五）招投标中心接受投标报名，初步审查投标人资格。

（六）招投标中心发放招标文件，并根据项目需要组织现场踏勘或招标文件答疑。工程项目投标人原则上要求 3 ～ 7 家，超过 7 家时，进行现场抽签决定 7 家入围。

（七）评标小组成员不得少于 5 人，评标过程纪检负责全程监督。专家代表在评标专家库中随机抽取，重大招标项目经领导批准可从外单位聘请，评标小组成员名单在开标前须保密，原则上监察部门和招投标中心不担任评委。

（八）招投标中心组织开标与评标。

（九）评标委员会确定中标候选单位，并可根据情况决定对中标候选单位进行考察。考察由项目归口管理部门组织考察小组成员参与，考察后由项目归口管理部门牵头写出考察报告。实地考察内容包括：企业资质、企业规模、技术情况、产品及考察意见等。

（十）招投标中心负责将评标结果上报院长办公会或党委会，项目归口管理部门负责补充说明，经院长办公会或党委会审定批准后，发出《中标通知书》。

（十一）招投标中心对评标结果进行公示。

（十二）招标项目归口管理部门组织洽谈、审查与报签合同。

（十三）招标项目归口管理部门负责项目验收工作。

（十四）医院相关部门或招标代理机构应当建立真实、完整的招标档案（含标书、录音等），妥善保管招标项目相关文件，并不得伪造、变造、隐匿或者销毁。招标项目档案的保存期限为招标项目结束之日起至少15年。

第二十三条　邀请招标，是指以投标邀请书的方式邀请3家以上特定供应商投标的采购方式。符合下列情形之一、不宜公开招标的项目，可以采取邀请招标方式：

（一）涉及国家安全、国家秘密或者抢险救灾，适宜招标但不宜公开招标的。

（二）项目技术复杂或有特殊要求，或者受自然地域环境限制，只有少量潜在投标人可供选择的。

（三）采用公开招标方式的费用占项目合同金额的比例过大的。

邀请招标工作程序参照公开招标工作程序执行。

第二十四条　竞争性谈判，是指直接邀请3家以上的供应商就采购事宜进行谈判的采购方式，符合下列情形之一，可依照本办法采用竞争性谈判：

（一）招标后没有供应商投标或者没有合格标的，或者重新招标未能成立的。

（二）技术复杂或者性质特殊，不能确定详细规格或者具体要求的。

（三）非采购人所能预见的原因或者非采购人拖延造成采用招标所需时间不能满足用户紧急需要的。

（四）因艺术品采购、专利、专有技术或者服务的时间、数量事先不能确定等原因不能事先计算出价格总额的。

第二十五条　竞争性谈判工作程序如下：

（一）制订谈判文件。谈判文件由招标项目归口管理部门组织制订，招投标中心审核。谈判文件中应当明确谈判程序、谈判内容、合同草案的主要条款以及评定成交的标准等事项。

（二）确定候选供应商。招投标中心会同招标项目归口管理部门，从符合相应资格条件的供应商名单中确定不少于 3 家的供应商参加谈判，并向其提供谈判文件。

（三）成立谈判小组。谈判小组成员包括项目单位代表和相关专家，人数应为 5 人及以上的单数。

（四）谈判。谈判小组与供应商逐一进行谈判。

（五）确定供应商。由候选供应商在谈判时间内进行最后报价；谈判小组根据项目需求、质量、服务和价格等因素综合考虑，以合理低价确定供应商。

（六）招标项目归口管理部门组织洽谈、审查与报签合同。

（七）招标项目归口管理部门负责组织项目验收工作。

第二十六条　单一来源采购，是指向供应商直接采购的采购方式，属于下列情形之一的，可依照本办法采用单一来源采购：

（一）只能从唯一供应商处采购的。

（二）发生了不可预见的紧急情况不能从其他供应商处采购的。

（三）必须保证原有采购项目一致性或者服务配套的要求，需要继续从原供应商处添购，且添购资金总额不超过原合同采购金额 10％ 的。

第二十七条　询价采购，是指对 3 家以上的供应商提供的报价进行比较，以确定成交供应商的采购方式。

采购的货物规格、标准统一、现货货源充足且价格变化幅度小的项目，可以采用询价采购方式。

第二十八条　因特殊情况无法实施公开招标或有特殊要求的物资采购与建设工程施工项目，经分管院领导同意，报院长办公会、党委会批准，可采取邀请招标和竞争性谈判等其他招标的方式。

第六章　项目验收与结算支付

第二十九条　招标项目验收实行到货预验收，招标项目归口管理部门、审计科会同相关使用部门组织预验收。预验收通过后填写《项目验收表》，招标项目归口管理部门组织正式验收。按下列原则进行正式验收：

（一）单项金额或年用量在 10 万元及以下的项目验收由项目归口管理部门组织，使用部门相关人员参与。

（二）单项金额或年用量在 10 万元（含）～ 120 万元的项目验收由项目归口管理部门组织，使用部门、招投标中心、审计科参加。

（三）各招标项目归口管理部门根据部门的实际情况及项目的金额自行邀请主管领导参加。

第三十条　验收中如发现工程、货物和服务存在质量等问题，由招标项目归口管理部门查明原因，情节轻微的向供应商提出整改意见，并督促整改。情节严重的按合同条款和国家法律法规处理。

第三十一条　项目结算与支付。招投标项目的结算与支付按《医院合同管理办法》执行。

第七章　监督检查

第三十二条　在医院招投标活动中，评标专家、谈判小组成员和招标相关工作人员与供应商有利害关系的，必须回避。供应商认为上述人员与其他供应商有利害关系的，可以申请其回避。

第三十三条　医院招投标活动必须遵守国家的法律法规和医院的有关规章制度。有下列情况之一者，根据情节轻重，给予党纪、政纪处分，是评标委员会成员的，取消其评标专家资格；触犯刑律的移送司法机关处理。

（一）以不合理的条件限制或排斥潜在投标人、对潜在投标人实行歧视待遇、强制要求投标人组成联合体共同投标或者限制投标人之间竞争的。

（二）违反规定对必须进行招标的项目不招标、将必须进行招标的项目化整为零或者以其他任何方式规避招标的。

（三）评标委员会成员应当客观、公正地履行职责，遵守职业道德，对所提出的评审意见承担个人责任。评标委员会成员收受投标人的财物或者其他好处、评标委员会成员或者其他有关工作人员向他人透露对投标文件的评审和比较、中标候选人的推荐以及与评标有关的其他情况的。

（四）向他人透露已获取招标文件的潜在投标人的名称、数量或者可能影响公平竞争的有关招标投标的其他情况，或者泄露标底的。

（五）违规传递评标信息；收受贿赂；干扰评标；检查、验收失职，给医院造成损失的。

第三十四条　投标人有下列行为之一的，当次投标无效，并予以警告。情节严重的，记入医院投标人黑名单，取消其2年内参加本院招标投标活动的资格并予以公告：

（一）与医院工作人员或招标代理机构恶意串通的。

（二）以不正当手段干扰招标、评标工作的。

（三）投标文件及澄清资料与事实不符，虚假投标的。

（四）在质疑或投诉中，提供虚假证明材料的。

（五）投标人之间相互串通、哄抬价格或暗推中标人的。

（六）中标的投标人未按投标文件与医院签订合同或提供的产品低于投标文件要求的。

（七）违反本办法其他规定的。

第三十五条　建立投标中标单位信誉评价系统，凡在医院投标建设过程中发生重大纠纷，或有不履行合同约定，造成不良影响的公司列入医院黑名单，原则上5年内不允许再次参与医院投标，列入黑名单的承办项目经理5年内不允许负责医院其他建设项目。

第八章　附　则

第三十六条　本办法自发文之日起执行。医院之前相关文件规定与本办法相抵触的，以本办法为准。本办法与国家法律法规相冲突的，以国家法律法规为准。

第三十七条　本办法由招投标中心负责解释。

为进一步规范医院工程类招投标活动，根据湖南省住房与城乡建设厅相关文件规定及《医院招投标管理办法》，特制定本补充规定。

一、项目招标、评标流程

1.项目前期的立项、申报、公开挂网招标、投标保证金、履约保证金、现场踏勘等按国家相关规定及医院招投标管理办法执行。

2.控制价。项目公开挂网招标时公开招标预算控制价。

3.开标形式。投标单位先制作技术标书，评标专家组对技术标书进行审查，对审查技术标书合格的投标单位进行下一轮的商务开标会，如技术标书达不到医院要求的则终止下一轮商务开标资格。

4.技术审查。各投标单位制作项目的技术标书，由评标专家组对技术标书进行统一审查。

5.评标办法

（1）采用最低投标价法。

（2）投标单位一次性报价。

（3）报价评审具体方式：按照有效报价的平均价下浮10％以内（含10％）从低到高确定1～3名中标候选人排序。

（4）高于预算控制价的为无效报价，低于有效投标报价平均价的10％不能作为中标候选人。

二、项目实施管理流程

1. 进度管理。施工单位必须在合同工期内完成施工（设计）任务，保证工程按期完成。因不可预见因素（如地质条件、自然灾害、不利天气、市政要求等）造成工期的延误须施工单位以书面的方式向基建房产科提出申请，经院方同意后重新确定工期。

2. 工程清算。签署项目合同后由施工方制定施工进度计划表递交医院基建房产科，在总工程的 1/4、1/2、3/4 这 3 个节点，基建房产科进行督查。如工程滞后于进度计划，由基建房产科以书面的形式提出警告，如未整改经医院院务会或党委会决策，医院有权终止合同并扣除履约保证金，其完成的工程按审计结算的 70% 进行支付，未完成的工程，医院将重新选定施工单位或公开招标确定施工单位。

3. 严控变更。工程类项目前期要充分与使用科室进行沟通和论证，设计方案一旦确定严控变更（除非影响结构安全或优化设计）。落实"谁变更谁负责"的原则，将根据责任划分、追究设计单位及相关科室的责任。

4. 黑名单。不能按期完成工程项目、弄虚作假、不响应招标文件的施工单位（包括法人代表、项目经理）将列入医院工程建设类黑名单，取消 5 年内参与医院工程类项目的资格。

5. 法人告知书。招标办以书面的形式告知投标单位，经投标单位法人签字和盖章后交招投标中心备案方可参与投标（抽签）。

中药招标评标办法补充规定

为进一步规范医院中药招投标活动，针对目前院内中药招标过程中存在的问题，根据《医院招投标管理办法》及相关规定，特制定本院中药招标评标办法的补充规定。

一、投标单位资质要求

1.需提供营业执照、药品经营许可证或生产许可证、药品经营质量许可证（GSP）、药品生产质量许可证（GMP）、组织机构代码证、药品质量保证协议、法人委托授权书、法人委托人身份证、社保证明，以上资料均需提供原件及盖有公章的复印件。

2.需具有湖南省三级甲等中医院的中医饮片和中药亘货的供货经验，提供近三年湖南省三级甲等中医院的中药饮片和中药亘货的供货合同。

二、注意事项

1.各投标单位根据本院招标文件中具体价格逐一填报投标价格，投标品规数不得少于目录的三分之二。

2.首次参与本院投标的中药饮片单位，鉴于对医院的用药习惯和质量不能把控，中标精制饮片中标品规数量不能超过 50 个，中药亘货中标品种不能超过 5 个。

3.中标单位在签订合同时须向医院交纳 3 万元违约保证金。

4.对于明显低于市场价的恶意投标报价，经评标小组讨论决定将顺延第二家低价中标。

5. 质控小组严格把控送货质量，错标的每个品规罚款3000元。

6. 在合同期内中标单位须严格按照中标品种、质量要求和中标价格及时配送，不得以涨价等任何理由不配送、多配送或少配送。如中标单位连续两次送货达不到质量要求，终止合同，由投标价格排名第二的单位顺延补位，或重新议价。特别是黄芪、白术、当归、党参、柴胡、白芍、丹参、茯苓、山药、甘草十味中药质量一定要与投标留样品种质量一致，如有违反除扣违约金外，且半年内不得参加医院中药系列的招投标，如再次违约则列入黑名单。

三、评标办法

1. 中药亘货和精制饮片采取合理低价中标原则。

2. 通过投标单位报价进行电脑排序，选取报价最低的5家竞标单位作为评标小组参考依据，评标小组综合考虑竞标单位的品种报价、送货质量、及时配送、公司业绩等因素，如需调整，调整幅度不得超过中标品规的10%，确定最终拟中标单位。

3. 临床常用的用量较大的中药亘货采取盲评的方法，由招标办和监察科对竞标单位报送的样品进行重新编号装袋，评标小组根据样品质量投票选取合格样品，最后由纪委监察科公布合格样品的竞标单位及价格，评标小组选取性价比最高的竞标单位作为临床常用的用量较大的中药亘货的拟中标单位。

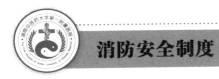

消防安全制度

1. 消防工作实行"预防为主，防消结合"的方针，贯彻"谁主管、谁负责"的原则。随时接受消防监督管理部门的指导和监督。

2. 安全保卫部负责对本制度实施情况进行监督检查。

3. 医院各级、各岗位必须认真履行法定的消防工作职责，全体职工自觉遵守防火安全制度。

4. 医院消防安全领导小组定期对全院进行安全检查，各科室每日进行安全隐患排查，安全保卫部负责全院的安全检查，督促各部门落实隐患排查工作。

5. 各部门负责人，病房护士长是本科室防火责任人，对所在部门防火工作负责。各岗位职工对本岗位的防火工作负责。

6. 为保证安全，病房严禁使用电炉、电热杯、热得快等大功率电器，专用微波炉、电热水器、电暖器、空调等设专人负责管理。

7. 各部门发现存在的安全隐患，能自行整改的立即整改，不能自行整改的，以书面形式报告保卫部。接到整改通知书的部门，整改完毕，部门将整改情况以书面形式上报安全保卫部。拒不整改，或整改不及时造成火灾事故的部门或责任人，将追究其行政和法律责任。

8. 医院原则上不允许存放危爆品，因特殊情况需要贮存的危爆品，指定专人管理，做好危爆品领用登记，使用时严格遵守行业操作规程，存储危爆品的场所必须达到"五防"（防火、防漏电、防爆、防热、防震）要求。

9.高度重视消防工作，及时排除所属范围内的火灾隐患。定期检查和更换全院消防灭火器材，保证消防器材能正常使用。所有消防工具、器材设施不得随意动用，遇有毁损，及时通知安全保卫部安排人员维修更换。定期对全院防火、防盗工作进行季度和年度检查，并根据需要进行不定期检查。

10.保证病室消防安全通道畅通，安全通道钥匙定位放置，做到人人皆知。科室出现消防安全事故时，医护人员立即打开所有安全通道门，同时报告总值班室，安全保卫部、科室负责人，由总值班室通知相关科室负责人切断电源。切断电源后，组织人员疏散患者，在组织疏散人员的同时注意人身安全，并利用病房外的干粉灭火器进行灭火，控制火势。

11.当发现初起之火难以控制，不能扑灭时，及时拨打火警电话"119"。

消防安全疏散设施管理制度

1.为加强本单位安全疏散设施管理、确保疏散通道畅通、疏散设施完好有效，特制订本制度。

2.安全疏散设施要严格按国家法律法规和规范的要求进行配置。

3.各部门是本部门配置的安全疏散设施管理的责任部门，安全保卫部负责医院安全疏散设施的监管管理。

4.安全设施管理应落实以下几个方面：

（1）严禁占用疏散通道，疏散通道内严禁摆放货架等物品。

（2）严禁在安全出口或疏散通道上安装栅栏门等影响疏散的障碍物。

（3）严禁将安全出口上锁或遮挡，或者将疏散指示标志遮挡、覆盖。

（4）对应急照明灯具、疏散指示标志按要求定期进行测试检查，并认真填写检查记录。

（5）对发现的问题要进行当场整改，当场整改确有困难的，下发限期整改通知单责令相关部门限期整改，确保安全疏散设施处于良好的工作状态。

防火巡查检查制度

1.医院是消防安全重点单位,应实行定期检查和每日巡查相结合的制度,定期检查应每月一小查、每季一大查、节假日重点查。

2.检查内容包括：

（1）火灾隐患的整改情况以及防范措施的落实情况。

（2）安全疏散通道、疏散指示标志、应急照明和安全出口情况。

（3）消防车通道、消防水源情况。

（4）灭火器材配置及有效情况。

（5）用火用电有无违章情况。

（6）重点工种人员以及其他员工消防知识的掌握情况。

（7）消防安全重点部位的管理情况。

（8）易燃易爆危险品和场所防火防爆设施的落实情况以及其他重要物资的防火安全情况。

（9）消防控制室值班情况和设施运行、记录情况。

（10）防火巡查情况。

（11）消防安全标志的设置情况和完好、有效情况。

（12）其他需要检查的内容。

3.每日巡查指单位所设专职防火巡查员,应每日巡查两次（上午、下午各一次）,并详细填写巡查记录和处理结果,巡查记录由专职消防员和巡查员签字存档。

4.巡查人员在巡查过程中应当及时纠正违章行为，妥善处置火灾危险，无法当场处置的立即报告，发现初起火灾应立即报警并及时扑救。

5.巡查人员应当定期与各科室消防安全员联系，收集整理其所提供的各类信息并向有关领导反馈，重大安全隐患写出整改报告。

6.巡查内容包括：

（1）用火用电有无违章情况。

（2）安全出口、疏散通道是否畅通，安全疏散指示标志、应急照明是否完好。

（3）消防设施、器材和消防安全标志是否在位、完整。

（4）常闭式防火门是否处于关闭状态、防火卷帘下是否堆放物品影响使用。

（5）消防安全重点部位人员在岗情况。

（6）其他消防安全情况。

火灾隐患整改制度

1. 消防管理部门应制定火灾隐患整改通知书，用于督促存有重大消防安全隐患的科室进行整改，隐患通知书的使用应编号存档。

2. 对不能当场改正的火灾隐患要及时向消防安全管理人和责任人汇报并提出整改方案。

3. 火灾隐患整改完毕，有关人员要将整改情况记录报消防安全责任人或管理人签字确认后存档备查。

4. 涉及非本单位原因确实无力解决的重大火险隐患，有关部门应提出解决方案及时向上级主管部门或当地人民政府报告。

5. 对公安消防机构责令限期改正的火灾隐患，有关部门应在规定的期限内改正，并写出火灾隐患整改复函，报送公安消防机构。

6. 应当责成有关人员当场改正的违反消防安全规定的行为有：

（1）违章进入生产、储存易燃易爆危险物品场所的。

（2）违章使用明火作业或者在具有火灾、爆炸危险的场所吸烟、使用明火等违反禁令的。

（3）将安全出口上锁、遮挡，或者占用、堆放物品影响疏散通道畅通的。

（4）消火栓、灭火器材被遮挡影响使用或者被挪做他用的。

（5）常闭式防火门处于开启状态，防火卷帘下堆放物品，影响使用的。

（6）消防设施管理值班人员和防火巡查人员脱岗的。

（7）违章关闭消防设施、切断消防电源的。

（8）其他可以当场改正的行为。

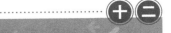
1. 消防控制室工作人员应严格遵守消防控制室的各项安全操作规程和各项消防安全管理制度。

2. 消防控制室应当实行每日 24 小时专人值班制度，确保及时发现并准确处置火灾和故障报警。

3. 消防控制室工作人员每班不得少于 2 人。

4. 消防控制室自动消防系统的值班操作人员，应取得岗位操作证，持证上岗，并存放在消防室备查。

5. 消防控制室工作人员应按时上岗，并做好交接工作，接班人员未到岗前交班人员不得擅自离岗。

6. 消防控制室工作人员应按时上岗，并坚守岗位，尽职尽责，不得脱岗、替岗、睡岗，严禁值班前饮酒或在值班时进行娱乐活动，因确有特殊情况不能到岗的，应提前向单位主管领导请假，经批准后，由同等职务的人员代替值班。

7. 应在消防控制室的入口处设置明显的标志，消防控制室应设置火灾事故应急照明、灭火器等消防器材，并配备相应的通信联络工具。

8. 消防控制室工作人员要爱护消防控制室的设施，保持控制室内的卫生。

9. 严禁无关人员进入消防控制室，随意触动设备。

10. 消防控制室内严禁存放易燃易爆危险物品和堆放与设备运行无关的物品或杂物，严禁与消防控制室无关的电气线路和管道穿过。

11. 消防控制室内严禁吸烟或动用明火。

消防设施器材维护管理制度

1.保卫部是单位消防设施器材维护保养的责任单位，具体负责消防设施器材的登记、检查，并拟定维护保养计划提交消防安全责任人审批。

2.单位配备的消防设施器材均应单项登记造册，建立设施器材台账。台账内容应包括规格型号、生产厂家、购进日期、安装配置部位、维修保养时间等内容。

3.每日检查

（1）值班人员每日应当检查集中报警控制器的功能（如报警功能、自检、复位、消音等）及消防联动控制系统的功能是否正常，有关指示灯是否损坏，主、备用电源自动转换是否正常。发现问题及时处理，每日检查及处理情况应当在《每日防火巡查记录本》中详细记录。

（2）每日对安全疏散指示标志、应急照明的完好情况进行检查，并进行功能测试。

（3）每日检查灭火器的外观、压力、有效期、配置数量和位置是否符合要求。

4.年度检查试验

与具有维修保养资格的企业签订维修保养合同，并按照《建筑消防设施的维护管理》《社会单位消防安全标准化管理》的要求，对建筑消防设施进行年度检查试验，及时整改存在的问题，确保消防设施完整好用、运行正常。

5.对消防设施器材的各项检查均应做出记录并存档备查。

用电用火消防安全管理制度

1. 用电安全管理

（1）安装和维修电器设备线路，必须由电工按《电力设备技术规范》进行操作安装，接电时须向用电管理部门申请，经审核批准后由电工负责施工，而且电工必须持证上岗。

（2）因工作需要必须架设临时用电线路的，应由使用部门向用电管理部门提出申请，经审查批准后方可安装。安装的临时电气线路必须符合电气安装的有关规定，保证安全用电，用后及时拆除。

（3）临时电气线路使用期间，由使用部门监督，电工负责维护，操作人员停止使用时必须及时切断电源。临时电气线路限期使用，最多不得超过一周，确须延期使用的必须办理延期审查手续，否则电工如期拆除。

（4）非电工人员严禁拆装、挪移临时电气线路，否则造成事故的，由使用部门负责人与肇事者承担全部责任。

（5）电气设备的操作人员，必须严格遵守安全操作规程并定期对设备进行检查、维护，及时发现问题及时报告，由专业人员负责维修，工作结束后必须切断电源，做到人走电断。

（6）每季度对电气线路进行一次全面检测、维修，并做好记录。

（7）严禁随意乱拉乱接电线、严禁超负荷用电。

（8）电气线路、设备安装应由持证电工负责。

（9）下班后，该关闭的电源应予关闭，一旦发生事故将对当事人及负责人追究责任。

（10）严禁私拉乱接电线，违规使用大功率和不规范用电设备（如电取暖器、热得快、电炉等）。各部门各科室如工作区域因取暖需使用大功率用电设备，必须提交申请，由负责人签字，经后勤保障部和电工负责人对用电部位查验认可后，再由保卫部办理用火、用电许可证方能使用。一旦违规将追究当事人和部门、科室负责人的责任。

2. 明火作业管理

（1）禁止在具有火灾、爆炸危险的场所使用明火，禁止在工作区域内动火施工。

（2）因特殊情况需要进行电、气焊等明火作业的，动火部门和人员应当办理"明火作业许可证"，许可中应注明动火级别、申请部门和动火部位、动火人和监护人、明火作业理由、现场实施安全措施状况、动火时间和地点等内容。不得擅自变更明火作业的时间地点。

（3）明火作业现场应落实现场监护人，工作区与装修区之间须进行防火分隔，清除动火区域的易燃、可燃物。明火作业应配置消防器材并派专人监护，在确认无火灾、爆炸危险后方可动火施工。

（4）进行电焊、气焊等具有火灾危险作业的特殊工种操作人员，必须持证上岗，并遵守消防安全规定，落实相应的消防安全措施。

（5）每天作业完毕，应清理作业现场，熄灭余火和飞溅的火星，并及时切断电源。保卫部门应对清理完毕的现场进行检查。

（6）未经批准私自动用明火的，相关部门和保卫部门应责令其停止动火作业，违规者追究当事人和部门负责人的责任。

消防安全教育培训制度

1. 消防安全责任人将消防安全教育、培训工作纳入年度消防工作计划，为消防安全教育、培训提供经费和组织保障。

2. 安全保卫部负责制定单位年度消防安全教育、培训计划，负责在员工中组织开展消防知识、技能的宣传教育和培训。

3. 安全保卫部是单位消防安全教育和培训的责任部门。

4. 安全保卫部负责人是单位消防安全教育和培训责任人，各有关部门负责人是本部门消防安全教育和培训责任人。

5. 消防安全教育的对象为全体职工和其他人员。

6. 单位的消防安全培训每半年组织一次，部门的消防安全培训每季度组织一次。

7. 消防安全培训应包括以下主要内容：

（1）有关消防法律法规、消防安全管理制度和保障消防安全的操作规程。

（2）本单位、部门、岗位的火灾危险性和防火措施。

（3）有关消防设施的性能，灭火器材的实用方法。

（4）报警、扑救初起火灾以及自救逃生的知识和技能。

（5）组织、引导在线群众疏散的知识和技能。

（6）与消防安全管理体系标准相关的消防安全文件，消防安全管理方针、目标、指标。

安全生产管理制度

为全面贯彻落实《中华人民共和国安全生产法》等法律法规，强化安全生产管理，防止生产事故发生，维护职业安全与健康权益，促进单位健康发展，坚持"安全第一，预防为主"的方针，在生产建设过程中把安全生产摆在第一位，实现文明生产、安全生产，特制定本制度。

一、安全生产领导工作小组成员

主任：书记、院长

常务副主任：副院长

副主任：其他院领导

委员：各职能科室主任，各临床、医技科室主任及护士长

办公室：挂靠医院安全保卫部

二、安全管理机构

1. 单位安全生产领导小组是单位安全生产最高领导机构，由单位领导和有关部门的主要负责人组成。其主要职责是：全面负责单位安全生产管理工作，研究制订安全生产技术措施和劳动保护计划，实施安全生产检查和监督，调查处理事故等。单位安全生产领导小组的日常事务由保卫部负责处理。

2. 安全保卫部是单位安全生产专职机构，在单位主管副院长的直接领导下，负责对本单位职工进行安全生产教育，制订安全生产实施细则和操作规程，实施安全生产监督检查，贯彻执行单位的各项安全指令，确保生产安全。医院各重点要害部位及生产单位的主任是本安全生产第一责任人，对本单位的安全生产全面负责。各部门配备专职（或兼职）安全员，协助领导开展安全管理工作。

3. 各班组长是本班组安全生产第一责任人，负责本班组安全管理具体工作。

4. 各级工程师和技术人员在审核、批准技术计划、方案、图纸及其他各种技术文件时，必须保证安全技术和劳动卫生技术运用的准确性。

三、单位各部门对职责范围内的安全工作负责，具体职责划分如下：

1. 院长职责

（1）单位安全责任第一人，对安全工作负全责。

（2）贯彻执行国家和上级有关安全生产的方针、政策、指示和各种规章制度。

（3）批准单位各项劳动规章制度和安全操作规程，并贯彻执行。

（4）审定"安全投入"计划并保证所需费用的落实。

（5）每月主持召开一次安全情况分析会，及时研究解决安全生产中存在的问题，组织消除重大事故隐患。生产中一旦发生事故，及时组织调查，分析事故发生的原因，对事故责任者作出处理，制定改进措施预防事故的再次发生。

2. 主管院长职责

（1）直接管理单位的安全专职机构和人员，开展日常的安全管理工作。

（2）审定"安全投入"计划并保证所需费用的落实。

3. 安全保卫部职责

（1）加强医院的社会治安防范，包括及时妥善处理医疗纠纷以及防盗、防抢、防止打架斗殴等事件的发生，维护医院的正常工作秩序和病人、医务人员的人身、财产安全。

（2）负责督促、检查、汇总和报告单位各项安全生产工作，对职责范围内因工作失误而导致的伤亡事故负责。

（3）坚持巡检制度。安全员对单位安全工作实行逐日巡回检查，对查出的事故隐患、违章行为有权下达行政指令，限期整改，并督促实施。在生产中遇到重大险情时，有权下令停止作业，并立即上报。

（4）负责组织安全生产的宣传教育工作。搞好消防宣传工作，特别要注意深入病房，消除死角。对违反上述制度者，视情节轻重追究当事人的责任，造成重大事故者追究刑事责任。

（5）参加各种生产协调会议，提出职业安全方面的建议和要求，参加新建、改建、扩建以及大、中修工程的初步设计和施工方案的审查与竣工验收。

（6）组织参加事故应急救护和调查处理工作。

（7）及时掌握部门安全动态，发现危及人身安全的隐患或紧急情况时应立即下达处理指令。

（8）组织全院职工定期进行安全检查，消除隐患。保证设备、安全装置、消防、防护器材等处于完好状态。

（9）职工自行车、电动车、摩托车要存入职工车棚或指定存车处，其他地方（楼梯间、诊室、走廊）禁止停放。外来车要存放在指定地点。

（10）机动车进院要服从管理，在管理人员的指挥下有序存放，并遵守院内交通规则。保障120急救通道的畅通。

（11）外出人员及车辆如携带有大件或贵重物品要接受门卫的检查并出示有关科室出具的证明方可离去。

（12）各重点要害部位要随时接受保卫部门的安全检查，并对查出的隐患及时进行整改。

（13）保卫部按规定进行防火安全检查，对发现的隐患要及时督促整改。

（14）保卫部定期对消防器材设备进行检查、维护、更新，保持设备运行处于良好状态。不得将消防设施随意挪迁或移作他用。

4.组织与人力资源部职责

（1）按"谁主管谁负责"的原则,对人事教育系统的安全工作负领导责任。

（2）组织制订、修改、审批人事教育系统的安全管理规定和安全教育培训计划，并组织实施、负责配备安全管理人员。

（3）组织特种作业人员的培训工作，确保特种作业人员持证上岗。

（4）组织落实有害作业人员岗前、岗位、脱离的体检和保健工作。

（5）负责督促检查并及时调整，经劳动鉴定不适合在岗位工作的年老体弱和各种疾病人员的工作。

（6）对新进职工进行安全教育，然后再分配工作。联系组织特种作业人员参加专门培训考核，并做好教育台账记录，负责组织全员的安全宣传教育。

（7）组织对新职工进行单位安全教育和班组安全教育，对职工进行经常性的安全思想、安全知识和安全技术教育，定期组织考核，组织班组安全日活动，及时听取职工提出的正确意见。

（8）严格执行有关劳保用品的发放标准。加强防护器材的管理，教育职工妥善保管，正确使用。

（9）负责劳动纪律教育和检查工作，对因劳动纪律松弛，不执行安全规定的，应制定措施及时制止和处理。

（10）新员工入院前必须按规定进行体检和文化考核，不符合招工条件的不得录用。

5. 资产装备部

（1）对因设备长期失修、设备缺陷，或因防护装置不全造成的设备事故和伤亡事故负责。

（2）定期组织对各种机械设备、电气设备进行安全检查，对不符合安全技术规程、标准的要组织解决，对暂时无法解决的，必须立即采取可靠的防范措施，并限期解决。

（3）负责各种机电设备、锅炉、压力容器的安装、修理、改造和竣工验收等，要严格执行国家和上级有关部门发布的有关条例、规程和标准。

（4）组织大中修要签订协议，落实安全措施，严格按安全技术操作规程进行，不准冒险作业。

（5）在进行有关电、汽、气等危险作业时，应事先制订安全措施，报生产部，一并监督实施。

（6）做好本部门的安全生产工作。

6. 工会职责

（1）参与制订有关安全、劳动保护方面的规章制度。

（2）经常向职工宣传党的安全方针、劳动保护政策，开展遵章守纪教育，检查工会组织开展的安全工作。

（3）参加安全生产大检查，参加伤亡事故调查、分析、处理，并做好伤亡事故的善后工作。

（4）做好工会内部的安全管理工作。

7. 财务部职责

（1）认真学习和贯彻执行安全生产的文件精神，严格履行与健康、安全有关的职责及规定，把健康、安全纳入计划工作，当作头等大事来抓。

（2）按规定负责落实安全生产技术措施经费，并保证安全生产资金用于安全生产，不得挪用。

（3）在审定和编制单位基本建设和工程项目计划费用时，应留足相应计划的安全技术措施费用。确保资金到位，并负责监督、检查该项计划的安全措施费用的专款开支情况。

（4）保证安全生产设施建设和设备购置、事故隐患治理、安全教育费用，确保资金到位。

（5）负责审核各类事故处理费用支出，并将其纳入单位经济活动分析内容。

8. 基建房产科职责

（1）对建设工程安全负责，工程开工前要组织信息工期单位编制施工组织设计，其中必须有安全篇章，经审批后方可施工，施工过程中要监督安全措施落实情况，遇有情况，及时协调解决。

（2）确保新建、改建、扩建工程同时设计、同时施工、同时投产，对违背"三同时"造成的不良后果负责。

（3）建设工程与生产同步进行，或两个以上单位交叉作业时，必须组织双方签订安全协议，制订安全措施，确保施工安全，对因无安全协议组织施工而造成的伤亡事故负责。

（4）锅炉、压力容器、起重机械、塔吊等特种设备，必须由持有专门许可证的单位施工；竣工验收时，必须通知安监处及国家指定的机构参加检验，签署意见，取得许可证，才能使用。

（5）坚持"四不放过"原则，对本部门发生的事故及时报告和处理，注意保护现场，查清原因，采取防范措施。对事故的责任者提出处理意见，报单位领导批准后执行。

（6）做好本部门的安全生产工作。

9. 后勤保障部的职责

（1）负责全院供水供电设备设施及供电供水网的保养、维修、安装、更新、改造，保障全院生产、生活、教学、医疗、公共场所的水电供应，负责全院用水用电安全检查。

（2）负责收取职工水电费、外供水电费、所有在医院营利的单位和个人的水电费、各种维修改造及基建水电费。管理业务科室水电费并报运营与绩效管理部办计入业务科室成本。

（3）负责全院日常泥木副维修及小型项目（综合经费伍万元以下）维修改造工作。伍万元以上至壹佰万元（不含壹百万元）项目进行图纸编审、招投标及维修改造。

（4）负责全院卫生清洁、垃圾外运、医疗织物洗涤、医疗废物和废液的处理、垃圾分类、有害生物消杀、殡葬管理等。

（5）负责全院职工及病患、家属的餐饮，全面保障餐厅与食品的质量安全与管理。

（6）响应公共卫生安全突发事件的应急处置，做到疫情常态化管理，严格要求各管辖单位、人员提高认识、加强防护，建立扎实防线，确保人员零感染。

（7）落实领导交办的其他工作。

10. 护士长及班组长的职责

（1）组织职工学习、贯彻执行单位各项安全生产规章制度和安全操作规程，教育职工遵章守纪，制止违章行为。

（2）组织参加安全日活动，坚持班前讲安全，班中检查安全，班后总结安全。

（3）负责组织安全检查，发现不安全因素及时组织力量加以处理，并报告上级。发生事故立即报告，并组织抢救，保护好现场，做好详细记录，参加和协助事故调查、分析，落实防范措施。

（4）搞好安全消防措施、设备的检查维护工作，使其经常保持完好和正常运行，督促和教育职工合理使用劳保用品，正确使用各种防护器材。

11.班组安全员的职责

（1）班组安全员一般由副班（组）长兼任，协助班组长做好本班组安全工作，做好班前安全布置，班中安全检查、班后安全总结。

（2）组织开展本班组各种安全活动，认真做好安全活动日记录，提出改进安全工作的意见和建议。

（3）严格执行有关安全生产的各项规章制度，对违章有权制止，并及时报告。

（4）检查督促班组人员合理使用劳保用品和各种防护用品、消防器材。

（5）发生事故要及时了解情况，维护好现场并及时向领导汇报。

四、安全教育培训

1.本院是消防安全重点单位，对每名员工应当至少每年进行一次消防安全培训。

2.教育培训内容参见"消防安全教育培训制度"。

3.下列人员应当接受消防安全专门培训：

（1）单位的消防安全责任人、消防安全管理人。

（2）专（兼）职消防管理人员。

（3）消防控制室的值班、操作人员。

（4）其他依照规定应当接受消防专门培训的人员。

第十章　医院科研创新管理制度

仁和弘道

——湖南中医药大学第一附属医院党建行政管理

科研项目管理办法

科研项目管理是指医院对科研项目的申报、评审及推荐、立项、实施、结题、成果等过程，以及项目负责人和相关部门科研活动的全流程诚信管理。

一、项目申报

1. 项目申报时，科研部应当对项目申请人的申请资格以及申请材料的真实性、完整性、预算合理性等进行审核。

2. 涉及人的生物医学研究（包括利用人的信息和生物标本的研究），应根据项目申报具体要求，由医院伦理委员会审查通过后方可上报。

3. 所在单位不是本院的申请人，须以本院为依托单位申请项目，经科研部审核，上报院长办公批准后签订科研项目管理书面合同，方能申报。

4. 申报横向项目时，申请人须填报医院产学研合同签署审批表，科研部审核并上报院长办公批准后方能签订项目合同。

二、项目评审、推荐

医院制定项目评审方案和细则，同时建立项目评审专家库。项目申报时科研部应根据上级项目来源单位的规定，组织相关专家对本院申报的项目进行评审，按照择优原则进行遴选，并将遴选结果予以公示，公示期为 7 个工作日。如对公示结果有异议，应在公示期内向科研部提出，由科研部受理、核实，并差错修正（公示期结束后不再接受复议）。如无异议，科研部将对拟推荐项目进行形式审查，并将形式审查合格者推荐至上级项目来源单位。

三、项目立项

1. 以项目来源单位正式文件、项目任务书、项目计划书或合同等作为项目立项主要依据。项目计划书、合同书、任务书、合同等（以下统称项目合同计划书）一经签订，即具有法律效力。

2. 凡已立项的涉及人的生物医学研究项目（包括利用人的信息和生物标本的研究）都应向医院伦理委员会提交初始审查，通过后方可实施。在项目实施过程中，须严格按照伦理审查体系要求提交跟踪审查和复审。

3. 凡有合作单位的项目（包括本院主持牵头和本院参与的项目），项目负责人应按有关要求签订合作协议，明确合作人员、任务、经费分配及知识产权归属。合作研发项目应做好各单位合作经费的具体预算，须由合作各方的注册单位或法人单位盖章确认，所填单位名称与公章不一致以及使用二级单位公章的无效。

4. 横向项目负责人须在合同签订后，将合同签署审批表、合同正本、经费预算表的电子版、纸质版各一份交科研部存档备案。

横向项目合同应包括以下内容：

（1）技术开发合同：指当事人之间就新技术、新产品、新工艺、新材料及其系统的研究开发所订立的合同，包括委托开发合同和合作开发合同。

（2）技术服务合同：指当事人一方以技术知识为另一方解决特定技术问题所订立的合同，包括技术培训合同和技术中介合同。

（3）技术咨询合同：指就特定技术项目提供可行性论证、技术预测、专题技术调查、分析评价报告等合同。

四、项目实施

1. 项目一经立项，项目负责人及其成员应严格执行项目合同计划书中所规定的各项条款，及时开展研究工作。项目名称一经批复不予调整，项目实施过程中研究目标、研究内容、研究进度和执行期、主要研究人员、合作单位等重大事项的变更，项目负责人需向科研部提交书面申请，并经审核批准后，应按项目来源单位管理规定的要求办理变更手续，并获批准后方能变更。

2.实行项目负责人项目年度报告制度：各项目负责人每年11月底前，须填写项目年度执行情况报告，由其所在科室科研秘书负责收集汇总后提交至科研部。科研部对项目能否完成预定任务目标做出判断，并对项目实施中出现的问题提出有关意见和建议，督促项目的顺利实施。

3.实行项目中期检查制度：科研部根据项目来源单位的要求组织相关专家对所有在研项目执行情况（实验原始数据、已发表的论文、经费使用等），进行中期检查，检查结果分为优、良、合格、不合格四等，并将检查结果及时反馈给项目负责人及所在科室。被评为不合格的项目于3个月后追加一次项目负责人现场汇报，如项目再次被评为不合格，科研部将对其及所在科室下达项目整改意见书，约谈项目负责人；如果3个月后仍未按计划实施或整改，将暂停该项目经费的使用。

4.项目负责人因故长期不在医院时，须办理以下手续：

项目负责人因出国等原因暂离医院的，不允许变更项目负责人，应办理项目委托代管手续，相关材料经双方签字，保证项目的照常实施，并报科研部备案。

项目负责人调离医院的，其项目应书面委托项目组其他人员负责完成，并报科研部备案。

五、项目结题

各类项目的负责人须在项目来源单位规定的研究期限最后一个月内按要求提交项目的结题、研究、科技报告以及成果简介等纸质和电子材料并留存其原始资料，如经费未使用完，需同时提交科研项目结余经费预算申请表。

科研部对上述材料进行逐项审核：发表的论文形式、篇数、时间、项目编号标注、影响因子，出版的专著，获得的国家级项目、专利、学术奖励，培养的人才，推广应用的成果，开支的经费等。如上述材料不符合要求，暂缓提交结题材料。如在规定时间内仍无法提交上述材料，需提交项目延期报告，其内容包括项目研究内容、项目进展、经费使用情况、延期原因、拟结题时间等，原则上项目的延期时间不超过 1 年。

六、项目成果

1. 为了使项目成果的知识产权及时获得保护，在发表论文、成果鉴定等方式公开技术之前，项目组应采取专利申请或计算机软件版权登记等保护措施。

2. 各类科研项目研究所取得的科研成果，其知识产权归医院所有；项目合同中有约定者，按合同约定执行。

3. 经评议或鉴定的成果，除经项目主管部门审定需要保密的，应向社会公开，促使科技成果尽快转化为生产力。

科技奖励办法

为调动全院职工的科研积极性和创造性，促进医院科研工作协调、健康、可持续发展，提高本院的科研水平和创新能力，参照相关文件精神，结合医院实际，特制订本办法。

本奖励分设 4 个项目类别：科研项目、学术著作、科技成果获奖、技术成果。

一、科研项目奖励

凡以医院为第一完成单位获批立项的纵向科研项目及科研人才项目的项目负责人，按以下标准进行奖励：

1. 国家自然科学基金重大项目、国家科技重大专项、国家重点研发计划、技术创新引导专项、基地与人才专项等国家级重大项目（经费 ≥ 1000 万元，不含课题）、国家自然科学基金杰出青年项目，奖励 20 万元 / 项。

2. 国家自然科学基金重点项目、重大国际合作项目、国家重点研发计划和国家科技重大专项课题（经费 ≥ 100 万元）以及资助经费达 300 万元以上的其他国家级项目、国家社科基金重大项目、国家自然科学基金优秀青年项目，奖励 15 万元 / 项。

3. 国家自然科学基金面上项目、国家社会科学基金重点项目、国家科技部协作课题（牵头单位为外院，资助经费 ≥ 100 万元）、国家自然科学基金青年科学基金项目，奖励 5 万元 / 项。

4. 国家自然科学基金其他项目（含主任基金、面上小额资助项目等）、国家社会科学基金一般／青年项目、国家科技部协作课题（牵头单位为外院，资助经费＜100万元）、湖南省杰出青年科学基金项目、湖南省科技计划重大专项和湖南省科技厅重点研发计划项目（资助金额≥40万元），奖励3万元／项。

5. 湖南省哲学社科基金重大项目，每项奖励2万元。

6. 湖南省科技厅重点研发计划项目（资助金额＜40万元）、湖南省哲学社科基金重点项目，每项奖励1万元。

二、学术著作奖励

1. 出版社正式出版与所从事专业相关科技著作的主编、副主编，如专著、编著、译著及教材等。多位本院职工为同一部著作的主编或副主编时，仅奖励排名最靠前者，不重复计奖，由获得奖励的主编或者副主编根据参编者的贡献量将奖金进行分配，再版不再奖励。

学术著作奖励标准

字数	主编	副主编
20万以下	2000元	1500元
20万～50万	3000元	2000元
50万～100万	4000元	2500元
100万以上	5000元	3000元

2. 列入学术著作出版基金资助的或列入国家重大图书出版项目的学术专著（第一作者），每项奖励2万元。

三、科技成果获奖奖励

以本院作为第一完成单位获得的高层次、高等级科技成果奖，医院在给予表彰的同时予以奖励：

（一）获国家最高科学技术奖、获省科学技术奖（省社会科学优秀成果奖），按照1：1配套奖励。

（二）获教育部高等学校科学研究优秀成果奖（科学技术），医院按特等奖 11 万元，一等奖 8 万元，二等奖 5 万元进行奖励；教育部高等学校科学研究优秀成果奖（人文社会科学），医院按特等奖 11 万元，一等奖 8 万元，二等奖 5 万元，三等奖 2 万元进行奖励。

（三）在国家科学技术奖励工作办公室登记管理，并具有推荐国家级奖资质的一级学会科技成果奖，医院按一等奖 8 万元，二等奖 5 万元，三等奖 2 万元进行奖励。

上述（一）获得的国家最高科学技术奖、省科学技术奖（省社会科学优秀成果奖），以本院作为第二完成单位获得的国家级和省部级科学技术奖，按上述相应奖励标准的 50% 进行奖励；本院作为第三完成单位的，按上述相应标准的 30% 进行奖励。

四、技术成果奖励

（一）本院为唯一专利权人而获得的国家知识产权局授权的职务发明专利，按下述标准奖励：

1. 获国际发明专利授权，每项奖励 3 万元（多个国家不重复奖励）。

2. 获国家发明专利授权，每项奖励 2 万元。

3. 实用新型专利，每项奖励 0.5 万元。

4. 外观设计专利，每项奖励 0.2 万元。

5. 计算机软件版权登记，每项奖励 0.05 万元。

（二）医院鼓励职工积极利用学科优势、服务需求开展科技创新，对由本院研发、获批的中药、天然药物、化学药品新药证书及其他产品证书，按下述标准给予奖励：

1. 获得中药、天然药物注册 1～6 类新药证书,奖励 10 万～200 万元/项。

2. 获得化学药品新药证书，奖励 10 万～200 万元/项。

3. 获得国家林业局或农业部植物、林业新品种证书，奖励 5 万元。

4. 凡以医院为第一起草单位正式发布的国际、国家标准，国际标准奖励 8 万元，国家标准奖励 5 万元，行业标准每项奖励 2 万元，地方标准每项奖励 1 万元。

5. 凡本院科技人员作为通讯作者牵头发布的疾病诊疗指南、中医临床路径、中医诊疗方案（护理方案）、专家共识的，每项诊疗指南奖励 8 万元，每个中医临床路径及中医诊疗方案（护理方案）奖励 5 万元，每个专家共识奖励 3 万元。

6. 获得临床研究批件，奖励 10 万元 / 件。

五、奖励审核与发放

1. 医院每年一月份对上一年度的科研立项项目和科研成果开展奖励审定工作（申报奖励单位和个人必须具有相关支撑性文件和材料原件），并对拟奖励的项目予以公示，公示期为 7 个工作日，无异议的方可予以奖励发放。同一项目多次获奖取最高级别给予评奖，不重复计奖。

2. 申报科技奖励过程中如有虚报科研材料者，予以全院通报批评，并扣发当年全额科研奖金。

科技成果转化管理办法

第一章　总　则

第一条　为进一步规范医院科技成果转化活动，促进科技成果转化为现实生产力，确保医院及科技人员权益，调动科研人员创新创业积极性，促进科技成果转化，根据《中华人民共和国促进科技成果转化法》等法律和文件精神，结合医院实际，特制定本办法。

第二条　本办法所指科技成果为职务科技成果，是指科技成果完成人执行医院的工作任务，或者主要是利用医院的物质技术条件所完成的科技成果。

第三条　本办法中科技成果转化是指医院持有的科技成果以转让、许可或者技术入股（作价投资）等方式向企业或者其他组织转移。

第四条　科技成果完成人可以自主决定科技成果转化的方式，但应当通过协议定价、在技术交易市场挂牌交易、拍卖等方式确定价格。作价金额的确定应综合考虑为取得该成果的科研经费投入、场地和设备投入、人员工资等。

科技成果完成人可以根据本办法进行科技成果的转化，并享有规定的权益，但涉及国家秘密、国家安全的，应按国家有关规定进行审批或者备案。

科技成果完成人不得无故阻碍科技成果的转化，不得将科技成果及其技术资料和数据占为己有，侵犯医院的合法权益。

科技成果完成人不得将科技成果擅自转让或者变相转让，侵犯医院的合法权益。

第五条　科技成果转化活动应当遵守法律法规，维护国家利益，不得损害社会公共利益、医院利益和他人合法权益。

第二章 组织机构及职责

第六条 医院科技成果转化管理工作实行医院、课题组二级管理。医院成立以医院主要领导为组长，相关职能部门负责人组成科技成果转移转化领导小组，全面负责医院科技成果转化的管理、组织和协调。

第七条 医院进一步加强科技成果转移转化能力建设，建立知识产权与技术转移公共服务信息平台，为科技成果管理与转化提供便利，推动负责科技成果转移转化工作的专业化机构建设，进一步明确技术转移中心功能定位、职责、人员、工作经费及权益。

第八条 医院鼓励具备执业资格的科技成果转移转化服务机构与医院签订合作协议，转移转化医院的科技成果，转移转化成功获得收益后，服务费用由课题组向服务机构支付。

第三章 科技成果转化工作流程

第九条 科技成果完成人办理科技成果转让、许可或者技术入股（作价投资）的工作流程如下：

（一）通过协议定价、在技术交易市场挂牌交易、拍卖等方式确定价格、折股数量或出资比例，并确定股权方案。

（二）科技成果完成人为团队的，团队成员须签订收益分配协议。以技术入股（作价投资）的，团队成员须签订股权分配协议。全体股东拟订技术出资入股合同，合同中应对科技成果的权属、作价、折股数量或者出资比例、出资期限、利益分配等事项作明确约定。

（三）项目组负责人须填报医院产学研合同，并签署审批表，经医院科研部审核，科技分管院领导审批。

（四）担任领导职务（副处级及以上）的科技人员兼任技术入股公司职务的，应在签署技术出资入股合同前报医院组织人事部审批。

第十条 实施科技成果转化公示制度。通过协议定价方式确定科技成果价格的，须在医院 OA 系统中公示科技成果名称和拟交易价格等信息，公示时间为 15 日。

对担任领导职务的科技人员的科技成果转化进行公示时，应明确公示其在成果完成或成果转化过程中的贡献情况及拟分配的奖励、占比情况等。

第十一条　公示异议的处理。公示有异议的，由医院科研部负责对异议进行处理，无异议后将处理意见报科研主管院领导审查后办理合同签订手续。

第四章　权益分配

第十二条　科技成果转化获得的货币收益或股权，分配比例如下：

（一）以科技成果转让（或许可）方式实施转化的，科技成果转让（或许可）项目经费到账后由医院财务管理中心代扣应缴税款，余款分配如下：项目组 80％（含中介费，全部经费一次性划拨项目负责人账户）用于奖励科技成果负责人、课题组成员和为成果转化作出重要贡献的其他人员；医院科技开发基金 7％；医院管理绩效 3％（用于奖励有关管理人员）。

（二）以科技成果技术入股（作价投资）实施转化的，获得股份的 80％奖励给科技成果负责人、课题组成员和为成果转化作出重要贡献的其他人员，获得股份的 20％归医院所有。

（三）在研究开发和科技成果转化中作出主要贡献的人员，获得奖励的比例不低于课题组奖励总额的 70％。

第十三条　医院正职领导以及医院所属具有独立法人资格单位的正职领导，是科技成果的主要完成人或者为成果转移转化作出重要贡献的，可以按照本办法获得现金奖励，原则上不得获取股权激励；其他担任领导职务的科技人员，是科技成果主要完成人的或者为成果转移转化作出重要贡献的，可以按照本办法获得现金、股份或出资比例等奖励和报酬。担任领导职务的科技人员的科技成果转化收益分配实行公示和报告制度。

第十四条　本办法自发布之日起施行，由医院科研部负责解释。医院原有有关规定与本办法不一致的，以本办法为准。

1. 科研学术不端行为是指违反科学共同体公认的科研行为准则的行为，包括剽窃、抄袭、侵占他人学术成果；篡改他人研究成果；伪造或者篡改科研数据、文献、注释等，或者捏造事实、编造虚假研究成果；未参加创作，而在他人学术成果上署名；未经他人许可，而不当使用他人署名；在申报课题、成果、奖励和职务评审评定等过程中提供虚假科研信息；买卖论文（包括向"第三方"购买学术论文）、由他人代写或为他人代写论文；委托第三方代投论文；未经导师或项目负责人许可，将集体研究成果私自发表或故意透露、故意藏匿、隐瞒重要科研成果或科学发现；未经医院允许，无偿使用医院成果或将其变为非医院的成果。

2. 医院设立学术委员会，负责统筹管理学风建设和对学术不端行为提出处理意见。学风建设领导小组挂靠在科研部，负责受理学术不端行为的举报、建立科研诚信档案；由医院纪检监察科负责对学术不端行为的调查、认定、提出处理建议和进行异议处理等工作。

3. 科研诚信是科技创新的基石，为加强科研诚信的教育和宣传，医院参照中共中央办公厅、国务院办公厅《关于进一步加强科研诚信建设的若干意见》，对项目管理过程中学术造假、抄袭和剽窃他人科技成果，捏造或篡改实施数据等严重违背科研诚信要求行为的项目承担部门和项目负责人及科研人员，予以约谈警示、通报批评、暂停项目拨款、追回已拨项目资金、终止项目执行、阶段性或永久性取消申报参与项目资格、撤项等相关处理；其处理结果上报院长办公并获批准后，向全院公示，同时纳入科研诚信记录，备案纪委监察科。

4.学术不端行为与获得有关部门、机构设立的学术奖励或者荣誉称号有直接关联的，医院应当同时向有关部门、机构报告，有关部门、机构做出撤销学术奖励、荣誉称号，并配合相关部门进行相应处理。

5.医院给予配套奖励的，由相关管理部门撤销奖励、收回奖金，并给予相应处罚。

1. 全院中级职称（含中级）以上医技人员每年必须发表一定数量的论文，并将论文产出管理办法列入科室主任、护士长及科室管理年度考核指标。

2. 各科室论文发表数量根据各学科建设状况和人员结构状况确定。

3. 论文发表的学术期刊应当在国家新闻出版总署上可查，且被中国知网、万方、维普、Web of Science 或 Pubmed 等权威数据收录。

4. 发表的论文内容应当真实，不得捏造、篡改研究结果或实验数据，也不得投机取巧、断章取义，片面地得出与客观不符的研究结论。

5. 论文观点应当由作者本人提出，论文文字应当是作者本人原创，不得抄袭他人文字或剽窃他人成果，在引用他人观点、方法、资料、数据时，无论是否发表，均应标明来源。

6. 论文作者和单位署名必须实事求是，并按实际贡献大小排序。

7. 论文发表后，可将杂志封面、目录、正文复印件上交科研部登记存档；论文撤稿需由第一作者和通讯作者共同提出，并向医院提出申请，经医院同意后方能撤稿。

8. 科技论文内容凡涉及技术秘密，需作保密处理，不得私自公开发表。

科研平台管理制度

1. 科研平台是医院教学、科研的重要基地，必须加强领导，严格管理，为医院的科技发展、学科建设及人才培养作出贡献。

2. 科研平台实行主任负责制，副主任协助主任做好各项工作。

3. 科研平台负责人应按有关规定制定平台日常管理规章制度、工作人员岗位职责、工作制度及操作规范，科学管理，严格要求，有序工作。

4. 科研平台应有合理的人才梯队，稳定的研究方向，明确的科研目标。科研平台可对外提供技术服务、技术培训，外单位科研人员可带课题来室进行科研工作。对外开放活动由平台主任统一指挥管理，指定专人负责，并按规定收取有关技术服务费用。

5. 科研平台应加强科研人员的培养，定期聘请国内外著名学者进行学术讲座或指导工作。积极创造学习条件和机会，使之不断更新知识、提升专业能力和提高学术水平；同时根据自身特点、优势与条件适时开展学术讲座与技术指导，提供科技服务。

6. 自觉执行医院各项科研管理政策，加强科研平台的经费管理，做到专款专用，杜绝经费滥用。

7. 不断加强自身建设，逐步完善实验设备与装备，加快构筑现代化科研技术平台的步伐。

8. 医学创新实验中心作为医院主要的公共科研平台，其主要职责是为全院各级科研人员提供科研服务和技术保障，对于入室科研人员有义务指导、协助其完成科学研究。医学实验研究中心节假日期间应安排工作人员值班以保障科学研究的延续性。

9. 建立完善的科学研究和教学档案资料。

10. 爱惜和妥善保管各种科研器材设备和试剂、标本，重要设备有专人保管和操作，定期维护和检修。

11. 科研平台必须严格遵守国家环境保护工作的有关规定，实验废弃物按废弃物处理规定处置，不得随意排放废气、废水、处理废物。凡违规处理实验废弃物引发污染环境者将承担相应责任。

12. 严格按有关安全规则操作实验，做好安全用电、防火、防盗、防毒、防爆、防污染等安全防范工作，保证人身和仪器设备安全。

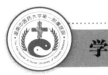

学术交流管理制度

　　为了推动本院学术交流活动管理的科学化、规范化、制度化，鼓励各科室人员开展学术交流活动，调动科研积极性，营造良好学术氛围，特制定本制度。

　　1.各科室每月必须组织一次以上学术活动，每年必须组织至少一次院级以上的学术活动，并将每季度学术活动计划提前上报科研部，同时做好学术活动总结及相关资料的归档工作。

　　2.学术活动实行申报和备案制度。凡涉及经费申请的学术活动，应由主办科室提出申请报告，并写出具体计划，经科研部审核报请主管院领导批准后方可组织；不涉及经费申请的学术活动，须提前在科研部登记备案。

　　3.全院性的学术活动，由科研部负责组织；各科室各专业的学术活动，由各科室组织安排，并报科研部备案。

　　4.外出参加国内外学术活动的医务人员，回院后需在科内传达相关会议内容，其差旅费等相关费用可从本人科研课题经费、相关科室的专（学）科建设经费或科室收入中开支。学术交流活动的差旅费等费用标准与报销，按照《医院差旅费管理办法》等相关规定执行。

重点专科（专病）建设管理办法

第一章 总 则

第一条 为了加强本院重点专科（专病）的建设与管理，根据国家卫健委、财政部及国家中医药管理局关于重点专科建设与管理的有关文件精神，结合本院实际情况，特制定本办法。

第二条 本办法适用于国家临床重点专科（中医专业）及建设项目、国家中医药管理局重点专科（专病）及建设项目、湖南省重点专科（专病）及建设项目。

第三条 重点专科管理坚持优胜劣汰原则，实行动态管理，建立有效的运行机制，实现管理的科学化、规范化、制度化。

第二章 目标管理

第四条 重点专科建设以临床医疗为主，在临床诊疗工作中以充分体现发挥中医药优势、提高临床疗效为目标。以继承发扬中医药特色优势为重点，加强基础设施条件建设，优化临床诊疗方案，提高人才队伍素质，提高科学管理水平，推动学术技术创新，增强可持续发展能力。

第五条 重点专科（专病）及建设项目必须严格按照国家中医药管理局及省中医药管理局核定的建设计划切实开展建设工作，建设工作以临床医疗为中心，医、教、研相结合，促进中医诊疗水平的提高和科学技术进步。在全院建成一批中医特色明显、诊疗水平较高、临床疗效显著、创新能力较强、管理水平较高、社会影响较大、具有辐射带动作用的重点中医专科（专病）。

第三章　组织管理

第六条　重点专科（专病）建设实行医院、专科（专病）二级管理负责制。

第七条　医院由主管科研院领导分管重点专科（专病）建设工作，领导重点中医专科（专病）建设的全面工作，组织检查与监督，研究和解决学科建设工作中的主要问题。医院在人力、物力、财力等方面为完成项目任务提供保障。

第八条　科研部为医院重点专科（专病）建设管理职能部门，负责重点中医专科（专病）建设中的日常管理工作，组织重点专科建设项目的立项申请工作，制订各项管理措施，督促、检查重点专科建设的实施情况，组织实施医院决定的重点中医专科建设各项工作，指导和协调解决专科建设中的有关问题。

第九条　重点专科（专病）及建设项目设立项目负责人、专科带头人及继承人。重点专科（专病）项目负责人全面负责项目实施中的具体建设工作。

第四章　运行管理

第十条　重点专科（专病）应当严格执行经国家中医药管理局或湖南省中医管理局批准的项目建设计划，并根据国家卫健委、财政部及国家中医药管理局关于重点专科建设与管理的有关文件精神，制定专科建设和发展规划，使专科建设工作落到实处，切实按计划开展各项工作，保持长期稳定的研究方向。

第十一条　重点专科（专病）要建立月报及年报制度。各重点专科（专病）及建设项目应当在每月 5 日前将本科室常见病与优势病种中医临床路径与诊疗方案实施情况上报至科研部，科研部审核汇总后上报至医院信息中心；每年 1 月 20 日前，各重点专科（专病）及建设项目还需以书面形式向科研部报送上一年项目年度执行情况、工作总结及当年的工作计划。

国家局级重点中医专科（专病）建设项目应当按照国家中医药管理局监测要求，及时、真实、准确地向中医医院医疗质量监测中心报送监测数据，每年两次。

第十二条　建立重点专科（专病）负责人目标责任制，充分发挥项目负责人、专科带头人、专科秘书在专科建设中的积极作用。建设期内，对年度达到考核标准的专科负责人、带头人及专科秘书给予一定的经费补贴，补贴标准按照医院相关管理制度执行。

第五章　检查评估

第十三条　医院对重点专科（专病）及建设项目定期进行检查评估。检查的内容依据项目的来源，检查评分考核标准参考：上级主管部门制定的"重点专科（专病）项目建设目标与要求""重点专科（专病）项目建设标准与评分细则"、项目实施方案与专科年度计划。

第十四条　重点专科检查评估执行二级检查评估制，即专科自查、医院检查评估。专科自查每半年进行一次，自查后及时将自评结果上报科研部；医院检查评估每年进行一次，必要时随时抽查重点专科（专病）建设的情况，并在业务例会上公布检查评估结果。

第十五条　重点专科（专病）项目建设期满后，科研部组织各建设项目及时向省中医药管理局提出评审验收申请。

第六章　经费管理

第十六条　上级行政主管部门投入的建设经费，主要用于上级行政主管部门规定的用途，如诊疗规范研究、人员培训、学术交流与协作、适宜技术推广、信息收集整理、设备购置等。医院按照建设计划安排的专项经费用于项目建设之设备购置、病房建设、实验室建设、经验整理等，以保证项目建设计划的完成。

第十七条　重点专科（专病）建设经费的使用应当严格按照项目建设计

划执行，由重点专科项目负责人负责，报医院主管院长审批，做到重点专科（专病）经费专款专用。

第十八条　医院建立专款账户，实行专款分科目立账，科研部建立专门账本登记经费来源、金额及使用情况，保障重点专科（专病）经费专款专用。

第七章　附　则

第十九条　本办法自公布之日起执行，医院以往所发文件与本办法有出入之处，均以本办法为准，本办法最终解释权归科研部。

国家临床重点专科（中医专业）建设项目
管理暂行规定

第一章 总 则

第一条 为规范和加强国家临床重点专科建设项目管理工作，保证项目顺利实施，取得预期成效，按照国家卫生健康委员会、财政部、国家中医药管理局《国家临床重点专科建设项目管理暂行办法》的要求，结合本院实际情况，制定本规定。

第二条 本规定适用于由国家卫生健康委员会、国家中医药管理局和财政部共同批准设立的国家临床重点专科（中医专业）建设项目。

第三条 国家临床重点专科（中医专业）建设项目单位应当遵守国家卫生健康委员会、财政部、国家中医药管理局制定的《国家临床重点专科建设项目管理暂行办法》。

第四条 国家临床重点专科（中医专业）建设项目的资金主要来源于中央财政专项补助资金和医院配套资金。

第二章 组织管理

第五条 国家临床重点专科（中医专业）建设项目管理实行院长负责制，医院成立由院长担任组长，获得建设项目的专业科室和相关部门负责人任成员的项目管理小组，具体负责本单位国家临床重点专科（中医专业）建设项目的管理与实施工作，落实项目建设目标和实施方案，制定完善相关管理制度和工作机制，组织开展本院项目建设的评估与分析，定期向项目主管单位报告项目建设情况等。

各国家临床重点专科（中医专业）建设项目科室（以下简称项目科室）成立执行小组，具体负责建设项目的实施，参与项目建设效果评估与分析。

第三章　申报工作

第六条　国家临床重点专科（中医专业）建设项目管理办公室根据国家卫生健康委员会、财政部、国家中医药管理局项目年度工作安排，依据申报条件组织申报相应的国家临床重点专科建设项目。

第七条　医院依据国家的申报要求，由项目管理小组组织临床科室申报，医院申报的项目及项目预算应当经过医院医疗、财务、设备、审计、伦理等部门审核，并符合国家有关财务、预算资产、设备等管理规定。

第四章　实施与管理

第八条　项目科室应当严格按照国家有关规定，落实项目计划和资金执行进度，在3年内完成国家临床重点专科建设项目。

第九条　项目科室应当严格按照项目申报设计方案开展项目建设，原则上不做调整。项目执行过程中产生更科学、先进的设计，并符合国家临床重点专科建设项目要求的，但项目执行时间过半，或者经费使用过半的，不得再进行项目内容变更。如发生下列情况之一的，项目科室应当向项目主管单位申请项目内容变更：

（一）由于不可抗力或意外事故导致项目无法执行或部分无法执行的。

（二）国家政策发生重大调整，导致项目设计必须作相应修改的。

第十条　申请项目内容变更的项目科室，应当向医院项目管理小组提出申请，经项目管理小组讨论决定后向项目主管单位提出申请，并提供申请材料。申请材料至少应当包括项目变更原因、原项目进展及经费使用情况说明、变更后项目计划书及预算安排等。

第十一条　经审核同意变更的项目科室，按照专家审核意见对项目计划、经费预算进行调整，将最终项目计划书报项目主管单位备案，并按照国家有关规定报相关部门调整预算。

第十二条　因项目科室自身因素导致不再具备实施项目开展条件的，国家将中止项目执行并收回剩余资金；因项目单位自身原因导致项目任务失败的，国家收回全部资金。

第十三条　项目实施过程中形成的数据及论文、论著等作品，其著作权的归属和使用应当按照《中华人民共和国著作权法》有关规定执行。

正式发表的论文、论著等作品应当注有"国家临床重点专科建设项目经费资助"字样。项目成员有在该项目成果文件上署名以及获得荣誉、奖励的权利。

第十四条　项目实施过程中形成的无形资产，由项目单位负责管理和使用。项目产生的临床技术及无形资产使用产生的利益分配按照国家有关规定执行。

项目执行所购置或试制形成的固定资产，应当按照单位固定资产有关规定统一管理。

第五章　审核与验收

第十五条　各项目科室应当在每年1月15日前向科研部提交上一年度的项目年度进展报告，经项目管理小组审核后由科研部于每年1月31日前向项目主管单位提交。报告内容至少包括项目执行情况、经费使用情况、项目实施的社会效益等。

第十六条　项目完成后，项目管理小组应当组织项目科室开展自评并形成自评报告，重点评估项目执行情况、目标任务完成情况、项目实施效果、经费使用情况等，并在项目完成后3个月内，向项目主管单位提交自评报告，提出项目验收的书面申请。

第十七条　向项目主管单位提交项目验收的书面申请后，项目科室应积极做好项目验收的准备工作。

第六章　监督检查

第十八条　项目单位对项目执行和资金使用承担主要责任，在项目执行过程中，项目管理小组应当针对执行情况和实施效果定期开展自查，对自查中发现的问题提出整改意见，并采取有效措施，确保实现项目建设目标。

第十九条　项目科室应当主动配合接受卫生计生、中医药、财政以及审计等部门监督检查。

第二十条　建立国家临床重点专科建设项目组织实施的责任追究制度。对在项目实施过程中失职、渎职，弄虚作假，截留用、挤占专项资金等行为，按照有关规定追究相关责任人和单位的责任；构成违法犯罪的，依法追究法律责任。

第七章　附　　则

第二十一条　本办法由国家临床重点专科（中医专业）建设项目管理小组负责解释。

第二十二条　本办法自发文之日起施行。

新药的开发研制是人类长期以来与疾病作抗争、消除疾病痛苦、恢复人类健康所必需的科学手段，药物是人类战胜疾病的武器，对人类健康起到了举足轻重的作用。为了保证新药的安全性和有效性，新药研制阶段的临床研究就显得十分重要。原国家食品药品监督管理总局对新药的临床研究给予了高度重视，颁布了一系列的法规以保证新药临床试验的科学性。为了更好完成各项新药临床试验任务，建立一支经验丰富、熟悉 GCP 精髓、科学严谨、作风优良的药物临床研究人员队伍，确保临床研究资料的科学性、准确性、可比性、真实性和可溯源性，规范、科学的开展临床试验，特制定如下管理制度：

1. 国家临床试验机构办公室接到申办方邀请及原国家食品药品监督管理总局新药临床研究批件或临床试验通知书后，临床试验机构相关负责人应全面审阅新药报批的资料以及原国家食品药品监督管理总局的临床研究批文或临床试验通知书，根据临床试验机构当前新药的临床研究情况和人员情况决定是否接受任务，确定相关科室及临床试验专业负责人，然后告之申办单位。

2. 临床试验机构负责人召集临床研究专业负责人员举行会议，说明研究工作预案，确定项目负责人，由项目负责人确定研究人员、药物管理员、研究护士，分配工作任务，使参加试验的人员明确责任，明确各自在临床试验中的工作和要求，能够相互配合、各负其责地完成好各自的工作任务，其中研究人员应具有相应的执业资格，并经过 GCP、相关法律及法规的培训。

3. 在进入新药临床试验前，项目负责人必须阅读全部的临床前的研究资料（药理学、药效学、药动学、毒理等申报资料），充分掌握受试药物动物试验的药效学和毒性试验情况，了解该研究药物可能发生的不良反应，为新药临床研究做好准备。

4. 临床试验项目负责人在认真阅读新药临床前的各项研究资料后，应根据申办者提供的临床试验草案重新拟定临床研究方案，方案应经临床试验机构办公室负责人、申办单位和多中心协商，大会共同讨论确定。方案一经伦理委员会审查批准后就成为研究者在临床试验中必须遵循的规定，研究者必须遵循并不得擅自改动。如需修改应重新报伦理委员会审批。根据《药物临床试验质量管理规范》，方案中应包括临床试验的方法、试验起始日期、病例入选与排除标准、病例数及分配、终止试验的条件、对照品的选择、给药剂量与疗程、合并用药的规定、观察指标、疗效评价标准、实验室检查标准、不良事件判定、试验的质量控制和保证、伦理学要求、受试者的权益保障、统计分析方法、总结及资料保存等，项目负责人应根据研究计划制订试验流程图和临床试验标准操作规程。

5. 新药临床试验方案必须经医院伦理委员会批准后方可实施。临床试验前的毒理学、药理学资料，以及临床试验批件、临床试验方案、知情同意书、病例报告表、招募材料、研究者履历等资料需由申请人（主要研究者、申办者）提交伦理委员会审查，审查通过，伦理委员会主任委员签发批准后，方可开展临床研究。申请人还应根据不同的审查类别提交跟踪审查（修正案审查申请、研究进展报告、严重不良事件报告、违背方案报告、提前中止研究报告、结题报告）和复审，按规定及时报伦理委员会，并经伦理委员会审查，待伦理委员会作出同意继续试验或终止试验的决定后方可作出是否继续的决定。

6. 新药临床试验在伦理委员会审查批准后应与申办单位签署临床试验合同。机构办公室负责研究合同的起草，合同条款由机构办公室主任与申办单位协商制定，具体试验费用根据医院的有关规定并与项目负责人共同协商确定。医院审计科负责合同的审核，审计科主任应审查机构办提交的审计清单、合同及试验方案。审计时应关注研究合同是否按照医院有关规定收取费用，并落实受试者保护的责任条款，如严重不良事件的报告与医疗处理的责任者、严重不良事件处理与赔偿费用的责任者、免费研究项目与受试者的补偿等。

7. 伦理委员会审查批准后的新药临床试验均需进行研究项目注册。本院项目启动要求在伦理委员会审查批准、签署合同、试验药物、资料及首笔试验经费到位后进行。注册应在受试者首次访视前完成。

8. 新药研制单位应提供在 GMP 条件下生产的合格产品用于临床试验，临床试验机构办公室应指定专人管理临床试验的药物并建立临床试验药物管理制度。

9. 在双盲试验时，应由专门生物统计单位或与该项临床试验无关的工作人员用专业软件进行随机设盲并保存好随机种子数，随机盲表设计好后临床试验机构办公室应安排人员协助申办单位落实随机双盲的药物包装（组长单位），并保存好试验药物质量检验报告。盲底应密封，一式两份，分别交临床试验单位和申办单位两处妥善保管。为了最大程度的保证盲法实施，随机化数据应严格保密直至揭盲。

10. 项目负责人在试验开始前，应组织研究人员进行培训，认真学习临床试验方案或者进行一次研究项目的 GCP 和 SOP 培训，同时督促研究人员做好试验过程中可能出现严重不良反应的应急救治措施。

11. 临床试验开始，研究者必须按照方案确定的标准选择受试者，并以恰当的方式获得受试者知情同意书签名。受试者知情同意书的内容必须符合 GCP 规范，研究者在获取受试者签字时有义务让受试者事先清楚地了解试验的目的、方法、可能发生的不良反应以及研究者所采取的防治措施，明确受试者随时有退出试验的权利，在受试者完全能够表达个人意愿、完全出于自愿的情况下，签署知情同意书。对于一些不能充分表达个人意愿的人，根据相关规定，由法定监护人等签字，受试者的权利和利益应得到充分的保护。

12. 项目负责人应要求药品管理员做好试验药物发放记录，在药物发放时注意试验药物的编号，防止差错，试验结束时应要求药品保管员清点剩余药物，将剩余药物交回申办者统一回收或销毁，并做好移交或销毁记录。

13. 除试验方案或者其他文件（如研究者手册）中规定不需立即报告的严重不良事件外，研究者应当立即向申办者书面报告所有严重不良事件，随后应当及时提供详尽、书面的随访报告。涉及死亡事件的报告，研究者应当向申办者和伦理委员会提供其他所需要的资料，如尸检报告和最终医学报告。

14. 研究人员应及时将试验研究进展向临床试验机构负责人汇报。当研究病历完成前三例、二分之一时，科室执行，研究者质控该项目，项目负责人应将研究病历等病历资料及研究状况报告临床试验机构办公室，临床试验机构负责人及项目管理员对研究情况进行检查。

15. 临床试验的研究人员应以良好的医学伦理道德和严谨的科学态度做好所承担的新药临床试验工作。一旦试验中出现问题，应及时报告临床试验机构办公室，不得擅自改变或偏离试验方案，受试者有特殊要求时应报告临床试验机构办主任，由临床试验机构办主任召开会议研究后解决。

16. 临床试验的数据统计分析应由一名经认定有恰当资历和经验的统计人员来完成，统计人员应依照方案要求与研究者协商，完成统计计划书，统计计划书的内容应符合新药临床试验统计分析要求。统计分析人员应有良好的职业道德，严格认真、实事求是的依照原始病例数据进行统计分析，所有临床试验数据应采取 2 次盲态重复录入，2 次录完后须进行核对，统计分析人员不得对原始数据进行修改，统计分析中任何的偏离都应该在试验的终末报告中加以描述并说明理由。

17. 试验结束，研究人员应收集整理好原始病历及 CRF 表交机构办公室由机构办公室主任审鉴后交数据统计单位，进行数据统计分析。其他全部的试验资料（临床试验中的全部文件资料、监视员访视记录、药物发放记录表、总结报告）交项目负责人，由项目负责人上报药物临床试验临床试验机构办公室归档。

18. 统计人员必须保证数据处理过程中的完整性，统计分析中必须对丢失的、未用的或虚假的数据作描述，所有删除的数据都必须书写在案，以备必要时复阅。

19. 临床试验中，研究者应严格掌握 GCP 及方案规定的各项质量控制标准。临床试验机构办公室、项目负责人、研究者均应认真接受申办者指定的临床试验监视员的访视，项目负责人应协助监视员做好临床试验质量检查，并协助解决监视员提出的问题。研究管理部门及监查员等发现研究者违背试验方案，应及时向机构办公室、伦理委员会报告，必要时报告医院党委会，对违背诚信原则或伦理原则的研究行为的处理，参照医院临床试验质量管理规定及伦理审查质量管理规范执行。

20. 所有新药临床资料必须交由临床试验机构办公室的档案资料室统一归档保存。新药临床试验的资料是新药开发研究的宝贵资料，临床试验机构办公室应加强对档案室的管理。建立相应的档案资料管理制度，指定专人负责档案管理，档案资料的管理应注意保密，任何人不得将档案资料带出资料室。

21. 本机构承担的所有涉及人的生物医学研究项目均参照此制度执行。

伦理委员会章程

第一章 总 则

第一条 为保护临床研究受试者的权益和安全，规范本伦理委员会的组织和运作，根据《药物临床试验质量管理规范》（2020年）、《医疗器械临床试验质量管理规定》（2016年）、《药物临床试验伦理审查工作指导原则》（2010年）、《涉及人的生物医学研究伦理审查办法》（2016年）、《中医药临床研究伦理审查管理规范》（2010年）、《涉及人的生物医学研究伦理审查体系要求》（2016年）制定本章程。

第二条 伦理委员会的宗旨是通过对临床研究项目的科学性、伦理合理性进行审查，确保受试者尊严、安全和权益得到保护，促进生物医学研究达到科学和伦理的高标准，增强公众对临床研究的信任和支持。

第三条 伦理委员会依法在国家和所在省级食品药品监督管理局、卫生行政管理部门备案，接受政府的卫生行政管理部门、药监行政管理部门的指导和监督。

第二章 组织

第四条 伦理委员会名称：湖南中医药大学第一附属医院伦理委员会。

第五条 伦理委员会地址：湖南省长沙市韶山中路95号。

第六条 组织架构：本伦理委员会隶属湖南中医药大学第一附属医院，职能主管部门为院长办公会。伦理委员会下设办公室。

第七条　职责：伦理委员会对涉及人的生物医学研究项目（包括可辨认身份的人体材料或数据的研究）的科学性和伦理合理性进行独立、称职和及时的审查。审查范围包括药物临床试验项目、医疗器械临床试验项目、涉及人的临床科研项目、新技术新项目。审查类别包括初始审查、跟踪审查和复审。伦理委员会办公室负责伦理委员会日常行政事务的管理工作。

第八条　权力：伦理委员会有权批准／不批准一项临床研究，对批准的临床研究进行跟踪审查，以及终止或暂停已经批准的临床研究。

第九条　行政资源：医院为伦理委员会办公室提供必需的办公条件，设置独立的办公室、有可利用的档案室和会议室，以满足其职能的需求。医院任命足够数量的伦理委员会秘书与工作人员，以满足伦理委员会高质量工作的需求。医院为委员、替补委员、独立顾问、秘书与工作人员提供充分的培训，使其能够胜任工作。

第十条　财政资源：伦理委员会的行政经费列入医院财政预算。药物、医疗器械和科研课题伦理审查费用的支付标准，委员审查劳务费、委员培训费和伦理委员会日常运行费用开支均按相关规定执行。

第三章　组建与换届

第十一条　委员组成：伦理委员会委员的组成和数量应与所审查项目的专业类别和数量相符。委员包括医药专业人员、非医药专业人员、法律专家、与医院不存在行政隶属关系的外单位的人员，并有不同性别的委员；委员人数应不少于7人。

第十二条　委员的招募／推荐：伦理委员会主管部门采用公开招募的方式，结合有关各方的推荐并征询本人意见，确定委员候选人名单。

第十三条　任命的机构与程序：医院院长办公会负责伦理委员会委员的任命事项。伦理委员会委员候选人员名单提交医院院长办公会审查讨论，当选委员的同意票应超过法定到会人数的一半；如果医院院长办公会成员是伦理委员会候选人员，应从讨论决定程序中退出。当选委员以医院正式文件的方式任命。接受任命的伦理委员会委员应参加生物医学研究伦理、GCP 和伦理审查方面的培训；应提交本人简历、资质证明文件，GCP 与伦理审查培训证书；应同意并签署利益冲突声明和保密承诺。

第十四条　主任委员：伦理委员会设主任委员 1 名，副主任委员若干名。主任委员和副主任委员由医院院长办公会任命。主任委员负责主持伦理委员会工作，负责主持审查会议，审签会议记录与审查决定文件。主任委员缺席时，可以委托副主任委员接替主任委员的职责。

第十五条　任期：伦理委员会每届任期 5 年，可以连任。

第十六条　换届：期满换届应考虑保证伦理委员会工作的连续性、审查能力的发展、委员的专业类别，以及不断吸收新的观点和方法。换届候选委员采用公开招募、有关各方和委员推荐的方式产生，医院院长办公会任命。

第十七条　免职：以下情况可以免去委员资格：本人书面申请辞去委员职务者；因各种原因长期无法参加伦理审查会议者；因健康或工作调离等原因，不能继续履行委员职责者；因行为道德规范与委员职责相违背（如与审查项目存在利益冲突而不主动声明），不适宜继续担任委员者。

免职程序：免职由医院院长办公会讨论决定，同意免职的票数应超过法定到会人数的一半；如果医院院长办公会委员是被提议免职的委员，应从讨论决定程序中退出。免职决定以医院正式文件的方式公布。

第十八条　替换：因委员辞职或免职，可以启动委员替换程序。根据资质、专业相当的原则招募 / 推荐候选替补委员，替补委员由医院院长办公会讨论决定，同意票应超过法定到会人数的半数；如果医院院长办公会委员是候选替补委员，应从讨论决定程序中退出。当选的替补委员以医院正式文件的方式任命。

第十九条　替补委员：当委员缺席而无法达到法定到会人数时，可由同类别的替补委员替补，替补委员由组织机构以正式文件任命，具有伦理审查的经验和能力，替补委员在任职期间持续参加培训，具有与被替补委员相同的审查权限。

第二十条　独立顾问：如果委员专业知识不能胜任某临床研究项目的审查，或某临床研究项目的受试者与委员的社会与文化背景明显不同时，可以聘请独立顾问。独立顾问应提交本人简历、资质证明文件，签署保密承诺与利益冲突声明。独立顾问应对临床研究项目的某方面问题提供咨询意见，但不具有表决权。

第二十一条　办公室人员：办公室设主任 1 名，秘书、工作人员若干名。

第四章　运作

第二十二条　审查方式：伦理委员会的审查方式有会议审查、紧急会议审查、快速审查。实行主审制，每个审查项目应安排主审委员，填写审查工作表。会议审查是伦理委员会主要的审查工作方式，委员应在会前预审送审项目。研究过程中出现重大或严重问题，危及受试者安全，应召开紧急会议审查。快速审查是会议审查的补充形式，目的是为了提高工作效率，主要适用于：研究风险不大于最小风险的初始审查；已获组长单位伦理委员会批准，且组长单位已通过认证的初始审查；临床研究方案的较小修正，不影响试验的风险受益比；尚未纳入受试者的研究项目的年度 / 定期跟踪审查和暂停 / 终止审查；结题审查；按照伦理委员会审查意见进行修改后再次送审的复审项目。备案：不涉及方案与研究条件的变化，或无研究受益与风险的改变，如：对伦理对已批准研究项目的研究方案（参加试验单位及病例数的调整等）、CRF、ICF 的非实质性修改或完善，对预期的研究风险与受益没有产生显著影响的方案违背等。

第二十三条　法定到会人数：到会委员人数应超过半数成员，并不少于5 人；到会委员应包括医药专业、非医药专业、独立于研究实施机构之外的委员，并有不同性别的委员。

第二十四条　审查决定：以投票的方式作出决定；没有参与会议讨论的

委员不能投票。研究伦理审查以超过伦理委员会全体委员的半数票的意见作为审查决定。伦理委员会应当对审查的研究项目作出同意、必要的修正后同意、不同意、终止或暂停研究的决定，并说明理由。

第二十五条　利益冲突管理：每次审查／咨询研究项目时，与研究项目存在利益冲突的委员／独立顾问应主动声明并回避，并退出该项目会议审查的讨论和决定程序，不参与该项目的快速审查，不担任该项目的主审委员。与审查项目存在利益冲突的委员可以发表意见并回答其他委员的提问。一般不邀请有利益冲突的人员担任独立顾问，特殊情况下允许有利益冲突的独立顾问向伦理委员会提供咨询信息。伦理委员会应制定利益冲突政策，识别所有与伦理审查和科学研究相关的利益冲突，并采取相应的管理措施。

第二十六条　保密：伦理委员会委员／独立顾问对送审项目的文件负有保密责任和义务，审查完成后，及时交回所有送审文件与审查材料，不得私自复制与外传。

第二十七条　协作：伦理委员会与医院所有和受试者保护相关的部门协同工作，明确各自在伦理审查和研究监管中的职责，保证本组织机构承担的以及在本组织机构内实施的所有涉及人的生物医学研究项目、第二类和第三类医疗技术临床应用项目都提交伦理审查，所有涉及人的研究项目受试者的健康和权益得到保护；保证开展研究中所涉及的医院财政利益冲突、研究人员的个人经济利益冲突得到最大限度的减少或消除；有效的报告和处理违背法规与方案的情况；建立与受试者有效的沟通渠道，对受试者所关心的问题作出回应；建立与其他伦理委员会有效的沟通交流机制，协作完成多中心临床研究的伦理审查。

第二十八条　质量管理：伦理委员会接受医院质量管理部门对其工作质量的定期评估；接受卫生行政部门、药品监督管理部门的监督管理；接受独立的、外部的质量评估或认证。伦理委员会对检查发现的问题采取相应的改进措施。

第二十九条　本章程从下发之日起开始实施，此前相关管理规定与本章程相抵触的，以本章程为准。

伦理审查体系管理规范

为保护涉及人的医学研究受试者的权益和安全，规范本院伦理审查体系的管理，制定本管理规范。

所有本院承担的，以及在院内实施的涉及人类受试者的医学研究，包括利用可辨认身份的人体材料或数据的医学研究，应向伦理委员会提交伦理审查申请/报告。

医院依据研究和伦理相关的法律、法规和指南建立伦理审查及其支持系统，包括组织机构、伦理委员会、伦理委员会办公室、研究人员等四个部分，伦理审查体系相关管理部门和研究人员配备有足够的资源，保证各部门和人员遵循相关法律、法规、政策和指南，遵循公认的伦理原则，明确相关管理部门和人员的职责，相互协作，实现保护受试者安全、健康和权益的目标。

临床研究和伦理审查所遵循法律、法规、政策和指南的规则竞合，其规则差异的处理原则为：①规则的法律地位，上位法优于下位法；②规则的适宜性。规则的法律地位相等，则根据事项的具体情况，考虑遵循更加严格的规定。

医院指定党委书记分管伦理审查体系的建设与管理工作，全面履行伦理审查体系运行的管理职责，负责协调保证伦理审查体系的资源配置，以满足伦理委员会有效履行其职责；负责协调相关管理部门、研究部门和伦理委员会的制度制定与操作规程的合规性，以及各部门执行的一致性。

医院各职能管理部门，伦理委员会和办公室及研究人员应履行伦理审查体系的相关职责，分工协作，保护受试者，现制定相关管理规定如下：

一、伦理审查体系工作制度

1. 依据研究和伦理相关的法律、法规和指南建立伦理审查系统，负责伦理审查体系的建设与管理工作。

2. 伦理审查体系的宗旨为明确相关管理部门和人员的职责，相互协作，以全面履行相关法律、法规、政策和指南所要求的保护受试者职责。

3. 建立伦理审查体系的运行机制，协调各相关管理部门、伦理委员会、伦理委员会办公室以及研究人员执行伦理审查体系制度和程序的一致性。

4. 制定并遵守书面制度和程序，明确研究和伦理审查所遵循的法律、法规、政策和指南，以及如何处理规则之间的差异。对违反伦理原则的研究行为，应按照相应的调查程序，进行调查与处理。

5. 伦理审查体系负责人每年至少一次组织召开管理评审会议，主持管理评审组织管理评审，定期评审伦理审查体系运行的质量、效率和效力，审评受试者保护方面的优势和不足，采取相应的改进措施提高伦理审查体系的质量。

二、药物及医疗器械临床试验的管理规定

1. 药物临床试验机构办公室为药物及医疗器械临床试验的管理部门，所有药物/医疗器械临床试验项目均应经药物临床试验机构办公室审核，立项、并批准同意。

2. 药物临床试验机构应制定有试验用药物和试验用医疗器械的管理制度和标准操作规程，相应的研究者资格应经过审核和批准，试验用药物和试验用医疗器械的管理与使用应符合试验方案的规定。

3. 本机构承担的，以及在本机构内实施的所有涉及人的生物医学研究项目（包括利用人的信息和生物标本的研究）都应向伦理委员会递交初始审查、跟踪审查和复审。

4. 临床试验项目启动会前审核确认该项目获得的伦理委员会批件。

5. 在医院网站设置临床试验项目招募信息公告栏。

6. 临床试验项目要求归档伦理审查的批件／意见、受试者知情同意书。

7. 发现临床试验项目没有经过伦理审查批准、没有获得受试者知情同意，则要求主要研究者向伦理委员会提交违背方案报告，必要时中止该项研究，并不允许利用所获得的所有数据。

8. 负责研究人员的资格管理，要求所有研究人员应具备相应的执业资格，并经过 GCP 和受试者保护、利益冲突的培训。没有经过培训的人员不能承担和参加药物／医疗器械临床试验项目。

9. 研究人员应遵循伦理委员会批准的方案开展研究。

三、医学研究科研课题的管理规定

1. 本机构承担的，以及在本机构内实施的所有涉及人的生物医学研究项目（包括利用人的信息和生物标本的研究）都应向伦理委员会递交初始审查、跟踪审查和复审。

2. 科研课题在立项审核、研究合同／任务书审签盖章环节，须根据课题要求提交伦理审查，并告知研究者涉及人的生物医学研究必须获得伦理委员会的批准后才能启动。

3. 科研课题结题要求归档伦理审查的批件／意见、受试者知情同意书。

4. 发现科研课题的研究没有经过伦理审查批准、没有获得受试者知情同意，则应立即中止该项研究，并不允许利用所获得的所有数据。

四、研究经济利益冲突管理部门职责

1. 纪委监察科为利益冲突的管理部门。

2. 应遵守利益冲突管理的制度和程序要求，负责对委员／独立顾问、研究人员利益冲突的日常监管，以识别、管理、最大限度地减少或消除组织机构经济利益冲突。

3. 受理和处理有关利益冲突的举报投诉、调查认定等相关工作。

4. 受理和处理伦理委员会委员在伦理审查工作中受到不当影响的报告。

5. 对违反研究利益冲突政策者以及科研学术道德失范者的调查与处理，必要时对其采取限制性或其他措施。

五、研究合同管理部门职责

1. 合同的签署

（1）药物及医疗器械临床试验合同由机构办公室主任、临床研究的主要研究者按医院的规定与申办者或其委托方协商、起草协议，经审计科审计，机构主任审核签字，医院办公室加盖国家临床试验机构印章后生效。

（2）医学研究科研课题合同由项目依托单位组织项目负责人填写项目合同书；科研管理部门对合同书中项目名称、来源、项目组负责人及项目组成员、研究目标、研究内容、进度安排、完成时间、考核指标、经费预算、各方权利义务等进行初审上报，待上级来源单位审核通过后导出纸质版合同报送上级来源单位，印章后生效。

2. 合同的审计

（1）审计科为药物及医疗器械临床试验合同审计的管理部门。

（2）审计科负责对临床试验合同的合法合规性进行审核及研究经费的使用进行内部审计。

（3）审计文件：临床试验合同或协议、申办者资质文件、委托 CRO 的证明文件、研究方案、知情同意书、向受试者提供保险的证明文件（如有）。合同审计包括合同约定的受试者保护条款及保险（如有）。

六、研究经费的管理规定

1. 研究经费和伦理审查经费统一归口财务部管理。

2. 按照临床试验合同收取相关的费用，按研究项目分别建账。

3. 所有的临床试验及伦理费用均以转账或现金的方式由申办者或委托方支付到医院财务部，财务部出具正规税务发票。临床研究者、管理者及伦理委员会不得直接收取相关费用。

4. 医院设立临床研究风险基金，对于政府资助、组织机构资助的研究课题，或者组织机构同意立项的研究者发起并个人出资的研究，如果没有研究相关损害的受试者治疗和补偿费用的预算或协议，则由医院从风险基金列支受试者研究相关损害的治疗和补偿费用。申办者资助的药物／医疗器械临床试验的试验相关损害的受试者治疗和补偿费用，根据合同约定，由申办者支付。

5. 临床研究经费及风险基金的支取执行医院统一的审核报销程序。

七、继续教育培训的管理规定

1. 伦理审查体系相关管理部门的人员、伦理委员会委员及办公室人员、研究者均应经过 GCP、伦理相关知识及其职位相关的培训，其中伦理委员会新委员在上岗前需完成伦理审查相关的全部基础培训，所有委员任职期间需参加伦理审查的持续培训。

2. 培训部门为机构办、伦理办、科研部、医务部等管理部门。

3. 各部门明确负责人及职责。

4. 每年度有培训计划、实施记录及培训总结。

5. 根据培训内容与实际情况，院内伦理初始培训从伦理专项经费列支，其他院外的伦理相关培训从医院继续教育专项列支。

八、伦理审查质量管理规定

1. 医院质控科为伦理审查体系的质量管理部门。

2. 设置内部质量管理体系审核员（简称内审员），至少有 1 人受过伦理审查体系内审员培训，并获得内审员培训合格证书。

3. 制定伦理审查体系质量内审工作表，有年度检查计划与检查要点清单。

4. 遵循内部审核程序，按规定的程序实施内部审核，至少每年 1 次，审核伦理审查体系的各相关管理部门、伦理委员会、伦理委员会办公室和研究人员对法律、法规、政策和指南的依从性和工作履职能力，以及对组织机构制度和程序的依从性；定期审核伦理审查体系主要活动的资源，评估其满足其职能的需求。

5. 审核结果及时向伦理审查体系相关部门反馈检查评估结果，并对其改进报告进行跟踪评估，必要时建议修订相关制度与操作程序。

6. 每年底召开管理评审，由伦理审查体系负责人主持，结合内部审核和外部评审的结果，评审伦理审查体系运行的质量、效率和效力，反馈管理评审的结果，对审查系统质量改进计划的执行情况进行评估总结，形成管理评审报告。

7. 接受卫生行政管理部门、药品监督管理部门的监督管理。

九、研究人员职责

1. 研究者应确定具备保护受试者所需的资源，评估研究项目，获得立项申请及批准。

2. 遵循法律、法规、政策和指南，组织机构制度和程序以及伦理委员会的要求，提交试验项目的伦理审查申请/报告。

3. 按照组织机构制度和程序，识别并公开经济利益，最大限度减少和消除经济利益冲突。

4. 明确临床试验的责任，确保试验方案已经获得伦理委员会审查同意，严格按照临床试验方案进行临床试验。

5. 以公平公正的方式招募受试者，避免强迫或不正当的影响，并通过与研究类型和受试人群相适应的知情同意过程及文件，帮助受试者在知情、理解和自愿的基础上作出决定。

6. 遇有严重不良反应事件须立即报告申办者与组长单位机构及伦理委员会，并立即报告药品监督管理部门。

7. 根据需要向有关方面报告试验情况，并在试验结束时，提交临床试验报告。

8. 以适当的方式回应受试者的担忧、抱怨或信息要求。

9. 定期接受监视员来访。

10. 妥善保存原始病例登记表，管理好有关研究资料。

11. 如需终止试验应报告申办单位、相关管理部门与伦理委员会，并说明理由。

12. 本管理规定自发布之日起执行。

十、伦理审查体系组织架构图

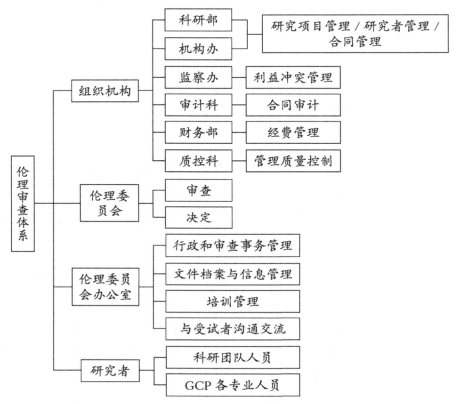

图 1　伦理审查体系组织架构图

医学创新实验中心基本管理制度

实验中心日常管理制度

实验中心是科研的重要场地，在实验中心进行科研活动，必须根据科研计划的要求，经实验中心统一安排方可进行。

1. 进入实验中心的一切人员，必须严格遵守实验中心的各项规章制度，做到文明、肃静、整洁，保持室内良好的环境和秩序。

2. 非本实验中心人员到实验中心做实验或使用仪器设备时，需经外网云平台预约。

3. 一切无关人员（来访、参观、来室联系实验的除外），不得随意进入实验中心，更不允许随意动用实验设备和工具。

4. 实验中心仪器设备分类存放，管理人员必须注意防尘、防潮、防震、防热、防晒、防磁、防霉。

5. 使用实验中心的仪器设备，应严格遵守操作规程，若发现丢失、损坏等情况要立即报告仪器负责人，以便及时处理。

6. 实验中心仪器设备一般不得任意搬动，不得借出，若有必要，须经主任批准，并办理交接手续，用完及时归还。

7. 每年集中一个时间对实验中心所有仪器设备做一次全面性维护和保养。

8. 实验中心工作人员各司其职，做好分区管理，同时要求做到团结协作，积极完成各项任务。

9. 实验中心对外提供技术服务、技术培训，外单位科研人员可带课题来实验中心进行科研工作。实验中心工作人员不准用个人名义与外单位合作或开展其他工作。对外开放活动由实验中心主任统一安排，指定专人负责，并按规定收取有关技术服务费用。

10. 实验中心定期聘请国内外著名学者来实验中心进行学术讲座或指导工作。

11. 所有化学试剂的废液，同位素的废液及剩余的有害实验材料如细菌、微生物、病毒必须按有关规定妥善处理，不得随意丢弃。

12. 对实验中心的化学试剂或药品，严格按照化学危险品的管理办法进行操作，不允许把实验中心的药品和试剂携至室外或挪作非实验用，遗失指定管理的物品要给予当事人处罚。

13. 做好安全用电、防火、防盗、防毒、防爆、防污染等安全防范工作，保证人身和仪器设备安全。一旦发现事故，应立即采取措施并报告实验中心主任。

14. 严格遵守国家环境保护工作的有关规定，不随意排放废气、废水、废物，不得污染环境。

实验中心人员工作守则

1. 实验中心工作人员必须热爱社会主义，遵守校、院、中心的一切规章制度，认真负责地进行科学研究。不弄虚作假，坚持实事求是的科研作风。

2. 爱护实验中心的设备及其他一切公共财产，严格遵守有关设备操作规程，注意节水节电，严禁私自拆、改实验设备。

3. 上班实行考勤制度，有事外出需向主任和组织与人力资源部请假。

4. 未经允许任何时间均不准带无关人员进入实验中心。

5. 实验中心内严禁听歌曲、玩游戏、登 QQ、浏览无关网页、看影碟等。

6. 严禁在实验中心内大声喧哗、乱丢杂物、吸烟、打闹等。保持工作环境的安静和清洁卫生。

7. 研究或工作过程中如发现设备故障，要及时报告设备管理人员或有关部门。

8. 注意研究内容的安全和项目的保密。任何人未经课题负责人许可，不得以任何形式向外泄露研究成果及有关技术细节；对于承担保密项目的研究人员，特别注意不得在网上传送任何与项目有关的内容。

9. 加强安全意识，注意用电、用水安全；离开时，检查使用设备电源是否关闭。如果是最后一位离开，请注意关好水电门窗。

10. 除上述内容外，还必须严格遵守实验中心其他相关管理规章制度。

11. 凡在实验中心工作的人员违反实验中心规章制度，实验中心有权进行批评教育以及按有关规定给予相关处罚。

实验中心技术资料管理制度

为妥善保存各项目的技术资料及原始实验数据，便于后续工作开展时的查阅、调研，特制定本制度。

1. 实验中心设技术资料档案室，由秘书负责管理。

2. 所有研究项目均单独建立技术档案，分类、分项管理。

3. 实验者所有实验的原始资料、实验记录均应真实、完善、清晰、整洁，不得随意涂改，如必须改动，须在旁边注明日期、理由并签名。

4. 在实验项目完成后，所有资料应在三个月内整理、汇总交技术资料室保存。

5. 实验者应对实验的课题及实验资料保密，未经批准不得向外提供任何实验数据。

6. 归档后的研究资料，不得外借，如需查阅，需经实验中心主任批准。

实验中心对外开放制度

1. 开放目的

实现资源共享，提高仪器设备的使用率。

2. 开放原则

（1）实验中心实行开放制度，采用预约开放模式。

（2）重点对校（院）有在研项目的研究生导师、科研人员和学生开放。

（3）使用本实验中心高端精密仪器要按规定付费。

（4）使用本实验中心要遵守各项有关规章制度。

3. 开放管理

实验中心实行主任负责制，全面负责开放管理、开放人员的申请和审批工作。所属各研究平台分设负责人，各研究平台负责人的职责为：负责仪器和物品等的管理，负责开放人员实验项目审查，负责开放人员实验记录的管理，负责开放平台的安全卫生管理，负责安排开放平台开放过程中的值班工作。

4. 进入实验中心的申请程序

（1）计划在实验中心做实验的人员，首先要在外网云平台注册申请，由实验中心管理人员核查后交实验中心主任审批后，方可进入实验中心。

（2）开放实验的实施由各研究平台负责人负责审查并安排进入实验中心的具体时间。

（3）进入实验中心后先由研究平台负责人对开放人员进行所需仪器设备使用培训和实验中心管理、纪律、安全教育后方可进行实验。

5. 入室实验研究押金收取规定

到本实验中心开展各类实验的老师和学生，在入室申请时需交纳一定的押金，在实验结束后再凭押金条退还。

6. 入室实验人员管理规定

（1）遵守实验中心的各项管理规定，每次实验前需跟实验中心老师联系，实验后维护好实验中心的卫生。

（2）不能带与实验无关的人员进入实验中心。

（3）实验耗材和试剂由申请人自行准备，并按规定贴好标签，放在指定位置自行保管。

（4）入实验中心人员须服从实验中心老师的管理。

实验中心科研管理制度

科研工作管理制度

1.实验中心的科学研究工作是关系实验中心发展的重大问题。实验中心鼓励并支持本室的固定人员和流动人员努力承担国家级、省部级的基金项目，同时也鼓励承担横向科研项目。通过科研工作，促进本实验中心学术水平的提高和人才的培养。

2.实验中心人员承担的项目应在本实验中心填报科研项目登记表，归入科研数据库统一管理。

3.承担科研项目的课题组和有关人员，应当发挥刻苦攻关的精神，采取实事求是的科学态度，努力按时、按质完成科研任务，在没有特殊原因的情况下，应严格执行合同，按期结题。

4.科研项目的进展情况和最终结果应定期向实验中心作出书面报告，重大科研项目每半年报告一次，横向科研项目每年报告一次。科研项目结束后应向实验中心提交全面的研究报告，正式结题。

5.实验中心人员的科研成果，如获奖、专利、鉴定、论文、著作应及时填报，归入数据库管理，并将有关科研成果材料一份交实验中心存档。

6.实验中心及全体工作人员应为各项科研项目的实施创造良好的条件。

SOP 管理办法

为促进实验 SOP 管理的规范化、科学化，利于实验中心各项工作的统一管理以及各项实验技术的有据可查，本实验中心设立统一的实验 SOP 管理办法。本办法适用于但不限于仪器设备 SOP、实验技术 SOP 等。

1. 仪器设备 SOP 管理制度

（1）本实验中心新采购的仪器设备，由仪器总负责人建档管理并将仪器分配到平台（仪器负责人），仪器负责人在完成首次的相关仪器培训后，撰写仪器设备 SOP 初稿。

（2）仪器负责人将仪器设备 SOP 初稿，提交至本实验中心实验技术小组（由各平台负责人及技术骨干组成），进行开会讨论后，确定仪器设备 SOP 成稿，并由实验中心主任签字后，方可生效。

（3）新建的仪器设备 SOP 须以电子档、纸质版两种形式分别进行保存。

（4）所有仪器设备须过塑一份纸质版放置于相应仪器旁边，以供实验人员参考，并准备仪器设备 SOP 意见本，用以反馈实验仪器设备使用情况。

（5）所有仪器设备 SOP 的电子版或纸质版均须收集成册，并按照仪器设备的拼音首字母进行排序并编号，以便后续的查阅和资料补充。

（6）仪器设备在使用过程中，如发现新的、重要的注意事项，或发现更佳、更舒适、更高效、更便捷的使用技巧，须再次按仪器负责人初拟、实验技术小组讨论、实验中心主任签字核对的流程，进行仪器设备 SOP 的更新，且每修改一次，均须经过实验技术小组和实验中心主任双重确定后，方可生效，并以新版命名，旧版仅保存电子版，而旧版纸质版则立刻作废，并如实填写《作废资料处理记录表》，重新归档保存。

2. 实验技术 SOP 管理制度

（1）本实验中心新引入的实验技术，由相关的实验技术员撰写实验技术 SOP 初稿。

（2）实验技术员将实验技术SOP初稿，提交至本实验中心实验技术小组（由各平台负责人及技术骨干组成），进行开会讨论后，确定实验技术SOP成稿，并由实验中心主任签字后，方可生效。

（3）新建的实验技术SOP须以电子档、纸质版两种形式分别进行保存。

（4）常规、常用的实验技术，可过塑一份纸质版放置于相应实验室，以供实验人员实验过程中随时参考。

（5）所有实验技术SOP的电子版或纸质版均须收集成册，并按照实验技术的拼音首字母进行排序并编号，以便后续的查阅和资料补充。

（6）在运用实验技术的过程中，如发现新的、重要的注意事项，或出现新的技术技巧或者新的方法，须再次按实验技术员初拟、实验技术小组讨论、实验中心主任签字核对的流程，进行实验技术SOP的更新，且每修改一次，均应经过实验技术小组和实验中心主任双重确定后，方可生效，并以新版命名，旧版仅保存电子版，而旧版纸质版则立刻作废，并如实填写《作废资料处理记录表》，重新归档保存。

3. 实验SOP的归档和保存

（1）本实验中心的各项仪器设备SOP和实验技术SOP，均应妥善保存，集中归档管理，任何人不得擅自篡改。

（2）新建的仪器设备SOP应当在仪器培训结束之后的1个月内完成归档，新引入的实验技术SOP应当在实验技术形成后的1个月内完成归档。同时每隔3个月须对各项实验SOP档案进行检查并及时更新。

（3）仪器设备SOP应按仪器设备的拼音首字母进行排序并编号，并规范保管，原则上保存期应不低于仪器报废后3年。

（4）实验技术SOP应按实验技术的拼音首字母进行排序并编号，实验技术员和实验技术小组应关注相关领域前沿，及时更新实验技术，重新归档。

实验记录管理办法

为规范中医药科研实验记录，提高中医药科研实验质量，本实验中心设立统一的实验记录管理办法，规范实验记录格式，便于资料调取与查找，同时防患于未然，及时纠正已发生的错误，以免造成更大损失。本办法适用于医学创新实验中心开展的各项科研实验。

1. 实验记录

是指在实验研究过程中，采用实验、观察、调查或资料分析等方法，根据实际情况直接记录或统计分析形成的各种数据、文字、图表、视频、票据、凭证等原始资料。

2. 实验记录的基本要求

真实、及时、准确、完整，防止漏记和随意涂改，不得伪造、编造数据。

3. 实验记录的内容

包括但不限于实验名称、实验方案、实验时间、实验材料、实验环境、实验方法、实验过程、实验结果及分析、实验人员、实验仪器等。

（1）实验名称：每项实验开始前应首先注明课题名称和实验名称，需保密的课题可用代号。

（2）实验方案：是指实验研究的实施依据，各项实验记录的首页应有一份详细的实验设计方案。

（3）实验时间：需按年、月、日顺利记录实验日期和时间。

（4）实验材料：包括实验仪器设备名称、型号；主要试剂的名称、生产厂家、规格、批号及有效期；实验药物的名称、生产厂家、规格、批号及有效期；自制试剂的配制方法、配置时间及有效期。如实验材料有所变动或调整，应在相应的实验记录中加以说明。

（5）实验环境：根据实验的具体要求，对环境条件敏感的实验，应准确记录当天的天气和实验室的温湿度变化情况。

（6）实验方法：常规实验方法应在首次实验记录时注明方法来源或参考文献，并简要描述其主要步骤。改进、创新的实验方法应详细记录实验步骤和操作细节。

（7）实验过程：应详细记录实验研究过程中的操作、观察到的现象、异常现象的处理及其产生原因、影响因素分析等。

（8）实验结果：应准确记录实验数据和实验指标的变化。

（9）结果分析：每项实验结果应做必要的数据处理和分析，并要有简要、明确的文字描述。

（10）实验人员：应记录所有参加实验研究的人员，并由本人签字。

（11）实验仪器：应记录所使用仪器的名称、厂家、型号，并由使用人签字。

4. 实验记录用纸

（1）在本实验中心进行的各项实验必须使用实验中心统一制作的实验记录本。

（2）图表和数据资料等应按顺序粘贴在记录本的相应位置上，并在相应处注明实验日期和时间；不宜粘贴的，可另行整理装订成册并加以编号，同时在记录本相应处注明，以便核查。

（3）实验记录本或记录纸应保持完整，不得缺页或挖补；如有缺页、漏页，应详细说明原因。

5. 实验记录的书写

（1）实验记录应使用中性笔或钢笔，不得使用铅笔、圆珠笔等字迹不宜保存的笔类。实验记录应用字规范、字迹工整。

（2）常用的外文缩写应符合规范，首次出现时需用中文加以注释。

（3）实验记录应使用规范的专业术语，计量单位应采用国际标准计量单位，有效数字的取舍应符合实验要求。

（4）实验记录不得随意删除、修改或增减数据，如必须修改，须在修改处画一斜线（不可以完全涂黑），并保证修改前记录能够辨认，并由修改人签字，注明修改时间及原因。

6. 实验记录的核查

（1）实验记录应实行二级审核签字，即检验人员自查并在原始记录上签字，校核人员检查确认无误后签字。在审核时，如发现实验记录不符合要求或有误，则应退回重新进行更正或按要求重测。

（2）每项实验研究工作结束后，应有实验室技术负责人和记录人在记录后签名，项目负责人要定期检查实验记录，并签署检查意见，发现问题及时指出，必要时进行纠正。

7. 实验记录的归档

每项实验研究工作结束后，应按归档要求将实验记录整理归档，相应的实验数据，既要有电子版，也要有纸质版，按标准进行编号，并有书面签字。

8. 实验记录的监管

（1）本实验中心成立实验记录质量控制小组，并设质量监督员做好实验记录有关质量管理日常记录工作。

（2）实验记录质量控制小组由科主任、质量监督员、质量管理员组成，科主任全面负责，并每月召开一次质量控制监督会，共同监督实验记录质量管理体系的有效进行。

9. 实验记录的保存

（1）实验记录应妥善保存，避免水浸、墨染、卷边，保持整洁、完好、无破损、不丢失。

（2）实验记录应按实验时间、实验类别进行编号，并规范保管，原则上保存期应不低于实验结束后 5 年。

科研项目服务管理制度

为进一步优化、规范和提高本实验中心科研项目的服务质量与效率，加强对科研合作的监督和管理，根据国家和省部级有关部门对科研管理的相关政策，针对本实验中心具体科研项目（课题）分类管理，制定本制度细则。

1. 设立实验中心管理委员会，由分管院领导、实验中心主任、副主任、平台负责人组成，主要负责指导、监督此制度的制订，并审查、批准、废止有关的规章和制度。

2. 对外合作项目实施管理

（1）科研团队合作项目管理

①医院科研团队负责人向本实验中心提出科研合作意愿。

②经实验中心管理委员会审核，签订科研合作协议，确定研究内容与目标，并根据实际工作量确定合作期限及考核内容。

③科研团队研究经费以各级立项的纵向课题、横向课题、院内专项研究经费为主。研究经费使用由团队负责人审核，并在实验中心登记存档。

④相关研究内容在医学创新实验中心完成。实验中心对合作项目的研究进程进行管理，合作方可进入实验中心系统随访相关资料信息。

⑤研究成果由科研团队和实验中心共享，涉及知识产权内容需在协议中写明，且不能随意改动。

（2）委托项目管理

①项目委托人与实验中心管理人员联系，商定项目的具体服务内容和费用。

②实验中心管理人员将技术服务委托协议交实验中心管理委员会审批。

③通过审核后项目委托人在委托协议上签字确认，实验中心盖章后生效。

④实验中心安排实验技术人员开展相关实验研究。

⑤实验完成后委托人支付费用，实验中心出具实验报告及研究结果。

实验中心仪器设备管理制度

仪器设备管理规则

1. 实验中心仪器设备包括大型精密仪器设备、常规仪器设备以及低值耐用仪器等。

2. 实验中心的仪器设备，指定专人管理维护，做到账、卡、物相符。

3. 实验中心仪器总负责人受实验中心主任的委托负责实验中心设备的全面管理，其中包括建立实验中心设备登记账目、实验中心设备使用总协调、指导设备管理者履行职责、检查并督促设备管理制度的实施、设备管理状况总结和制度的完善等。

4. 实验中心所有大型仪器设备与设施均责任到人，其使用要严格遵守验收、登记制度，在借出时必须征得实验中心主任的同意。借出和归还仪器时，课题负责人和实验中心仪器管理员双方共同验收仪器设备与设施的完好情况，并在登记表上签字。

5. 实验中心指定专人管理仪器。仪器负责人具体负责分管设备的维护、使用指导、协调、登记、故障处理等。负责人一要熟悉所管仪器的性能、操作规程及注意事项；二要懂得所管仪器一般故障的排除；三要熟知所管仪器的校验及维护常识；四要制定仪器设备的标准操作规程。

6. 负责人必须制作简便的操作使用指南卡片，便于使用者操作，并且在卡片上标明责任人、公司维修人员联系方式等信息。

7. 发现仪器有故障者，实验人员有义务立即向管理员或实验中心主任报告，严禁擅自处理、拆卸、调整仪器主要部件，凡自行拆卸者一经发现将给予严重处罚。

8. 所有仪器设备的操作手册及技术资料原件一律建档保存，随仪器使用的只能是复印件。

9. 实验中心仪器设备应整洁有序，分类存放，便于使用。管理人员必须注意防尘、防潮、防震、防热、防晒、防磁、防霉。保持仪器清洁，仪器的放置要远离强酸、强碱等腐蚀性物品，远离水源、火源、气源等不安全源。

10. 各仪器要根据其保养、维护要求，进行及时或定期的干燥处理、充电、维护、校验等，确保仪器正常运转。

11. 仪器设备维修保养后，应做详细记录并及时整理存档。仪器设备放置时间较长时，定期进行通电检查，以免发生故障。

12. 仪器设备（包括主机、附件、文件资料）必须保持齐全、完整、无缺无损，需要补充的配件应及时购置。

13. 实验中心所有仪器设备均为医院固定资产，由本实验中心负责管理。

14. 实验中心为所有仪器设备提供必备的运行环境和人力资源，日常运行和维护维修费用由医院统筹安排。

仪器设备使用规则

1. 实验中心所有仪器设备对全院科研人员开放，所有需使用仪器设备的实验人员，都应事先与管理人员约定，方可操作使用。

2. 凡首次使用仪器设备者，务必请教仪器负责人；任何使用者在使用任何仪器前必须首先了解仪器设备的性能与操作程序，经实验中心仪器负责人考核后方可操作；操作时一定要严格遵守各仪器的操作规程，未经考核强行操作或不按操作规程操作，将视为违章操作，一切后果自负。

3. 必须严格执行仪器设备使用登记制度，记录仪器运行状况、开关机时间等。凡不及时记录者，一经发现，管理者可停止其使用资格，并将情况记录在册。

4. 实验人员在使用仪器设备前，应仔细阅读使用说明书，并严格按照操作程序进行使用，并接受管理人员的检查与监督。测试完毕后必须使仪器恢复到停机状态，并清理干净，关闭电源。

5. 实验人员开机前，首先检查仪器卫生、仪器是否有损坏；接通电源后，检查是否运转正常。发现问题及时报告管理员，并找上一次使用者问明情况，知情不报者追查当次使用者责任。

6. 实验人员要填写好使用情况登记，并请管理人员验收。仪器设备使用过程中若出现非责任故障或性能改变，须立即停止使用，报告管理人员，共同分析故障原因，及时处理。违反操作规程造成仪器设备损害的要负责经济赔偿。

仪器设备档案管理规则

仪器设备档案是评价仪器设备性能，了解仪器设备使用、管理情况的重要文件，根据本院的实际情况，特制定以下管理规则。

1. 每台仪器设备必须建立一份档案，包括下列资料：仪器到货、验收时间，安装调试、性能鉴定的详细记录资料；仪器主机部件与附件；合格证；仪器维修手册，仪器使用操作手册或仪器说明书，建立仪器维护、保养、修理登记册等。

2. 仪器使用人员借阅仪器和使用操作手册等，必须办理借阅登记手续，并且按时归还，不得损坏、遗失。仪器维修手册，仅供维修人员使用。

仪器设备损坏、丢失赔偿制度

1. 凡损坏、丢失仪器设备器材，负责人应立即填写《损坏丢失物品申报单》交实验中心主任和资产装备部负责人签署意见。

2. 凡损坏大型精密仪器设备或严重损坏单价 500 元以上仪器设备，负责人和实验中心应立即报告资产装备部并保护现场。

3. 凡发生被盗物品总值达 500 元以上事故，负责人和实验中心除应立即报告主管部门外，还应立即报告安全保卫部并保护现场。

4. 对于损坏仪器设备事故，相关负责人应在收到报单一周内签署意见，并上报资产装备部。

5. 凡须赔偿时，赔款人应在收到处理意见 10 天内到财务部交款，财务部应交给交款人收据两联，一联由交款人保存，一联由交款人交给实验中心作财务处理凭证，实验中心必须有交款收据及申请表，方可对报销物品销账。

大型精密贵重仪器使用管理制度

1. 为充分发挥大型仪器的作用，提高其使用率，保证设备的完好率，本实验中心根据具体情况制定本制度。

2. 本实验中心大型仪器对全校及校外提供有偿服务，有关程序参照本实验中心管理办法。

3. 实验中心对大型仪器实行专人负责操作制，并对操作人员实行岗位责任制，使其明确自己的职责、任务和要求。每一台（套）仪器从启用到报废都须做到账、卡、物一致，并明确注明和严格执行仪器操作规程，建立完善的使用记录和运行档案。如果仪器操作人员有更换，要做好交接手续，确保仪器正常、连续工作。

4. 仪器操作人员要定期对仪器设备进行维护、保养、调试、校正和维修，确保仪器设备完好和正常运行。如仪器有故障发生，要及时向实验中心主任和资产装备部报告，并积极组织维修，同时做好维修记录。实验中心对仪器操作人员实行严格的监督和考核，并根据其考核结果给予相应的奖惩。

5. 实验中心有义务支持仪器操作人员定期外出进行业务培训和知识更新，确保人员的高素质、高技能，并注重培养人才梯队。

6. 来实验中心进行分析测试的相关人员，需按有关规定进行预约登记，经有关人员认可后，方可进行测试，测试工作由仪器操作人员进行。

7. 大型仪器操作人员根据不同仪器设备实际情况和服务能力制定每台（件）仪器设备的对外开放使用说明和收费标准。

8. 收费标准的制定

（1）凡已实行政府定价和政府指导价的项目，按政府定价和政府指导价执行；未实行政府定价和政府指导价的项目，参照其他单位同类仪器设备收费标准提出收费标准建议，报医院批准后公布实施。

（2）收费标准可依据物价变动情况进行调整，每年调整一次，由大型精密贵重仪器设备所在平台提出，报医院审批。

9. 收费方式

（1）医学创新实验中心统一设立"大型精密贵重仪器设备有偿使用付费专用账户"，用以存入大型精密贵重仪器设备有偿使用收入。校内用户，需预先将经费存入该账户，不得收取现金；校外用户，由设备所在平台根据测试样品情况提供计费结果，用户确认后到医院财务部办理交费手续，并由财务部开具收费票据。凭收费票据才能取得实验结果。

（2）仪器设备所在平台应按规定标准收费，不得收取规定之外的任何费用。

实验中心平台管理制度

平台管理总制度

1. 管理各大研究平台的第一责任人是平台负责人，在实验中心主任的领导下负责平台的一切工作事务。

2. 平台的发展规划、规章制度、进修学习、技术培训均由平台负责人制定安排。

3. 平台负责人负责平台工作报告、SOP 制定、仪器设备申购计划的撰写。

4. 各平台负责人及技术人员应熟悉本平台仪器的性能及操作，负责指导、培训来平台初次使用仪器的所有人员。

5. 平台仪器设备培训后的考核、使用人员离场后检查均由技术人员负责。

6. 平台仪器的维护、保养及公共试剂、耗材的保障工作由平台技术人员协助管理员进行，确保仪器设备保持良好的工作运行状态。

7. 平台实验室内卫生由技术人员负责检查，并定期组织卫生大扫除。

8. 进入各个平台的实验人员由平台负责人统一安排，实验人员必须严格遵守实验中心和各个平台的规章制度。

实验动物及功能检测平台管理规则

实验动物及功能检测平台拥有普通动物房和 SPF 级动物房，主要开展常规药效实验研究，常见疾病实验动物模型制备，特殊造模和实验方法，特殊药理学实验，各种实验动物功能、机能检测的服务和技术指导工作。为了进一步规范和加强医院实验动物的管理，保障实验动物和动物实验服务教学和科研质量，结合医院实际，特制定本规则。

1. 实验动物饲育

（1）饲育实验动物应按照现行的国家标准，取得实验动物使用许可证，实行分级、分类管理。

（2）应根据遗传学、微生物学、营养学、饲育环境等方面的国家标准和要求，定期对实验动物和饲育环境进行检测，并准确、完整记录各项操作和监控过程的数据，同时建立统计汇报制度，保证实验动物符合相关等级。

（3）实验动物必须根据来源、品种或品系、质量等级和实验目的的不同分开饲养。实验动物的饲育室、动物实验室应设在不同区域并严格进行隔离。

（4）实验动物等级和饲养环境要求：普通级动物饲养在普通环境，清洁级、无特定病原体（SPF）级动物饲养在屏障环境。

（5）实验动物饲料、垫料、笼器具、饮用水等必须符合国家标准和有关规定；实验动物饲育环境及仪器设备等物品必须符合国家标准及相应的技术规范要求。

2. 实验动物使用

（1）科研、教学等使用实验动物，由课题负责人向实验动物中心提交使用申请书、实验方案、伦理审查表、押金等。

（2）实验动物中心组织相关专家按照相关规定对实验方案、实验动物管理和伦理等方面进行审查论证，审查通过后才可安排实验。

（3）实验动物由实验动物中心统一采购，集中饲育，统一供应。所有动物实验均需提前向实验动物中心申请和预约,同等条件下,国家重大项目、重点课题优先安排。使用后的实验动物必须及时返还实验动物中心，统一进行无害化处理，返还的动物应与领发的动物数量相一致。

（4）所有实验室人员必须严格遵守实验动物中心的管理制度。违反实验动物管理规定和中心规定的，实验动物中心负责人有权终止实验。

（5）工作人员或实验人员必须严格遵守相应的标准操作程序（SOP），以保持室内环境指标的稳定性。

（6）爱护实验室仪器设备。如果实验人员损坏或丢失实验动物中心的仪器设备，应按价赔偿。如果故意破坏，责任人将受到严肃处理。

3. 实验动物工作人员

（1）从事实验动物工作的人员包括两类：第一类是实验动物中心专职管理人员，第二类是使用实验动物的教师、实验技术人员和学生。

（2）实验动物中心专职管理人员必须持有实验动物从业人员上岗证或相关实验动物和动物实验的培训证书，方可从事实验动物饲养和动物实验的相关工作。

（3）使用实验动物的教师、实验技术人员和学生在进行动物实验前，必须接受实验动物中心组织的培训，培训合格后方可进行实验。

（4）从事实验动物工作的人员必须严格遵守实验动物中心管理的各项规章制度，熟练掌握操作规程。

4. 实验动物福利

（1）从事实验动物工作的人员按照实验动物伦理原则，应善待实验动物，不得戏弄、虐待实验动物，应尽量防止和缓解在实验时所致的动物疼痛和不适。在不影响实验结果判定的情况下，应选择"仁慈终点"，避免延长动物承受痛苦的时间。实验结束后，需处死实验动物时，应按照人道主义原则进行安死术；处死现场，不宜有其他动物在场。确认动物死亡后，方可妥善处置尸体。

（2）在符合科学原则的条件下，实验人员应倡导施行替代、减少和优化的原则，尽可能使用其他方法或低等动物代替，优化实验方案。

（3）在进行动物实验前，实验人员必须明确和证明该实验的意义和必要性，尽可能减少实验动物使用数量和避免不必要的动物实验。

5. 实验动物功能检测

（1）在进行实验动物功能检测前，提交相关申请资料，本实验动物中心按照相关规定提供功能检测仪器、技术指导等服务。

（2）功能检测前，根据相关规定对实验人员进行仪器、技术培训，经考核合格后，才可以进行功能检测。

（3）大型、精密、贵重仪器使用按照相关规定由专人操作或专人指导下使用，并按规定交纳一定的仪器使用、维护、保养费用。

6. 生物安全责任管理

（1）实验动物中心负责预防、控制和消除可能发生的生物安全事故，并应制定具体的管理制度、培训制度和应急预案，报动物管理委员会和伦理委员会审查、备案。

（2）实验操作人员应严格按照培训要求和指导教师指示进行操作，违规操作或不听从管理造成的生物安全事故，责任由实验操作人员、课题负责人承担。

病理组织形态学平台管理规则

病理组织形态学平台由专业技术人员负责操作管理，可进行病理组织固定、石蜡包埋及切片、冰冻切片制作、常规 HE 染色、Masson 染色、尼氏染色、免疫组化染色、免疫荧光多重染色、免疫组化拍片与图像分析。为了更好地进行平台管理与仪器使用，特制订本规则。

1. 进入实验室要穿工作服，不准穿拖鞋和保护性较差的服装。

2. 按时出片，并确保切片的质量；冰冻切片力求平整、厚薄均匀，染色清晰；切片机用完后及时清扫组织碎屑，并保养机器备用。

3. 组织脱水、透明、浸蜡的时间和步骤依操作规程进行，防止差错事故。保证脱水机、染色剂的正常使用，经常注意所用试剂浓度减退的情况，根据需要经常更换新液，保持试剂的清洁。

4.染液配制及染色过程中要严格按照操作规程进行，禁止随意更改操作；染色时应保持各个试剂和染液的清洁和纯净；染色过程中试剂如有沉淀，应及时过滤，以防沉渣留置切片；所有器皿应彻底清洗，要求达到化学洁净，以防染色失败。

5.免疫组化试剂及耗材实行专人统一管理，妥善保存，所有试剂按使用说明书要求保存并在有效期内使用；免疫组化切片结果如不符合要求或不稳定时，需及时查找原因，解决问题，必要时重新制作。

6.对于光学部件，装卸时应格外小心，不得用手摸。对于光学部件上的灰尘、油脂、污垢，不能用手或手帕去擦，以免在镜头上留下划痕及脏物；难以除去的污染由仪器管理员专门进行清洗。

7.光学系统对潮湿、高温、灰尘、腐蚀气体、震动等因素十分敏感，因此请保持房间清洁、干燥、通风，不要移动设备，显微镜使用完后要用防护罩遮盖。

8.具有挥发性试剂的操作必须在通风柜中进行；标本柜内要保持通风、清洁。

9.必须保持台面整洁，使用完毕将台面擦拭干净，并将试剂架上试剂摆放整齐，标注配制人和配制日期。有毒物品请用红色笔迹标注并单独存放。

10.实验室水洗池内严禁倾倒有机溶剂、有机废液及含有杂物的废液。

11.实验室应保持整洁、干净，一天的工作结束后，工作台表面应消毒。

细胞生物学平台管理规则

细胞生物学平台包括进行各种细胞培养的净化级实验室及附属仪器设备，所有进入实验室的人员都必须遵守平台的有关规章制度，接受平台管理人员的管理。

1. 基本制度

（1）进入细胞生物学平台实验必须预先申请。

（2）进出细胞室实验需要严格登记。如有不符合实验室工作和生物安全要求的，平台负责人和工作人员有权责令整改。

（3）使用人员需参加专门的细胞生物学平台使用规范培训并通过考核后，方可获准进入细胞生物学平台进行实验。严禁未经许可擅自进入细胞生物学平台或使用相关设备。

（4）细胞室正常使用过程中，实验室的器械和样品需通过传递窗进出，严禁随身带入。实验用品应尽量一次带入，严禁将与实验无关的物品带入实验室，在细胞生物学平台内不得进行微生物等其他易污染物的培养，禁止从事任何高危生化实验。

（5）实验人员应爱护平台的各类仪器设备，按照规则使用并保持仪器设备清洁。平台的昂贵设备，未经许可不得擅自开关。精密仪器需经专门培训后方能操作，未经许可不得改变设备仪器的预设参数。设备仪器出现故障或发生事故时，应及时向平台负责人报告，安排专业人员进行检修。

2. 常规操作

（1）穿着专用实验服。实验人员必须在细胞室缓冲间内更换细胞室专用实验服，严禁不穿实验服或直接穿着普通实验室实验服进入细胞室。

（2）穿着专用拖鞋。在准备间换下自己的鞋子，尽量避免在缓冲间走动、停留。

（3）每个培养室最多可 8 组人同时使用。

（4）实验过程中严禁喧哗，闲聊，反复进出培养室。

3. 培养箱使用规则

（1）从培养箱取放物品前，用酒精清洁双手（或手套），尽量缩短开门时间和减少开门次数。

（2）从培养箱拿取细胞时轻拿轻放，动作迅速，随手关紧培养箱门。未经允许，禁止翻看、移动他人细胞或样品，如有特殊需要的，请联系实验室负责人协调。

（3）培养瓶（皿）放入培养箱前，用酒精消毒表面，并稍等至酒精挥发后再放入，以免培养箱内滞留过多乙醇蒸气。

（4）培养箱内细胞培养的放置需整洁有序，方便查找，同时应尽量提高培养箱的使用效率，负责老师可视实验情况启用或停止空培养箱的使用，节约资源。

（5）普通培养中的细胞，若非实验特殊需要，每瓶/板细胞每天只需要观察生长状态一次，2人以上共用的细胞，可约好时间一起观察。

（6）原代细胞需放置在原代培养专用培养箱培养，不得放置于其他培养箱，如一段时间内无原代细胞实验，负责人可协调安排培养箱供其他细胞培养使用。

（7）实验人员应经常注意检查培养箱温度、CO_2气体量是否与设定值相符。密切注意培养箱内情况，如出现霉变、菌斑、支原体和衣原体感染或其他明显染菌迹象，应立即通知管理员及其他使用者。

4. 超净台相关操作规则

（1）超净台使用遵循预约原则。在细胞室入口处预约，细胞室内填写使用登记。

①无预约者若有必要在他人预约时段内使用，需先征得预约者的同意，否则应无条件让出工作台，以免耽误他人实验。

②至少提前一天预约，周末时间必须在周五前预约好，原则上非正常上班时间不接受预约。

③预约内容包括：时间、范围、姓名，如特殊实验请写明。

（2）超净台使用前后均应用紫外灯照射30分钟灭菌，使用前、后需用酒精棉球擦拭工作区消毒，所有物品放入超净台内使用前均应消毒，超净台内严禁堆放过多物品影响风路平衡。

（3）点燃酒精灯前须检查瓶中酒精是否充足，液面应占瓶高的 1/3～2/3。

（4）超净台中应摆放废液杯，用于暂时存放废弃物，废液垃圾应倒入水池中同时用水冲释，固体垃圾应倒入生物样品专用垃圾桶中。

（5）细胞实验后所有含有细胞培养污物的培养瓶、离心管、移液管等必须及时带出细胞房。

5. 显微镜使用规则

（1）倒置显微镜使用前，用酒精棉从中间向周围擦拭载物台。

（2）及时关上电源，延长灯泡寿命。尽量避免频繁开关显微镜电源。

（3）一次细胞实验结束后，在显微镜使用记录本上登记。

（4）荧光显微镜属于贵重仪器需遵循贵重仪器预约使用规程。

6. 器具的清洗规则

（1）可回收的移液管、离心管、培养瓶（皿）等，放入装有清水的塑料桶中浸泡，桶内需有足量的清水以没过浸泡物品。

（2）清水冲洗后及时放入酸缸浸泡，应由使用者本人及时清洗晾干备用，操作时请注意带橡胶手套，小心操作。

7. 冰箱、试剂等相关操作规则

（1）各人存放于冰箱内的培养液、生化试剂、样品要注明姓名、配制或启用日期、样品名称，特殊试剂需获得细胞室管理人员同意后方能放置。不得使用他人的培养液或其他生化试剂。

（2）分装好的血清长时间保存于 –80 ℃区域，使用前放于 4 ℃区域预解冻。原则上解冻好的血清应全部配成含血清的培养基备用，若有剩余，则暂存于 4 ℃区域并尽快使用。尽量不要使用他人开过的血清，以免交叉污染。

（3）细胞室内的冰箱空间有限，尽量仅放置使用频率较高的试剂。请勿将一些闲置试剂、污染试剂长期放置在细胞室。

8. 进入细胞室的物品控制

（1）所有进入细胞室的物品需经过传递窗，尽量经过紫外灯照射，酒精表面消毒。严禁将可能含有污染物或病原菌的实验物品带入细胞室。

（2）细胞室内仅放置少量实验必须耗材即可，不得整箱搬入，导致出现洁净室内物品堆积状况。细胞室内储物柜的物品放置由相关管理人员安排，并做标记。

9. 细胞室清洁守则

（1）每周值日时间从周六开始，至下周五结束。

（2）日常维护：注意培养箱是否显示正常，注意显微镜、冰箱、超净台的正常使用与维护。细胞室内以及门口生物样品专用垃圾桶应及时清理。

（3）每周大清洁：每周五下午五点打扫细胞室。清洁顺序：擦超净台（用酒精棉球）；用新洁尔灭擦桌面、培养箱、超净台以及冰箱外壁和桌上的仪器、细胞室墙面、传递窗、风淋室；给水浴锅加水或换水，细胞室衣柜和拖鞋摆放整齐，拖地，紫外光消毒细胞室 30 分钟。

（4）在没有出现问题的情况下，每 2 个月清洁一次培养箱：先将培养箱中的物品取出暂存于超净台内，对于比较敏感的细胞可以暂存于另一个培养箱；将培养箱内的不锈钢板取出，用酒精棉球清洁钢板和培养箱内壁；启动培养箱自动消毒程序。

10. 人员培训

由将要做细胞实验的人员提出申请，填写细胞生物学平台使用申请表。平台负责老师视申请人数酌情安排培训时间，培训内容包括安全培训、理论知识与实践操作培训。培训考核合格后由导师、培训老师、平台负责人签字确认授予其细胞室使用权限。培训不合格者须重新参加培训。

11. 制度的实施与处罚

（1）平台负责人以及管理人员应密切关注平台的运行情况，发现违反规章操作者首先给予提醒，但须做记录。

（2）违反 1 次予以警告，第 2 次罚款并取消其平台使用权限 1 周，第 3 次通知导师或课题负责人并取消其平台使用权限，并禁止其再次进入平台。

分子生物学平台管理规则

分子生物学平台包括各类临床及动物实验样本的蛋白及基因检测。为了加强分子生物学平台的建设和管理，保障分子实验安全、规范、有序进行，提高科研产出，特制定本规则。

1.本平台工作必须努力贯彻本院的发展方针与规划，不断提高实验水平，保证科研任务的完成；加强科学研究、技术开发和医院服务的功能，积极为本院科研建设与发展服务。

2.分子生物学实验室实行分区管理制。实验室共分为三区：基因检测区、蛋白检测区和微生物检测区。各区实验用品有明显标识，严禁混用。

（1）基因检测区分为试剂准备区、样品处理区、扩增区、分析区4个独立工作区域。为有效防止污染，实验工作人员应遵循单向走动原则：试剂准备区→样品处理区→扩增区→分析区。严禁人和物品反向流动。

（2）蛋白检测区分为试剂准备区、样品处理区、蛋白分离区、显色区4个独立工作区域。为有效防止试剂污染，实验工作人员应遵循单向走动原则：试剂准备区→样品处理区→蛋白分离区→显色区。严禁人和物品反向流动。

（3）微生物检测区使用过程中，进出实验室的器械、器皿、菌种等需通过传递窗，严禁随身带入，实验完成后，将污染物通过污染物传递窗置于实验室外，进行消毒灭菌和清洁后，才可丢弃；制定日常清洁（包括消毒灭菌）计划和清场消毒灭菌计划，包括对实验室设备和工作台面的消毒灭菌和清洁。进入实验室前，在准备间更换实验室工作服、工作鞋等，并与个人服装分开放置，严禁穿着个人服装进入微生物实验室；尽量避免在缓冲间走动、停留。

3.实验室仪器设备由专人负责。使用精密贵重仪器设备，必须先经过技术培训，经考核合格后获得仪器操作证方可上机操作。

4.多人同时实验时，除非后面的人员主动要求，否则必须及时整理自己所使用的器材，并集中放置自己所属实验耗材。严禁实验耗材和试剂的混用和滥用。

5. 实验前后应用 70％ 乙醇清洁实验室和实验台面，并打开紫外灯消毒 30 分钟，实验中使用过的吸头和离心管等耗材应消毒后集中处理，废弃物置于有生物危害标志的待处理区。

6. 微生物实验室申请前，必须提交实验时所使用菌种或毒种的种类，通过安全审核后，方可进行后续申请；严禁在微生物实验室使用不符合实验室级别的菌、毒种。菌种或毒种必须交由专人保管、保存，进行登记、编号、入库管理；个人不得擅自管理菌种、毒种。严禁将菌种、毒种置于非菌、非毒种管理专用场所。实验完成后，菌、毒种必须经过高温高压消毒销毁，并做好销毁记录。

7. 分子生物学平台实行预约准入制度。进入该平台的实验人员必须预先申请，并提供实验项目说明及预期时间范围。使用时做好仪器使用登记工作，使用过程中遇到问题，请及时与实验中心工作人员联系。

8. 每天实验结束之后处理好废弃物品，关好水、电、门窗等。

9. 定期校准和维护好平台所有仪器设备。

10. 非本室人员未经允许不得进入，以免造成不应有的污染。

中药药效物质基础平台管理规则

中药药效物质基础平台是中药（复方）复杂性成分效应相关的药效物质基础研究和评价技术平台，对中药（复方）进行系统的药效成分研究，为科研课题和创新药物研发提供技术服务。内容包括中药及其复方体外样品、体内样品（血清、血浆、尿液等）成分的定性定量分析；血药浓度分析、体内代谢成分、药物降解产物分析等；高分辨质谱、药物有关物质检测；中成药、保健品、食品中非法添加化学药物成分的鉴定分析等。

1. 中药药效物质基础平台包括进行各种中药分析及样品处理附属仪器设备，所有进入实验室的人员都必须遵守平台的有关规章制度，接受平台管理人员的管理。

2. 进入中药药效物质基础平台实验必须预先申请，获批准后才能进入药效物质基础平台进行实验。严禁未经许可擅自进入平台或使用相关设备。

3. 进出平台实验室需要严格登记。如有不符合实验室工作和安全要求的，平台负责人和工作人员有权责令整改。

4. 实验人员应爱护平台各类仪器，按照规则使用并保持设备清洁。平台的昂贵设备，未经许可不得擅自开关。

5. 精密仪器使用者需经专门培训后方能操作，未经许可不得改变设备仪器的预设参数。设备仪器出现故障或发生事故时，应及时向平台负责人报告，安排专业人员进行检修。

6. 大型精密贵重仪器设备实行有偿使用管理制度，主要采取委托测样方式，需通过大型精密贵重仪器设备预约管理系统进行预约，填写送样单后才能检测。

7. 本平台的仪器设备禁止随意移动、外借，严禁将与实验无关的物品带入实验室。

食品药品工艺质量平台管理规则

食品药品工艺质量平台可开展功能食品（食字号）及保健食品（健字号）的研制，医院制剂及中药新药的药学研究、相关基础研究，可为缺乏研究条件的高校、科研院所、医院、企业等提供相关技术支持和服务，也可与其他单位合作承担相关研究工作。

1. 平台工作日对外开放，节假日、非工作时间一般不对外开放，如确有需要，须事先书面申请，经平台负责人及实验中心负责人批准后方可在节假日、非工作时间进入平台实验室做实验、使用仪器设备。

2. 进入平台实验室的人员须严格遵守实验中心的管理规章制度及平台管理规章制度。

3. 平台负责人、仪器设备负责人视申请人数酌情安排培训时间，培训内容包括安全培训、实践操作培训。培训不合格者必须重新参加培训。

4. 平台负责人、仪器设备负责人应密切关注平台的运行情况，发现违反规章制度者首先给予提醒。违反1次予以警告，第2次罚款并取消其平台使用权限1周，第3次通知导师或项目负责人并取消其平台使用权限，并禁止其再次进入平台。

5. 平台实验室、仪器设备如有异常情况，平台负责人、仪器设备负责人须及时处理。实验人员如发现实验室、仪器设备有异常情况，须及时向平台负责人、仪器设备负责人汇报。

6. 平台的仪器设备一般禁止随意移动、外借，如确有需要外借，须事先书面申请（注明外借仪器设备的品牌、型号、固定资产编号、数量等），经平台负责人及实验中心主任审核、批准，并办理交接手续。外借仪器设备使用完毕须及时归还。

7. 实验过程中产生的废水、废液须集中倒入污物桶，禁止随意排放，禁止排入下水道。

8. 实验完毕，实验人员须清理使用的仪器设备、实验台面、地面，打扫卫生，清除垃圾杂物，关水、电、门、窗。经平台负责人、仪器设备负责人检查无误后，方可离开。

9. 平台实验室须定期进行清理打扫，仪器设备须定期进行维护保养。

实验中心学生管理制度

基本管理制度

1.本实验中心面向校（院）本科生、研究生开放，所有进入实验中心做实验的学生必须遵守相关规章制度。

2.学生进入实验中心后需按要求进行入场培训和技术培训，由各平台负责。

3.学生要爱护仪器设备，一切仪器、实验材料未经实验老师同意不得带出实验中心。

4.学生未经允许不得擅自使用仪器，不得挪用其他人员的实验材料。

5.实验材料进入实验中心后，专人负责接收、登记、入库和保管。学生使用时须向课题负责人报告，征得同意填写领取记录后方能领取使用。

6.实验记录填写必须真实、及时、准确、完整，防止漏记和随意涂改；不得伪造、编造数据。

7.研究生在实验过程中，实行导师负责制，导师对研究生全面负责，要定期指导学生进行实验。

8.在实验中心完成毕业实验的学生在毕业后需提交毕业论文纸质版一份至实验中心存档。

9.发表论文时挂名由实质性贡献而定，学生可根据实验中心技术人员的贡献自行选择，但署名单位必须有湖南中医药大学第一附属医院医学创新实验中心。

10. 在实验室如遇意外事故，应沉着、镇静，及时报告老师，妥善处理。

学生出入管理制度

1. 学生入室制度

（1）凡是需要在实验中心完成科研相关工作及课题的院内老师、研究生，皆可通过本实验中心外网云平台预约进场培训。

（2）预约时应在云平台上仔细填写相关课题信息，包括课题名称、课题来源、所需技术平台类别、所需仪器名录、课题进行时间、课题参与人员情况等有关信息，并打印出纸质版预约申请表格，由课题负责人及课题参与人员签字后，交实验中心管理人员。

2. 学生出室制度

（1）学生在实验中心完成课题项目后，如无仪器损坏及违反实验室规章管理制度等情况，可在云平台办理出室退场申请。

（2）储值金额将根据云平台实际预约及使用情况，扣除仪器使用费、技术服务费。

（3）如违反实验室规章管理制度，初次违规会由相关老师口头劝诫，屡次违规将扣除相应押金，并由违规者签字确认。

（4）如出现仪器损坏，将按照仪器管理制度，扣除储值金额押金部分。

（5）提交退场申请后，学生应取走存放于本实验中心的所有物资及标本，经管理人员核实后，批准退场申请，储值押金解除锁定，可自行退回个人支付账户。

学生培训制度

1. 学生入场培训制度

（1）实验中心根据实际预约人数情况，定期开展进场培训，并将具体培训时间发布于云平台。

（2）预约人员经过进场培训，系统学习实验中心相关运行制度及规章管理制度后，进行进场考试。

（3）考试时间为下一次培训前。即每次培训学习前，先进行上一轮培训考试，然后再进行当次培训工作。

（4）进场考试满分为100分，80分为合格，合格后即获得入场资格，将安排后续技术培训工作。

2. 学生技术培训制度

（1）实验中心针对通过进场考试的申请者之预约信息，安排对接相关技术平台负责人，由平台负责人提供其所需技术指导。

（2）根据申请者预约的仪器信息，实验中心安排对应仪器负责人对其进行仪器使用培训。

（3）经过仪器使用培训后，申请人获得对应仪器使用资格，可自行在云平台预约使用对应仪器。

学生守则

1. 学生进入实验室要保持安静，按规定位置就座。未经老师同意，不得擅动仪器。

2. 实验前，学生应认真预习实验手册及课本有关内容，充分了解实验目的、内容和方法，并事先检查实验器材、药品是否齐全、完好，在准备工作就绪后再开始实验。

3. 实验时，必须听从实验老师的指导，做到操作正确、步骤科学、严肃认真、一丝不苟，切忌草率从事。

4. 实验过程中，如遇到困难和问题，应及时请示老师协助解决。

5. 认真、独立地分析实验结果，据实填写实验报告。

6. 实验结束后，必须认真清理实验器材并摆放整齐，搞好清洁卫生，关好水源、电源，放好桌椅，经实验老师验收后，方能离开实验室。

7.实验图片、照片应粘贴在实验记录的相应位置上，通过计算机打印的原始资料，应装订后附在实验记录本之后；用热敏纸打印的实验记录，需保留其复印件。

8.实验记录应妥善保存，避免水浸、墨污、卷边，保持整洁、完好、无破损、不丢失。毕业时随其他答辩材料一并上交。

9.实验中心和教务部采取定期检查评比和不定期抽查。对记录规范和优秀者给予奖励，不合格者给予处罚，通报限期整改。不定期抽查各项目的实验记录，及时发现问题，了解实验进展、经费使用合理性、实验结果的真实性。

10.实验材料的存放应做到正确、整齐、安全稳固

（1）使用和存放材料的实验室、库房，要加强防火、防水，做到安全使用、安全存放。

（2）使用中做到安全、准确、不浪费、不乱扔。

（3）因使用不当或不慎造成人员伤害和事故时，首先应抢救受伤人员并及时报告上级。

（4）管理人员需不定期进行检查，发现问题，及时解决，检查应当有记录。对材料的数量进行抽检清点，清点时如发现与材料账目不符,要及时提出，并在记录上作出说明。

（5）珍贵材料严格控制发放数量，使用多少，领取多少，不得浪费。

（6）材料的出库必须检查发料凭证是否正确无误,检查发出材料的品名、型号、数量是否相符，并核对发料凭证和实物。

实验动物中心管理制度

实验动物管理委员会工作章程

1.总则

（1）为加强医院实验动物工作的管理，更好地为科研工作服务，依据《实验动物管理条例》及相关文件，结合本院实际工作情况，制定本章程。

（2）本章程适用于本院动物实验以及相关支撑保障工作的管理。

（3）实验动物是指经人工饲养、繁育，对其携带的微生物及寄生虫实行控制，遗传背景明确或者来源清楚的，应用于科学研究、教学、生产和检定以及其他科学实验的动物。

（4）实验动物管理是指依据《实验动物管理条例》、湖南省及本院有关法规、标准，以服务本院实验动物药理学实验、科研为目标，对实验动物、设施设备购置与配备以及相关研究等工作实施全面的指导和监督。

2.机构

（1）实验动物管理委员会（简称动管会）由院领导、相关部门管理人员和技术人员组成。

（2）动管会设主任委员1人，副主任委员1人，成员若干人，秘书1人。主任委员主持动管会工作，副主任委员协助主任委员工作。

（3）动管会的办事机构设在本院实验动物中心，负责动管会的日常工作和年度工作总结。

（4）动管会委员每届任期4年，根据工作需要和人员变动情况可适时调整。

（5）动管会内设实验动物伦理委员会（简称伦理委员会），其职责见"实验动物伦理委员会工作章程"。

（6）委员会全体成员至少每年召开1次年度会议，议程包括：提交上年度实验动物工作总结及本年度的工作要点；其他事项。

3. 职责

（1）根据科研工作的需要，指导制定和审议本院实验动物工作发展规划和年度工作计划。

（2）贯彻执行国家和地方有关实验动物管理的法规、规章、标准；指导制定和审议涉及全院实验动物工作的管理制度。

（3）根据工作需要，召开主任委员办公会议，审议实验动物工作中的重大问题，对重大事项作出决议；或召开专题会议，专题研究某项工作，讨论拟提交主任委员办公会议研究的事项等。

（4）鼓励和支持实验动物从业人员上岗培训、专业进修、继续教育，以及参加各种形式的学术交流，不断提高实验动物从业人员的业务素质和技术水平。

4. 附则

（1）本章程自公布之日起施行。

（2）本章程由本院实验动物管理委员会负责解释。

实验动物伦理委员会工作章程

1. 总则

（1）医院实验动物伦理委员会（以下简称伦理委员会）负责实验动物福利和伦理审查与监督。

（2）伦理委员会宗旨是遵循国际通行的动物福利和伦理准则，贯彻执行国家、湖南省及本院有关实验动物管理法律、法规和政策，维护实验动物福利，规范实验动物伦理审查和实验动物从业人员的职业行为。本院各类实验动物的饲养和动物实验，均应先申请伦理审查，获得伦理委员会的批准后方可开始，并接受监督检查。

2. 组织机构

（1）伦理委员会设主任委员1人，副主任委员1人，成员若干人，秘书1人。主任委员主持伦理委员会工作，副主任委员协助主任委员工作。伦理委员会委员每届任期4年，根据工作需要和人员变动情况可适时调整。

（2）伦理委员会的办事机构设在实验动物中心，负责伦理委员会的日常工作和年度工作总结。

（3）主任负责组织委员会年度会议、召集重大项目评审活动及临时会议，签发或授权指定人签发审查决议。

（4）委员会全体成员至少每年召开1次以上年度会议，议程包括：提交上年度实验动物福利伦理审查工作总结及本年度的工作要点；对本年度新申报涉及实验动物项目的福利伦理申请进行集中审查；其他事项。

3. 工作职责

（1）伦理委员会委员均应自觉维护实验动物福利伦理，严格执行国家、湖南省及本院有关实验动物管理工作的法律、法规和政策，独立、透明和公正地开展工作。审查和监督本院开展的有关实验动物研究、保种、饲养以及各类动物实验的设计、实施过程是否符合动物福利和伦理原则。

（2）监督实验室制定符合伦理要求的SOP并对实验者进行动物实验操作技能培训，以减少动物在实验过程中遭受不必要的痛苦，改善实验动物的福利。

（3）坚持动物实验必须遵循替代、减少和优化的原则；在条件允许下，推荐使用低进化水平实验动物，并鼓励寻找替代动物实验的其他方案。

（4）依据实验动物福利伦理审查工作的基本原则，开展伦理审查，提出意见和建议并对结果作出说明。

（5）通过检查记录或现场监督动物实验过程中的动物福利保障，防止出现恶意或无故骚扰、虐待或伤害实验动物的现象。

（6）如有必要，应要求项目负责人在项目结束时，向伦理委员会提交该项目伦理终结报告，接受项目的伦理终结审查。

（7）对批准的动物实验项目应进行日常的福利伦理监督检查，必要时，委员会应独立或会同实验管理人员进行质询检查记录或实地监督。对严重违反实验动物福利伦理的部门和个人，实验动物伦理委员会将做出限期整改决议，并可作为科研不端行为公示及记录在册。对肆意虐待实验动物情节严重者提出处分意见，直至终止其实验。

4. 审查原则

（1）动物保护原则

①审查动物实验的必要性，各类实验动物的使用必须有充分的理由为前提，制止没有科学意见和社会价值或不必要的动物实验。对实验目的、预期利益与造成动物的伤害、死亡进行综合评估。

②优化动物实验方案以保护实验动物特别是濒危动物物种，减少不必要的动物使用数量。

③在不影响实验结果的科学性、可比性情况下，鼓励动物替代方法，使用低进化水平替代高等级动物，用无脊椎动物替代脊椎动物、用组织细胞替代整体动物，用分子生物学、人工合成材料、计算机模拟等非动物实验方法替代动物实验。

（2）动物福利原则

保证实验动物在生存过程中包括运输中享有最基本的权利，享有免受饥渴、生活舒适自由，享有良好的饲养和标准化的生活环境。各类实验动物管理要符合该类实验动物的操作技术规程。

（3）伦理原则

应充分考虑动物的权益，善待动物，防止或减少动物的应激、痛苦和伤害，尊重动物生命，制止针对动物的野蛮行为，采取痛苦最少的方法处置动物，实施人道终点。保证从业人员的安全；动物实验方法和目的应符合人类的道德伦理标准和国际惯例。

（4）综合性科学评估原则

①公正性：伦理委员会的审查工作应该保持独立、公正、科学、民主、透明、不泄密，且不受政治、商业和自身利益的影响。

②必要性：各类实验动物的饲养和应用或处置必须有充分的理由为前提。

③利益平衡：以当代社会公认的道德伦理价值观，兼顾动物和人类利益；在全面、客观地评估动物所受的伤害和应用者由此可能获取的利益基础上，负责任地出具实验动物或动物实验伦理审查报告。

5. 申请、审查和监督

（1）科研项目的申请人，应当知道、理解并承认动物的生命价值，充分考虑项目必要性及 3R 原则，在不可回避和没有其他方法可供选择情况下，方可选择适当的实验动物。同时应向伦理委员会正式提交，福利伦理审查申请，并按规定交纳审核费。

（2）伦理委员会的审查程序

①在接到有关实验动物项目的申请书后，伦理委员会主任指定一名委员为项目评审的召集主席，召集主席提出对项目属于常规项目或重大项目的归类意见，并对项目的动物保护原则、动物福利与伦理原则、综合性科学评估原则进行初审；再由召集主席召集评审会，评审委员讨论并根据少数服从多数的原则来作出决议。

②常规项目评审后，如有重复或类同项目的申请（申请人必须在申请书上作出清晰说明），可以由召集主席核实确认，并提出评审决议，不再经过评审会，由主任或授权的兽医师直接签发。

③一般项目经召集主席初审并提议，主任同意，可以采用通讯评审形式（包括电子邮件或纸质评审）进行评审。

④重大项目或有争议的项目，召集主席可提请主任特邀评审委员会以外的有关专家参加评审，并且需要编写评审报告陈述审查过程中各方面的意见，以及讨论形成意见决议的情况。

⑤如有必要，可邀请申请者现场答疑；申请人也可以提请对项目保密或评审公正性不利的委员回避。

（3）有下列情况之一的，不能通过伦理委员会的审查：

①申请者的实验动物相关项目不接受或逃避伦理审查的；申请者未能提供实验动物饲养、使用充分理由或审查资料的；未按规定交纳审核费的。

②缺少项目实施的必要性，对人类或动物均无实际利益，并可导致实验动物极端痛苦或动物伤害达到研究目的的可能性低的各种动物实验。

③直接接触实验动物的研究和使用的人员未经过专业培训或有明显违反实验动物福利伦理原则要求记录的。

④未获得管理部门的有效许可的，实验动物的生产、运输、实验环境达不到相应等级实验动物环境设施国家标准的。

⑤动物实验项目的设计不科学，选用实验动物种类及品系、造模方式及动物模型不合适，以及明显没有利用已有的数据体现优化、减少和替代实验动物使用原则的。

⑥动物实验项目的设计中没有体现善待动物、关注动物生命，没有通过改进和完善实验程序或体现护理减轻或减少动物的疼痛和痛苦，减少不必要的处死和处死的数量。在处死动物方法上，没有选择能有效减少或缩短动物痛苦方法的。

⑦动物实验的方法和目的不符合我国传统道德伦理标准、国际惯例或属于国家明令禁止的各类动物实验。实验动物目的、结果与当代社会的期望、与科学的道德伦理相违背的。

⑧对有关实验动物新技术的使用缺少道德伦理控制的，违背人类传统生殖伦理的各类实验；对人类尊严的亵渎、可能引发社会大的伦理冲突的其他动物实验。

⑨严重违反实验动物福利伦理审查原则的其他行为的。

（4）对实验动物福利审查决议有异议时，申请人可以补充新材料或改进后申请复审。

（5）本院设专人负责实验动物伦理审查所有文件资料的收发和档案管理。

（6）伦理审查委员会对严重违反实验动物福利伦理审查指南的部门和个人，实验动物伦理委员会将做出限期整改决议，并作为警示信息记录在册。警示信息应当作为申请人再次申请审查的参考资料，并通报实验室管理者。

6. 附则

（1）本章程自发布之日起执行。

（2）本章程由实验动物伦理委员会负责解释。

生物安全应急预案

1. 总则

（1）编制目的

为了有效预防、及时控制和消除发生在本院范围内的实验动物生物安全事故的危害，指导和规范生物安全工作，保障医院师生员工健康和安全，维护正常秩序，特制订本应急预案。

（2）编制依据

本应急预案依据《中华人民共和国生物安全法》《中华人民共和国传染病防治法》《中华人民共和国国境卫生检疫法》《中华人民共和国动物防疫法》《实验动物寄生虫学等级及监测》（GB 14922.1–2001）、《实验动物微生物学等级及监测》（GB 14922.2–2011）、《实验动物环境及设施》（GB 14925–2010）、

《突发公共卫生事件应急条例》《国家突发公共事件总体应急预案》《湖南省实施〈实验动物管理条例〉办法》等法律法规和相关预案,并结合本院实际情况,制定本预案。

（3）工作原则

坚持以人为本、预防为主;依法规范、科学防控;专人负责、部门配合;强化监测、综合治理;快速反应、有效处置的原则。

（4）事故分级

根据发生事件的实验室地点、病型、例数、流行范围和趋势及危害程度,将实验动物生物安全事故划分为特别重大（Ⅰ级）、重大（Ⅱ级）和一般（Ⅲ级）三级。

①特别重大实验动物生物安全事故（Ⅰ级）

实验室动物发生人兽共患传染病（一类传染病）,并有扩散趋势;相关的实验技术人员或工作人员受到感染并确诊;发生患有人兽共患传染病（一类传染病）或疑似动物丢失事件。

②重大实验动物生物安全事故（Ⅱ级）

发生人兽共患传染病（二类、三类传染病）,并有扩散趋势,相关的实验技术人员或工作人员受到感染并被确诊;在实验室内发生动物烈性传染病;发生相关人员患有动物烈性传染病或疑似动物丢失事件。

③一般实验动物生物安全事故（Ⅲ级）

在实验室内发生一般动物传染病;发生患有一般动物传染病或疑似动物丢失事件。

（5）适用范围

本预案适用于突然发生,造成或可能造成实验动物严重损失和严重损害工作人员健康的实验动物疫情的应急处理工作。

2.应急组织体系及职责

统一领导,分级管理。按照预防为主、常备不懈的工作原则,成立实验动物突发生物安全事故应急小组（下称"应急小组"），负责该预案的启动和实施，负责组织医院动物实验室突发生物安全事故的应急处置工作。

应急小组设办公室在医学创新实验中心，负责日常各项具体工作。

3. 监测及管理

积极预防和严格管理是减少突发实验动物生物安全事故的发生及减少事故损失的根本途径。

（1）积极预防

①积极做好动物实验及相关人员的生物安全培训，要求从业人员工作前通过动物实验标准操作规程的培训，并确保全体工作人员通过急救培训，掌握紧急医学处理措施。

②日常工作严格按照标准操作规程执行。

③工作人员根据工作需要进行免疫接种。

④定期检查应急装备是否能正常使用，实验设备使用后，需进行除污、消毒和定期维护工作，废弃物应根据《医院实验动物尸体及废弃物无害化处理》进行处理。

（2）严格管理

对区域内工作人员强调安全操作行为，严格遵守国家生物安全管理制度，严格按照生物安全规定的标准操作规程操作。

4. 事故报告与应急处置预案的启动

（1）开展动物实验研究的负责人是事故的责任报告人。

（2）责任报告人在实验过程中发现疑似动物病例或异常情况时，应立即向实验动物中心负责人或联络员报告；在判定疫情后，立即上报组长。

（3）报告内容

事故发生的时间、地点、发病的动物种类和品种、动物来源、临床症状、发病数量、死亡数量、人员感染情况、已采取的控制措施、报告的部门和个人、联系方式等。

（4）发生实验动物生物安全事故，应急小组组长在接到通知或报告后应立即启动应急预案。

5. 应急反应

（1）应急处置

①实验动物生物安全事故发生后，现场的工作人员应立即将有关情况通知应急小组组长、副组长或应急小组成员；应急小组组长接到报告后启动应急预案，通知应急小组成员第一时间赶往现场，同时立即上报医院实验动物管理委员会；小组成员到达现场后，对现场进行调查和评估，按实际情况及自己工作职责进行应急处置。

②对潜在重大生物危害性气溶胶的释出(在生物安全柜以外)，为迅速减少其污染浓度，在保证规定的压力值条件下，可增加换气次数；现场人员要对污染空间进行消毒，在消毒后，所有现场人员立即有序撤离相关污染区域，进行体表消毒和淋浴，封闭实验室。

③任何现场暴露人员都应接受医学咨询和隔离观察，并采取适当的预防治疗措施；为了让气溶胶被排走和较大的粒子沉降，至少1小时内禁止进入房间。如果实验室没有中央空调排风系统，需要推迟24小时后进入，同时应当张贴"禁止进入"的标志；封闭24小时后，按规定进行善后处理。

（2）消毒隔离

①发生传染病流行时，应对饲养室和实验室内外环境采取严格的消毒、杀虫、灭鼠措施，同时要封锁、隔离整个区域，解除隔离时应当经消毒、杀虫、灭鼠处理。

②发生实验动物烈性传染病时，要立即向医院实验动物管理委员会报告，并视具体情况立即采取相应的措施；发生人畜共患病时，除立即上报医院实验动物管理委员会外，还必须立即上报湖南省实验动物管理办公室和当地卫生防疫部门，采取紧急措施，防止疫情蔓延；对于疑似病人和接触者进行入院观察；对于事件中的高暴露人群根据实际情况进行预防性服药、留检、医

学观察或隔离。

③在可能波及的范围内，开展疑似病例的搜索，开展传染源、传播途径及暴露因素的调查。

（3）进程报告

①在事故发生后24的小时内，事件当事人和部门负责人要写出事故经过和危险评价报告呈组长，并记录归档；任何现场暴露人员都应接受医学咨询和隔离观察，并采取适当的预防治疗措施。应急小组立即与相关人员的家长、家属进行联系，通报情况，做好思想工作，稳定其情绪。

②应急小组在此过程中对医院实验动物管理委员会、湖南省实验动物管理办公室和当地卫生防疫部门做进程报告，包括事件的发展与变化、处置进程、事件原因或可能因素，已经或准备采取的整改措施，同时对首次报告的情况进行补充和修正。

6.后期处置

（1）善后处置

对事故点的生物样品迅速销毁，场所、废弃物、设施进行彻底反复消毒。组织专家查清原因，对周围一定范围内的动物、环境进行监控，直至解除封锁，对感染人群或疑感染人群进行强制隔离观察。

（2）调查总结

事故发生后对事故原因进行详细调查，作出书面总结，认真吸取经验，修改完善标准操作规程，加强对工作人员的培训，做好防范工作。

事件处理结束后10个工作日内，应急小组组长向医院实验动物管理委员会和当地卫生防疫部门做结案报告。包括事件的基本情况、事件产生的原因、应急处置过程中各阶段采取的主要措施及其功效、处置过程中存在的问题及整改情况，并提出今后对类似事件的防范和处置建议。

7.疫情的解除

（1）如查明实验室生物安全事件是由于细菌毒素或传染性较差的病原体

引起的危害较小的污染，经实验室消毒处理后即可解除封锁，但对感染者必须加强治疗和必要的限制。

（2）如查明生物污染或泄漏是由于人兽共患传染病或是动物烈性传染病时，应继续封锁，并应将封锁区分为若干个大小封锁圈，各封锁圈之间应完全隔离，对病人进行隔离治疗，对受感染者及病人密切接触者进行隔离留验。

（3）解除封锁的条件是对污染区或疫区进行必要的卫生处理，如对病原体进行彻底的消毒或扑灭，根据情况进行必要的杀虫、灭鼠；对小隔离区进行终末消毒，并从最后一例病人算起，经过一个最长潜伏期仍未出现新的病人，经卫生处理后方可报请批准封锁的主管部门解除封锁。

8. 预案的制订

本预案由医院科研部和医学创新实验中心制订，并定期进行评估，根据实验动物工作形势变化和实施中发现的问题及时进行更新、修订和补充。

9. 预案解释部门

本预案由医院科研部和医学创新实验中心负责解释。

10. 预案实施时间

本预案自印发之日起实施。

实验室申请使用制度

1. 开展动物实验研究项目必须由实验项目负责人向实验动物中心提出申请，经审议批准后，由实验动物中心安排具体的实验使用时间及场所。

2. 申请者需提供申请书、实验方案、伦理审查表、实验进展安排等实验室规定的相关资料，交实验动物中心负责人签字审核。

3. 实验动物设施负责人根据情况不定期组织实验动物管理委员会和伦理委员会按照相关程序进行资料审核，审核通过后方可安排实验。

4. 按照相关规定办理入场手续，并交纳实验室使用押金。

5. 实验动物中心、实验项目负责人双方进行使用注意事项、承诺书等协议的签订，认真履行各自职责。

6. 实验动物中心根据实验者的实验计划，提供实验动物中心的环境设施、灭菌饲料、饮水、工作服及常规饲育动物器具等。

7. 实验动物中心为实验者代购实验动物，必须向具有实验动物生产许可证及实验动物质量合格证的单位购买。实验者所需用的物品、器具必须经过灭菌处理后，通过传递窗传入 SPF 级动物实验室。

8. 所有实验人员，需经过培训并获得湖南省实验动物从业人员岗位资格证书，方可从事动物实验。

9. 实验人员进入动物实验室后应按照规程实施工作，严禁在不同实验室间互串，实验室内禁止大声喧哗、吸烟和饮食等。

10. 实验者要严格遵守实验动物中心的有关规定，按实验室的操作规程进入动物实验室工作。如有严重违反者，实验动物中心管理人员可拒绝其进入，由此造成的后果由实验者承担。

11. 实验者需每日在规定的时间内进入实验室1～2次，进行例行巡视及实验操作，发现有异常情况，要立即与实验动物中心管理人员联系，以便及时解决。

12. 如动物发生不明原因死亡，双方应立即相互告知，以便及时查明原因，并于两小时内处理动物尸体。

13. 实验者所采用的实验方法中，如使用有毒、有害材料或试剂，危害人体健康的诱导物必须事先声明，经实验动物中心审定后按规定程序带入，否则不得擅自夹带进入实验室，以免影响其他实验。

14. 实验者在操作过程中，如有损坏或遗失实验室中的仪器设备等，应照价赔偿，若故意损坏者，将对责任人严肃处理。

15. 由于不可预料或不可抗拒的事故发生（如大范围停电、设备自然损坏等），而致实验失败，则由双方在互相谅解的基础上协商解决。

16.实验全部结束后，实验者应立即通知实验动物中心管理人员，以便及时清理、消毒、结账，并做好迎接新实验的一切准备工作。

实验人员管理制度

1.实验人员在进行实验之前先在实验动物中心办理动物实验申请手续，经审批后，由实验室工作人员根据实际情况安排集中进场前培训及考试。

2.考试合格后，根据实验室实际负载情况，择期安排进场。

3.进入实验室的实验人员必须持有相关主管部门发给的实验动物从业人员上岗资格证书。

4.实验人员进入实验区域，必须严格按照实验动物中心的有关标准操作规程（SOP）进行操作，并即时填写进出入记录。

5.实验人员应爱护实验室内所有财产，绝不允许将室内任何物品擅自拿出实验室。

6.实验人员如需携带实验物品、仪器等进入实验区域，应提前跟老师申请，待批准后，相关物品可经紫外线消毒传递窗消毒后进入实验区域。严禁私自将外来物品带进实验区域，造成严重后果的，除严肃批评、扣除押金外，立即取消实验资格。

7.实验人员经批准后带入实验区域的物资及仪器，应存放于指定区域，严禁随意摆放。

8.实验区公共仪器设备使用完毕后，应即时填写使用记录，并将仪器放回原位。

9.需要存放于实验区域内冰箱的物品，必须填写并粘贴"物品存放信息卡"，卡内应注明物品名称、存放人姓名、存放人联系电话、首次存放时间，严禁乱存乱放。

10.实验人员若需要使用实验动物中心公共手术器械，应至少提前3天提出申请，待批准后，实验动物中心将安排手术器械高温高压消毒，然后将手术器械存放于指定位置。实验人员使用完手术器械后，应即时归还。

11. 患有各种传染性疾病或人畜共患病者，不允许进入实验区域进行实验。

12. 未经允许，任何人不得将来源不明、不合格的实验动物引入实验室进行实验。

13. 实验人员必须爱护实验动物，遵守动物伦理准则，在实验中尽量减少动物不必要痛苦，以增加实验结果的准确性。

14. 实验中动作应轻柔，对实验动物不能粗暴，要做到准、快、轻。

15. 做过实验的实验动物与未做过实验的实验动物应分开寄养，不同性别的实验动物除特殊实验要求外，也应分开饲养。

16. 实验人员必须保持实验室清洁、卫生，不得在实验室大声喧哗，更不允许互相串门，以免交叉感染。

17. 严禁将未经实验动物中心批准的外来人员带入实验区域，违者严肃处理，造成严重后果的，立即清退出实验动物中心。

18. 实验人员在实验区域的流动方向应遵循单向原则，即实验人员一旦进入污物走廊后，如需重新返回实验区域，禁止原路返回，须重新从实验室进入通道按照规定流程进入，实验服及手套、口罩、头套等也应更换，不得重复使用。

19. 实验室物品也应遵循单向原则，一旦拿出实验区域，须将物品经紫外线传递窗彻底消毒后，放可重新进入实验区域。

20. 实验所用动物必须在经相关主管部门批准的实验动物繁殖饲养公司购买。

21. 实验动物到货后，运输箱须经实验动物接收室的紫外线消毒传递窗彻底消毒后，方可进入实验屏障区域，然后在动物检疫室开箱检查动物，并分笼饲养。严禁在此之前，提前打开实验动物运输箱。运输箱在实验区域外一旦打开，其中的实验动物禁止进入实验区域。

22.实验区域的实验动物严禁私自移出实验区域，实验动物一旦进入污物走廊，不可再次进入实验区域，违者严肃处理，并立即清退出实验动物中心。

卫生防疫制度

1. 日常预防措施

（1）实验人员进入实验室后更换规定使用的工作服、鞋，将个人物品放置清洁间的清洁柜。

（2）实验人员进入实验室必须遵循更鞋（穿工作鞋）→洗手（消毒）→更衣（穿戴灭菌工作衣、口罩、帽子、手套）→缓冲间→清洁走廊→内准备间→动物实验室→污物走廊→清洗间。

（3）实验结束后，要将工作台面、房间清理干净，要保持环境的整洁；工作完毕，把脱下的手套、工作衣放入指定的地方后，用消毒洗手液和流动水洗手。

（4）严格遵守卫生消毒制度，使用传递窗传递符合标准的实验动物和经过消毒的实验器具，降低环境设施中的病体含量。引进实验动物必须达到相应微生物等级，并出具质量合格证书。必要时经检疫后无疫病者方可进入实验室。所有实验需要的物品都应放入传递窗经实验室紫外线消毒后才可拿进实验室使用。

（5）饲料、垫料的存放环境应干燥、通风，饲料应达到相应的国家标准。所有进入动物房的饲料、垫料都要经过高压灭菌才可使用。

（6）不同种类、不同品系、不同年龄的动物应分开饲养，每个笼盒上都应挂好相应动物的信息、实验名称，防止交叉感染，严禁饲养人员串岗。

（7）有关人员应每年进行健康检查，患有传染病的人员不能从事实验动物工作。

（8）如发现实验动物患病，应及时诊断并采取措施，或隔离，或淘汰。

（9）饲养人员须严格按照饲养管理规程和卫生防疫规程进行操作，做好记录，定期检疫，发现情况及时按有关规定处理，并及时汇报上级部门。

2. 发生疫病时的扑灭措施

（1）及时发现、诊断和上报疫情，并通知医院相关部门做好预防工作。

（2）迅速隔离患病动物，污染的环境和器具紧急消毒，正在进行实验的动物应停止实验，观察或淘汰。

（3）若发生危害性大的疫病如鼠疫、流行性出血热等应采取封锁等综合性措施。迅速规定封锁区域，并坚决执行封锁制度。

（4）病死或淘汰的动物应采取焚烧等综合性措施合理处理，及时控制传染源，切断传播途径。

（5）及时上报上级管理部门和防疫部门。

3. 消毒措施

（1）预防性消毒：结合平时的饲养管理和卫生防疫制度，定期对实验动物房、笼具架、饮水等进行定期消毒，以达到预防一般传染病的目的。

（2）随时消毒：在发生传染病时，为了及时消灭刚从患病动物体内排出的病原体而采取的消毒措施，消毒的对象包括患病动物室、隔离场地、被患病动物分泌液、排泄物污染的和可能被污染的一切场所、笼具等。通常在接触封锁和隔离之前应定期进行多次消毒，患病动物室应随时进行消毒。

（3）终末消毒：在患病动物解除隔离、痊愈或死亡后，或在疫区解除封锁之前，为了消灭疫区内可能残留的病原体所进行的全面、彻底的消毒。

消毒灭菌工作制度

1. 根据物品性质采用适当的灭菌方法，严格掌握无菌程序和时间。

2. 采用高压蒸汽灭菌法时，灭菌前须检查包布是否双层并无破损，物品是否清洁，包扎是否严密。放置玻璃器材时不得挤压。消毒员不得擅自离开，应严格掌握压力和时间，以保证灭菌效果。灭菌完毕后，必须待气压表的指针下降至"0"处，方可打开锅门，以免发生危险。定期鉴定高压锅的灭菌效能，注意高压灭菌的保养方法，每次（日）使用前要洗刷一次。

3. 使用实验室后开启紫外光照消毒 30 分钟，使用 84 消毒液对动物笼具、水瓶清洗后，进行高压蒸汽灭菌法灭菌处理。

4. 每次进出实验室的实验服，先用洗衣机进行清洗，再用高压蒸汽灭菌法灭菌处理。

5. 拿取无菌物品时，必须洗净双手。灭菌时，戴口罩、帽子，穿工作服。

6. 已灭菌物品和未灭菌物品应严格分开放置，以免混淆。

7. 凡不用高压灭菌的物品，则用煮沸法灭菌，如玻璃、搪瓷类物品，应放入冷水中水煮，待水煮沸后煮 10 分钟；橡皮类物品则须待水温后放入煮 10 分钟。

8. 不适用以上方法的可用化学药品消毒，如刀、剪、膀胱镜、肠线等，这些物品浸泡前必须洗刷清洁，所用消毒溶液应定期更换（容器也应消毒）。

9. 认真做好每批物品的灭菌登记。

10. 无菌物品应专室存放，保持清洁、干燥，定期打扫、消毒，并每月进行空气采样培养、每月严格检查有效期，过期或者污染可疑时应重新消毒。

11. 实验室工作人员应熟练掌握各种器械、物品性能及清洁、灭菌、保养的方法，严格遵守各项规章制度和各种操作常规。

12. 每日工作完毕，做好清洁整理工作，每周进行大扫除。

13. 对灭菌物品应每月抽样做细菌培养检查。

动物尸体处理管理制度

1. 实验动物尸体及相关废弃物由实验动物中心统一管理。

2. 各部门在实验动物中心领取动物时，应该说明进行动物实验后的尸体是否需要特殊处理，是否有潜在危害等。

3. 需要特殊处理的动物尸体和废弃物，在实验动物中心领取动物时填写有关表格，并领取专用塑料袋及用品。

4. 动物尸体应用专用塑料袋打结密封，保存在 −18 ℃的冰箱内，填写存放人姓名、动物种类、数量、死亡原因等。

5. 领取实验动物后如果要进行暂时的饲养观察，最后要分不同的情况处理尸体及废弃物。

6. 开展动物实验及生命科学相关实验所产生的无潜在危害的实验动物尸体、脏器，必须用塑料袋包装，并填写有关表格，由实验动物中心指定专人集中进行无害化处理。

7. 有潜在危害及感染性的动物尸体和废弃物，消毒后用专用塑料袋严格包装，交实验动物中心专人，并填写有关表格，说明其危害及处理要求，放置于实验动物专门标记的冰柜；由持有许可证的动物尸体和废弃物处置机构运走，及时进行无害化处理。

8. 实验动物尸体严禁食用和出售。实验完成后的动物尸体必须交由实验动物中心分情况集中处理，否则一切后果由使用者自行负责。

原始记录档案管理规定

1. 归档要求

（1）归档的原始资料要求完整、齐全、分类准确，以便于保管、查阅。

（2）归档时须对原始资料的内容和份数进行核查，并填写《原始记录登记一览表》按表内各项逐一填写清楚。

（3）归档的原始资料应存放档案盒中，盒外要有信息标志，如：课题名称、姓名、实验时间等。

（4）档案必须存放档案柜中妥善保管，防止遗失。

（5）档案存放环境应防潮、防霉、防虫蛀。

2. 保管期限

根据原始资料档案性质确定保管期限：

（1）凡是有长期利用价值的原始档案列为永久保管。

（2）需年检的原始记录和报告复印件，保存期限为长期。

（3）实验未做完或正在进行中的原始资料先保存在暂存柜中。

（4）仪器设备其说明书及相关资料的保存期限由仪器设备报废时间而定。

3. 复制和借阅

（1）借阅档案资料须经质量负责人批准，复制记录须经主任批准。

（2）外来人员一般不得借阅和复制档案资料，确因需要须经主任批准。

（3）借阅人不得在记录上涂改、划线等，阅后及时交还资料管理员。

（4）借阅人未经许可不得复制、摘抄或将记录带离指定场所。

（5）档案资料应存放在指定场所，并及时上锁。

4. 清理和销毁

（1）档案资料原则上每年清理一次，同时修订总目录和卷内目录（包括电子版目录）。

（2）对超过保存期限或失去保存价值的档案资料，经主任批准后销毁。

实验中心安全管理制度

安全工作守则

1. 实验中心工作人员必须牢固树立安全意识,做好"四防"(防火、防爆、防盗、防事故)工作。

2. 实验中心一般不允许使用明火和裸露电炉等,若实验中必须使用电炉及取暖设备时,应严格按照操作规程进行,并按医院有关部门规定的程序申请使用。

3. 两用物资和大型精密贵重仪器设备指定专人保管。两用物资应存放在安全的地点,建立保管、借用和交接制度,严防丢失、被盗和毁坏。

4. 实验中心(操作室)内严禁存放与实验无关的物品。

5. 实验人员实验过程中要严格按照操作规程操作,以免发生意外。对违反操作规程的行为,任何人都有义务及时制止,对不听劝告而导致安全事故或其他问题的人员,实验中心将视情况进行严肃批评、停止实验、罚款等处理。

6. 实验完毕,每位实验人员要认真检查,及时切断水电,消除不安全因素,注意关窗锁门。

7. 实验中心安全工作由实验室安全员总负责。

(1)实验室安全员负责实验中心安全管理工作,各平台及各研究人员应予积极配合。

(2)实验室安全员日常工作的内容包括:安全监督、安全教育以及各种防火防盗安全措施的完善。

（3）实验室安全员每周应进行一次安全保卫检查，并将检查结果记录在《安全工作记录本》上，出现安全隐患应及时采取有效措施进行处理，并书面向实验中心主任汇报，必要时上报医院安全保卫部。

（4）实验室安全员应组织实验人员对易燃、易爆、剧毒、毒菌、放射性等危险品以及精神与麻醉药品等实施具体管理，其中上述物品的领取、保管（存放）、使用及污物处理，管理程序应严格执行上级的有关规定。在使用易燃易爆气体时，盛装氧、氢等气体的气瓶应与实验中心相应设施隔离。

（5）实验室安全员应组织实验人员学习使用本实验室消防器材，一旦发生灾情，实验人员应及时扑救，同时上报院安全保卫部。

8. 遇较长时间的节、假日，实验中心应做好安全检查并安排工作人员值班。

实验室保密制度

1. 实验中心是进行科学研究的场所，非本实验中心科研人员未经许可不得随意进入实验中心。

2. 科研原始数据、科研会议记录、科研成果内容不得随意向外透露，有关新药科研论文的发表须征得课题组长与实验中心主任的同意。

3. 科研课题经有关部门认可完成后，科研原始记录须按规定存档保存。

4. 因工作关系变动，调离本实验中心的人员应遵守科研道德，不得将本实验中心的课题及属于本实验中心知识产权的技术和方法带到新单位或向外人泄露。

5. 一切工作人员均应遵守保密制度，如因执行不力造成不良后果应追究当事人的责任。

试剂库房安全管理制度

1. 室内严禁吸烟，严禁火种。

2. 保管员应定期对库房内的消防设施进行检查，确保随时处于可用状态。

3. 库房内试剂应根据性质分开放置，易自燃、自爆的试剂应按照规定的技术要求存放，并定期检查。

4. 凡剧毒、易制毒试剂，要认真核实领用量，实行双人双锁管理，用后多余部分应及时返库。

5. 领用试剂须写明名称、规格、数量、领用人、用途等，并当面点清后签名。领用一般试剂，一律整瓶发放，不零发。

6. 认真做好试剂出入台账，定期核对试剂实际存储量与账目是否相符，并及时上报实验中心。

7. 未经主任批准，本库房保管员不得私自动用本库房任何试剂。

8. 非本实验中心工作人员谢绝入内。

9. 按规定收集、保管三废物品，严格执行移交手续。与医院相关部门联系后，定期交由相关部门进行无害化处理。

废弃物处理与管理办法

为加强环境保护，防止有毒有害废弃物因流散污染环境，根据本实验中心具体情况，特制定本办法。

1. 实验中心由专人负责实验室废弃物的收集和处理，并在各实验室配套污物收集桶。

2. 对生化室的废酸、废碱等废液采用中和法、稀释法处理后，pH 值为中性时直接排入下水道；细胞室的培养基、菌种等固体废弃物经高压、高温灭活后，由专业公司处理；废棉球、废纱布送焚烧炉焚毁；废注射针头等经强碱浸泡后捣毁，倒入垃圾站。

3. 凡实验后有利用价值的物品药品，应尽可能利用化学或物理方法回收利用；实验中的废气，直接经排气扇排出室外。

4. 凡剧毒废弃物和性质不明的药品，实行严格登记制度，两人以上负责处理，不能在本实验中心处理的，封装后及时交医院后勤部门统一按环保规定处理。

5. 实验后的动物不得食用、抛弃，其尸体、脏器统一交送市环卫部门，按照规定焚烧火化。

易燃、易爆、有毒、危险品管理制度

为加强对化学危险物品安全管理，保证安全生产，严防跑、冒、滴、漏的现象出现，保护环境不受污染，保障人民生命财产安全，特制定本制度。

1. 危险物品指有毒品、麻醉品、易燃、易爆等。

2. 危险物品必须指定工作认真、具有一定保管知识的专人管理。

3. 危险物品的采购和提运应严格按照公安部门和交通运输部门的有关规定办理。

4. 危险物品的申领（购）数量要根据需要严格限量审批。剧毒、麻醉品只能通过资产装备部到政府指定单位采购。

5. 剧毒、麻醉品应由专人专柜分类双锁存放，必须两人以上方能开锁存取；应备有精确的专用存取量具和工具，存放地点要保密，注意存放安全；其所在仓库应确保门、窗、锁符合防盗要求。

6. 对于剧毒、麻醉品，每次领用量仅限当次使用，不得提前领取下次实验需要量和超量领取当次使用最大量，并对其领、用、剩、废的数量和用途详细记录。剩余部分及时退库存入专柜，不得在实验室过夜。

7. 使用有毒物品应严格遵守操作规程和安全要求，用后认真清理、清洗实验场地和器皿，避免发生事故。

8. 使用后的废液和有形废弃物（含空容器）应严格按医院实验废弃物处理规定处理。

9. 同一库房内不得存放两种化学性质相抵触或灭火方法不同的化学物品，不得同室存放易燃易爆和助燃物品。

10. 须低温保存或隔氧保存的特殊物品必须严格按其条件存放。

11. 易燃易爆化学品仓库严禁烟火，不得使用电器，照明应安装防爆灯，开关必须安装在室外，要经常保持通风。

12. 高压容器应放置在容器架上，不得将可燃和助燃容器并放，明火和高压容器应保持规定间距。

13. 危险品及其存放仓库必须重点加强管理，严加防范，定期检查，严格执行有关规定，确保人身和物品安全。

实验室安全应急预案

为进一步加强实验中心安全管理，保障实验中心工作人员安全，促进实验中心各项工作顺利开展，防范安全事故的发生，全力确保实验中心工作环境，维持正常科研秩序，防止和处置实验室突发事件，特制订本应急预案。

1. 指导思想

以"安全第一、预防为主"的原则制定本应急预案，对因实验室而引发的灾害性事故的发生，具有充分的思想准备和应变措施，做好事故发生后的补救和善后工作，确保实验室在发生事故后，能科学有效地实施处置，切实有效地降低和控制安全事故的危害。

2. 职责分工

坚持"预防为主"和"谁主管谁负责"原则，实行逐级管理，分工到人。实验室负责人应为事故应急处置的第一负责人，实验室全体人员都是事故处置的责任人。实验用的危险物品有专门的存放地点，由实验管理人员专门负责。

3. 应急原则

本预案遵循先救治，后处理；先救人，后救物；先制止，后教育；先处理，后报告的原则。

4. 应急措施

（1）危险化学品泄漏事故应急预案

①实验室内发生化学品泄漏事故时，当事人或在场人员应立即拨打有关电话报警，联系安全管理等主管部门与负责人员，简要报告事故地点类别和状况。

②及时组织现场人员迅速撤离，同时设置警戒区，对泄漏区域进行隔离，严格控制人员进入。

③控制危险化学品泄漏的扩散，在事故发生区域内严禁火种，严禁开关电闸和使用手机等。

④进入事故现场抢险救灾人员须佩戴必要的防护用品，视化学品的性质、泄漏量大小及现场情况，分别采取相应的处理手段。如发生小量液体化学品泄漏时，可迅速用不同的物质和方法进行处理，防止泄漏物发生更大的反应，造成更大的危害。

⑤如有伤者，要及时拨打120急救电话或及时送医院救治。如学生受伤，要及时通知学校主管教学工作的领导。

（2）强酸强碱腐蚀事故应急处置预案

化学强腐蚀烫烧伤(如浓硫酸)事故发生后,应迅速解脱伤者被污染衣服，及时用大量清水冲洗干净皮肤，保持创伤面的洁净以待医务人员治疗，或冲洗后用苏打（针对酸性物质）或硼酸（针对碱性物质）进行中和，并及时向指导老师和实验室负责人报告，负责人视情况的轻重将其送入医院就医。

（3）实验室火灾应急处置预案

①实验室内严禁吸烟，使用一切加热工具均应严格遵守操作规程，离开实验室时应检查是否关上自来水和切断电源。

②转移、分装或使用易燃性液体溶解其他物质时，附近不能有明火。若需点火，应先进行排风，使可燃性蒸汽排出。

③用剩的钠、钾、白磷等易燃物和氧化剂高锰酸钾、氯酸钾、过氧化钠等极易燃易挥发的有机物不可随便丢弃，以免发生火灾。

④一旦发生火灾，首先一定要迅速而冷静地切断火源和电源，并尽快采取有效的灭火措施。

⑤在发生火灾时，如果火势较小，应迅速组织扑灭；如果火势较大，或现场有易爆物品存在，有可能发生爆炸危险的，应迅速组织人员撤离现场，同时向119和医院安全保卫部报告。有条件切断电源的，应迅速切断电源，防止事态扩展。

⑥有机物或能与水发生剧烈化学反应的化学药品着火，应用灭火器或沙子扑灭，不得随意用水灭火，以免因扑救不当造成更大损害。用电仪器设备或线路发生故障着火时，应立即切断现场电源，将人员疏散，并组织人员用灭火器进行灭火。

⑦火灾事故首要的一条是保护人员安全，扑救要在确保人员不受伤害的前提下进行，同时不得组织学生参加灭火。

（4）带电操作安全应急预案

①操作时不能用湿手接触电器，也不可把电器弄湿，若不小心弄湿了，应等干燥后再用。

②若出现触电事故，应先切断电源或拔下电源插头，若来不及切断电源，可用绝缘物挑开电线，在未切断电源之前，切不可用手去拉触电者，也不可用金属或潮湿的东西挑电线。分析漏电的程度，如果较为严重，在切断电源后，马上通知医院电工处置，并指挥学生离开现场。

③遇到人员触电，应及时实施救护，若触电者出现休克现象，要立即进行人工呼吸，并请医生治疗，同时报告相关部门。

（5）应急保障

①保证消防应急设备处于良好的待命工作状态。消防应急设备是用于事故初始状态控制的重要保障，为此消防应急设备必须有专人负责管理，做到定点放置，定时检查更新，确保消防设备随手可拿，拿来可用。

②注重应急宣传。平时注重组织实验室管理人员和学生进行相关法律法规和预防避险自救互救等常识的学习，增强人们的危机防备意识，提高应急基本知识和技能。

③注重平时演练。意外事故的特点是发生突然、扩散迅速，往往会引起人们的慌乱，处理不当又容易引起二次灾害。因此，平时要注重演练，让大家做到"三知"（知消防设备放置地点、知如何使用消防设备、知撤离路线）。一旦发生突发事件，才会有条不紊。

④常备通用的救护器材与药品。为了应付突然而来的事故，在实验室或工作室应储备一些救护器材与药品，如：尼龙绳、手电筒、毛巾、药棉、纱布、胶布、止血贴、生理盐水、解毒剂等。

⑤无论在何时何地，当发生危害实验室安全的事故时，均应根据事故的严重程度，迅速准确地报警并及时采取自救互救措施。正确有效地疏散无关人员，避免对人员造成更大伤害。发生严重事故时，应立即报告医院有关部门或报警。

5. 紧急联系途径

报警电话110，火灾报警电话119，医疗急救电话120。

实验室第一负责人：实验中心主任；实验室第二责任人：实验中心副主任、实验室安全员、平台负责人。

实验中心环保管理制度

为维护医院教学和科研工作的正常秩序，加强实验中心废弃物管理，严防意外事故发生，牢固树立环保意识，依据《中华人民共和国环境保护法》，特制定本制度：

1. 实验室废弃物是指实验过程中产生的三废（废气、废液、废渣）物质、实验用剧毒物品残留物、放射性废弃物和实验动物尸体及器官。

2. 活体动物实验后，不得将动物的尸体或器官随意丢弃，必须统一收集，集中存放，实验动物中心统一焚烧。

3. 实验用剧毒物品及放射性废弃物的处理规定

（1）实验用剧毒物品必须严格执行医院有关剧毒物品管理规定。

（2）实验用剧毒物品的残渣或过期的剧毒物品（麻醉品、药品）由实验室统一收存，妥善保管；由资产装备部不定期回收，报有关部门统一处理。

（3）盛装、研磨、搅拌剧毒物品的工具必须固定，不得挪作他用或乱扔乱放，使用后的包装必须交回资产装备部统一存放、处理。

（4）带有放射性的各废弃物必须放入指定的，具有明显标志的容器内封闭保存。由资产装备部负责定期检查，报有关部门统一处理。

4. 三废（废气、废液、废渣）处理的暂行规定

（1）实验中心工作人员要牢固树立环保意识，重视执行环保管理制度，对进入实验中心的工作人员或学生必须进行有关方面的安全教育，熟知废弃物处理原则和规定。

（2）严格控制污染源，实验过程中产生的废弃物严禁乱倒乱扔。实验中心无法解决的应尽快上报资产装备部并提出具体意见。

（3）实验中产生的有毒有害气体达到国家允许的排放标准后，再利用通风设施排入大气。有异味的集体实验项目室内要安装排风设施，保持室内空气流通。

（4）实验中产生的有害废渣，严禁倒入水池或下水道；对废酸、碱液需中和后再行排放；对于有机废液或有害残渣，实验室回收、保存，资产装备部不定期收集，报有关部门统一处理。

实验室生物安全与保障应急预案

实验室生物安全事件指病原微生物感染性材料在实验室操作、运送、储存等活动中，因违反操作规程或因自然灾害、意外事故、意外丢失等造成人员感染或暴露，和（或）造成感染性材料向实验室外扩散的事件。

1. 事件分类

实验室生物安全事件按照其性质、严重程度、可控性和影响范围等因素，一般划分为三级：Ⅰ级（重大）、Ⅱ级（较大）、和Ⅲ级（一般），依次用橙色、黄色和蓝色表示。

（1）重大实验室生物安全事件（Ⅰ级）主要包括：

①实验室工作人员被确诊为所从事的一类病原微生物感染或出现有关临床症状和体征，临床诊断为所从事的一类病原微生物疑似感染。

②实验室工作人员确诊为所从事的二类病原微生物感染，或出现有关症状、体征，临床诊断为所从事的二类病原微生物疑似感染，并造成传播或有进一步扩散的可能。

（2）较大实验室生物安全事件（Ⅱ级）主要包括：

①实验室工作人员确诊为所从事的二类病原微生物感染，或出现有关的症状、体征，临床诊断为所从事的二类病原微生物疑似感染。

②实验室发生一类、二类病原微生物菌（毒）种或样本泄漏，并有可能进一步扩散或造成其他人员感染。

③国家卫健委认定的其他较重大实验室生物安全事件。

（3）一般实验室生物安全事件（Ⅲ级）主要包括：

①实验室工作人员确诊为所从事的三类、四类病原微生物感染，或出现有关症状、体征，临床诊断为所从事的三类、四类病原微生物疑似感染，并造成传播或有进一步扩散的可能。

②实验室发生第三类、第四类病原微生物菌（毒）种或样本意外丢失，

并有可能进一步向外扩散或造成其他人员感染。

③国家卫健委认定的其他一般实验室生物安全事件。

2. 应急组织体系及职责

（1）统一领导，分级管理

按照预防为主，常备不懈的工作原则，成立实验室生物安全事故应急小组（下称"应急小组"），负责该预案的启动和实施，负责组织实验中心突发生物安全事故的应急处置工作。

（2）应急小组各成员具体职责

组长：负责预案启动、紧急决策、总协调指挥、全面部署。负责小组内部及与其他部门之间的协调沟通。

副组长：负责制定实验室生物安全管理办法；建立规章制度和实验室操作规范；当突发事件发生时，全面组织实施应急工作。

各成员负责对实验室安全进行监督检查，督促各项生物安全应急处置工作，将责任和措施落实到位。

3. 运行机制

（1）预测与预警

实验中心要针对各种可能发生的实验室生物安全事件，制定工作方案，开展风险分析。根据风险分析结果，对可能发生和可以预警的实验室生物安全事件进行预警。做到早发现、早报告、早处置。预警信息包括实验室生物安全事件的类别、预警级别、起始时间、可能影响范围、警示事项、应采取的措施等。

（2）信息报告

任何部门和个人都有权向领导小组报告实验室生物安全事件及其隐患，有权向上级卫生行政部门举报不履行或者不按照规定履行实验室生物安全事件应急处置职责的部门、单位及个人。

①责任报告部门。各实验室均有责任报告实验室生物安全事件。

②报告时限和程序。实验室发现生物安全事件，应在2小时内上报当地

卫生行政部门。对于突发、可造成重大社会影响和危害的实验室生物安全事件，领导小组要在第一时间上报当地卫生行政部门。

③报告内容包括：

事件信息。主要内容包括：实验室名称、涉及病原体类别、发生时间、地点、涉及的地域范围、感染或暴露人数、主要症状与体征、可能的原因、已经采取的措施、事件的发展趋势、下一步工作计划等。

事件发生、发展、控制过程信息。分为初次报告、进程报告、结案报告。

初次报告。内容包括事件名称、发生地点、发生时间、发病人数、密切接触者人数、动物数，主要的临床症状、涉及病原体、可能原因、已采取的措施、初步判定的事件级别、报告单位、报告人员及通信方式等。

进程报告。内容包括事件的发展与变化、处置进程、势态评估、控制措施等。同时，对初次报告内容进行补充和修正。重大实验室生物安全事件至少按日进行进程报告。

结案报告。在确认事件终止后2周内，领导小组对事件的发生和处理情况进行总结，分析其原因和影响因素，并提出今后对类似事件的防范和处置建议。

4. 日常预防

（1）加强实验室生物安全规范化操作管理，按《实验室生物安全通用要求》作出明确规定。

（2）建立实验室应急物资和设备的储备，配置个人防护、消毒药品和医疗救援药品，并定点存放和定人定期维护保养。

（3）高致病微生物和有毒有害化学试剂采用登记使用制度，提高警惕，加强安全保卫，防止不法之徒盗窃病原微生物和有毒有害化学试剂，用于生物化学恐怖攻击。

（4）建立实验中心工作人员健康档案，定期安排其体检。发现与实验室生物安全有关的人员感染或伤害时应立即报告。

（5）加强对实验操作人员的生物安全业务培训和演练。

第十一章 医院信息管理应用制度

仁和弘道

——湖南中医药大学第一附属医院党建行政管理

信息化项目管理制度

为推进医院信息化建设发展水平，规范医院信息化建设项目管理，保证信息化项目的顺利实施，制定本制度。

一、本制度所指信息化建设项目内容主要指由医院各类经费投资（包括自筹经费），以计算机、通信技术及其他现代信息技术为主要手段的建设项目。包括计算机网络系统、硬件系统、应用系统、信息安全和信息资源开发等项目。

二、医院信息化工作领导小组为信息化建设项目工作的决策机构，负责向院长办公会提出相关信息化建设方案，统筹规划医院信息化建设项目工作，由信息中心负责各类项目的管理、协调与指导，监督信息化建设项目的实施，提供决策咨询支持服务。

三、信息化项目建设应严格执行国家、地方和医院关于招投标、政府采购以及信息系统监理、信息安全测评和软件评测等政策法规或管理规定要求。

四、预算管理：信息化项目建设预算分为建设项目预算（包括新建项目预算、升级改造项目预算）和运维项目预算两种类型，预算应当根据实际情况，结合业务需求，准确、如实地填报各类预算申请材料，在规定的期限内向预算主管部门提出信息化项目预算建议。

五、立项管理：由信息中心根据信息化发展规划和年度计划规划下一年度信息化建设项目工作，并出具论证意见，提交医院信息化领导小组审核，由医院院长办公会审批。

六、实施管理：医院应成立相应的信息化建设项目组（以下简称"项目组"），由医院领导、信息中心、实施部门和承建单位组成，确定项目组负责人、技术负责人，明确职责。在建设过程中应分阶段进行项目检查，检查内容主要包括已完成工作、技术方案实施及初步成果、计划进度、存在的问题及建议解决方案等。项目在实施过程中遇有重大技术方案变更，必须组织技术专家组进行审查和论证，通过后方可变更。

七、计划与进度管理：根据项目的要求，细化项目成员的计划任务与项目实施步骤，项目负责人有责任抽查、检查项目成员所完成任务的完整性和真实性。

八、项目验收：项目建设完成全部规定目标任务后，应进行项目竣工验收，由项目组提出项目竣工验收申请，同时提交项目验收材料。验收申请文件内容包括项目启动时间，上线、单轨运行时间，项目实施、培训情况，应用效益及效果简介等。申请项目竣工验收需同时提交项目验收工作报告、技术报告、用户报告和测试大纲。医院信息中心负责组织验收专家组按照规定程序进行验收，项目竣工验收后，项目组应对项目全过程的文件材料进行整理，提交信息中心归档。

九、项目评估：全面、客观地评价项目建设的应用效果，对项目建成投入使用后的运行情况和效果进行综合检查，客观分析和评价项目的作用。

计算机软件管理制度

计算机软件（以下简称软件）是医院国有资产的重要组成部分，在医疗、教学、科研与管理中发挥着极其重要的作用。为规范和加强对软件资产的管理，维护软件资产使用的合法性、安全性，提高软件资产的使用效益，根据国家和行业相关法律法规和医院相关规定，特制定本制度。

1. 本制度所称的计算机软件，是指向用户提供的计算机软件、信息系统或者设备中嵌入的软件或者在提供计算机信息系统集成、应用服务等技术服务时提供的计算机软件。不论其购置经费来源如何，均属本制度管理范围。

2. 信息中心是医院软件资产管理的职能部门，负责软件资产的配置、采购、使用、处置管理，对软件资产实行综合管理。

3. 全院应增强知识产权保护意识，严格执行软件正版化的有关规定，使用正版软件，从源头上杜绝盗版侵权软件使用行为。

4. 采购的商业软件应严格按照固定资产管理和采购合同的约定，软件产品资料齐全，应具有软件的名称、版本号、软件著作权人、软件产品登记号、软件生产单位（进口单位）和单位地址、生产日期、中文说明书、使用手册以及技术服务的单位、内容和方式。

5. 凡购置（包括对已购软件的升级）单价在 1 万元以下的软件在购买前应由申请科室提出书面报告，对软件名称、功能、要求逐项填写，由科室主任签字同意后报信息中心审核，报主管院领导批准，由信息中心会同使用科室、纪委、监察办公室共同采购。购置单价在 1 万元以上（含 1 万元）的软件，应按照医院固定资产采购报批流程进行。

6. 信息中心对软件实行监管，对1万元以下的软件监管期一般为5年，到期自行销账，一些特殊的软件由使用部门（科室）报信息中心确认后可延长或缩短监管期，如果软件在此期间进行升级，则监管期从升级后重新算起；1万元以上（含1万元）的软件由各使用单位按正常固定资产设备报废程序办理报废出账手续。

7. 信息中心负责软件系统的维护，基本要求是：统一软件系统的管理，实时监测并反馈应用系统运行情况，做好基础数据的维护工作，建立信息安全与数据质量控制的管理机制，建立应用系统备份和管理机制，保障软件系统安全稳定运行。

8. 软件系统的变更、升级（不停业务）需经过医院信息化技术协调小组审核通过后实施，软件系统的重大变更、升级需经医院信息化工作领导小组审批，应制订完整的升级、扩展和变更实施方案，经审核和测试后实施。

9. 软件系统的变更、升级基本要求：对升级、扩展和变更潜在的风险、影响及需要的资源进行分析；制订实施计划、测试计划、回退计划等；进行预先测试，形成测试报告；避免在业务高峰期间进行操作；兼容历史数据。

网络信息安全管理制度

第一章　总　则

第一条　为加强医院网络信息安全，规范医院网络用户行为，推进网络文明建设，维护国家、医院、职工和患者的网络信息安全和合法权益，根据《中华人民共和国网络安全法》《中华人民共和国保守国家秘密法》《中华人民共和国计算机信息系统安全保护条例》《计算机信息网络国际联网安全保护管理办法》《中共中央办公厅关于印发〈党委（党组）网络安全工作责任制实施办法〉的通知》等有关法律、法规和文件要求，制定本制度。

第二条　医院信息网络是为医院医疗业务、教学、科研、管理以及全院职工和患者的工作和交流提供服务、信息、通信的基础设施，医院网络（包括内网局域网、外网局域网、含无线网络）由医院信息中心统一管理，医院网络服务对象是医院所有的临床、教学、科研和管理科室及全院职工和患者，以及经医院批准的进入医院网络的其他单位和个人。

第三条　医院网络信息安全是指医院网络系统的硬件、软件及其系统中的数据受到保护，不因偶然或恶意的原因遭受破坏、篡改、泄露，系统保持连续可靠地运行和服务不中断。

第二章　组织管理

第四条　成立医院网络信息安全管理领导小组。

组长：书记、院长

副组长：副书记、副院长等院领导

组员：信息以及医、药、护、技和职能科室等部门负责人及网络安全管理员

医院网络信息安全管理领导小组办公室设信息中心，负责医院信息安全管理日常工作。

第五条　医院按照"谁主管谁负责、谁运营谁负责、谁使用谁负责"的原则，建立健全网络信息安全责任体系。

第六条　信息中心负责全院网络信息安全管理工作，事业发展部负责医院门户网站、微信公众号等管理工作；各党支部书记、科室主任是本党支部、科室网络信息安全第一责任人，与医院党委和行政签订网络信息安全责任书。各党支部、科室指定一名网络信息安全与信息管理员，负责本支部、科室网络信息安全的日常管理工作，随时监督、发现网络安全事件，并按相关制度和程序要求进行处置，以确保医院网络信息安全管理的有效性。

第三章　信息安全与数据管理

第七条　各党支部、科室要加强网络信息安全和保密的宣传教育，按照网络信息安全管理制度，规范数据管理，防止数据丢失、篡改、泄露等事件的发生。涉密党支部、科室应根据《中华人民共和国国家保守国家秘密法》《医院信息安全管理制度》等有关法规，严格执行保密规定。

第八条　医院信息安全通过实施身份认证、访问控制与授权管理、数据备份和灾备系统、安全分域及边界防护、防病毒系统、入侵检测、补丁管理、邮件安全网关、远程接入等安全技术和与之相配套的管理制度，保障网络主机及配套设备设施、网络运行环境的安全，达到保障计算机网络系统安全运行和信息安全的目的。

第九条　信息安全管理规则

（一）信息系统实行安全等级保护和用户使用权限划分，安全等级和用户使用权限的划分由医院信息安全领导机构制定，制定的用户使用权限管理

制度具体由信息中心负责实施。

（二）超级用户口令由专人管理，定期修改，特殊情况下应及时修改超级用户口令，并形成绝密文件存档；客户端按实际需要赋予相应权限，由专人管理，密码按要求定期修改，并形成绝密文件存档。

（三）建立日志制度，记录每天网络、机房及其各主要设备的运行情况，审核系统的运行、实时监控系统。

（四）医院网络软、硬件的安装、调试、维护维修必须由专人负责，严禁其他人员进行上述操作。

（五）系统集成商、设备提供商、软件开发商、服务提供商、合作开发人员等第三方人员的活动必须由信息中心进行有效的监督。

（六）未经医院信息安全领导小组同意，信息管理及相关部门工作人员不得复制、公开、散发、利用医院信息，对涉及病人隐私的信息应加强管理，必须限制信息的查询和复制。严禁利用病人个人信息从事盈利活动。

（七）制定信息安全突发事件管理制度。发生信息安全突发事件，应根据信息安全突发事件管理制度进行处理。

（八）制定系统应急方案。在系统发生故障时，规定时间内暂时无法解决的，经医院信息安全领导机构同意，启动应急方案。在影响病人正常就医时，应及时做好解释疏导工作，同时向地方主管部门通报备案。

（九）医院重要信息原则上永久保存，对冗余、中间数据保存3年，对重要软件、数据定期备份隔离存储。在更新、维护与升级时应保证信息的连贯性，时间应安排在夜间或业务停顿时进行，对原有信息应按新的格式进行转换、迁移。历史信息的销毁必须经医院信息安全领导机构书面同意。

第十条　信息安全技术规则

（一）身份认证规则：计算机入网运行必须经信息中心按照用户权限管理制度审批备案，在分配IP地址后，方可接入网络。未办理入网手续，任何单位和个人不得非法私自将计算机接入医院网络，不得以不真实身份使用网络资源，不得窃取他人账号、口令使用网络资源，不得盗用未经合法申请的 IP 地址入网。对重要主机的用户名、开机口令、应用口令和数据库口令实施重点管理，严格控制设备存取及加密。

（二）访问控制与授权管理规则：根据网络主机不同的安全级别采取相应的访问控制、数据保护、保密监控管理和系统安全等技术措施。定期对网上用户的访问及授权情况进行检查，及时发现和限制非法用户和非授权访问。

（三）安全分域及边界防护规则：加强边界安全的防护，应根据安全区域划分情况明确需进行安全防护的边界，并实施有效的访问控制策略和机制。应在网络系统或安全域边界的关键点采用严格的安全防护机制，如严格的登录 / 链接控制、高性能的防火墙、防病毒网关、入侵防范、信息过滤、边界完整性检查等。实施必要的边界访问、违规外联的审计和控制。

（四）入侵检测规则：采用必要的手段（如入侵检测系统、日志分析、网络取证分析等）对系统内的安全事件进行监控，检测攻击行为并能发现系统内非授权使用情况，禁止系统内用户非授权的外部链接（如自动拨号、违规链接和无线上网）。

（五）防病毒规则：部署有效的网络病毒防范软件系统和相应的网络病毒防范管理办法，对计算机网络病毒实施有效的防范。制定明确的计算机病毒和恶意代码防护策略，确保策略有效实施。在系统内关键的入口点以及各工作站、服务器和移动计算机设备上采取计算机病毒和恶意代码防护措施。

（六）备份和恢复规则：制定文档化的信息系统备份和恢复策略，建立健全备份和恢复管理制度与操作规程，备份包括关键业务数据的备份、关键业务设备（如服务器、交换机等）的备份和电源备份。对重要信息系统（如HIS 系统）的关键设施（如服务器）采取热备份。定期备份并对恢复策略进行测试，以保证其有效性。应有系统恢复的预案和演练。根据业务的重要程度、信息系统的资产价值等进行相应的需求分析，确定系统恢复的目标，如：关键业务功能、恢复的优先顺序、恢复的时间范围。按要求对数据进行日备份、月备份和年备份。严格按操作规程进行数据备份工作，确保备份数据的完整和准确性，做好备份数据的审核工作，并做好相应记录。确保导出、导入数据的完整和准确，做好导出、导入数据的审核工作和相应记录。

（七）远程接入规则：在有效部署防火墙、入侵检测和防病毒系统的情况下，实施远程接入。在有条件的情况下，实施医院业务网（内网）与远程接入（外网）业务的物理隔离。凡涉密的计算机主机不得与互联网连接。任何部门和个人使用医院网络提供的远程接入服务应向信息中心提出申请。入网用户的用户名和 IP 地址是用户在医院网络上的合法标识，一经指定不得擅自更改。

（八）网站及网络信息传播平台规则：对院内各科室及个人的网站等网络信息传播平台实行报批备案制度。各科室网站、微信公众号、微博等网络信息传播平台和交互式栏目（如论坛、贴吧等）应报事业发展部进行审批和备案。未经审批的各类网站、平台系统和栏目不得进行建设和上线运行。按照国家相关规定需要向政府部门备案的，由建设科室自行报备。

第十一条　责任

（一）所有接入医院网络用户，应遵守国家有关法律、法规及医院的有关规章制度，严格执行安全保密制度，不得利用计算机网络从事危害国家安全、损害医院利益等违法、违规活动，不得制作、查阅、复制和传播扰乱社会治安、有伤风化、淫秽色情等信息，不得利用网络攻击、损害公用网络和其他用户。凡涉及以上行为，医院有权停止对其提供服务，由此造成的不良后果由用户承担。

（二）用户不得从事下列危害计算机网络安全的行为：

1.未经允许，进入计算机网络系统或使用网上信息资源。

2.私自转借或转让用户账号，盗用他人账号或 IP 地址。

3.未经允许，对网上应用系统的功能进行删减或更改。

4. 未经允许，对计算机网络的存储、处理或传输数据和应用程序进行删减或更改。

5. 故意制作、传播计算机病毒等破坏程序，破坏网络正常运行。

6. 破坏、盗用计算机网络中的信息资源和危害计算机网络安全。

7. 私自运行非本网络提供的软件、游戏软件，或造成病毒感染、传播的。

8. 进行与本职工作无关的其他操作的。

9. 向无关人员泄露数据信息，口令密码的。

10. 私自在网络散布消息或传播反动、黄色内容的。

11. 有危害网络系统安全的其他行为的。

第四章　附　则

第十二条　医院实行"分级审批、分工负责、责任到人"的网络信息安全管理体制，对医院网络信息安全进行责任追究。

第十三条　凡违反本制度的，视情节轻重和影响采取以下一种或多种处理措施：

（一）院内通报批评并限期整改。

（二）封停账号或端口至安全问题排除。

（三）关停网站、系统平台或栏目。

（四）按医院有关规定进行经济处罚。

（五）触犯法律法规的，移交司法机关处理。

第十四条　本制度由医院信息安全管理领导小组负责解释，自公布之日起实施。

信息设备管理与维护制度

为加强对医院信息设备的管理与维护，确保其正常运行，保证医院各项日常工作的顺利开展，制定本制度。

一、信息设备主要指服务器、存储与备份设备、网络设备、工作站（含外设）和其他相关设备（以下简称"信息设备"）。

二、资产管理：信息设备实行管理和使用两分离的原则，由信息中心统一管理和维护，申请、采购、报废均按照医院固定资产管理办法实行严格管理。

三、使用管理

1.各部门负责人为第一责任人，对本部门信息设备负责，个人办公信息设备直接分配给个人使用和保管，共用设备指定专人负责。

2.爱护与管理信息设备，做好信息设备"防尘、防潮、防火、防盗、防故障、防雷击"的工作。不得人为损坏，避免强光照射。信息设备应放置于通风环境中。

3.信息设备关系到医院业务的正常开展和病人信息的保密，任何人不得在未授权的信息设备上进行操作。

4.所有工作站（含外设）设备，未经信息中心授权同意，不得擅自拆、换任何零件、配件，不得擅自将私有或外来的零件、配件、设备，加入系统内部的计算机设备或网络中，不得擅自安装未经认证、许可的游戏和软件。

四、维护维修

1.信息设备维护维修由信息中心统一负责。

2.各部门根据信息设备的用途定期巡检、维护，并填写《信息设备巡检（维护）单》。

3. 信息设备出现故障应及时向信息中心报修，不得擅自处理，信息中心视故障的情况，安排专业技术人员进行检查、维修。大型信息设备、服务器等需填写《信息设备维修申请表》，由信息中心审核上报，批准后实施维修。

4. 维护维修完成后，由信息中心或申请人本人验收合格后，信息中心进行维护（维修）流程存档备查。

五、报废管理

1. 按照固定资产管理规定报废信息设备。

2. 凡经批准报废的信息设备，各部门不得自行处理，应保持完整不得私自拆卸挪作他用，由信息中心统一处理。报废设备内的数据信息由信息中心统一备份后删除销毁。

六、故障申报处理规程

（一）服务器及网络设备等故障处理规程

1. 当设备出现故障时，应先判断设备故障大小，如是小故障，则可直接按故障处理说明书进行处理；否则应经审批后再进行处理。

2. 经审批后，确定故障处理方案。

3. 确定具体的故障处理步骤和风险预防措施。

4. 通知设备提供商派出专业技术人员配合。

5. 按故障处理方案进行设备故障的处理。

6. 记录设备故障处理过程及相关信息并存档。

（二）客户端故障处理规程

1. 当客户端出现故障时，首先电话询问故障现象，判断故障大小，如是小故障，则通过电话直接指导使用者解决故障，故障解决后填写记录并存档，如未解决，需管理员带工具现场检查。

2. 现场检查进一步确定客户端故障严重程度，判定是否需要采购硬件设备，如需采购，则进行采购申请，并启动备用客户端；如无须采购则进行现场维护。

3. 测试客户端是否正常，完成后填写记录并存档。

为规范电子数据管理，充分发挥电子数据的作用，确保电子数据的安全，防止电子数据被非法盗用，根据国家和行业的相关法律法规，结合本院实际，制定本制度。

1.电子数据是指基于计算机应用、通信和现代管理技术等电子化技术手段进行采集、加工存储、传输和检测等形成的包括文字、图形符号、数字、字母等的客观资料。

2.电子数据属医院资产，任何单位和个人未经允许，均不得复制、修改、打印或对外提供。

3.信息中心负责对归档的电子数据进行管理，按照有关业务部门的规定设置归档电子数据的密级，确定可以提供的范围和对象，并妥善保管。对归档的电子数据实行专人保管和维护，防止电子数据丢失。

4.医院信息系统在业务工作中所形成的具有保存和利用价值的电子数据，应定期归档保存，并定期进行异地备份。

（1）信息中心负责医院业务关键数据备份，包括医院业务信息管理等系统关键数据以及各科室业务相关其他数据，个人文档由个人负责备份。

（2）备份包括定期备份和临时备份两种。定期备份指按照规定的日期定期对数据进行备份；临时备份指在特殊情况（如软件升级、设备更换、感染病毒等）下，临时对信息数据进行备份。

（3）数据备份应建立备份文件档案及档案库,详细记录备份数据的信息；

数据备份的文卷应专人专地保管，所有备份要有明确的标识，具体包括：卷名、运行环境、备份人。备份至少应保留两份拷贝，一份在数据处理现场，另一份异地存放。

（4）备份应按规定妥善保存，电子数据至少保存10年。

5. 电子数据使用科室和人员必须严格按照授权使用数据，负责管理本科室、本人口令，不得越权使用数据；不得采取任何方法破坏数据；对所使用的涉密数据负有保密责任。

6. 未经规定程序和授权，不得擅自修改、删除电子数据。修改、删除应有详细记录，并注明修改、删除责任人，修改或删除的原因及时间。

7. 非本单位人员对医院重要数据设备、系统等进行维修、维护时，必须由信息中心相关技术人员现场全程监督。有重要数据的计算机设备送外维修，须经信息中心负责人批准；送修前，应将设备存储介质内应用软件和数据等信息数据备份后删除，并进行登记；对修复的设备，设备维修人员应对设备进行验收、病毒检测和登记。

8. 电子数据根据其密级程度，实行多级审批制度。无密级数据，由信息中心直接提供；保密级数据，由相关职能科室提出申请，经分管院长审核同意后提供；绝密级数据，由相关职能科室提出申请，经主管院长和信息化领导小组审批同意后提供。

9. 信息中心应定期对各科室的电子数据进行安全检查，指导各科室保存好各类电子数据，发现隐患及时汇报，并提出处理意见。

10. 凡未遵守本制度以及医院安全管理规定，造成计算机病毒侵入、网络系统破坏以及电子数据丢失的；凡擅自复制、修改、打印或对外提供电子数据的，将追究当事人责任，并根据情节轻重，给予相应处罚，故意破坏的，提交司法部门，追究其刑事责任。

为加强医院信息系统用户账号和权限的管理，确保信息系统安全、有序、稳定运行，依据《中华人民共和国计算机信息系统安全保护条例》和国家有关法律规定，结合本院实际，特制定本制度。

1.本制度适用于所有使用医院信息系统的用户。

2.用户账号和密码是进入医院信息系统并进行相应操作的必备条件，每个账号对应相应的类别、级别和操作权限，在医院信息系统上所进行的所有操作所产生的结果与责任，均与该账号相关。

3.用户账号与权限由信息中心系统管理员根据医院相关管理制度负责创建和设置，并提供用户初始密码。

4.用户第一次登录系统时使用初始密码，并强制修改为正式密码；密码设置应具有安全性、保密性、复杂性，不能被人轻易猜到，不能泄露给他人；密码应定期修改，间隔时间不得超过三个月。

5.用户账号和密码自行保管，因密码泄露而造成的任何损失，由其个人负责；如密码遗失，可持工牌或科室主任审批报告到信息中心修改。

6.任何人不得试图通过软件或其他工具盗取别人的账号和密码。

7.离院、离岗或其他原因不再使用或长时间不使用信息系统的个人，应通知信息中心注销或冻结账号。如果因未注销账号而引起对信息系统的危害或造成医院损失的，依法追究其责任。

为加强对医院互联网用户的管理，确保医院互联网信息通道的安全、畅通，根据国家和行业相关法律法规和本院实际，特制定本制度。

1. 互联网用户是指由信息中心统一分配 IP、统一提供网络路径和出口、统一实现病毒监控、统一管理的访问互联网的医院计算机用户。

2. 互联网用户应服从信息中心的统一管理，包括分配的用户权限、应用软硬件的安装调试、安全检查、实时监管等。

3. 互联网用户应自觉遵守和维护《中华人民共和国计算机信息网络国际互联网安全保护管理办法》，杜绝发布违反《中华人民共和国计算机信息网络国际互联网安全保护管理办法》的信息内容。

4. 互联网用户不得制作、复制、发布、传播含有下列内容的信息：

（1）反对《中华人民共和国宪法》确定的基本原则的。

（2）危害国家统一、主权和领土完整的。

（3）泄露国家秘密，危害国家安全或者损害国家荣誉和利益的。

（4）煽动民族仇恨、民族歧视，破坏民族团结或者侵害民族风俗、习惯的。

（5）破坏国家宗教政策，宣扬邪教、迷信的。

（6）散布谣言，扰乱社会秩序，破坏社会稳定的。

（7）宣传淫秽、赌博、暴力或者教唆犯罪的。

（8）侮辱或者诽谤他人，侵害他人合法权益的。

（9）危害社会公德或者民族优秀文化传统的。

（10）含有法律、行政法规禁止的其他内容的。

5. 互联网用户不得进行下列危害信息网络安全的活动：

（1）故意制作或者传播计算机病毒以及其他破坏性程序的。

（2）非法侵入计算机信息系统或者破坏计算机信息系统功能、数据和应用程序的。

（3）进行法律、行政法规禁止的其他活动的。

（4）其他危害计算机信息网络安全的。

6. 不得在互联网计算机上安装任何游戏，不得在任何时间玩网络游戏、进行网络聊天、下载或观看在线电影、炒股或进行其他与工作无关的事情。

7. 互联网用户不得将用户名、密码泄漏给他人或企图获取他人用户名、密码；不能随意更改计算机名称、用户登录名、网络IP等系统参数。如因工作需要要求更改以上参数需向系统管理员提出申请后由系统管理员负责重新分配。

8. 养成良好的上网习惯，及时升级病毒库并查杀病毒，不得随意打开来历不明的电子邮件及与工作无关的网页，防止病毒入侵。任何人不得在医院的局域网内制造传播任何计算机病毒，不得故意引入病毒，如发现病毒应立即向网络管理员报告以便获得及时处理。

9. 严禁将未经许可的计算机接入局域网，严禁擅自允许非医院职工使用联网计算机。

10. 所有联网用户不得私自使用网络管理软件（或硬件）影响网络的正常运行。

11. 所有职工应牢固树立安全意识和保密意识，严禁在网上共享和泄露医院机密。

信息培训管理制度

为提高医院信息化管理与应用水平，规范医院信息化培训，提高全院职工的素质，制定本制度。

1. 医院信息化培训由信息中心组织与管理。

2. 医院信息化培训，坚持分类考核、合格上岗的原则，纳入医院职工业务培训内容，考核结果纳入职称晋升条件和继续教育学分评定内容。

3. 信息中心应制订医院信息化年度培训计划，结合工作实际，系统组织，定期考核，登记建档，配合组织与人力资源部记入个人技术档案。

4. 针对不同岗位的工作要求，采取相应的培训措施，人员培训可分为院内培训和院外培训。根据医院实际情况采取定期培训、项目培训、专题培训和年度培训等方式。

5. 医院全体员工应积极参加信息技术与管理的培训，提高信息化应用水平；培训内容包括国家有关信息技术与管理的法律法规、计算机基本知识、应用系统操作、网络信息安全知识以及相关内容等。

6. 新进人员应参加医院统一组织的医院信息系统操作和计算机基础知识培训，考试合格方能授权上岗，分配相应权限。

7. 进修、实习人员也应接受医院信息系统的操作培训。

信息安全突发事件管理制度

根据国家相关法律法规和医院网络信息安全管理制度，规范处理医院信息安全突发事件，特制定本制度。

1.本制度适用于因计算机软硬件系统故障、恶意攻击、计算机病毒以及其他突发事件致使医院信息系统不能正常运行，影响医院局部或整体业务运转的二、三级突发事件。

2.医院网络信息安全管理领导小组为医院信息安全突发事件应对工作的最高领导机构，负责批准突发事件应对的管理、应急预案、演练计划等。日常管理机构设在信息中心，由信息中心和相关用户部门组成，负责起草应急预案、演练计划及落实实施，负责突发事件的协调工作。

3.医院信息安全突发事件发生时，成立临时处理组织，由信息中心、安全保卫部、医务、护理、医技和药剂等负责人和专家组成，为应急管理提供决策建议，必要时参加突发事件的应急处置工作。

4.信息安全突发事件根据严重程度划分为三个预警等级：

（1）三级预警：出现局部的、对医院信息系统或医院业务未构成严重影响的突发事件。

（2）二级预警：出现局部的、对医院信息系统或医院业务构成严重影响的突发事件。

（3）一级预警：出现全局的、对医院信息系统或医院业务构成灾难性影响的突发事件。

5. 信息安全突发事件应对的工作原则是预防为主、健全制度、统一领导、分级控制、措施果断、快速反应、有效配合。

6. 建立突发事件应对体系，主要包括应急预案、通信系统，以及必要的物资储备等。

7. 应急启动：信息系统突发事件发生后，相关人员要立即上报信息中心，确定突发事件等级，根据等级启动相应的应急预案。对一、二级预警要立即向医院网络信息安全管理领导小组报告。

8. 应急预案至少包括：

（1）预警级别。

（2）相关部门的职责和人员分工。

（3）突发事件的预防和应急处理方案。

（4）突发事件发生的现场控制，应急设施、设备，以及物资等。

（5）突发事件信息的收集、分析、报告、通报等。

（6）人员培训。

9. 应急预案中的应急处理方案可采用任何可使业务持续运行的手段，包括手工、半手工、备用系统等；对关键业务的处理流程要制定相应的操作步骤，并确保数据的安全。

10. 加强信息系统突发事件应对工作的宣传、技术培训等工作，保证应急预案的有效实施，不断提高信息系统的应急能力。对同一个应急预案每年要至少进行一次演练，并根据演练情况修订应急预案。

信息安全突发事件应急预案

本预案适用于因计算机软硬件系统故障、恶意攻击、计算机病毒以及其他突发事件致使医院信息系统不能正常运行，影响医院局部或整体业务运转的二、三级突发事件。

一、应对组织指挥体系及职责任务

（一）信息安全突发事件应对组织领导机构为医院网络信息安全管理领导小组，应对办公室设在信息中心（咨询机构、现场指挥机构），非在班时间设在院总值班室。

（二）应对办公室的成员组成：主任为信息中心主任，组员由信息中心以及相关技术人员组成，信息中心负责对计算机软硬件系统的小修与日常保养维护，对使用周期届满的原材料、配件进行采购及定期更换。

（三）应对办公室的职责

1.信息中心 24 小时专人值班，监控网络运行。发现问题及时处理，同时迅速向科室领导汇报。故障排除后，应完成故障报告，并在技术研讨会上汇报。

2.详细检查故障设备，消除再发事故的可能性。

3.负责网络的抢修。遇到较大故障，工程技术组应迅速集合，集体攻关，并做好以下工作：

故障检修：集中系统管理人员分析故障、查找原因、修复系统。

技术联络：迅速与系统厂商取得联系，获得技术支持。

院内协调：通知全院故障情况，并到关键科室协助数据保存。

4. 负责事故的调查和报告。

二、应急响应通信系统

（一）分级响应程序

三级预案处置：发现者立即通知信息中心，应马上组织恢复工作，要充分考虑到节假日、门诊量大、人员外出及医院的重大活动等特殊情况对故障恢复带来的影响。

二级预案处置：发现者立即通知信息中心，值班人员迅速判断事故的原因，并做简单的处理。当发现网络整体故障时，根据故障恢复时间的程度将转入手工工作的时限明确如下（具体实行时间及步骤由信息中心通知）：

15 分钟内不能恢复：门诊挂号、住院登记、门诊收费、急诊登记、急诊收费等工作转入手工操作。

3 小时内不能恢复：原则上将护士工作站、手术室、医技检查转入手工操作。

信息中心应将突发事件（二级）的基本情况向相关部门通报，向医院网络信息安全管理领导小组报告。相关部门人员迅速到达现场，查明事故原因，提出解决方案。根据突发事件的实际情况和危害程度启动相应的应急保障小组程序。

（二）信息报送与处理

1. 发生信息安全重大事故突发事件后，应立即向信息中心报告。

2. 信息中心接到突发事故报告后，立即了解突发事故的基本情况（发生事故的部门、时间、地点，简要经过，损失情况，采取的应急措施及现场情况，事故原因的初步判断，报告部门，报告人，报告时间及联系方式）并进行记录，有关人员应立即到达现场处理事故，根据事故的具体情况（二级突发事件）向医院突发事件应对办公室报告，并通知相关人员到岗开展应急处置工作。

成员到场后要立即检查，在截断危险源后采取果断措施防止事故的扩大，并留下第一手资料。根据事故现场的调查情况及时向主管部门通报。

3. 应对办公室接到报告后，根据事件具体情况（二级突发事件）决定是否向突发事件应对领导机构报告。领导机构接到报告后，判定突发事件程度，决定是否启动应对指挥部，批准部分或全面启动二级突发事件领导机构的运行。

（三）指挥与控制

1. 医院突发事件应对领导机构根据事故情况（二级突发事件）决定是否启动相关的应急预案，作出响应决定。

（1）召开应对领导小组会议，研究处置工作。

（2）传达上级领导指示精神。

（3）听取事故现场情况的汇报，决定处置意见。

（4）决定是否启用应急准备金及其数额。

（5）决定是否向社会公布消息并审批公布稿件。

（6）其他需要决定的事项。

2. 应对办公室立即到现场开展以下工作：

（1）落实赴现场指导处置工作及人员。

（2）根据处置工作的进展情况协调相关支援事项。

（3）跟踪事故处置工作进展情况并及时向领导小组报告。

（4）做好其他处置工作。

（四）紧急处置

1. 紧急处置工作的原则应本着先重后轻、先人后物，最大程度减少损失。

2. 当遇有重大灾害或人员伤亡时，上报院应对响应领导机构和相应的预案小组处理。

3. 在处置紧急抢修过程时，提出最佳的解决方案。

4. 协助有关卫生部门进行现场处置。

（五）事件的调查、处理和检测

计算机网络重大事故发生后，由信息中心会同其他相关部门成立现场调查组，负责对事故现场的调查、处理和检测工作。

（六）应急人员的安全防护

应急人员在现场进行干预处理时，应注意设备维修时可能发生的危险（如爆炸、漏电等），在确保自己人身安全的情况下开展工作。

（七）新闻报道

做好宣传报道工作，动员职工战胜困难；做好新闻报道工作，统一口径，及时向公众发布有关信息，平息谣传或误传，安定人心。

（八）应急响应终结

计算机网络重大事故（二级突发事件）处置工作完成后，经医院领导小组批准，宣告应急响应程序终结。由突发事件应对领导小组向上级主管部门报告，本次应急工作结束。

三、应急保障

1. 通信与信息保障

由信息中心负责，保证通信联系线路畅通，组织力量抢修通信设备和线路，充分利用无线通信设备，明确各地各部门的突发事件应急值班电话。必要时要确定联络信号。

2. 治安保障

由安全保卫部门负责，组织协调力量维护社会治安，打击违法犯罪活动。负责重要机关、部门、重要建筑设施和财产的安全保卫工作。负责交通安全管理工作，确保交通干线畅通无阻。

3. 设备物资保障

由资产装备部门负责，提供相关抢险设备，提供专业技术人员和维修人员，提供器材以及临时电源供给，保证抢救工作顺利进行。

4. 资金保障

由财务部门负责，根据本部门的应对工作任务拟定计划，管理应急准备金，定期检查，以确保应急工作的需要。

四、培训和演习

1. 培训

信息中心负责对有关人员平均每季度进行 1 次相关知识培训。

2. 演习

信息中心负责，至少每半年组织 1 次计算机网络重大事故预案的模拟演练。信息中心和相关科室应配合完成演练，并在演练结束后，对演练作出评价。对演练中存在的问题应总结、记录，并调整不合实际的方案。

五、后期处置

1. 事故调查

根据第一时间现场留下的资料进行事故的分析调研。

2. 责任追究

根据事故调查处理报告书的意见对有关责任人进行处理。

3. 纠正及预防措施

认真执行计算机网络管理制度和设备使用操作常规。做好设备技术性能的点检和测试，及时发现设备故障隐患。对超出点检安全运行的数据，应分析原因、及时排除。供水、供电系统有故障时，禁止强行启动机组运行。

4. 奖励与处罚

对在处理处置事故中表现突出的人员给予奖励，对事故中的有关责任人给予相应的处罚。

信息管理处理办法

为加强医院信息管理，规范相关行为，确保医院信息安全，依据医院信息管理的相关制度和职责，特制定本办法。

1. 计算机、打印机等终端信息设备按照"谁使用、谁负责"的原则，责任到人，因管理不善被盗或损坏者，按价赔偿。

2. 严禁私自搬动计算机、更换计算机部件，以免造成网内 IP 地址混乱；严禁修改计算机系统设置，以免影响信息系统正常使用。

3. 严禁私自删除、增加计算机硬盘保存内容，私自更改计算机的各种配置，私自更改软件应用程序以及参数，私自卸载杀毒软件。

4. 严禁非医院计算机未经允许私自接入医院内网。

5. 内网工作站严禁使用 U 盘或移动硬盘。

6. 严禁未经批准允许外来人员使用医院内网计算机。

7. 严禁私自安装、运行电子游戏等非工作软件，外网用户停网一个月。

8. 严禁将登录密码泄露给他人或交与他人使用，造成的损失由当事人负全责。

9. 严禁泄露医院数据、个人隐私数据，造成的损失由当事人负全责。

10. 用户在医院信息系统进行业务操作时，不得违规或越权操作，应真实、准确、完整、及时地录入初始基本信息及业务信息，如发现数据错误应及时报告或处理。

11. 严禁利用计算机网络从事危害国家安全、损害医院利益等违法、违规活动，制作、查阅、复制和传播扰乱社会治安、有伤风化、淫秽色情等信息，利用网络攻击、损害公用网络和其他用户等行为。

12. 严禁未经规定程序和授权，擅自修改、删除数据。

对违反上述条款及医院有关网络信息安全管理的各项规定、制度相关条款的，给予相应处罚；引起医疗纠纷的，按《医院医疗差错事故处理条例》处理；涉嫌违法犯罪的，移交司法机关处理。

统计管理制度

为科学有效地组织实施医院统计工作，确保统计资料的真实、准确、完整和及时，充分发挥医院统计在决策与管理中的咨询与监督作用，更好地为医院改革与发展服务，根据《中华人民共和国统计法》《中华人民共和国统计法实施细则》和《全国卫生统计工作管理办法》等法律法规,特制定本制度。

1.医院信息中心统计室负责全院医疗业务统计工作，履行综合统计管理职能。负责医院统计体系的设计、统计调查、统计资料整理、统计分析和统计监督，严格执行国家卫生健康统计调查制度。

2.统计室对收集的原始资料，应严格检查审核，科学整理，正确计算，做到日清月结，保证数字准确、可靠、完整、及时。

3.各科室应指定专人负责原始记录的收集、整理、汇总和填报工作，不得虚报、瞒报、迟报、伪造和篡改，各职能科室负责相关数据的检查、督促和审查，上报数据必须由科主任签字确认后报统计室，保证统计数据的真实性和准确性。

4.按照相关规章制度，准确、及时、完整地完成各种日报、月报、季报和年报，定期向各职能科室和院领导提供统计数据和统计咨询，充分发挥统计监督的作用。

5.建立健全统计台账（可以是电子台账），定期做好统计资料的整理和汇编工作，保证统计资料的连续性、完整性和准确性，为医院积累历史资料。

6.统计资料应妥善保存,不可遗失和任意销毁,要做好统计信息的提供和保密工作。

7.向上级报送的统计报表必须经制表人自审和签名后送统计负责人和医院领导审核批准后加盖单位公章,及时上报。

8.加强统计资料分析,充分发挥统计服务、指导和监督的作用,为领导决策提供依据。

病案管理与借阅制度

为加强病案的科学管理，更好地为患者、医疗、科研、教学服务，根据《医疗机构病历管理规定》《医疗纠纷预防和处理条例》《中医病历书写基本规范》《中医电子病历基本规范》以及医院相关制度，结合本院实际，制定本制度。

一、本制度中的病案包括纸质病案、电子病案和缩微病案。

二、各科室应严格遵循相关法规，保证病案资料客观、真实、完整，严禁任何人涂改、伪造、隐匿、销毁、抢夺、窃取病案。

三、出院病案归档

1.病人住院期间的病案由科室（病区）负责保管；出院病案应在病人出院 3 个工作日内归档至病案室，逾期未归档的病案，按以下规则进行质控处罚：

（1）当月未按时归档，但在下月 5 日之前归档的病案，每份按 50 元 / 日进行罚款，上不封顶。

（2）截至每月 5 日仍未归档的上月病案，从次日开始按每份 100 元 / 日进行罚款，上不封顶。

（3）每年病案室将对病案归档情况进行年度汇总，将科室罚款金额和排名进行全院通报，将个人罚款金额排名前 5 名进行全院通报并取消个人年度评优评先资格。

2.各病区应在保证病案内容完整的前提下按规定的排列顺序整理出院病案，并在病案首页上签名，病人出院后收到的检查检验结果和相关资料应及时归入病案。

3. 出院病案由各病区送交病案室，由病案室签收。凡丢失病案者按每份1000元对当事人进行处罚，并限期补写完整病案。

四、工作借阅管理

1. 已归档电子病案在内网电子病案系统中根据不同的管理权限申请线上借阅。

2. 已归档纸质病案原则上不出病案室，临床医护人员和医疗质量监控人员可在病案室审签、查阅相关病案，医院职能科室根据业务管理需求可在病案室查阅相关病案。

3. 因科研、教学需要，由相关科室主任批准，经相关职能科室审批和信息中心同意后可在病案阅览室查阅相关病案。

4. 进修、实习生一律不许借阅病案。

5. 特殊情况需借纸质病案出病案室，应由相关科室申请，经医务部门审批，业务副院长审批同意后，方可借阅；借阅病案应当在5个工作日内归还。

6. 借阅者应妥善保管和爱护借用病案，不得涂改、转借、拆散和丢失。借阅者应按期归还病案，逾期不还者，按照100元/日/份进行处罚。

五、患者病案复印管理

1. 病案室是医院提供对已归档病案复印和查阅服务的唯一科室，复印病案资料应加盖病案复印专用章方能生效；在院病案原则上不对患者提供复印服务，特殊情况下可由主治医生复印，手写"该复印件与原始病案一致"并签字、盖病区章后交患者拿到病案室加盖病案复印专用章后方能生效。

2. 病案室应按照《医疗机构病历管理办法》《医疗纠纷预防和处理条例》等规定提供病案复印和查阅服务。

3. 个人复印病案（包含通过医院微信公众号申请复印病案）受理的对象以及需提供的相关材料分类情况如下表：

类型	申请人	需提供材料
普通出院病案	患者本人	本人有效身份证明原件
	代办人	患者身份证、患者委托书 代办人有效身份证明原件
新生儿病案	直系亲属	本人有效身份证明 新生儿出生证明
	代办人	新生儿直系亲属身份证明 新生儿出生证明 新生儿直系亲属委托书 代办人有效身份证明
死亡病案	患者法定继承人	与死亡患者法定关系证明 本人有效身份证明
	代办人	患者死亡证明 患者法定继承人委托书 患者法定继承人身份证明 患者与其法定继承人的法定关系证明 代办人有效身份证明

备注：通过医院微信公众号申请复印病案的需在线上平台提供上述材料。

六、其他部门复印病案管理

公安、司法、人力资源社会保障、保险以及负责医疗事故技术鉴定的部门，因办理案件、依法实施专业技术鉴定、医疗保险审核或仲裁、商业保险审核等需要，提出审核、查阅或者复印病案资料要求的，经办人员应提供以下证明材料：

申请部门（行政机关、司法机关、保险或者负责医疗事故技术鉴定部门）出具的复印病案的法定证明。

经办人本人有效身份证明、有效工作证明（需与该行政机关、司法机关、保险或者负责医疗事故技术鉴定部门一致）。

保险机构因商业保险审核等需要，提出审核、查阅或者复印病案资料要求的，还应当提供保险合同复印件、患者本人同意的法定证明材料。患者死亡的，应当提供保险合同复印件、死亡患者法定继承人同意的法定证明材料。

合同或者法律另有规定的除外。

七、申请人不能提供完整借阅证明材料的，应经医务部批准后方能办理病案复印和借阅。

八、病案室复印病案资料，窗口代收取工本费0.5元/面，定期上缴财务部。

九、患者可申请复印的病案资料包括：住院志、体温单、医嘱单、化验单（检验报告）、医学影像检查资料、特殊检查同意书、手术同意书、手术及麻醉记录、病理资料、护理记录、医疗费用以及国务院卫生健康主管部门规定的其他属于病案的全部资料。

十、病案的封存

1.病案的封存与启封需由医务部派专人依据相关规定执行。

2.医务部负责封存病案原件（复印件）的保管，病案室保管封存已归档病案的复印件（原件），临床科室保管未归档封存病案的复印件（原件）。

1.藏书范围：医学图书、期刊、报纸以及相关资料。

2.图书室工作时间除星期二下午全天正常开放，每周星期二下午为内部整理时间。

3.密切配合医疗、教学、科研工作，主动提供有关图书情报，定期介绍新书刊内容，按期出新书讯。

4.凡本院职工（含离退休），可办理借书证，根据职称不同限借图书，正高职称限借6本，副高职称限借5本，中级职称限借4本，一般工作人员限借3本；借书证限本人使用，不得转借。

5.本院进修、实习人员、临聘人员，凭进修证、实习证、工作证可进入图书馆进行阅览。

6.图书室所有图书及期刊（包括现期期刊和过期期刊）、报纸均实行开架阅览。报纸及本年度现期期刊，一律不外借，过期期刊、社会文学类图书每人次限借2本、限期1个月内归还；社会杂志每人次限借2本，限期1周内归还；医学图书每人次限借3本，限期3个月内归还。

7.凡各类词典、图谱、药典及库存书等只能在图书室内阅览和复印，一律不外借。

8.如有损坏（污损、撕页、涂改）或遗失须赔偿同版原书，无法赔偿同版原书时，按原书价的三至五倍罚款，对不按时还书，又不办理延期手续者，按遗失处理。

9.调离本院时，须还清借书，并缴销借书证。

第一条　为规范医院医疗卫生服务行为，加强行业作风建设，杜绝为不正当商业目的统方，建立防控医药购销领域商业贿赂的长效机制，根据国家卫健委、国家中医药管理局《关于加强医疗卫生机构统方管理的规定》及《加强医疗卫生行风建设"九不准"》有关文件精神，制定本制度，本制度适用于医院所有医疗卫生人员。

第二条　本制度所指的统方，是指医院及科室或医疗卫生人员根据工作需要，通过一定的方式和途径，统计医院、科室及医疗卫生人员使用药品、医用耗材的用量信息。

为不正当商业目的统方，是指医院及科室或医疗卫生人员出于不正当商业目的，统计、提供医院、科室及医疗卫生人员使用有关药品、医用耗材的用量信息，或为医药营销人员统计提供便利。

第三条　本制度所指医疗卫生人员，是指医院行政管理人员、医师、护士、药学技术人员、医技人员、信息中心工作人员及其他相关人员。

第四条　各科室认真落实国家卫健委、国家中医药管理局有关文件精神及相关法规制度要求，建立岗位责任制和责任追究制度，加强防统方管理。

第五条　各科室不得以任何形式向医药营销人员、非行政管理部门或未经行政管理部门授权的行业组织提供本院医疗卫生人员个人或科室的药品、医用耗材等用量信息，并不得为医药营销人员统计提供便利。

第六条　各临床科室不得将本科室医疗卫生人员的收入与药品、医用耗材用量挂钩，医疗卫生人员及科室使用药品、医用耗材用量统计不得用于开单提成，科室的使用药品、医疗耗材的用量统计信息不得向医药营销人员提供。

第七条　严禁本院医疗卫生人员及外来系统运维人员为不正当商业目的统方，不得利用工作之便为医药购销人员牵线搭桥，为其提供相关信息或提供统方便利，干扰正常医疗秩序；严禁医院医疗卫生人员及外来系统运维人员担任企业的医药代表或充当医院营销人员在本院进行私下统方活动。

第八条　建立健全风险岗位廉洁监督制度和防范体系。以教育预防为主，处分为辅；对有条件统方的关键环节和重点岗位进行重点监督管理，加强对全院医疗卫生人员的廉政法制教育，重点岗位工作人员签订信息保密承诺书。

第九条　医院信息系统管理遵循"谁管理谁负责"的原则，信息中心（系统负责人）负责软件系统的网络信息安全，包括科室人员管理、软件系统提供/维护厂商人员管理、系统用户管理等；包括软件系统的服务器管理、操作系统管理、数据库管理等；包括软件系统的客户端安装管理、用户权限分配管理等；包括采取一切措施保证软件系统安全等。

第十条　加强医院信息系统药品和耗材统计功能管理，采取授权、加密、控制终端信息采集范围等有效措施，对各科室查询药品、医用耗材用量等信息的权限实行严格的分级管理和审批程序，防止医疗卫生人员利用统计、报告、分析等方式，取得医师或部门用药、医用耗材用量的有关信息，透漏给医药营销人员。

第十一条　加强医院信息系统中涉及药品、医用耗材的数据接口（对互联网开放的）管理，因工作需要需开放相关数据接口的，必须书面申请，陈述开放理由、明确开放的数据内容及期限，由申请科室主任签字、信息中心主任审核、主管院长审批后（开放期限超过2年需院长、书记签字），交信息中心处理，报纪委、监察办公室备案。

第十二条　对药品、医用耗材进行的相关统计和查询，由信息中心进行管理，在医院信息系统中设置重要（敏感）信息查询留痕功能（记录计算机名称、IP地址、操作人员编号、操作时间、操作内容等信息），建立查询日志，定期监管分析，及时发现异常情况并进行处理，保障药品、医用耗材信息的安全。在信息系统中安装反统方软件，对统方行为进行实时监控。

第十三条　因工作需要查询药品、耗材用量信息，可能涉及统方行为的，必须填写《信息系统查询登记表》，在科室主任签字、信息中心主任审核，主管院领导审批后，由信息中心指定人员在信息中心内实施查询，并进行登记，同时上报纪委、监察办公室备案。

第十四条　一经发现和查实有进行非工作需要统方行为的医疗卫生人员，将依据情节轻重给予通报批评、扣发绩效工资、取消当年评优、职称晋升资格或低聘、缓聘、解职待聘、解聘、提请取消执业资格，以及相应的党纪政纪处分等处理；同时，除追究当事人责任外，还要追究当事人所在科室负责人的责任；对于涉嫌犯罪的，移送司法机关处理。

第十五条　信息中心与为信息系统提供常规维护、升级换代，以及安装新系统、新设备的外来机构签署信息保密协议，并设置合理的访问权限。外来的信息技术人员和机构完成工作后要履行交接手续，确保密码、设备、技术资料及相关敏感信息等按照规范程序移交。对于获取信息用于不正当商业目的外来信息技术人员和机构，按相关的法规、业务合同规定处理，并追究相应责任。对于违反本制度的外来系统运维人员，责令所属机构对其进行批评、教育，并依据相关合同进行处理；对于涉嫌犯罪的，移送司法机关处理。

第十六条　建立健全药品、医用耗材采购不良行为登记制度。将要求进行统方的医药营销人员及经营单位列入黑名单，立即停止采购该单位药品、医用耗材，且2年内不得再次招标该单位药品、医用耗材。

第十七条　本制度自公布之日起实施。

第十二章　医院便民惠民服务制度

仁和弘道

—— 湖南中医药大学第一附属医院党建行政管理

"湘中医"医疗联盟管理制度（试行）

第一章 加盟管理办法

第一条 全省市级、县级及县级以下公立、合资、独资中医、中西结合医院以及综合医院，具有独立法人资格，承认"湘中医"医疗联盟章程，本着自愿的原则均可成为联盟成员单位。

第二条 凡符合第一条所规定的单位，承认"湘中医"医疗联盟章程，以自愿的原则向联盟管理委员会提出书面入盟申请，填写统一印发的《"湘中医"医疗联盟申请表》，提供相关的证明材料，经专科联盟盟主签字、管理委员会研究通过成为正式成员单位。医院独立或与其他单位合作建立的医疗服务站、点，自然成为联盟成员单位。

第三条 成员单位与牵头单位签订《"湘中医"医疗联盟协议》，悬挂统一的联盟单位标牌，并严格按照规定制作和使用联盟标识，以技术合作、资源共享、分级医疗、共同发展为目标，在中医药特色建设、专科建设、人才培养、科研教学、医院管理等多领域开展全方位合作，更好更快地提升湖南省中医药医疗服务能力和水平。

第四条 成员单位加盟、退盟均自愿。

第五条 若成员单位违反联盟相关规定，不履行联盟协议的相关内容，联盟管理委员会有权变更、终止合作协议。

第二章　专科联盟管理办法

第六条　成立专科联盟，须向"湘中医"医疗联盟提出申请，经"湘中医"医疗联盟管理委员会研究通过后方能成立。

第七条　召开专科联盟成立大会时，专科联盟成员单位须签订"湘中医"医疗联盟协议；召开专科联盟学术年会时，当年新加盟的成员单位须签订"湘中医"医疗联盟协议（签订了总联盟协议的单位除外）。所有协议交"湘中医"医疗联盟办公室存档。

第八条　各专科联盟完善组织机构建设，如管理委员会、理事会、章程、发展规划及联盟内部管理制度。每个专科设立一个联盟工作秘书，维护管理专科联系平台，使其顺畅高效。根据联盟成员单位的不同需求，确定不同的扶持力度和形式内容，形成本专科联盟年度工作推进计划。

第九条　加强对进修、轮训人员的管理，参照第三章《进修、轮训人员培训制度》执行。

第十条　成立专科联盟专家库，积极开展巡诊巡讲，参照第四章《巡诊巡讲制度》执行。

第十一条　采取电话、网络、远程会诊等形式，开展对联盟成员单位危急重症、疑难杂症、特殊病例的会诊指导。

第十二条　利用专科交流、微信或会诊平台，每个月组织 1～2 次学术交流活动。

第十三条　充分利用学会的各种平台和资源，每年举办 1～2 次"湘中医"医疗联盟专科联盟学术会议，并对联盟成员单位会员给予优惠。发布"湘中医"医疗联盟学术会议通知前，须将会议通知和会议日程报"湘中医"医疗联盟办公室审核，审核通过后加盖"湘中医"医疗联盟公章。学术会议需要"湘中医"医疗联盟办公室协助的事宜，须提前一周告知联盟办公室。学术会议结束后，专科联盟将会议资料、参会人员、会议照片、会议报道等信息交联盟办公室存档。

第十四条　建立双向转诊网络，建立危急重症、疑难杂症、特殊病例患者双向转诊绿色通道，为成员单位转诊提供便利；实时记录每个病人双向转诊情况和反馈意见；及时向转诊医院医生反馈病人诊疗情况。

第十五条　加强对联盟工作的宣传，设立日常电话联系群、微信群、QQ群、微信公众号。设立1～2个联盟工作通讯员，负责每个月撰写联盟工作动态报告，每月提供联盟通讯稿件不少于1篇（内容包括专科最新技术进展与防护知识，医疗新理论、新技术、新项目的信息等）。

第十六条　各联盟遴选重点单位，保持密切联系；重点单位每年巡诊2次以上，一般单位每年走访1次，分区分片、分期分批。

第十七条　与联盟成员单位合作，在基层开展坐诊、查房、义诊、手术指导、医学普查、科普宣传、健康管理、预防保健、中医药文化推广等活动，开展中医适宜特色技术推广、临床路径等规范化医疗模式和诊疗标准推广等。

第十八条　争取每年召开1次专科联盟理事会议或联谊会。

第十九条　各专科联盟制定每年专科联盟经费使用预算，由"湘中医"医疗联盟办公室汇总，按照医院财务部门预算申报规定上报联盟工作使用预算。开展专科联盟活动前，须将经费使用细则报"湘中医"医疗联盟办公室。开展专科联盟活动后，经费报账程序为：专科联盟盟主签字、"湘中医"医疗联盟办公室主任签字、主管院领导签字、财务院长签字。

第二十条　每年对专科联盟工作进行总结，根据联盟成员单位的合作程度，确定来年的扶持力度和形式内容。

第二十一条　各专科联盟自行开展加强与联盟成员单位联系与合作的其他活动，活动内容和形式须报备。

第三章　进修、轮训人员培训制度

第二十二条　每年开展2批（3月、9月）进修、科主任护士长轮训等项目。医院向各联盟成员单位每年提供2个半年/人或4个3月/人的免费进修培训名额，提供 5 个 1 月 / 人的免费轮训名额（限科主任）。进修专业全开放，涵盖所有临床科室、医技科室、药剂、护理和管理科室。

第二十三条　加强对基层管理人才和专业技术人才的培养，采取多种形式，定期或不定期对医疗联盟内各级各类人员进行系统的规范化培训，如继续医学教育、学术带头人培养、全科医学人才培养、住院医师规范化培训、进修学习、手术观摩、学术会议、远程医学教育等。

第二十四条　根据进修、轮训人员具体情况，各专科联盟制定分期培训计划（进修 3 个月或 6 个月，科主任轮训 1 个月）。

第二十五条　进修医生入科进修须持有毕业后继续教育办公室开具的入科通知，不经医院许可擅自接受进修医师的科室如出现事故、纠纷及意外事件，由当事科室承担所有责任。

第二十六条　本着对联盟成员单位负责和对进修学员负责的精神，各科室认真做好带教工作，指定专人带教。对进修医师进行考勤，严格管理，使进修学员在专业上真正受益。

第二十七条　进修生入科室时进行入科室教育，出科室时进行考核。科室应制定规范的入科室教育内容和考试考核标准。

第四章　巡诊巡讲制度

第二十八条　巡诊巡讲目的：促进牵头单位和成员单位的科室与科室、专业与专业之间的交流与协作，促进优质医疗资源向基层流动，提升基层医院的医疗水平，服务基层群众。

第二十九条　巡诊巡讲工作内容：主要包括查房、会诊、义诊、手术指导、学术讲座、健康教育讲座等。

第三十条　巡诊巡讲专家库：各专科联盟均成立专家库，成员为相关专科专家、科主任、主任医师、副主任医师、护士长、高年资主管护师以上专业技术人员。

第三十一条　参加巡诊巡讲的专科："湘中医"医疗联盟旗下的专科联盟，

涵盖骨伤科（脊柱、四肢、手外、微创）、妇产科、普外科、微创外科、内镜、心胸外科、乳腺外科、泌尿外科、神经外科、肛肠科、皮肤科、男性病外科杂病科、烧伤科、眼科、耳鼻喉科、口腔科、呼吸内科、风湿内科、心血管内科、神经内科、消化内科、肾内科、内分泌内科、干部保健内科、血液科、肿瘤科、肝病科、急诊科、中心 ICU、儿科、针灸科、疼痛理疗科、治未病中心、放射科、检验科、病理科、麻醉科、中医护理等专科。以上专科均可参加巡诊巡讲。

第三十二条　巡诊巡讲流程：原则上按照每年度"湘中医"医疗联盟巡诊巡讲计划实施，各成员单位根据本单位实际情况，确定所需技术支持内容，提前报"湘中医"医疗联盟办公室，包括巡诊巡讲时间、所需专科、日程安排等。联盟办公室将根据整体情况进行安排，原则上尽量满足成员单位的需求。有特殊情况时临时调整。

第三十三条　规范出访活动，严格按照规定乘坐交通工具。厉行勤俭节约，严格遵守廉洁从政有关规定，严格执行酒店住房、车辆配备等有关工作和生活待遇的规定。

第三十四条　巡诊巡讲专家在联盟成员单位执业活动中享有以下权利：

（一）在注册的执业范围内，进行医学诊查、疾病调查、医学处置、出具相应的医学证明文件，选择合理的医疗、预防、保健方案。

（二）按照国务院卫生行政部门规定的标准，获得与本人执业活动相当的医疗设备基本条件。

（三）从事医学研究、学术交流。

（四）对所在机构的医疗、预防、保健工作和卫生行政部门的工作提出意见和建议。

（五）巡诊酬金发放标准（税后）为：正高职称 600 元 / 天，副高职称 400 元 / 天，中级职称 300 元 / 天，司机 100 元 / 天；巡诊期间有专业讲座或科普讲座的，讲座按 200 元 / 学时发放。

第三十五条　巡诊巡讲专家在联盟成员单位执业活动中应履行下列义务：

（一）遵纪守法，依法执业。自觉遵守国家法律法规，遵守医疗卫生行业规章和纪律，严格执行所在医疗机构的各项制度规定。

（二）以人为本，坚持救死扶伤的宗旨，发扬"大医精诚"理念和人道主义精神，以病人为中心，全心全意为人民健康服务。

（三）尊重患者的知情同意权和隐私权，为患者保守医疗秘密和健康隐私，维护患者合法权益；尊重患者被救治的权利，不因种族、宗教、地域、贫富、地位、残疾、疾病等歧视患者。

（四）实施医疗、预防、保健措施，签署有关医学证明文件，必须亲自诊查、调查，并按照规定及时填写医学文书，不得隐匿、伪造或者销毁医学文书及有关资料。不得出具与自己执业范围无关或者与执业类别不相符的医学证明文件。

（五）应当使用经国家有关部门批准使用的药品、消毒药剂和医疗器械。除正当诊断治疗外，不得使用麻醉药品、医疗用毒性药品、精神药品、放射性药品及自己擅自配置的医疗用品。

（六）言语文明，举止端庄，自觉维护行业形象。加强与患者的交流与沟通，如实向患者或者其家属介绍病情。进行实验性临床医疗，应当经医院批准并征得患者本人或者其家属同意。

（七）廉洁自律，恪守医德，不索取和非法收受患者财物，不利用执业之便牟取不正当利益；不收受医疗器械、药品、试剂等生产、经营企业或人员以各种名义、形式给予的回扣、提成，不参加其安排、组织或支付费用的营业性娱乐活动；不骗取、套取基本医疗保障资金或为他人骗取、套取提供便利；不违规参与医疗广告宣传和药品医疗器械促销，不倒卖号源。

（八）宣传卫生保健知识，对患者进行健康教育。

第三十六条　忠诚职业，尽职尽责，正确处理同行间关系，互相尊重，互相配合，和谐共事。

第三十七条　乐于奉献，热心公益。积极参加"湘中医"医疗联盟安排的社会公益性扶贫义诊、助残、支农、援外义诊等活动，主动开展公众健康教育。

第五章　接待参观交流制度

第三十八条　接待参观交流目的：促进和成员单位的科室与科室、专业与专业之间的交流与协作，提升基层医院的医疗水平。

第三十九条　参观交流人员：成员单位院长、业务院长、科主任、护士长、业务骨干等。

第四十条　接待参观交流的专科："湘中医"医疗联盟旗下的专科联盟，涵盖骨伤科（脊柱、四肢、手外、微创）、妇产科、普外科、微创外科、内科、心胸外科、乳腺外科、泌尿外科、神经外科、肛肠科、皮肤科、男性病外科杂病科、烧伤科、眼科、耳鼻喉科、口腔科、呼吸内科、风湿内科、心血管内科、神经内科、消化内科、肾内科、内分泌内科、干部保健内科、血液科、肿瘤科、肝病科、急诊科、中心 ICU、儿科、针灸科、疼痛理疗科、治未病中心、放射科、医学检验与病理中心、麻醉科、中医护理等专科。以上专科均可接待参观交流。

第四十一条　接待参观交流的流程：成员单位向"湘中医"医疗联盟办公室提出申请，包括参观交流的时间、科室、所需技术支持内容。联盟办公室将根据情况进行安排，原则上尽量满足成员单位的需求。有特殊情况时临时调整。

第四十二条　厉行勤俭节约，严格遵守廉洁从政有关规定，严格执行餐饮和酒店住房等有关工作的规定。

第四十三条　言语文明，举止端庄，认真践行医疗服务承诺，自觉维护行业形象。

第六章 在"湘中医"联盟成员单位坐诊的管理办法

第四十四条 为全面贯彻落实党的十九大精神，坚持以人民健康为中心的发展思想，认真落实党中央、国务院决策部署，贯彻落实好《中华人民共和国中医药法》以及国家《关于扶持和促进中医药事业发展的若干意见》《关于在卫生计生工作中进一步加强中医药工作的意见》《中医药发展战略规划纲要（2016—2030年）》《关于推进医疗联合体建设和发展的指导意见》等文件精神和有关要求，根据本院实际情况，制定本办法。

第四十五条 医院人员到联盟成员单位定期坐诊的目的是：促进成员单位的科室与科室、专业与专业之间的交流与协作，促进优质医疗资源向基层流动，提升基层医院的医疗水平，服务基层群众；支持县级医院服务能力的有效提升，切实加强规范医联体管理工作，确保技术支持和帮扶工作落到实处，取得实效。

第四十六条 医院人员到联盟成员单位定期坐诊，邀请单位必须与发展改革部签订协议。外出坐诊必须在发展改革部报备，由医务部部审批。根据本院的实际情况，在不影响科室正常业务工作和医疗安全的前提下，统一安排坐诊人员。未经医院同意，医务人员不得擅自外出坐诊。

第四十七条 没有到医院报备的外出坐诊行为，医院将通报批评。一旦发生医疗纠纷、交通事故等意外，责任自负。因个人私自外出坐诊影响科室及医院正常工作开展，按医院相关制度处理。

第四十八条 医务人员在联盟成员单位坐诊过程中，应当严格执行卫生法律、法规、规章和诊疗规范、常规，尽自己专业所长，帮助、指导邀请单位解决医疗问题，充分展示本院医务人员良好的职业道德、精湛的医疗技术。牢固树立医疗质量第一的观念，严禁不利于患者、不利于医院声誉的一切医疗行为。

第四十九条 医务人员在联盟成员单位坐诊过程中发生的医疗纠纷或争议，由邀请医疗机构按照《医疗事故处理条例》的规定进行处理。必要时，本院相关部门可协助邀请机构处理。

第五十条　医务人员在联盟成员单位坐诊收费标准：按照邀请单位与发展改革部签订的协议标准支付。

第五十一条　医务人员赴联盟成员单位坐诊途中交通及食宿费用均由邀请单位承担。医务人员在联盟成员单位坐诊不得收受或索要患者及其家属钱物，不得牟取其他不正当利益。如有违反，一经查实，根据情节严重给予纪律与行政处分。

第五十二条　已经在联盟成员单位坐诊的人员如未履行相关手续应尽快补办。

第五十三条　本制度自印发之日起执行，由发展改革部负责解释。

1. 接诊流程

（1）国际医疗部的商业保险客户及自费客户可通过其保险公司、医院微信公众号、健康725预约挂号平台、医院客户专员及部门电话0731-85600552进行就诊预约。

（2）工作人员在接到保险客户的预约电话后，会在第一时间为客户进行保险额度查证。

（3）客户专员为客户进行分诊。

（4）预约专家并进行一对一的陪诊服务。

（5）就医结束后，患者签字。

（6）整理客户资料并与保险公司进行直付结算。

2. 报告制度

（1）涉外工作须有维护国家安全的思想意识。遇有重要人物、可疑人员来院就医，需在第一时间报告给主管院长及医院医务部、保卫部。

（2）经医院初步了解后，依据情况上报给大学及省安全厅等相关部门。

患者隐私保护管理制度

为进一步提升服务质量，构建和谐医患关系，保护患者隐私，尊重患者人权，特制定本制度。

1. 患者享有不公开自己的病情、个人史、家族史、接触史、身体隐私部位、异常生理特征等个人生活私密和自由的权利，医务人员不得随意泄露。

2. 医务人员在询问患者隐私时，应当态度严肃，不得嬉笑、嘲笑，不得强行询问与医疗无关的患者隐私。

3. 患者的隐私应当在病案中详细记载，医务人员只能在诊疗护理需要时进行信息交流，不得有任何无关人员参与其病案讨论或会诊等。

4. 医院视患者健康信息为保密信息，未经患者本人同意，医务人员不得向他人泄露可能造成患者精神伤害的疾病、病理生理上的缺陷、有损个人名誉的疾病等信息。

5. 医疗机构及其医务人员不得将艾滋病患者或感染者的姓名、地址等信息公布或传播。

6. 门诊医师在接诊时，要单独接诊患者，做到"一医一护、一室一患"，对患者隐私部位进行检查时，必须用屏风、窗帘遮挡或关门遮挡，实施保护性诊疗措施。男性医务人员在对女性患者隐私部位进行检查时，必须有女性医务人员在场。

7. 对病人进行体检，尤其对隐私部位进行检查时，要按照病人意愿决定是否请家属离开。

8.放射科拍片检查时，设立专门的更衣处，方便患者更衣。

9.在进行体格检查、诊疗操作或手术时，医务人员之间的交流要注意保护患者隐私。

门诊紧俏号源管理制度

　　为了规范医疗秩序，共同维护病人利益，联合打击"号贩子"炒号行为。特制定如下制度：

　　1. 预约平台对紧俏号源进行严格管理，做到实名制挂号、就诊。实行电话预约时认真核对姓名、性别、年龄以及陪同人员身份信息；按医院要求通知病人带好相关证件，在规定时间来医院取号。

　　2. 预约平台在电话预约紧俏号源时，全部实行录音，保留好来电记录，便于医院核实；要求一个号源必须有一个录音。每天约完后，由专门人员进行审查，如属票贩行为的，将其拉入黑名单。

　　3. 工作人员认真履职，仔细核对患者相关证件，无误后方能取号。加强内部管理，禁止利用紧俏号源进行内部挂号或从事"倒卖"行为，一经查实，按相关法律法规处理。

　　4. 门诊部所有人员，一旦有人参与炒号，一经查实，实行"零容忍"，并按医院相关规定处理。

《疾病诊断休假证明书》开具管理制度

《疾病诊断休假证明书》是由相关医生通过临床诊疗，根据病人病情提出的临床治疗休假意见，具有法律效力。

1. 开具门诊《疾病诊断休假证明书》的医生，必须本着科学、严谨、实事求是的态度，亲自诊察病人，每项诊断必须具备科学性、客观性、准确性。不得因人情开具《疾病诊断休假证明书》。

2. 医生不得开具与自己职业范围无关的或与执业类别不相符的门诊《疾病诊断休假证明书》。医生开出违规的《疾病诊断证明休假证明书》，门诊办不予盖章，并上报医院或医务科，经核实确属违规者，将按处罚条例处理。

3. 开具《疾病诊断休假证明书》的医生，仅限门、急诊临床医生。凡涉及国家政策法规需要开具的《疾病诊断休假证明书》，须病人出具单位或社区介绍信，由门诊部安排相应科室两名副高职称以上的医师，根据近期患者的检查结果及病情方能开具《疾病诊断休假证明书》。

4. 医生开具的《疾病诊断休假证明书》，一律从看病之日起，在就诊当日或次日持病历本、药物或治疗发票到门诊办公室盖章生效。

5. 凡超前、后补的休假证明，跨科的《疾病诊断休假证明书》均不予盖章。

6. 凡须盖《疾病诊断休假证明书》专用章的病人，原则上须本人前来办理；危重、瘫痪病人等不能亲自办理者，代办人须凭本人身份证及相关资料办理相关手续，否则不予盖章。

7. 门诊部应根据《疾病诊断休假证明书》，认真核实相关病历资料，准确落实核查、登记、盖章手续。

8. 病休证明的时限：原则上急诊 1 ～ 3 天，门诊一周，慢性疾病患者病休时间不超过 15 天，特殊情况不得超过 30 天。

9. 开具《疾病诊断休假证明书》要求诊断明确，签字清晰，不能缺项、漏项，不得随意涂改门诊病历相应记录。

1. 接待外单位调查时，调查者需持有单位介绍信原件及有效身份证件。

2. 工作人员只对患者就诊事实做客观介绍，出具患者就诊记录，所有资料以院内 HIS 或其他存档记录为准。

3. 如需核实病假、疾病诊断证明，来访者需提供相关原件以便查对，有特殊情况可联系接诊医师进一步查实。

4. 门诊部对调查后的结论如实记录并存档。

门诊预检分诊工作制度

为了规范门诊预检分诊工作，有效控制传染病疫情，防止院内交叉感染，保障人民群众身体健康和生命安全，根据《中华人民共和国传染病防治法》及《新型冠状病毒肺炎防治指南》的规定，特制定门诊预检分诊制度。

1. 严格执行原卫生部《医疗机构传染病预检分诊管理办法》的各项规定，规范感染性疾病病人的就诊流程。

2. 医院根据要求设立专门的预检分诊处。预检分诊相对独立、通风良好、流程合理，具有消毒隔离条件和必要的防护用品。

3. 从事预检分诊的医务人员应当由经验丰富、判断力强、处置果断的人员担任。预检分诊应迅速、准确，及时发现危重病人，使其得到及时抢救，发现异常或发生意外情况及时报告。

4. 发现传染病病人(或疑似病人)，应当仔细询问病人有关的流行病学史、职业史，经预检为传染病病人或者疑似病人的，应采取必要的防护措施，将病人引导至感染性疾病科就诊。

5. 对发热或伴有呼吸道症状的患者，应当采取必要的防护措施，经专用通道，将患者引导至发热门诊。

6. 对有特殊传染病的病人或者疑似病人，应当依法采取隔离或者控制传播的措施，并按照规定对病人的陪同人员和其他密切接触人员采取医学观察及其他必要的预防措施。

7. 对预检分诊所有患者的相关信息进行核实，项目包括日期、姓名、身份证号、性别、年龄、现住址、单位、电话、到院方式、初/复诊、患者来源、旅居史、接触史、是否聚集性发病日期、主要症状、体温、分诊去向、分诊人。

8.预检分诊处应采取标准防护措施，严格执行消毒隔离制度，按照规范消毒，并按照《医疗废物管理条例》的规定严格处理医疗废物。

互联网医院办公室制度

1. 贯彻落实党的路线、方针、政策，在业务副院长的领导下，准确、及时、有效地完成各项任务。与其他部门分工合作，相互促进，使互联网医院的各项工作有序进行。

2. 秉承全心全意为人民服务的思想，通过互联网医院诊疗活动，为患者提供优质的医疗资源和便捷的医疗服务，打造以医院为主体的互联网医疗服务模式。

3. 开展规定范围内的诊疗活动。为患者提供咨询问诊、线上诊疗、名医面诊、线上支付、药品快递、检查结果推送、检验检查预约等医疗服务。

4. 负责互联网医院的宣传和推广。对常见病、慢性病的复诊患者进行宣传、指导，满足群众的健康需求，实现"让百姓少跑腿、数据多跑路，不断提升公共服务均等化、普惠化、便捷化水平"的工作目标，从而提高医院对社会的影响力。

5. 定期对在互联网医院坐诊的医生进行操作培训，树立互联网接诊意识，规范线上接诊流程。

6. 负责互联网医院的整体运营工作，制定互联网医院的运营策略，定期对各项数据进行汇总分析，及时调整运营方案。

7. 对互联网医院接诊人员的服务态度、服务效率进行督导，收集患者、医生对系统反馈的意见和建议，优化流程，提升患者使用体验。

为满足患者需求、方便患者就医，提升医院药学服务水平和能力，医院设点开展"快递送药上门服务"，特制订本制度。

1. 根据自愿原则，患者如有需求可在医生开具医嘱并缴费后自愿选择是否快递送药上门，快递可配送的药品为：门诊西成药房开具的西药、中成药；门诊中药房开具的中药饮片（含中药浓缩配方颗粒、不含代煎中药汤剂），配送范围仅限湖南省境内。

2. 快递公司派遣 1～2 名专职工作人员，着公司制服提供驻点服务。

3. 送药上门服务工作时间：上午 8：30～12：30，下午 14：30～18：00，除春节假期以外，每天均有驻点人员值守。

4. 需要送药上门服务的患者可在服务点进行咨询并办理相关手续。

5. 服务点工作人员根据患者提供的相关信息和缴费凭证到相关药房取回调配好的药品并打包进行配送。

6. 服务点应遵守国家相关法律和医院相关规章制度，不得从事和开展与配送本院药品无关的业务。

7. 省内药品快递，患者支付 5 元 / 单的快递费，超出部分由医院承担。

8. 服务点为患者提供包装纸箱和免费取药服务。

9. 快递公司必须按时将药品送达指定地点，同城不超过 24 小时，省内非同城不超过 48 小时。

医疗服务价格投诉管理制度

为更好地为临床服务，切实解决医疗服务价格行为存在的疑问，并充分发挥职能部门的作用，特制定本制度。

1. 医院价格投诉的处理应当贯彻"患者至上"的理念，遵循合法、公正、及时、便民的原则，做到投诉有接待、处理有程序、结果有反馈、责任有落实。

2. 投诉人直接向门诊部、临床科室投诉的，工作人员应当热情接待，耐心解释，当场协调处理；经科室护士长、科主任等负责人出面仍无法当场协调处理的，应当主动引导投诉人到物价办投诉处理。

3. 物价办建立医疗服务价格投诉登记本，妥善处理后将核实情况、调查结果和处理意见做好记录。凡医疗价格投诉牵涉到医疗、护理工作时，医务部、护理部应参与协调处理；避免矛盾激化，维护医院声誉，进一步改进医疗、护理工作质量；价格纠纷情况复杂时应及时上报院领导。

4. 严格按照程序处理患者有关医疗价格的投诉，根据需要通知相关科室负责人参与，调出相关收费凭证、病历及费用清单等逐项查对、核实，并作出处理。

（1）确定无多收、乱收时，应做好耐心细致的解释说服工作，取得病人的理解与信任。

（2）如出现违规行为（自设收费项目、分解收费、比照收费和重复收费等）和操作过程中存在疏忽，应及时处理违规操作，如数退还相关费用，由当事人与该科室护士长或科室主任给病人赔礼道歉，取得病人的谅解，从而化解矛盾；凡多收或漏收、少收的费用，多收部分从该科室收入中扣除退还给病人，漏收或少收计入科室成本。

（3）无医嘱或无检查回报结果、与医嘱不相符的收费，应及时反馈情况给科室整改，再次发现类似情况对科室及当事人给予一定处罚。

（4）因收费不合理而被投诉，根据情况给予一定处罚。

（5）对于已处理完毕的投诉，及时反馈给有关科室，以引起足够的重视，避免类似问题的再次发生。

5. 为严格执行医院的财务管理制度，任何科室、个人均不得收取现金，一经发现严肃处理，并给予全院通报批评。

6. 各科室必须掌握有关医疗价格政策法规及本科室的收费项目内容，并负责本科室病人的答疑和解释工作。

7. 对医疗服务项目价格进行动态监控，如遇政策性调整，必须在规定期限内完成更新，及时对外发布。

医疗服务价格公示制度

为了加强本院医疗服务价格管理，强化责任意识，维护广大群众的利益，严守国家、本省的医疗服务价格法律和规定，规范医疗药品价格行为，提高医疗服务价格透明度，特制定如下公示制度：

1.遵循公开、公平和诚实信用的原则，严格遵守国家价格法律、法规和政策，规范明码标价和价格公示工作。

2.根据省价格行政主管部门的规定，在门诊、住院部等显著位置，采用电子触摸屏、电子显示屏、公示栏、公示牌、价目表、价目本等方式公示常用医疗服务项目、药品、医用耗材的价格。公示的内容为：医疗服务项目，药品、医用耗材编码、名称，服务内涵，计价单位，价格。价格发生变动时，及时调整公示内容。

3.门诊大厅、病房护士站、住院费用结算中心义务为患者提供多种形式的医药费用查询服务，并明确告知患者费用查询方式。住院患者可在病房查询一日住院费用及总费用，办理出院结账手续时可在住院结算中心窗口打印费用详单。

4.随时接受群众对于医疗服务价格方面的查询，并公布医院病友服务中心电话号码，以提高医疗服务价格透明度，接受患者和社会监督。

下基层服务工作人员

为进一步推动乡村振兴战略实施，引导广大专业技术人才服务基层，贯彻落实《中共湖南省委关于全面加强基层建设的若干意见》（湘发〔2019〕13号），按照《中华人民共和国基本医疗卫生与健康促进法》《湖南省职称改革工作领导小组办公室关于明确部分系列（专业）晋升职称基层工作经历有关事项的通知》（湘职改办〔2020〕4号）等文件要求，根据本院实际，特制定本制度。

第一章 目标

第一条 为发展医疗卫生与健康事业，提高公民健康水平，推进"健康中国"建设，同时确保脱贫县县级医院服务能力有效提升，巩固农村脱贫成果，切实加强规范对口支援管理工作，确保支援和对口帮扶落到实处、取得实效。

第二章 派驻资格与派驻时间

第二条 本院医师在晋升中级职称后、副高职称前应到本院对口支援医院完成1年以上的基层服务。

第三条 临床科室、医技科室、行政部门必须从实际出发按需支援，根据双方年度计划及帮扶目标有计划地派驻支援人员，派驻人员资质、派驻时间应符合国家和省级卫生行政部门相关规定。

第三章 派驻程序

第四条 符合资质的派驻人员自愿申报，填写申请表，经科室负责人签字同意后报医务部。

第五条　医务部根据与受援医院所签订的协议书及其实际情况统一协调安排。

第六条　在医务部安排好派驻地点前派驻人员不得私自与受援医院联系派驻相关事宜。

第四章　岗位职责

第七条　下基层服务不拘于形式，对派驻人员实施目标管理。

第八条　驻点帮扶期间，派驻医师应开展以下工作：

1. 其中半年应开展以下工作：

（1）出门诊，每周至少2个半天。

（2）管病床，参与或单独管理病人。

（3）做手术，指导、参与和单独开展手术。

（4）带教学，每周组织1次教学查房，每2周组织1次科内临床教学，介绍专业相关的诊疗规范、操作技术指南、知识进展等内容。

（5）指导科室完善管理制度。

2. 另外半年实行坐诊与巡诊相结合，可采取巡回医疗、走村入户、技术咨询、培训教育等形式。

第九条　派驻技师、行政工作人员结合受援医院及科室实际情况开展工作，力求取得实效。

第十条　派驻人员务必遵守受援医院及相应科室规章制度，接受受援医院及相应科室的工作安排。

第五章　考核与待遇

第十一条　对派驻人员严格实行考勤制度。派驻人员工作期间内不能出现擅自离岗情况。

第十二条　确有需要离岗的，须向双方医院对口支援管理部门提出书面申请。紧急情况离岗的，需要电话报告双方医院对口支援管理部门。

第十三条　对口支援期间发生擅自离岗 1 次以上，或者请假累计超过 2 周，重新计算对口支援时间。

第十四条　对口支援考核结果纳入科室和个人的绩效考核。对口支援表现突出者，在职称申报和聘任、岗位聘用、提拔任用、各项评优评先时予以优先考虑。

第十五条　派驻人员在对口支援期间的工资、津贴、奖金等各项福利待遇不变，并给予一定的生活、交通补贴。

第六章　附　　则

第十六条　本制度自发文之日起执行，如遇未尽事宜，由医务部负责解释。

干部保健工作制度

一、干部门诊工作制度

1. 设置干部诊室，专门负责干部保健对象的接诊工作。

2. 安排副高以上职称医师接诊，实行首诊医师负责制，规范书写门诊病历，保证门诊诊疗质量。

3. 保健对象凭省保健委员会制发的《医疗保健证》到医院就诊时，医院在挂号、就诊、检查、划价、取药等方面提供优先服务。

4. 保健对象需住院时由门诊医师开具住院证并与病房联系，尽量缩短病人候床时间。

二、干部病房工作制度

1. 设置专门的干部病房，按照省保健委员会办公室核定的病床数开放。

2. 配置医疗保健需要的医疗、抢救设备，以保证临床工作需要。

3. 优先保证干部病房人员编制和合理的梯队结构，选派医德高尚、医术精湛、责任心强的医务人员进入干部病房工作，保持人员相对稳定。

4. 按照省保健委员会规定的收治范围及标准优先安排保健对象住院，并预留适当床位以备急需。

5. 原则上不接受进修、教学任务。

三、住院和转院制度

1. 干部保健对象住院应及时收住干部病房或相关专科，并按分级保健内容做好服务。

2.危重病人入院后，分管院长要亲自到病房组织指挥医疗专家抢救，落实救治措施。

3.住院期间因病情复杂难于确诊的，必须及时邀请院内或院外医疗专家会诊。

4.因病情需要确需转院或转外省治疗的，由医院提出建议，经保健对象所在单位同意，向省保健委员会办公室提出书面申请，由省保健委员会办公室联系安排。

四、会诊制度

1.会诊对象为二级以上保健对象及省保健委员会指定的其他重要病人。

2.会诊条件为（1）病情复杂，3天内不能明确诊断者；（2）病程较长，治疗7天后效果不明显者；（3）病情危重，需多学科协同救治者；（4）拟实施手术治疗前；（5）拟进行创伤性检查和有危险的治疗措施前；（6）拟采用国内外新技术、新疗法；（7）慢性病制定治疗方案、更改方案或执行方案后的疗效评估；（8）其他需要会诊的情况。

3.会诊程序

（1）一般会诊由就诊科室根据病情需要向医院干部保健科提出书面会诊申请，在提出申请后24小时内完成；紧急会诊可随时申请，在提出申请后2小时内完成。

（2）院内会诊由医院干部保健科批准，并通知专家参加会诊；院外会诊由分管院长批准，并向省保健委员会办公室提出申请，由省保健委员会办公室联系安排。

（3）会诊由就诊科室主任或分管院长主持，指定会诊专家小组组长，当诊断和治疗意见出现分歧时，由会诊专家小组长决定诊断和治疗方案，主持人总结会诊意见并与会诊专家小组长向保健对象或其家属反馈会诊结果。

4.会诊专家原则上从省保健委员会聘任的核心专家和会诊专家中选择。需请非保健专家会诊时，应报省保健委员会办公室批准。

5. 保健对象因病情需要确需邀请省外专家会诊或转外省诊治的，医院提出建议，经保健对象所在单位同意，向省保健委员会提出书面申请，由省保健委员会办公室联系安排。

五、病案管理制度

1. 干部保健对象在医院门诊就医或住院治疗应有系统的病案。一级保健对象门诊病案由医院干部保健科专人保管，医疗过程终结后及时收集整理，并按有关保密规定保管。保健对象的住院病案在出院后统一归档医院病案室保管，重点保健对象的住院病案原则上应永久保存。

2. 病历按要求书写，医师签全名，不得擅自删改、剪贴。

3. 本院医务人员调阅干部保健对象病案资料时，必须经主管院长批准；院外人员调阅时，必须经省保健委员会办公室批准。

六、健康检查工作制度

1. 明确专人负责保健对象的体检工作，抽调经验丰富、责任心强、副高以上职称的医护人员承担健康检查任务。

2. 实行主检医师负责制。主检医师负责书写体检总结，内容包括体检结论、医疗及预防保健意见和建议。

3. 明确专人负责健康管理工作，及时向保健对象反馈体检结果。对纳入健康管理的保健对象要制定个性化的健康管理方案，并有针对性地给予保健指导咨询，督促落实各项干预措施。

4. 明确专人及时收集、整理保健对象健康检查及健康管理等资料，并妥善保管。

5. 每年体检结束，向省保健委员会办公室书面报告副厅级以上保健对象的体检结果、体检率及体检出的主要疾病等情况，并上交省直保健对象的健康档案。

七、重要来宾接待、大型会议及活动的医疗保障制度

1. 选派政治素质好、业务技术精、身体健康、善于合作的工作人员，

并配备必要的医疗救护药品和设备，为重要来宾、大型会议及活动提供优质服务。

2. 大型会议或活动期间，医院开通接诊绿色通道，安排24小时值班，并为前来就诊的保健对象提供门诊、住院等绿色通道优先服务。

3. 医疗救护药品的使用要因病施治，合理规范，处方需患者签名，并建立药品使用台账。

4. 工作人员要严格服从上级领导，严守组织纪律，强化保密意识，主动热情、耐心细致地为保健对象服务。对重点保健对象要主动访视，做到心中有数，发现病症及时治疗。对重点病人要严密观察，定期随访，必要时医务人员随行送入医院治疗。坚持接诊情况一日一报制度。发现传染病时，及时向省保健委员会办公室报告。

八、病情报告制度

1. 一级保健对象健康检查、住院及住院期间的重大病情变化、会诊、手术、病危、抢救、病故等情况，必须及时电话报告省保健委员会办公室，之后24小时内以病情报告形式上报。正厅级保健对象住院、病危、抢救、病故等情况，必须及时电话报告省保健委员会办公室。

2. 病情报告应按统一格式填写，包括姓名、性别、出生年月、工作单位、病历摘要、目前情况、会诊意见、主要治疗原则及其他需要报告的内容。经科主任、干部保健科负责人审查签字并报院领导审阅签发。

3. 中央、外省市副省以上（含副部、副军级）干部、重要外宾来湘期间体检、就诊、住院和住院期间的重大病情变化、手术、会诊、病故应及时报告省保健委员会办公室。

4. 以下情况应及时电话或书面请示报告：

（1）发生严重医疗差错事故及其他影响保健工作的突发性事件。

（2）保健对象在门诊、急诊、住院过程中发生一、二类传染病或患上本省新发生的病种，及发生集体食物中毒。

（3）干部病房首次开展的新技术、新疗法。

（4）工作中出现与干部医疗工作现行规章制度相冲突的新问题。

九、安全保密制度

1. 自觉遵守保密守则"五不"规定：不该说的不说、不该问的不问、不该看的不看、不该记的不记、不该去的不去。

2. 按照《中央保健工作保密规定》确定的保密范围及密级做好保密工作。

3. 保健工作涉密内容的制作、使用、复制、摘抄、保存和销毁，应符合国家有关保密规定，并按照保密程序传递和收发，必要时派专人递送，不得用平信或明码电报传递，严防泄密。

4. 涉密计算机应固定使用场所和使用人员，不得直接或间接与互联网或其他公共信息网络连接，必须实行物理隔离；涉密计算机严禁使用非涉密移动存储介质，严禁使用蓝牙、红外和无线设备；涉密信息和数据必须按照保密规定进行采集、存储、处理、传递、使用和销毁。

5. 本院工作人员因工作需要调阅保健对象病案资料时，必须经分管院长批准；院外人员调阅时，必须经省保健委员会办公室批准。

6. 凡未经药品监督部门正式批准的药物一律不得给保健对象使用。

十、保健专家管理制度

1. 医院负责省保健委员会聘任的保健核心专家及保健会诊专家的日常管理工作，专家在从事临床、科研、教学等工作的同时，承担保健任务。

2. 核心专家可担任会诊专家小组组长，参加省内保健对象、来湘重要保健对象、重要外宾的疑、难、危、急、重症会诊，手术和抢救；参与保健工作专业技术领域重大、疑难问题的研究、论证和决策咨询；参与保健科研课题的评审和鉴定工作。

3. 会诊专家可参加省内保健对象、来湘保健对象和重要外宾的会诊、治疗工作；参加保健对象的重要疾病预防、康复指导和健康宣教工作；参与保健科研课题的研究、评审工作；承担各级保健基地医疗保健工作的技术指导、技术咨询和技术培训；完成省保健委员会办公室交办的有关任务。

4. 核心专家和会诊专家要服从省保健委员会办公室的调遣，做到为保健对象服务时随叫随到。平时一般性的医疗保健活动，由省保健委员会办公室通知医院进行安排；紧急情况时，省保健委员会办公室直接联系专家参与医疗急救活动。

5. 核心专家和会诊专家应定期参加省保健委员会办公室召开的专家会议及保密制度和相关专业的业务培训。

日间手术管理制度

一、日间手术定义

参照国际日间手术协会和中国日间手术联盟关于日间手术的概念，日间手术是指患者在 24 小时内完成计划性住院、手术、术后短暂康复并出院的一种手术模式。

二、日间手术管理模式

参照国内外先进日间手术管理模式，结合本院的实际情况，医院采取集中管理、统一和分散收治相结合的日间手术患者管理模式。

医院设立日间手术部，挂靠在医务部，负责制定日间手术管理及运行的相关制度，负责日间手术质量与安全评价监管、日间手术运行及质量统计报表的上报、日间手术相关制度的执行、协调和统筹管理日间手术相关部门与科室。

日间手术服务中心负责日间手术患者的统一预约、入院前宣教、住院期间的统一协调管理及出院后的常规随访。开展日间手术的病房开放 1～2 张日间手术病床，专门收治日间手术患者，作为日间手术患者手术后留观床位，方便医生及时观察患者术后情况。开展日间手术的专科设立一名日间手术负责人，负责统一管理该专科的日间手术。各专科医生负责日间手术病人的术前评估、准入、病历书写。日间手术留观病人由收治科室的值班医生负责术后过夜日间手术病人的医疗观察和处理。

日间手术中心分为等候区、术前评估区、麻醉后二级复苏区、手术区和医生办公区。手术中心指派专人具体负责日间手术患者的手术安排，并做好与相关科室的衔接协调工作。术前手术病人等候评估，麻醉后二级复苏由麻醉科安排管理。手术室保证 2 个手术间为日间手术间，以保障日间手术优先及时安排，普通手术不得挤占日间手术的安排，手术室及麻醉科依据日间手术预约情况提前安排人员配合手术。局麻手术可安排在日间手术中心之外的门诊手术室和内镜中心实施。

加强与长沙市社区卫生服务中心的交流，积极建立于社区卫生服务中心的双向转诊机制；探索建立医院＋社区服务中心的可覆盖全长沙市的日间手术协作网。

三、日间手术病种

根据各专科的需求，中国日间手术联盟推荐的 56 个日间手术病种都可以申请成为日间手术病种。

四、日间手术服务流程

1. 日间手术患者在门诊预约手术医师。

2. 手术医师在患者入院前开具术前检查单，评估患者，确定麻醉方式，预约日间手术。

3. 患者在门诊完成术前检查。

4. 患者在麻醉门诊完成麻醉评估。

5. 患者到日间手术服务中心完成手术预约和术前宣教。

6. 日间手术服务中心在患者入院前一天通知手术室和麻醉科，手术室和麻醉科完成日间手术人员派班。

7. 患者手术当天办理住院，日间手术服务中心通知日间病房护士办理入科手续，完成术前准备。

8. 入院后患者到日间手术病房完成入院后常规护理，等待手术，或直接到日间手术中心等待区等候。

9. 手术医师和麻醉医师在日间手术中心术前评估区再次核对和评估患

者，在指定的日间手术间完成手术和麻醉，手术后送 PACU 和二级复苏区完成麻醉后恢复，达到离院标准的可直接从二级复苏区办理出院，否则送日间手术病床留观一晚，第二天办理出院。

10. 手术后 1 ～ 3 天，日间手术服务中心完成术后随访，必要时需进行跟踪随访，日间手术患者根据医嘱到门诊预约手术医师进行随诊。

五、日间手术基本服务内容

（一）院前服务

1. 入院前通识教育。

2. 入院前健康教育、饮食指导、用药指导、心理疏导。

3. 手术注意事项宣讲，完成日间手术入院前 CHECK–LIST 表格的填写。

（二）住院期间服务

1. 病房的一般常规服务。

2. 术后病情观察与护理。

3. 术后疼痛及恶心呕吐控制。

4. 术后护理知识、自护基本技能的传授和出院指导。

（三）出院后服务

1. 出院后常规随访、专科随访和满意度随访。

2. 出院后为患者及社区医师提供咨询和指导。

3. 提供日间手术患者出院后应急电话，解决患者出院后的紧急医疗需求。

六、日间手术质量保障及监管体系

所有开展日间手术的专科和手术医师，必须获得医院审批并接受医院质量监管。日间手术患者实行手术主刀医师负责制，手术主刀医师负责日间手术患者的准入并有权决定是否延长日间手术患者手术后住院时间以及是否转为普通住院患者。

医院对日间手术采取准入制度，具体包括以下几方面：

（一）手术准入标准

1. 日间手术必须为本院已开展的成熟手术，提倡微创手术。

2. 围术期出血风险小，术中不需要输血。

3. 预计手术时间不超过 2 小时。

4. 手术不增加气道相关风险。

5. 手术后能快速恢复饮食、饮水。

6. 手术后疼痛易控制。

7. 不需要特殊的术后护理。

（二）医师准入标准

1. 聘任主治医师职称 3 年以上。

2. 在拟开展的日间手术项目中有丰富的临床经验，无重大医疗事故。

3. 具备良好的医德及沟通能力。

4. 个人申请，所在科室领导同意。

5. 医院医务部门审核资质，医院授权。

（三）患者准入标准

1. 意识清晰，无不可控制的精神疾病。

2. 愿意接受日间手术，对手术方式、麻醉方式理解认可。

3. 患者年龄在 1 岁至 65 岁之间，无严重的脏器功能障碍，近期内无难以控制的严重并发症，ASA 分级 1～2 级，入院前有明确的诊断，病种较为单一。

4. 有固定联系电话，手术后有成人陪伴并有能力在院外住所完成出院后照护，住所离医院不远或周边有其他医疗机构，便于随诊和应急事件发生的处理。

5. 满足各专科手术和手术医师的特殊要求。

（四）日间手术质量监管和考核

1. 日间手术纳入单病种、临床路径质量考核和监管体系。由医务部每月对所有开展的日间手术病种监测并统计开展例数，各病种临床路径入径率、变异率和退出率、死亡率、手术后并发症发生率、手术后麻醉并发症发生率、一周内再入院发生率、均次费用、药占比等。同时监测手术医师和相应专科。

2.将日间手术开展情况作为科室考核的一项指标，要求医院规定的日间手术病种开展必须达到一定的比例。从2020年1月份开始，医院规定的日间手术专病病种必须做临床路径和病历模板，进行日间手术专病管理，3月份开始全面实施并进行考核。

七、日间手术病历要求

日间手术病历不同于门诊病历、留观病历和住院病历。日间手术病历采用表单式模板病历，要尽可能减少医师书写，探索建立无纸化日间手术病历新模式。

（一）日间手术病历基本内容

1.病案首页。

2.表单式24小时出入院记录。

3.手术记录。

4.手术同意书。

5.麻醉评估表和麻醉同意书。

6.麻醉记录。

7.表单式出PACU和二级复苏区评估单。

8.手术安全核查表。

9.护理记录。

10.临床路径医嘱单。

11.出院评估单。

（二）日间手术病历质量管理

1.病历记录内容是医护人员对患者诊疗过程客观和真实的记录，是具有法律效应的医学文书。

2.病历记录内容力求客观、准确、真实、及时。

3.日间手术病例均纳入临床路径管理。若患者出现临床路径以外的病情变化，应及时完成相关病程记录。如出现病情变化，需转入专科病房住院治疗等，需退出临床路径。病历书写按《病历书写基本规范》执行。

4.符合国家电子病历管理相关规定。

5.日间手术病历要符合病案归档管理相关管理规定。电子病历打印版本无主管医生签名或病案室签字盖章不能作为医疗文书使用。纸质病历按照病案管理规定进行保管。

八、日间手术激励与考核政策

医院搭建一体化日间手术平台，目的是在有限床位资源的条件下，积极鼓励手术医生充分利用好本院的手术室资源，调动手术医生、麻醉医生和手术室等多方的积极性。医院将日间手术开展情况作为科室年度考核与科室主任考核内容，将日间手术的开展情况纳入麻醉科和手术室的考核指标。日间手术的安排要优先保障。严格控制日间手术患者的麻醉费占比，保证日间手术单病种总额不超过医保指标。

一、管理范畴

需要进入急诊绿色通道的患者是指在短时间内发病，所患疾病可能在短时间内（＜6小时）危及生命的急危重症患者。

1.急性创伤引起的内脏破裂出血、严重颅脑出血、高压性气胸、急性心力衰竭、急性脑卒中、急性颅脑损伤、急性呼吸衰竭等重点病种。

2.气道异物或梗阻、急性中毒、电击伤、溺水等。

3.急性冠脉综合征、急性肺水肿、急性肺栓塞、大咯血、休克、严重哮喘持续状态、消化道大出血、急性脑血管意外、昏迷、重症酮症酸中毒、甲亢危象等。

4.宫外孕大出血、产科大出血等。

5.消化性溃疡穿孔、急性肠梗阻等急腹症。

6.其他严重创伤或危及患者生命的疾病。

7.就诊时无姓名（不知姓名）、无家属、无治疗经费的"三无"人员也在绿色通道管理范畴内。

二、原则

1.先抢救生命，后办理相关手续。

2.全程陪护，优先畅通。

三、急诊抢救绿色通道流程

（一）院前急救

现场进行必要的处理，尽快转运回医院，在转运过程中告知医院，做好会诊的医生、仪器设备及药物的准备。

（二）院内抢救

1.病人到达急诊科，医护人员应立即给予处理。

2.首诊医生询问病史、查体、迅速判断影响生命的主要因素，按照医嘱制度规范下达医嘱。

3.会诊医生在到达急诊科进行会诊时，应详细了解病情、认真查体，并制定会诊处理方案，病人如需转科诊治时，及时转科治疗。

4.经外科医生评估，病情危重、需要紧急施行抢救手术时，应快速做好术前准备，尽早实施手术。

5.多发性损伤或多脏器病变等特殊病人，必要时请示医务部、值班院领导及时组织多学科会诊，根据会诊意见，有可能威胁到病人生命最主要的疾病所属专业科室接收病人，并负责组织抢救。

6.急性危重病人的诊断、检查、治疗、转运在医护人员的监护下进行。

四、急诊绿色通道的要求

1.急诊科入口通畅，有救护车出入通道和专用停车位，有醒目的路标和标识。

2.进入急诊绿色通道的患者必须符合本制度所规定的情况。

3.执行急诊与住院连贯的服务流程，收住院科室不得以任何理由拒收。

（1）医院内科、外科、药学科、功能科、放射科、检验科（输血）等科室和长设总住院提供24小时急诊服务，按医院规定会诊和急诊。

（2）进入绿色通道的病人的医学检查结果报告时限。

①病人到达医学影像科后，急诊平片、CT报告时限≤30分钟。

②超声检查15分钟内出具检查结果报告（可以是口头报告）。

③急诊检验报告时限：临检项目≤30分钟出报告；生化、免疫项目≤2小时出报告。

④执行危急值报告制度。

（3）后勤保障部门提供 24 小时连贯不间断的抢救设备、后勤保障支持服务。

4. 在确定患者进入绿色通道后，需要相关科室会诊时，相应专业医师接到会诊通知后应在 10 分钟内到达现场，如有医疗工作暂不能离开者，要指派本专业有相应资质的医师前往。

5. 药学部门在接到处方后优先配药发药。

6. 手术室在接到手术通知后，要尽快做好手术前的准备工作，麻醉医师进行麻醉评估并制定麻醉方案，急诊手术要尽快实施。

7. 在急诊抢救的诊疗过程中，充分履行告知义务，严格执行《知情同意制度》。

职工福利待遇发放实施办法

为了更好地体现医院对职工的关爱，增加职工对医院的归属感，把关心职工生活，为职工排忧解难工作落到实处，参照上级有关职工福利待遇的规定，结合医院实际，制定本实施办法。

一、范围

正式入会的医院聘用制职工和劳动合同制职工（含离退休人员）（停发工资人员不在范围内），以下简称职工。

二、项目

（一）生日慰问

医院职工生日发放慰问券 300 元。每月初由分工会到工会办公室领取当月过生日职工的慰问券，由分工会主席及科室负责人再送到职工手中。

（二）住院慰问

在职职工住院，由所在分工会及时报告院工会，院工会协同分工会负责人组织相关人员对其进行看望慰问。离退休职工住院由离退科负责慰问。住院慰问金 1000 元，一年内多次住院的限慰问一次。

（三）工会会员退休离岗

以工会小组为单位召开座谈会予以欢送，同时可发放不超过 1000 元的纪念品。

（四）职工去世慰问及丧葬等相关规定

工会会员去世时，给予 2000 元的慰问金；其配偶、父母、配偶父母、子女去世，给予1000元的慰问金（家庭中多名成员在本院工作的也只发放一份慰问金）。其他善后事宜由人力资源部参照省人事厅最新文件规定执行。

（五）职工医疗互助基金报销

1. 经费来源：医院每年拨专款60万元；职工交纳10元/月（含离退休职工），由财务部直接从工资表中代扣。

2. 报销范围和标准：职工因病住院，住院费用进入医保统筹计算范围内的按医保政策比例报销后，剩余的个人比例自付部分，医院给予100％全额报销，起付线给予报销300元（一年一次），完全政策自付及部分政策自付不予报销。

3. 经确诊为恶性肿瘤患者，凭病理报告、疾病诊断书、身份证复印件及本人申请报告到工会领取5000元特殊补助。

4. 职工每年度（年度计算期间为公历1月1日至12月31日，以出院日期为准）住院费用累计总额达到10万元，且个人自付部分（个人政策自付部分）累计达到2万元以上者（已经在第一项报销的个人比例自付部分不再纳入本项目个人自付部分的累计），属于医院重大疾病互助范围，个人自付剩余的部分按40％比例报销，最高报销限额4万元。纳入重大疾病互助的会员，由本人或直系亲属，在下一年度的1月1日～31日向医疗互助基金委员会提出上年度经费报销的书面申请，由工会财务审核统计，上报医疗互助基金委员会讨论，由院领导审批同意一次性给予报销，过期不予受理。

5. 原则上享受大病互助的，不再享受医院住院费用减免，如有特殊情况享受医院减免的，须剔除减免金额后计算大病互助补助。

6. 审批报销程序：职工出院结算时在住院科领取《职工住院费报销申请表》，于每月最后一周的周二到工会办公室审核报销。

（六）困难补助

1. 补助对象：因病或其他特殊原因而致生活困难的职工。

2. 补助申请：本人申请，所在分工会审核签署意见，经院工会福利委员会讨论，报医院领导审批，由工会在年末一次性给予补助。

3. 补助标准

（1）一等补助；职工身患绝症或重病住院期达半年以上（自费部分达1万元）；直系亲属身患绝症且无工作或家庭遭遇其他突发天灾人祸；职工因工致残生活无法自理。

（2）二等补助；职工本人系独生子女，全家（指直系亲属）人均月生活费低于1000元；职工本年度重病住院连续长达半年以上。

（3）三等补助；其他特殊情况，经院工会福利委员会研究，一致认为给予补助者。

4. 不享受困难补助的范围

（1）违法、违纪、违规造成重大损失者，如打架斗殴、闹事、酒后驾车等造成的人身伤害和财产损失。

（2）因违反计划生育政策造成的特殊困难；职工的直系亲属有劳动能力而不愿参加劳动造成的困难。

（3）因本人责任发生被盗、火灾等造成人身伤害和财产损失者。

（4）因本人高消费、铺张浪费、赌博、吸毒等不良行为造成生活困难者。

（七）职工节日福利

按照国家规定的法定节日（即元旦、春节、清明节、劳动节、端午节、中秋节和国庆节）发放，发放标准以全总、省总文件为准。

在发放节日物资时，已办理了入会手续并在册的职工均按照相同标准发放。6月30日（含6月30日）前办理了入会手续的、发放时在册的人员享受全年福利；7月1日～12月31日（含7月1日和12月31日）前办理入会手续的会员、发放时在册的人员按照50%发放；人员统计时间截至当年的12月31日。

三、附则

（一）根据湘工发（2018）20号文件《湖南省基层工会经费收支管理实

施细则》的精神，经医院党委研究，同意入会的聘用制职工和劳动合同制职工（即在编人员和院聘人员）享受同等待遇。

（二）本办法由工会负责解释，以往同类文件一律取消。

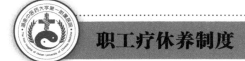
　　为贯彻落实习近平总书记系列重要讲话精神和关于工会工作的重要指示，确保对一线员工关爱服务工作顺利开展、进一步加大关爱服务劳模工作的力度，树立全院尊重一线医务人员的良好氛围，依据《中华全国总工会办公厅关于进一步加强和规范劳模休养工作的意见》《湖南省基层工会经费收支管理实施细则》等文件规定，制定本制度。

　　一、疗休养对象

　　1.全国劳动模范、五一劳动奖章获得者以及国家级荣誉获得者，国医大师、全国名中医。

　　2.省部级劳模、五一劳动奖章获得者、省级荣誉获得者、省级名中医。

　　3.响应国家号召，积极参加援非、援藏、援疆以及应急支援其他地区的医务人员。

　　4.为医院建设发展做出突出贡献的职工，获得医院表彰的先进个人、模范人物。

　　二、疗休养内容

　　职工疗休养主要以休息疗养、康复治疗、开展健康体检和讲座、形势报告、座谈交流、文体活动等方式组织开展。休养期间不得安排收费旅游景点的相关活动，外出参观原则上不超过休养时间的1/3，参观考察以免费的革命传统教育基地、先进企业及社区、社会主义新农村、博物馆、纪念馆为主，将休养活动与爱国主义教育、提升职工素质结合起来，严禁借疗休养名义组织公款或变相公款旅游。

三、疗休养地点

疗休养地点原则上为工会系统的疗养院所，以全国劳模休养基地或省级劳模休养基地为主，也可采用招投标等方式并征求疗休养主管、财务、经审等部门意见后，经集体研究确定符合休息、疗养、康复治疗等相关标准的接待单位。休养期间不得跨省（区、市）活动，原则上住宿地点不变。

四、疗休养时间

疗休养原则上每半年组织一次，本制度规定的第一类疗休养对象每年享受一次，每次疗休养时间不超过 14 天；第二类疗休养对象每 2 年享受一次，每次疗休养时间不超过 7 天；第三、四类疗休养对象可享受一次，疗休养时间不超过 3 天。疗休养时间不计入个人年休假的假期。

五、疗休养经费开支

疗休养经费由医院行政或在职工福利费中开支，疗休养费用标准每人每天不超过 400 元。

六、有关工作要求

1. 做好组织保障。医院党委要加强对职工疗休养工作的领导，落实责任。医院工会组织实施，加强疗休养政策宣传，制定工作方案，对职工疗休养期间的食宿、交通、参观考察等做好统筹安排，切实保障疗休养工作安全、有序进行。

2. 严格审核资格。组织与人力资源部、纪委监察、工会等职能部门要对疗休养人员的资格进行严格审查，认真做好疗休养人员的推荐、审核和选送工作，不得随意扩大疗休养对象范围。

3. 严守有关纪律。参加疗休养的人员要严格遵守疗休养工作纪律和有关规定，服从组织安排，统一行动，不得擅自离团，不得携带家属或随员。

4. 加强督促检查。从严做好疗休养督导检查工作，对工作纪律、注意事项等提出严格要求；加强经费审查，严格执行中共中央"八项规定"精神和厉行节约的有关要求，既让疗休养对象生活上舒心满意，又勤俭节约，避免铺张浪费。

为进一步规范对离退休人员的管理服务工作，根据上级有关文件精神，特制定本制度。

一、退休报到

1. 职工退休后，应及时办理报到手续，由本人持医院组织与人力资源部的退休通知书到离退休科报到。

2. 如实填写家庭住址、联系方式及有关个人信息。

3. 中共党员要同时办理组织关系接转手续，选择参加一个小组的组织生活，为了便于联系，原则上按居住区域就近参加所在小组。

4. 领取《医院离退休人员手册》。

二、福利待遇

1. 离退休人员享受国家和上级有关部门规定的离退休费、生活补贴及其他福利待遇。

2. 享受与医院在职人员同等的防暑降温、防寒保暖、过节慰问等工会福利。

3. 随着医院的发展，在职人员改善提高待遇时，离退休人员年终福利应保持适当增长。

4. 当年逝世的离退休人员年终福利按其当年在世的月份折算发放；上半年逝世的春节工会福利按半发放，下半年逝世的全部发放。

三、活动组织

1. 离退休科原则上每年组织离退休职工举行两次大型集体活动；党支部主题党日活动由离退休党总支部或离退休各党支部组织，离退休科工作人员协助，活动方案报院党委批准，活动经费按规定标准执行，超支自理。

2. 原则上不能带家属、保姆参加活动。特殊情况需要参加的，经离退休科同意并须交纳相应的活动费用。

3. 年满 80 周岁或身体条件不允许的，原则上不鼓励参加活动，本人要求参加的，应由其家属陪同并负责安全问题。对因身体和高龄（80 周岁以上）原因未参加活动者给予适当补助。

4. 医院举办的各种老年学习班，原则上只接收本院的离退休人员。场地允许时，可考虑离退休人员配偶参加，但需交纳人均成本费。

四、医疗保健

1. 医院每年组织离退休人员进行一次健康体检，离退休女职工增加一项防癌筛查。

2. 凡申请加入医院大病医疗基金会的人员享受医院大病医疗互助。

3. 退休人员在本院就诊的享受门诊优惠。

4. 离休干部的医疗待遇按有关规定执行。

五、走访慰问

（一）住院慰问

1. 离退休人员生病住院时，家属应及时通知离退休科，由离退休科报告有关部门和领导并组织前往看望慰问。

2. 对生病住院的离退休人员，应给予看望慰问，并发放不超过 1000 元的慰问金，一年多次住院的限慰问一次。如遇特殊情况未看望者，可在每月底报销本人医药费时领取慰问金。

（二）节日慰问

重大节日，根据上级有关要求，离退休科应组织对离休干部、有突出贡献的专家教授、劳动模范等进行慰问。慰问的对象、办法和形式根据上级文件要求和医院的实际情况确定。

（三）特困慰问

1. 医院每年至少组织一次特困职工和特困党员的慰问活动。

2. 每年春节前夕，由院工会牵头，离退休科和特困职工退休前的工作部门参加，对特困职工进行慰问。

3. 每年"七一"前夕，由党办牵头，离退休科和特困党员退休前的工作部门参加，对特困党员进行慰问。

（四）异地走访

对异地安置的离退休人员，加强与其子女的联系，及时掌握其生活情况，每年春节期间由离退休科代表医院以发慰问信或打电话等形式进行慰问。条件允许的情况下，可每年探访一次异地安置离休人员；每2～3年探访一次异地安置的退休人员。

六、丧事办理

（一）基本原则

1. 丧事办理以逝者家属为主，离退休科牵头给予协助。

2. 提倡丧事从简，移风易俗，丧事办理应符合相关规定。

3. 尊重逝者生前遗愿。

（二）组织慰问

1. 退休职工去世，由离退休科组织，院工会、其退休前工作部门参加慰问，需院领导参加时，由医院办公室统筹安排。

2. 慰问标准：工会会员去世时可给予不超过2000元的慰问金；其配偶、父母、配偶父母、子女去世，可给予不超过1000元的慰问金。

（三）生平介绍

1. 离休干部、副处级以上干部（含享受同级待遇的干部）去世，由医院办公室负责撰写生平材料，书记、院长介绍逝者生平或委托其他院领导介绍。

2. 其他职工逝世，由其退休前的工作部门负责撰写生平材料，组织与人力资源部负责审核。逝者具有副高以上职称的，由工会主席、分管院领导介绍生平，普通职工由其退休前工作部门负责人介绍生平。

3. 国医大师、名老中医，有特殊贡献、因公殉职或见义勇为牺牲的，其悼念活动视具体情况确定规格和规模。

第十三章　医院文化建设制度

仁和弘道

——湖南中医药大学第一附属医院党建行政管理

医院加强意识形态工作实施方案

一、关于进一步加强全院意识形态工作的实施方案

为深入贯彻落实习近平总书记关于意识形态工作的重要讲话精神，根据省委、校（院）党委关于新形势下加强意识形态领域工作的相关决策部署，现结合医院实际，特制定本方案。

二、意识形态工作目标

巩固马克思主义中国化的系列理论成果在意识形态领域的指导地位；巩固人民群众团结奋斗的共同思想基础；树牢"四个意识"，坚定"四个自信"，坚决做到"两个维护"，以求真务实作风把党中央决策部署落到实处，自觉认同并践行社会主义核心价值观，在事关大是大非和政治原则问题上，掌握主动权、打好主动仗，坚持把意识形态工作的领导权、管理权、话语权牢牢掌握在手中，弘扬主旋律，传播正能量。

三、意识形态工作任务

1.加强党员干部、全院职工的理论武装，不断增强党的领导核心作用。

2.加强党员干部的作风建设，切实增强党的纯洁性和先进性。

3.宣传马克思主义、弘扬社会主义核心价值观，打赢网上舆论攻坚战，巩固壮大主流思想文化。

4.激励医护人员遵纪守法，文明有序，关心患者，爱护群众。

5.营造全院干部职工齐心协力干事创业，共同致力于医院健康、平稳、持续发展的良好风气。

四、意识形态工作机制

（一）意识形态工作责任机制

党委书记为医院意识形态工作第一责任人，领导班子其他成员按照一岗双责的职责要求，对分管领域的意识形态工作负主责，党支部书记为本支部意识形态工作直接责任人。领导班子成员、党支部书记要把意识形态工作作为民主生活会和述职报告的重要内容，形成党委统一领导，支部、科室齐抓共管、各负其责的工作机制。

（二）意识形态领域情况分析研判机制

医院意识形态领导小组每年要开展 2 次以上专题研判，综合分析医院舆情和工作人员思想动态，准确把握医院意识形态领域形势，对苗头性、倾向性问题及时提出处理意见和解决措施。

（三）建立意识形态舆情风险评估机制

与人民群众利益密切相关的重大决策、重要政策、重大改革措施、重大工程建设项目，与社会公共秩序相关的重大活动，在制定出台、组织实施或审核前，对可能影响社会稳定的因素开展系统调查，科学预测、分析和评估，制定舆情风险对应策略和预案。

（四）意识形态领域重大问题处置机制

当出现重大负面舆情或意识形态事件时，领导小组第一时间召开意识形态领域情况分析研判会议，研究部署应对之策，及时采取有效措施进行处置，避免延误发酵。同时做好与上级有关部门的沟通联动，通报情况，协同处置工作。

（五）意识形态情况通报机制

意识形态工作领导小组每年在党员干部大会上通报意识形态领域情况 1 至 2 次。医院意识形态领域的重大情况应及时向校（院）党委报告，并提出针对性、建设性意见。

（六）意识形态工作教育培训机制

把意识形态工作纳入党委理论学习中心组学习的重要内容，纳入党员干部培训的重要内容，积极选派从事意识形态工作的人员参加上级有关部门组织的相关培训。

（七）意识形态工作督查考核机制

每年对意识形态工作组织开展一次专题督查，领导小组对意识形态工作存在突出问题的支部及科室主要负责人进行约谈。

（八）意识形态工作问责机制

党员干部有违反意识形态追责情形并造成不良影响的，视情节轻重，给予批评教育、书面检查、诫勉谈话、通报批评、责令公开检讨或公开道歉、停职检查、调离岗位等处理，构成违纪的应给予相应的纪律处分。

五、加强意识形态领域工作的主要措施

（一）着眼于培育壮大社会主流价值，形成强大精神力量

1. 准确把握习近平新时代中国特色社会主义思想。要深刻领会、全面准确贯彻落实习近平新时代中国特色社会主义思想，树牢"四个意识"，坚定"四个自信"，坚决做到"两个维护"，按照"五位一体"的战略布局，始终在政治立场、政治方向、政治原则、政治道路上同以习近平同志为核心的党中央保持高度一致。要用习近平新时代中国特色社会主义思想武装头脑，引导广大党员"不忘初心，牢记使命"，为实现党的历史使命不懈努力。

牵头部门：党委（医院）办公室；配合部门：各党支部。

2. 努力践行社会主义核心价值观。把践行社会主义核心价值观作为培育新风尚、凝聚精气神的基础性工程来抓，融入医院党的建设、改革发展等各个方面。以开展中华优秀传统文化、社会主义法治理念、诚信建设、爱岗敬业、勤劳节俭教育为重点，传播文明、滋养心灵。发挥先进典型示范效应。深入挖掘、评选和宣传身边的道德模范、最美医生、最美护士、基层先进党组织和先进共产党员典型，大力宣传医护人员中的先进典型和感人事迹，使广大

医护人员学有标杆、行有规范。通过教育引导、舆论宣传、文化熏陶、实践养成、制度保障等，使社会主义核心价值观融入社会生活，内化于心，外化于行，全面提升干部职工的道德素质、文明程度和人文品位。

牵头部门：党委（医院）办公室；配合部门：组织与人力资源部、宣传部、各党支部、各科室。

3.积极推进文明创建工作。坚持用社会主义核心价值观引领社会思潮，统领精神文明建设，进一步加大文明创建工作力度。以文明创建为契机，做好对标提升工作，推进过程创建、常态化创建，提升文明程度和文明素质。在干部职工中积极培育健康、科学生活观念，反对封建迷信，革除陈规陋习，增强干部职工讲科学、讲健康、讲文明的行为意识。

牵头部门：党委（医院）办公室；配合部门：各党支部、相关科室。

（二）着眼于增强党员干部理想信念，夯实思想基础

1.不断强化理想信念教育。引导党员干部树立共产主义远大理想，不断补足精神之"钙"。大力弘扬以爱国主义为核心的民族精神、以改革创新为核心的时代精神，弘扬正气，振奋精神。

牵头部门：组织与人力资源部、宣传部；配合部门：各党支部。

2.深入学习政治理论知识。深入推进学习型党组织和学习型领导班子建设。重点抓好党委理论学习中心组学习，进一步健全党委理论学习中心组学习制度，落实和完善个人自学、学习记录、总结考核、课题调研等制度。紧密结合中心工作开展理论研究，紧扣公立医院改革和现代医院管理制度建设的现实问题，以及群众普遍关注的热点、难点问题，开展应用性、对策性研究。扎实推进学习型党组织建设，组织开展系列读书学习活动，不断提高广大党员干部的思想政治素养和实践能力。

牵头部门：宣传部、组织与人力资源部；配合部门：各党支部。

3.广泛开展主题宣传教育。围绕社会主义核心价值观、"四个全面"战略部署、深化改革等重大主题，深入宣传党的理论方针政策；围绕党的十九

大精神、习近平总书记系列讲话精神和社会主义核心价值观等内容，做好先进理论传播，广泛开展宣传宣讲活动，邀请政策理论专家来院宣讲，不断扩大学习宣传的覆盖面。

牵头部门：宣传部；配合部门：党委（医院）办公室。

4. 严明党的政治纪律规矩。进一步尊崇党章权威，把严守政治纪律和政治规矩摆在首要位置，通过严肃政治纪律和政治规矩带动其他纪律严起来，使党的纪律刻印在全院党员特别是党员领导干部的心上。

牵头部门：纪委监察办公室；配合部门：各党支部。

（三）着眼于构建优秀医院文化，提升医院软实力

1. 稳步提升医疗服务质量。践行以人民为中心的思想，努力构建病人满意、社会满意的就医环境。以构建和谐医患关系为导向，以改进工作作风为主线，以提升服务质量为重点，以服务对象满意为标准，充分调动全体医护人员的积极性，切实改善服务态度，全面推进以提升病人满意度为核心的服务品质管理，树立优质文明服务典型，以点带面，使优质服务成为每一个职工的自觉行动，着力营造文明、和谐、优质、便捷的公立医院形象。

牵头部门：医务部、护理部；配合部门：各科室。

2. 大力推进群众文化建设。进一步加强文化基础设施和文化阵地建设，积极弘扬"天地人和，止于至善"的医院精神，广泛开展医护人员喜闻乐见的文化活动，展现医院风采，使全院的文化建设再上新台阶，让文化软实力成为医院发展的硬支撑。

牵头部门：工会；配合部门：团委、宣传部。

3. 加快构建文化服务体系。继续推进卫生下乡、社区义诊、医师节、护士节等活动，让广大医护人员分享医改和文化建设的成果。

牵头部门：医务部、护理部；配合部门：发展改革部、各党支部。

（四）着眼于打造正面宣传主阵地，唱响时代主旋律

1. 全面加大正面宣传力度。围绕中心工作，立足医院官方网站、微信公

众号等主流媒体宣传阵地，全方面、多角度宣传医院改革发展的重大决策部署和新举措、新成就，反映医院发展主流，凝聚改革发展共识，将医院声音传远、放大，不断提升医院的影响力和美誉度。

牵头部门：宣传部；配合部门：各党支部。

2. 有效提高舆情管控能力。主动适应"全媒体时代"，关注和发挥并运用好互联网这一舆论主阵地和风向标。要完善网络舆情应对处置办法、流程、会商研判和应对处置机制，提升舆情预警水平，做好舆情处置工作。建立上下统一、行业联动的突发事件新闻应急处置机制，形成主流媒体回应、网上舆论引导、对外新闻发布相互配合的工作格局。

牵头部门：宣传部；配合部门：信息中心。

统一战线工作管理制度

1. 在医院党委的统一领导下，在校（院）统战部的具体指导下，由医院宣传部具体负责医院统一战线工作，联系各方统战代表人士，落实统战政策，开展日常工作。

2. 着力加强思想引领，积极宣传、贯彻党在新时期统战工作的方针及各项统战政策、文件和指示精神。

3. 着力推进民主协商，充分听取党外人士对医院发展的意见建议，激发党外人士建言献策、干事创业的热情。落实党员领导干部同党外代表人士联谊交友机制，指导各党支部加强同各民主党派人士的工作联系，及时向有关部门反映并通报反馈相关信息。

4. 着力提升党外人士队伍建设，尊重知识，尊重人才，充分调动一切积极因素，加大对党外人士的教育培养，关心并协助各民主党派搞好组建、考察和推荐工作。

5. 大力支持、协助民主党派和知联会开展形式多样的活动，支持民主党派个人或团体开展与中医药事业发展相关的社会服务活动。

6. 加强统战干部队伍建设，着力提高统战干部的政治引领能力、政策把握能力、研究问题能力、联谊交友能力、推动落实能力，积极开展统战理论政策研究，推动理论创新和实践创新。

7. 按照有关政策，做好少数民族和宗教人士的相关工作。

举办形势报告会哲学社会科学报告会、研讨会、讲座、论坛等活动的管理办法

　　第一条　为贯彻落实全国高校思想政治工作会议精神，进一步加强和规范本院形势报告会和哲学社会科学报告会、研讨会、讲座、论坛等活动的管理，坚持和巩固马克思主义在意识形态领域的指导地位，根据中共中央办公厅、国务院办公厅《关于进一步加强对形势报告会和哲学社会科学报告会、研讨会、讲座管理的意见》及《湖南中医药大学关于举办形势报告会和哲学社会科学报告会、研讨会、讲座、论坛等活动的管理办法》（校发〔2019〕8号）等有关文件要求，结合医院实际，制定本管理办法。

　　第二条　本办法适用于医院各科室、部门（包括学生组织、规培生等，以下简称"医院各部门"）主办、承办、协办的各类形势报告会和哲学社会科学报告会、研讨会、讲座、论坛等活动。

　　第三条　医院各部门举办形势报告会和哲学社会科学报告会、研讨会、讲座、论坛等活动，必须坚持以马列主义、毛泽东思想、邓小平理论、"三个代表"重要思想、科学发展观和习近平新时代中国特色社会主义思想为指导，坚持正确价值导向，遵守国家法律法规，遵守社会道德和公序良俗。

　　第四条　支持和鼓励各科室、部门开展有益的学术研究与交流，使其成为宣传科学理论、传播先进文化、引领道德风向、弘扬社会正气的重要思想阵地。

　　第五条　医院各部门要从讲政治、讲大局的高度，按照"守土有责、守土负责、守土尽责"的要求，坚持"谁主管谁负责、谁主办谁负责"的原则，

切实落实"一会一报""一事一报"制度，加强对本科室（部门）举办的形势报告会和哲学社会科学报告会、研讨会、讲座、论坛等的申报和监管。未经批准，任何科室（部门）、学术团体、学生组织和个人不得擅自举办。对于不按程序申报或疏于管理，在活动中造成不良影响的主办单位和负责人，要追究责任。

第六条　医院各部门举办形势报告会和哲学社会科学报告会、研讨会、讲座、论坛等活动，实行分级分类审批、宣传部扎口管理的机制。

（一）由医院层面举办的或者由医院各部门举办的、参会人数在300人以上的大型形势报告会和哲学社会科学报告会、研讨会、讲座、论坛等活动，由主办部门按照《湖南中医药大学关于举办形势报告会和哲学社会科学报告会、研讨会、讲座、论坛等活动的管理办法》（校发〔2019〕8号）要求，在活动举办至少5个工作日之前报校（院）相关部门审批同意后方可举行。部分临时安排的重要或特殊活动，应由举办单位以书面形式向校（院）宣传部做说明报告，填写和提交审批表，经校（院）宣传部审批同意后方可举办。

（二）医院各部门举办的、参会人数在300人以下的一般性形势报告会和哲学社会科学报告会、研讨会、讲座、论坛等活动，须填写《湖南中医药大学第一附属医院举办形势报会和哲学社会科学报告会、研讨会、讲座、论坛等活动审批表》，经医院相关部门负责人及院领导审批同意后方可举行，并将审批表报医院宣传部备案。

（三）邀请境外人员（含港澳台地区）参加有关学术会议，或担任报告会、研讨会、讲座、论坛报告人，须在活动举办至少5个工作日之前填写《湖南中医药大学第一附属医院举办形势报会和哲学社会科学报告会、研讨会、讲座、论坛等活动审批表》，经医院相关部门负责人审批同意，并报医院国际合作与交流办公室（国际医疗部）审批，再报宣传部备案后方可举行。

（四）学生组织（含规培生）举办的形势报会和哲学社会科学报告会、研讨会、讲座、论坛等活动由医院教务与学生工作部或毕业后继续教育办公室审批同意后，须报医院宣传部审批备案。

第七条　医院各部门举办形势报告会和哲学社会科学报告会、研讨会、讲座、论坛等活动，必须对拟邀请报告人的有关情况、报告内容进行详细了解。

第八条　医院各部门举办形势报告会和哲学社会科学报告会、研讨会、讲座、论坛等活动，部门负责人是第一责任人。活动具体承办人是现场负责人，应全程到场参与活动，做好活动的详细记录，留存相关材料以备后查。如发现报告人所宣讲的观点或报告内容有政治性错误，应立即予以制止并报告所在党支部书记，并向医院宣传部提交书面报告如实反映情况。对于在活动中造成不良影响的主办单位和负责人，要追究责任。

第九条　各类形势报告会和哲学社会科学报告会、研讨会、讲座、论坛举办的具体事项如有变更，必须及时向主管部门通报。主讲人、主题或主办单位有变化的，需重新办理申报手续。

第十条　对于参与对外学术交流或受邀到院内外担任形势报告会和哲学社会科学报告会、研讨会、讲座、论坛等活动报告人的本院人员，各党支部应每年对其进行政治教育，提出明确的政治纪律和要求。本院人员作为此类报告会、研讨会、讲座、论坛等活动报告人，应对自己的报告内容等负学术、政治和法律责任。

第十一条　本办法由医院宣传部负责解释。

第十二条　本办法自发布之日起实施。

新闻宣传工作管理办法（试行）

第一章　总　则

第一条　为进一步加强医院新闻宣传工作，实现新闻宣传工作管理的制度化、科学化、规范化，更好地为医院的改革发展稳定营造良好氛围，扩大医院社会影响，树立医院良好形象，增强医院竞争力，结合实际，特制定本办法。

第二条　新闻宣传工作以习近平新时代中国特色社会主义思想为指导，贯彻执行国家的有关法律法规及医院的有关规定，把握正确的政治方向和舆论导向，弘扬主旋律，围绕医院中心工作，服务大局，服务患者。

第三条　医院新闻宣传工作的基本原则

（一）坚持党管宣传、正面导向的原则。

（二）坚持实事求是、规范审核的原则。

（三）坚持贴近医院实际、贴近健康生活、贴近患者需求的原则。

第二章　新闻宣传内容和形式

第四条　新闻宣传主要内容

（一）党的理论、路线、方针、政策和相关法律法规。

（二）医院落实中央、省委、校（院）关于党的建设、精神文明建设、思想政治工作等方面的做法及成效。

（三）医院改革发展的新进展、新成就、典型经验、先进个人的优秀事迹。

（四）医院业务发展、医疗技术、医疗服务信息、便民举措等。

（五）健康科普，健康教育，医院文化建设。

第五条　医院新闻宣传的主要形式

（一）提供新闻通稿，邀请新闻媒体前来采访；组织专家约稿，向新闻媒体集中推送。

（二）通过医院微信、微博、官网等新媒体矩阵，院报，院内多媒体系统发布医院宣传信息。

第三章　新闻宣传的责任主体

第六条　医院新闻宣传的管理遵循"谁主办、谁负责"的原则。医院宣传部是医院从事对外宣传工作的管理部门，负责与媒体的联系、交流与合作，开展对外宣传。

（一）医院微信、微博、官网、院报、多媒体播放系统由医院宣传部负责管理。

（二）各科室建立的二级网站、微博、微信平台等，由各科室负责管理。

第七条　各科室负责人为本科室新闻宣传工作第一责任人，负责本科室宣传管理工作。各科室明确至少一名新闻通讯员，协助医院宣传部做好新闻报道工作。

第四章　新闻宣传的采访发布

第八条　媒体采访：医院各科室有关工作及活动需要邀请新闻媒体前来采访，需提前递交申请报告，请科室主管院领导、主管宣传工作院领导签字审批后，提交宣传部统一邀请；承办（或所在）科室负责新闻通稿撰写，医院宣传部审核把关。

第九条　接受采访的原则：各科室及个人接受新闻采访的接待，坚持有理、有利、有节的原则，实事求是，不可生硬推诿或夸大其词。

（一）医院管理先进经验、典型个人、技术突破、健康科普等正面宣传，经科室和被采访人同意后，可以接受采访。

（二）涉及医疗事故、医疗纠纷、自然灾害、交通事故、食物中毒、意外伤害、群体性事件、公共卫生事件、安全事件等突发事件的采访，按照《湖南中医药大学第一附属医院突发事件新闻发布应急预案》（院发宣字〔2019〕4号）执行。

第十条　采访流程：媒体记者向医院宣传部提出采访要求 ⟶ 医院宣传部核实记者身份，了解记者采访的目的、对象、内容 ⟶ 医院宣传部向记者发放采访通行证，指定采访对象 ⟶ 采访对象接受记者采访。

第十一条　未经医院同意，外来人员不能在医院取景拍摄，医院导诊、保安以及医院工作人员如发现未佩戴医院采访证的拍摄人员，有义务主动询问并报告医院宣传部。

第十二条　科室发稿：科室需在医院官网主页、院报、微信、微博、多媒体播放系统等内宣媒体上进行科室宣传，科室负责人需把关确认宣传内容，主治医师以下的医务人员撰写的健康科普稿件需请科室副主任医师以上高年资医生把关后，再提交宣传部发布。

第十三条　科室或个人在外媒投稿新闻，内容需经宣传部审核后方可对外投稿；各科室、个人如需接受外媒采访报道，须报医院宣传部同意。私自接受采访并发表不当言论给医院造成不良影响的，将按有关规定进行处理。

第十四条　医院重大新闻发布，需事先填写重大新闻审批表，医院主要领导审批确认后方可对外发布。

第十五条　新闻发布会的组织管理。必要时，医院组织召开新闻发布会，由医院宣传部会同有关部门共同组织。召开新闻发布会的条件如下：

（一）医院重大改革举措需要向社会宣传的。

（二）医院具有突破性的医、教、研成果，提升医院美誉度的。

（三）突发事件医院需要及时回应的。

（四）其他重要工作。

第十六条　新闻发布会一般流程：申请发布新闻的部门向宣传部提出申请→共同研究发布新闻的价值、内容、口径→策划宣传方案，准备新闻通稿，确定发布时间和规模→报医院党委研究决定→邀请媒体，召开新闻发布会→收集媒体报道情况反馈。

第五章　附　则

第十七条　宣传部负责对各科室及个人在外媒和医院官网、微信、微博、院报的发稿进行统计，并按照《医院对外宣传稿费管理办法（试行）》（院发宣字〔2020〕1号）发放稿费，并归档保存。

第十八条　鼓励广大医务工作者积极对医院进行宣传，对新闻宣传工作优秀科室、优秀个人进将行表彰奖励。

第十九条　本办法自印发之日起施行，由宣传部负责解释。

新媒体建设与管理办法（试行）

第一章　总　则

第一条　为贯彻落实国务院《互联网信息服务管理办法》等文件精神，进一步加强和改进新形势下本院宣传思想阵地建设，不断增强医院新媒体的创新力、传播力、公信力，促进医院新媒体的健康有序发展，现结合本院实际，特制定本办法。

第二条　本办法所指的新媒体，是以医院或院内各部门、科室、团队、群团组织等（以下简称"医院各有关部门"）的名义建设、认证并作为信息平台运行的新媒体平台，包括微博、微信公众号、微视频、网络视频直播账号、QQ 公众号、网络广播及其他移动应用客户端等。

第三条　未经医院授权或许可，任何个人和单位不得以医院及医院各有关部门名义开办新媒体。

第二章　平台建设管理

第四条　医院对新媒体平台实行分级管理制度。医院官网、官方微博、微信公众号及其他官方新媒体平台为一级平台，由宣传部直接管理。院内其他新媒体平台为二级平台，由医院各部门、科室、团队、群团组织负责建设和管理。

第五条　严格遵守国家各项法律法规，遵循信息网络规律，遵守医院规章制度，树立正确舆论导向，建设积极健康的医院文化环境。各平台应有明确的定位和服务对象，注重提升文化品位，打造品牌形象，形成个性特色，并注意避免重复投入与建设。

第六条　严格按照"谁主办、谁主管、谁负责"的工作原则，各部门、科室、团队、群团组织的主要负责人为各新媒体平台的第一责任人，平台管理员为直接责任人。各平台必须建立完善的管理制度和运行机制，建设工作队伍，建立审核机制，细化工作流程，落实责任体系。

第七条　宣传部是医院新媒体平台的归口管理部门，其职责是统筹规划全院新媒体建设发展，具体负责院级新媒体平台的建设与管理，对院内二级新媒体平台进行监督管理，定期组织对全院新媒体工作人员的培训、指导。

第三章　平台申请与备案

第八条　新媒体平台必须遵循"先批后建"的原则，须事先准确填写《新媒体建设申请表》，经批准后，方可建设。

第九条　医院对新媒体平台实行年审管理。每年8月份，建立新媒体平台的医院各有关部门必须按要求提交《新媒体年审表》及有关资料。对于未提交年审材料或审查不合格的新媒体平台，原则上在5个工作日内责令暂停运行并补交年审材料。未按要求补交材料或补交材料后仍不能通过年审的，原则上在10个工作日内注销该平台，且2年内不得使用该部门的名称或简称重新申请新媒体平台。

第十条　各新媒体平台的第一责任人、直接责任人（管理员）及登录账号名等发生变化时，应在3个工作日内以书面形式报宣传部备案，直接责任人（管理员）必须是在医院工作1年以上的在职员工。

第十一条　凡以医院员工个人名义建立的，传播内容涉及医院事务的，以健康科普、工作交流为目的的各类新媒体平台，包括微信群、QQ群、个人微博、个人QQ公众号、个人微信公众号、个人微视频账号、个人网络直播账号、个人社交平台账号等，实行管理员负责制。创建人（群主）为该平台的第一责任人，并纳入创建人所在党支部管理。创建人（群主）应主动向所在党支部报备；粉丝量超过1000或同一类型群总人数超过500人的，还应主动填写《新媒体年审表》，并向医院宣传部报备。个人新媒体平台必须遵守网络信息安全的相关规定，如有违反，将依纪依法追究第一责任人相关责任。

第四章　信息发布管理

第十二条　建立新媒体信息内容发布审查机制。严格按照"先审后发"的原则，对信息发布进行审查和监督，确保发布信息的真实性、准确性、安全性。建立"直接责任人（管理员）初审→必要时相关人员复审→第一责任人终审"的审查机制，新媒体平台第一责任人对所辖新媒体发布信息的真实性、准确性负责，预判可能造成的社会影响，并对所发布的信息负全部法律责任。

第十三条　各新媒体平台不得在网页上或者利用网络制作、复制、发布、传播、链接以下信息：

（一）反对《中华人民共和国宪法》所确定的基本原则的。

（二）危害国家安全，泄露国家秘密，颠覆国家政权，破坏国家统一的。

（三）损害国家荣誉和利益的。

（四）煽动民族仇恨、民族歧视，破坏民族团结的。

（五）破坏国家宗教政策，宣扬邪教和封建迷信的。

（六）散布谣言，扰乱社会秩序，破坏社会稳定的。

（七）散布淫秽、色情、赌博、暴力、凶杀、恐怖等内容或者教唆犯罪的。

（八）侮辱或者诽谤他人，侵害他人合法权益的。

（九）含有法律、行政法规禁止的其他内容的。

（十）有损医院形象或给医院带来负面影响的。

第十四条　建立新媒体信息发布联动机制，建设医院新媒体平台矩阵，形成宣传合力。各平台应充分发挥各自特色，紧密配合医院宣传部，适时准确发布相关信息，实现良好的宣传矩阵传播效果。在涉及医院重大事项或突发事件应对时，医院各新媒体平台应按照医院党委要求，统一发布相关信息，正确引导舆论。

第五章　平台运行与安全

第十五条　各新媒体平台责任部门应全面提高网络信息安全意识，加强对内部人员信息安全的教育引导，加强对新媒体账号的管理及信息内容的监管。

第十六条　建立保密审查责任制。各新媒体平台的信息发布要严格遵守国家和有关部门的保密管理相关规定，严禁发布涉密信息。

第十七条　各新媒体平台涉及院内数据服务的，服务器必须设置在院内，数据端口开放需按医院网络管理的有关规定报信息中心审批，确保信息安全。

第十八条　建立责任追究机制。对违反相关规定的新媒体平台，由纪委监察办公室、宣传部、信息中心会同相关部门对该新媒体进行综合评定，视情节给予通报批评、限期整改、关停整改或责令注销账号、停止运营等处理，并按有关规定追究相关责任人责任。

第十九条　建立新媒体平台服务保障机制。宣传部要切实做好各级新媒体平台建设的服务工作，定期开展新媒体业务培训学习。

第二十条　个人或未经认可的群体组织建立的新媒体平台，禁止以医院现有或以往的中英文全称或简称命名，禁止冒用医院各科室、部门、团队、群团组织及他人的名称。如发现存在他人冒用医院各有关部门名义开设的新媒体平台，可报告医院宣传部协助处理。

第二十一条　本办法自印发之日起执行，由宣传部负责解释。

突发事件新闻发布应急预案

为完善医院应急管理工作机制，加强突发事件新闻发布管理，及时准确发布信息，正确引导院内外舆论，主动回应媒体关注，满足公众知情权，根据《中华人民共和国突发事件应对法》《关于改进和加强国内突发事件新闻发布工作的实施意见》《湖南省突发事件新闻发布应急预案》，结合医院实际情况，特制定本应急预案。

一、适用范围

本应急预案所称突发事件，是指在医院内部正常工作运行状态下突然发生，造成或者可能造成危害，具有难以预见、处置紧迫、危害较严重等特点，较易引发重大负面舆情，需要采取应急处置措施予以应对的事件，包括医疗事故、医疗纠纷、自然灾害、交通事故、食物中毒、意外伤害、群体性事件、突发公共卫生事件、突发安全事件等。

二、组织体系

（一）领导小组

成立医院突发事件新闻发布工作领导小组（以下简称"领导小组"），作为医院突发事件新闻报道应急指挥的领导机构，负责指挥处理突发事件的新闻报道工作。领导小组由党委书记、院长担任组长，分管宣传工作的院领导担任副组长，成员为全体院领导，党委（医院）办公室、宣传部、纪委监察办公室、医务部、护理部、医疗保障部、质控科、安全保卫部、信息中心、发展改革部等部门负责人及法律顾问，突发事件处置责任部门（即发生了本预案所规定突发事件的相关部门和科室）负责人。

（二）工作组

突发事件新闻管理工作领导小组下设综合协调、现场管理、新闻发布、信息监控、事件调查等工作组。

1. 综合协调组

负责做好与领导小组的联络沟通，协调其他各组的工作；积极与上级有关部门或处置突发事件责任部门取得联系，沟通信息。成员由党委（医院）办公室等相关部门人员组成。

2. 现场管理组

负责现场保护与清理、相关证据固定等工作，掌握新闻记者情况，确定记者采访范围，做好医院及医护人员的安全保卫工作，保障医院正常工作秩序。成员由安全保卫部和突发事件处置责任部门人员组成。

3. 新闻发布组

负责制定新闻发布方案、组织处置突发事件责任部门撰写新闻通稿、组织新闻发布、接待媒体采访。成员由宣传部、党委（医院）办公室、突发事件责任部门等相关部门人员组成。

4. 信息监控组

负责收集院内外媒体对突发事件报道情况，对事态发展进行正确评估，并将情况及时上报突发事件新闻管理领导小组。成员由信息中心、宣传部和突发事件处置责任部门人员组成。

5. 事件调查组

收集事件相关信息，查明事件发生的原因、经过及造成的损失，认定事件的性质和责任，依法依规对事件责任人提出处理建议，总结事件教训，提出防范和整改措施，提交调查报告。成员由纪委监察办公室、医务部、护理部、质控科等相关职能部门人员组成。

三、处置流程

突发事件发生后，医院突发事件新闻发布管理工作领导小组立即启动相应工作，明确各工作组人员构成和人员责任。各工作组和相关人员要高度重视，密切配合，积极稳妥地处理好突发事件的新闻发布和善后工作。

（一）掌握信息，统一口径

突发事件发生后，事件处置责任部门要按照规定立即向领导小组组长、副组长、分管院领导及相关职能部门报告。宣传部、保卫部、医务部等应及时赶赴事发地，与有关部门取得联系，掌握第一手资料，以便组织正面报道，确保医院在任何场合、面对任何媒体均按统一口径发布信息。

（二）发布声明，调查事实

突发事件发生后，新闻发布组要立即启动新闻发布预案，对掌握的新闻事实在第一时间发布。一般情况下，负责处置突发事件的责任部门应在 6 小时内提供由领导小组组长审查签发、经医院法律顾问审核、可供新闻媒体对外发布的情况声明或新闻通稿，由宣传部组织对外发布。同时，事件调查组立即调查了解事实真相，收集、整理、分析事件相关信息，包括事件发生时间、地点、原因、矛盾焦点、责任过失等情况，及时上报领导小组。

（三）媒体沟通，舆论引导

1.做好现场记者管理工作。现场管理组对在现场采访的记者进行身份确认，并宣布有关采访纪律，明确采访内容或对象，规定采访区域，会同处置突发事件的责任部门设立接待记者的场所。对于到现场采访的记者，要组织好、服务好，确保记者的正当采访权益。在做好事发现场记者管理的同时，要切实加强突发事件第二、第三现场记者的管理，派人协调好记者的采访报道，防止片面或不实的新闻信息流出。

2.召开新闻发布会。根据事件的发展处理情况，必要时召开新闻发布会、媒体通气会等，及时向公众通报相关重要信息，保证公众知情权。通过及时主动地发布新闻、信息，阐述医院的观点立场，在舆论引导中把握主动权、减少不利报道、树立良好形象。媒体记者由宣传部负责召集。

3.指定新闻发言人。由领导小组视事件具体情况，挑选政治素质强、专业水平高、对相关信息了解全面、具备一定驾驭现场能力及言辞公关能力的同志担任新闻发言人，公开发布信息、接受媒体专访、答复记者问询。

4.加强舆论引导工作。新闻宣传组根据事件调查组提供的情况进行说明，通过官方网站、微信公众号等多种形式向社会公开。必要时，启动新媒体信息发布联动机制，利用医院各级新媒体平台，统一发布相关信息，形成矩阵传播合力，引导媒体舆论向有利于医院的方向发展。同时，要积极与媒体及时沟通，争取媒体对医院工作的理解与支持，适时进行正面宣传，最大限度消除负面影响。新闻媒体的报道如有严重失实、歪曲报道、造谣攻击、诽谤煽动的，要及时做好辟谣和驳斥澄清工作，情节严重的将采取法律手段，以正视听。

（四）舆情监测，跟踪处理

信息监控组及时关注网上负面报道信息，认真收集和整理突发事件的舆情信息，及时将事件的性质、危害程度和损失、处置情况进行汇总，汇编舆情简报并上报领导小组。

（五）安全防范，现场维稳

现场管理组负责做好现场安全防范、现场保护与清理、固定相关证据等工作，必要时与公安部门联系汇报，保护现场医护人员、患者及相关人员的人身安全，维持医院正常的工作秩序。

四、工作要求

1.统一领导

突发事件新闻发布工作应在领导小组的统一领导下进行。

2.口径一致

突发事件新闻报道的口径由领导小组确定。新闻报道和发布的具体内容，须经领导小组审定；未经审定同意，不得擅自发布或向媒体提供；未经领导小组同意，任何科室、部门、个人一律不得私自接受媒体记者采访。

3.及时准确

新闻发布既要争取发布时效，又要确保信息准确。情况较为复杂的突发卫生事件，在事态尚未清楚但可能引起公众猜测和恐慌时，应在事件发生后的第一时间发布已确认的简要信息，根据事态发展和处置工作进展情况，再作后续详细发布。

4. 把握适度

新闻发布既要使公众及时了解相关信息，又要讲究策略，要适时、适度，认真策划，循序渐进，有助于公众对事件的正确了解，争取更广大群众的理解和支持，确保事件处置工作的顺利开展。

5. 突出重点

要坚持以团结稳定、正面宣传为主的方针，除及时发布事件造成的伤亡、损失和影响等信息外，应着重组织报道医院正视问题、妥善处置、积极应对、认真调查的情况和应急措施；报道社会公众以健康的心态面对考验、战胜危机所展示的信心，并宣传有关方面的知识。

6. 分类处理

涉及重大政治性、群体性，危害国家安全的突发卫生事件，要按照上级精神统一部署，经授权后对有关媒体发布消息。

五、附则

1. 对于在突发事件新闻发布、新闻报道等工作中作出突出贡献的科室或个人给予表彰和奖励；对在突发事件中玩忽职守、失职、渎职，导致突发公共事件报道和舆论引导不利并造成重大消极影响和严重后果的有关责任人，依据有关规定严肃追究责任。

2. 突发事件处置完毕后，领导小组应组织有关部门及专家对事件发生、应急处置等过程中新闻媒体的报道情况进行全面总结与评估。根据处置过程中新闻发布等工作的成功经验及暴露出的问题，进一步修改完善有关实施细则和工作方案。

3. 本预案自印发之日起实施，由宣传部负责解释。

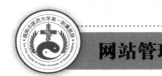

网站管理办法

湖南中医药大学第一附属医院网站是对外树立医院形象、助力医患交流，对内开展宣传思想工作、获取医院信息而建立的综合信息网络平台，是医院信息发布的重要渠道和对外交流的重要窗口。为加强本院网站建设，促进网站健康发展，确保网站正常运行，根据《中华人民共和国网络安全法》《互联网信息服务管理办法》和《计算机信息网络国际联网安全保护管理办法》，结合本院实际特制定本办法。

第一章　管理机构与部门职责

第一条　医院网站的建设、管理、运行坚持统一建设、分工维护、加强宣传、提升服务以及"谁主管，谁负责"的原则，突出便民、利民服务功能，扩大医院社会影响力，展示医院良好形象。

第二条　医院网站的运营管理由医院宣传部负责具体实施，运维由信息中心负责。

第三条　医院网站主栏目内容的更新由宣传部负责。

第四条　各科室（部门）子网站栏目内容由各科室（部门）负责。科室（部门）应指定专人（应为正式在编员工）作为网站管理员，负责本科室（部门）网站的信息采集、报送、维护和更新工作。

第二章　内容管理及信息安全

第五条　医院网站信息来自医院各科室、部门。各信息提供者应按医院网站所设栏目要求提供真实、非密级信息，不得发布虚假、涉密信息。

第六条　医院网站发布的信息应严格履行审核审批程序，确保信息内容真实、准确、及时、规范。医院网站主栏目信息由医院宣传部根据"三审"程序统一发布，遇重大事件信息发布，还需应报相关院领导批准；各科室（部门）子网站栏目内容由科室（部门）负责人审批后，科室网管员方可上传发布。未经审核、审批的信息，一律不得擅自发布。

第七条　在医院网站发布的信息必须符合国家法律法规规定，严禁制作、复制、发布、传播、链接含有下列内容的信息：

（一）反对《中华人民共和国宪法》所确定的基本原则的。

（二）危害国家安全，泄露国家秘密，颠覆国家政权，破坏国家统一的。

（三）损害国家荣誉和利益的。

（四）煽动民族仇恨、民族歧视，破坏民族团结的。

（五）破坏国家宗教政策，宣扬邪教和封建迷信的。

（六）散布谣言，扰乱社会秩序，破坏社会稳定的。

（七）散布淫秽、色情、赌博、暴力、凶杀、恐怖或者教唆犯罪的。

（八）侮辱或者诽谤他人，侵害他人合法权益的。

（九）含有法律、行政法规禁止的其他内容的。

第八条　任何人不得从事危害医院信息网络安全的活动，严禁在医院网站上进行任何商业活动行为，严禁随意链接其他网站。

第三章　附　则

第九条　需要在医院网站开设专题的或建立相关网站的，必须经医院宣传部、相关院领导批准审批同意后由宣传部统一制作，申请科室（部门）负责后期维护更新工作。

第十条　宣传部将不定期对各科室子网站维护情况进行抽查和考评，对于长期不更新维护科室网站信息的，将予以通报批评；对于违反对国家相关规定的子网站，由宣传部会同信息中心、纪委监察办公室等相关部门对该子网站进行综合评定，视情节给予通报批评、限期整改、停止运营等处理，并按有关规定严肃追究相关责任人责任。

第十一条 本办法自印发之日起执行，由医院宣传部负责解释。

多媒体发布系统管理办法

医院多媒体发布系统是用于形象宣传、健康科普、信息发布等的综合性数字化载体，为保证医院多媒体发布系统的正常运行，充分发挥多媒体对外宣传的积极作用，特制定如下管理办法：

1. 院内公共区域的多媒体系统由医院宣传部负责管理、维护、更新；各科室区域内的多媒体系统由各科室负责管理、维护、更新。

2. 各科室多媒体发布系统管理的第一责任人为本科室主任，对本科多媒体信息发布内容的真实性、科学性、导向性、时效性及多媒体发布设备的管理、运行、安全负全责。

3. 各科室须指定专人（应为正式在编员工）担任本科室多媒体发布系统管理员，负责本科信息的制作与发布，以及设备的防尘、防水、防潮、防震、防盗等日常管理。

4. 多媒体发布的信息应严格遵守国家法律法规，不得发布淫秽、色情、赌博、暴力、恐怖或者教唆犯罪等违法信息。

5. 各科室多媒体发布的信息，须经本科主任审核，并提交宣传部会同相关职能部门二次审核批准后，管理员方可上传发布。

6. 多媒体发布系统管理员必须对多媒体系统登录账号、密码严格保密，严禁将登录用户名和密码泄露给他人使用。

7. 未经宣传部门同意，任何人不准擅自改动设备的电源、网线，不准擅自移动或拆卸任何多媒体设备。如遇到相关问题，要及时与宣传部联系处理。

标识标牌、胸牌及宣传制品管理办法

为创建医院美观、舒适、积极向上的环境文化及宣传氛围，展现医院良好形象，确保医院标识标牌、宣传制品设置规范有序，个人胸牌办理有章可循，特制定本管理办法。

第一章 标识标牌及宣传制品

第一条 医院所有区域的标识标牌及宣传制品均要求规范统一、美观大方。通用标识按国家通行标准设计制作，卫生系统通用标识按国家卫健委统一规定设计制作。

第二条 所有标识标牌的色彩，图案、比例、字体均应严格按医院规定版图制作，语言文字应符合国家语言文字规范的规定要求。

第三条 标识标牌及宣传制品的设立应根据医院整体环境相适应，提倡少而精的原则。严禁在院内建筑物内外墙面、门窗、路灯、树木、地面、道路两旁等处随意张贴、悬挂、喷涂各类通知公告、感谢信、指路牌及其他宣传品，一经发现，立即清理，并追究相关科室和责任人的责任。

第四条 各类工作通知尽量以电子信息的形式予以发布，其他不适宜在电子信息渠道发布的各类信息，如：活动海报、公告、感谢信、讣告等，须张贴在医院指定的宣传栏内，原则上保留七天，七天后自行清理，逾期不清除的由医院统一清除。

第五条 外单位在院内张挂宣传品，须先与宣传部联系，经审批同意后，方可在医院指定位置张挂，并按时清除。未经允许在院内张贴散发海报、广告者，一经发现，报医院保卫部处理。

第六条　各科室（部门）需制作、悬挂、张贴或摆设标识标牌和宣传制品，应至少提前 7 天向宣传部提出申请，宣传部负责实地勘察、测量、规范制作，并按指定地点和时间悬挂和拆卸。制作成本在 1000 元以上的，由科室提出申请，主管院领导及主管宣传工作的院领导签批同意后方可制作；如涉及医院整体形象的，还应报医院院长、党委书记签批同意后方可制作。

第七条　各科室（部门）申请制作的宣传制品，宣传部负责设计排版，清样内容须由科室主任审核签字后方可制作，确保内容真实、准确无误。

第八条　各科室（部门）自行制作的宣传制品，必须提前报告宣传部同意后，方能按医院规范版式、材料制作安装，在指定位置摆放，并服从医院统一管理。如不按规定报备，在医院公共区域擅自制作、摆放宣传制品的，一律予以清除。科室自制的宣传制品原则上不得标注赞助单位名称。

第九条　各科室（部门）对本科室管辖区域的标识标牌，应有专人负责管理，并定期检查、清洁，如有损坏及时报修。

第二章　员工胸牌

第十条　员工个人胸牌是单位员工用于身份识别、证明岗位资质及接受社会监督，不得作为其他身份的证明。

第十一条　员工应珍惜、爱护胸牌，保持胸牌整洁，佩戴要端正，不得擅自涂改胸牌内容、伪造胸牌，不得转让他人使用，一经查实，将严肃追究相关责任人的责任。

第十二条　员工个人胸牌由于正常消耗损坏（佩戴 3 年以上），可在OA 系统宣传部流程中提交重新办理申请，经相关部门负责人签批同意后方能制作。

第十三条　医院新进人员或在岗员工的职称、职务发生变更，需要重新制作胸牌的，在组织与人力资源部下发文件后，由宣传部统一制作。

第十四条　因故损坏、丢失胸牌，应第一时间申请补办，因个人原因未登记补办者，责任自负。

第十五条　当员工离职时，所在科室有义务收回胸牌，并交宣传部予以注销。

第三章　附　则

第十六条　医院宣传部是医院标识标牌、胸牌及宣传制品的管理科室。

第十七条　本办法自印发之日起执行，由医院宣传部负责解释。

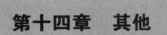

第十四章 其他

仁和弘道

——湖南中医药大学第一附属医院党建行政管理

规培公寓管理制度

为加强规培公寓管理，共同创造安全、文明、舒适的工作和生活环境，根据本院实际情况，特制定本制度。

1.本制度适用于所有入住人员，请共同遵守。

2.公寓内应保持干净整洁，不乱扔杂物，严禁向窗外倒水，严禁高空抛物，不得在公寓内饲养宠物。

3.遵守作息制度，按时归宿。规培公寓早上 6：30 开门，晚上 0：30 锁门（值班、临时加班等情况请与公寓值班员联系）。

4.注意防盗，请妥善保管好各类证件、银行卡、电子产品、贵重物品，外出要关窗、锁门。

5.注意防火，严格执行安全用电制度，严禁私自接电线。严禁违章使用电器，一经发现立即查处。遵守消防安全管理规定，保持楼道畅通，消防器材等安全设施非紧急情况下不得启用。

6.入住人员应按公寓管理部门分配的房间、床位入住，不得擅自调换宿舍、转让他人，合住房间不得拒绝调整安排。

7.原则上不允许留宿，若有同学、家人来访，特殊情况报医院规培办同意，公寓管理办公室登记后方可留宿（限 5 天以内）。

8.严格按医院财务有关规定按时交纳房租。

9.爱护公共设施，室内公共设施如有问题，请及时报修，公寓管理办将积极协助维护维修。

10.不得从事任何非法活动,造成后果责任自负。外卖人员严禁进入宿舍,发现异常及时通知公寓管理员和医院安全保障部。

11.公寓管理部门定期检查宿舍,入住人员需配合检查。

12.入住人员凭门禁卡出入,办理入住时收取门禁卡押金,离开时需退还门禁卡才能退押金,门禁卡不能转让或借给他人使用。

医院停车场管理制度

为加强医院停车场管理，合理利用停车场车位资源，规范停车场使用和车辆停放，方便病人就医及车辆安全，特制定本制度。

1. 停车场由医院下属科室杏源实业有限公司负责各项管理工作。

2. 本院职工车辆一律不准停放在院内停车场。

3. 车辆在停车场内必须低速行驶，有序停泊车辆，严禁随意占道停车，服从车场管理员指挥。

4. 车辆停妥后，车主应当拉紧手擎、熄火、锁好门窗，并将贵重物品随身携带。

5. 车辆驾驶员有责任维护停车场内设施不受破坏，任何车辆对停车场内设备设施或其他车辆造成损伤的，经确认后，必须承担相应责任。

6. 严禁在停车场内对车辆进行维修、加油、清洗或试刹车等活动。

7. 严禁漏油、漏水、车况不佳或超高、超重的车辆进入停车场。

8. 严禁载有易燃、易爆、腐臭、污秽、有毒、病菌、放射性等物品的车辆进入停车场。

9. 严禁在停车时擅自挪用、埋压和圈占消防设备，堵塞消防通道。

10. 严禁在停车场内随地吐痰，乱扔杂物，乱倒垃圾或污水等污物。

11. 停车场旨在为就诊人员提供车辆停放便利，停车场停放车辆的任何丢失、损坏或物品的丢失、损坏，均不承担任何赔偿责任。

12. 停车场管理员应坚守岗位，有序指挥车辆停放，并在所管辖的区域定时巡视，由于管理员失职造成的车辆损坏，视情况管理员应相应承担部分赔偿责任。

13. 严格执行交接班制度，接班人员应提前 10 分钟到达岗位，在接班人员未到达前，当班人员不能离岗。

14. 交接班时，要详细了解上一班车辆出入和停放情况，以及本班应注意事项。

规培公寓管理员工作制度

1. 负责公寓安全工作，按时开关公寓大门，对来访人员按规定验证登记放行，对晚归规培生进行登记，对进出公寓财物进行检查登记，确保公私财物安全。

2. 定期督促检查消防安全的落实，随时检查公寓用电安全情况，杜绝使用违规电器、公寓抽烟现象，及时处理消防事故隐患，检查公寓门、窗、锁的开关情况，做好防盗、防火工作。

3. 做好公寓公共安全检查，防止意外事故发生。

4. 负责公寓纪律工作，每天检查公寓、寝室纪律情况，对违纪事件做初步处理并上报杏源实业公司与规培办。

5. 负责公寓卫生工作，每天检查公寓寝室内卫生情况，做好记录并做好公共区域的保洁工作，负责卫生工具的领发。

6. 负责公寓文明建设，每天检查规培生宿舍规范化情况并做好记录，做好规培生的管理工作。

7. 建立公寓学生、室长名单，熟悉楼层、宿舍规培生情况，定期对就寝人数进行清查。负责规培生公寓的安排、协调工作。

8. 负责公寓内部财产的管理，建立账户。负责督促规培生管好水电设施，做好检查、登记，对相关问题做初步处理。

9. 处理规培公寓突发事件并及时上报杏源实业公司和相关部门。

10. 完成杏源实业公司交办的其他临时工作。